U0392360

家庭健康宝典

家庭醫生

[主编] 闫松

線裝書局

中醫古籍出版社

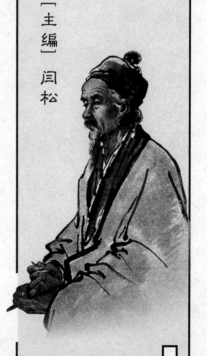

家庭醫生

家庭护理篇

[主编] 闫松

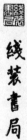

线装书局

中医古籍出版社

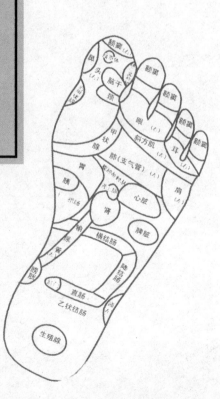

宋氏味野齋

卷首语

家庭护理主要指体温、脉搏、呼吸、血压、瞳孔等,这些生命体征的变化都反映出疾病的好转或者恶化。

怎样测量体温?

怎样测量脉搏?

皮肤病患者使用外用药时应注意哪些问题?

如何进行坐浴护理?

如何选择家庭处理伤口敷料?

输液有不良反应怎么办?

大咯血了怎么办?

心跳骤停怎么办?

人突然抽搐怎么办?

中暑如何紧急处理?

触电如何紧急处理?

家里有糖尿病人怎么护理?

慢性盆腔炎如何护理?

新生儿脓疱病如何护理?

新生儿惊厥如何护理?

老年性白内障如何护理?

……

等等,因此病情观察是基础护理的重点内容。本卷图书是专门介绍家庭护理技术方法的实用性普及性参考书,内容包括家庭护理方法与技巧、紧急情况的家庭处理、病人日常生活护理、病人饮食与营养护理、病人大小便排泄护理、家庭用药基本常识、各种系统常见疾病家庭护理以及中医常用疗法及家庭护理等等。内容全面系统,文字简练,通俗易懂,图文并茂;查阅资料快捷、方便。给家庭护理人员以全方位的指导，及早减轻和解除患者的痛苦，使患者尽早康复，从而减轻家庭负担。同时，也可供护理工作者参考，或作为医院护士及家政服务人员培训教材，是一本普及医学知识与护理技术的好书。

目　录

家庭健康宝典

家庭医生

家庭护理篇

家庭健康宝典

家庭医生

家庭护理篇

3

家庭健康宝典

家庭医生

家庭护理篇

5

家庭健康宝典

家庭医生

家庭护理篇

9

第一章 家庭护理方法与技巧

第一节 体温测量法

1. 口腔测温法　将口表水银端斜放于患者舌下,嘱患者闭嘴勿说话,勿用牙咬体温计(图1-1)。3~5分钟后取出体温计,用卫生纸擦净,将表与眼睛齐高,适当转动体温表,阅读体温度数。

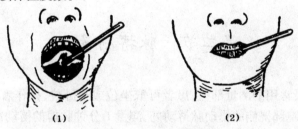

(1)　　　　　　　　　　　(2)

图1-1　口腔测温法

2. 腋下测温法　患者取舒适坐位或仰卧位,擦干腋下汗液,将腋表的水银端放于腋窝深处,用上臂夹紧体温表(图1-2),10分钟后取出。将表与眼睛齐高,适当转动体温表,阅读体温度数。

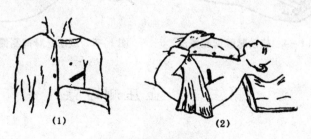

(1)　　　　　　　　　　　(2)

图1-2　腋下测温法

3. 直肠测温法　患者取侧卧位,推开一侧臀部露出肛门,将肛表水银端轻轻插入肛门3~4厘米(儿童约2.5厘米,婴儿约1.2厘米)。操作者一手始终固定体温表(图1-3),3~4分钟后取出肛表,用卫生纸将肛表由表干端向水银端擦净粪便或黏液。将表与眼睛齐高,适当转动体温计,阅读体温度数。

体温计用后先用水清洗,再用酒精棉球擦拭消毒,手握体温计用腕部力量甩动,使体温计所显示的温度甩至 35℃ 以下。注意甩动时不能触及他物,以防损坏体温计。

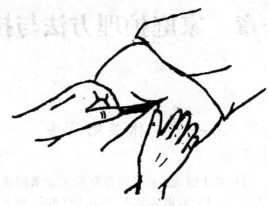

图 1-3　直肠测温法

第二节　脉搏测量法

桡动脉是最常用的测量部位,患者可取坐位或平卧位,操作者用右手食指、中指、无名指扪及腕部桡侧的桡动脉搏动处,测量 1 分钟脉搏的搏动次数(图 1-4);有时也可测量颈外动脉,操作者右手食指、中指扪及颈动脉搏动处,测量 1 分钟脉搏的搏动次数(图 1-5)。

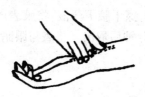 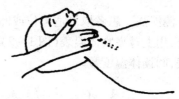

图 1-4　桡动脉脉搏测量法　　　图 1-5　颈动脉脉搏测量法

第三节　血压测量法

一般采用上肢血压测量,常用汞柱式血压计和表式血压计。现以表式血压计为例:脱去患者一侧袖子,将血压计的袖带环绕上臂肘上,松紧度以能放入一手指为宜,袖带下缘距肘窝 2~3 厘米,将血压表置于患者心脏同一高度,用手指在患者肘窝内侧扪及肱动脉搏动(图 1-6),将听诊器的膜面放在肱动脉搏动处,并稍固定,使听诊器的膜面紧贴皮肤(图 1-7),听诊器耳塞放入操作者双耳孔内,缓慢挤压充气球,使汞柱升至听不到桡动脉搏动时继续升高 20~30 毫米汞柱停止挤压。

再以每秒钟2~4毫米汞柱的速度放气,使汞柱缓慢下降,降至听诊器听到第一声搏动声时所看到的毫米汞柱的高度,就是收缩压数值;搏动声持续一阵后消失,声音消失的那一点,即显示的是舒张压数值。测完血压后,取下听诊器,并从患者手臂上取下袖带。

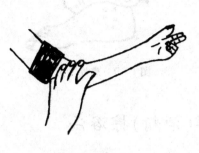 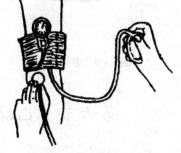

图1-6　寻找肱动脉搏动　　　图1-7　表式血压计测量法

第四节　局部热敷法

1.热湿敷　最好准备两块毛巾轮替进行湿敷,一块毛巾也可进行。将毛巾浸入60℃的热水中,拧去多余水分,以不滴水为度,敷在局部皮肤上,5分钟左右重新更换毛巾,以保持一定的热度,每次进行20~30分钟。

2.热水袋热敷　将50℃~60℃的热水装入橡皮袋中,排尽袋中空气,拧紧袋口,置于患处皮肤上,每次热敷20~30分钟。注意防止烫伤局部皮肤,对于昏迷、瘫痪、麻醉术后未恢复感觉的患者,尤应注意。

3.就地取材　可用大盐、沙子、细铁末适量,放入铁锅中炒热,待温度适当,装入布袋中,置于患处皮肤上,每次热敷进行20~30分钟。注意防止局部烫伤。

第五节　局部冷敷法

1.冷湿敷　最好准备两块毛巾轮替进行,一块毛巾也可。将毛巾浸入冷水中,取出并拧去多余水分,以不滴水为度,根据病情需要敷于局部皮肤上,5分钟左右重新更换毛巾,以保持一定的凉度。每次进行20~30分钟。

2.冰袋冷敷　一般可用普通橡皮袋(图1-8)。将冰块打碎,装入橡皮袋中,也可将冰水装入橡皮袋中,驱尽空气,拧紧袋口。根据需要置于患者病变部位(图1-9),依据病情决定冷敷时间长短。冷敷时应防止局部皮肤冻伤。注意:局部皮肤青紫、血运不良时不宜冷敷。

3

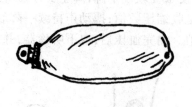
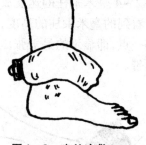

图1-8 普通橡皮袋　　　　图1-9 患处冷敷

第六节　乙醇（酒精）擦浴法

用30%～50%乙醇,将毛巾或手帕浸湿,拧至半干。先从一侧上肢开始离心方向擦拭,自上臂外侧擦至手背,再从侧胸、上臂内侧擦至手心。同法擦拭对侧手臂及侧胸部,每侧擦拭3～5分钟。再改换侧卧,擦拭背部3分钟。然后改仰卧位,遮盖会阴,露出近侧大腿,从大腿根部外侧擦至足背,再从腹股沟沿大腿内侧擦至内踝。同法擦拭另一侧,每侧下肢擦3～5分钟。

第七节　滴眼药法

操作者洗净手,并核对滴眼药品是否正确。

患者取仰卧位,头稍后仰,眼向上看。操作者用棉签或棉球拭净眼部的分泌物,一手将患者下眼睑向下牵引,另一手持滴管或眼药瓶,手掌根部轻轻置于患者前额,滴管距眼睑1～2厘米,将药液1～2滴滴入结膜囊内(图1-10),轻轻提起上睑,使药液均匀地分布于眼球表面,用于棉球拭净流出的药液。嘱患者闭目2～3分钟,同时压迫泪囊部1～2分钟,以免药液进入泪囊或鼻腔引起不适。

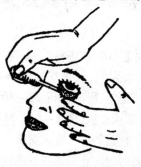

图1-10 滴眼药法

第八节　滴耳药法

操作者洗手,并核对药品是否正确。患者取仰卧位,头偏向一侧,患耳在上,吸净外耳道内分泌物。操作者一手将耳郭向后上方轻轻牵拉,使耳道变直,另一手持滴管或药瓶,手掌根部轻轻置于耳根旁,将药液2~3滴滴入耳道(图1-11),轻压耳屏,用棉球塞入外耳道口。注意动作轻柔,滴入量准确。如为小儿,需将耳郭向下方牵拉,方可使耳道变直。

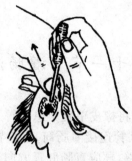

图1-11　滴耳药法

第九节　滴鼻药法

患者擤鼻,纸巾抹净,解开衣领。操作者洗手,并核对药品是否正确。

治疗鼻炎时,患者取端坐位头向后仰,或取垂头仰卧位;如治疗上颌窦炎、额窦炎时,则取头后仰并向患侧倾斜(图1-12)。充分显露鼻腔,棉签拭净鼻腔,一手持滴管或药瓶,对准鼻孔滴入药液3~5滴,轻捏鼻翼,使药液均匀地分布于鼻腔黏膜,用纸巾拭去外流的药液。注意动作轻柔,滴入量准确;如为双侧病变,同法进行对侧操作。

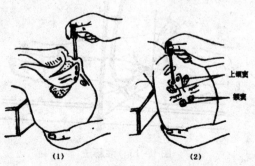

图1-12　滴鼻药法

第十节　催吐法

1.饮水催吐　先饮凉开水300～500毫升,然后用压舌板或筷子刺激软腭、咽后壁或舌根部,产生恶心反应,从而引起呕吐。如此再饮水、再刺激、再呕吐,反复进行,直至胃内容物吐尽为止。

2.药物催吐　口服1%硫酸铜溶液200毫升,可直接刺激胃黏膜,从而引起呕吐。注意惊厥、昏迷、肺水肿、严重高血压、心力衰竭、休克患者,不宜应用催吐方法。

第十一节　灌肠法

患者左侧卧位,右膝屈曲,将橡皮单置于患者臀下,准备好便盆。操作者戴手套,用石蜡油润滑肛管前端,肛管连接灌肠筒,弯盘置于臀旁。分开臀部,显露肛门,右手持血管钳夹住肛管前端,顺应直肠肛管方向,轻轻插入10～15厘米,在插肛管过程中如遇阻力,退出少许并转动肛管,待阻力消失后再继续插入,至所需深度后固定肛管,一般灌肠筒高度距肛门45～60厘米,松开血管钳,打开开关,让溶液缓缓流入(图1-13)。观察液面下降和患者反应,若感腹痛或液体流出体外,应降低灌肠筒高度。灌入完毕拔出肛管,向患者说明灌肠后感胀满或有便意属于正常。根据需要,决定保留与否,然后排便。一般有以下几种灌肠方式:

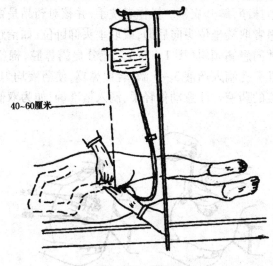

40～60厘米

图1-13　灌肠法

1.肥皂水保留灌肠　适用于解除便秘,常用0.1%～0.2%肥皂水,成人每次用量 400~600 毫升,小儿酌减。溶液温度以 39℃ ~41℃ 为宜。

2.药物保留灌肠　灌入药液至直肠或结肠并保留,使药液通过肠黏膜吸收,用于镇静催眠和治疗肠道感染性疾病。常用灌肠液:镇静催眠用 10% 水合氯醛;肠道感染用 2% 黄连素或其他抗生素溶液。用量一般不超过 200 毫升,温度 38℃。

3.冷盐水灌肠　高热降温或中暑时可用等渗盐水灌肠,温度一般为 28℃ ~32℃,成人每次用量 300~500 毫升,小儿酌减。

第十二节　前列腺按摩法

慢性前列腺炎时需定期按摩,促使前列腺分泌物排出,改善局部血液循环。患者亲属可掌握该方法定期为患者进行前列腺按摩。

按摩前嘱患者排空小便。患者取膝胸卧位或直立前伏位,体质虚弱者可取侧卧位。操作者立于患者左侧,右手戴手套,用右手食指进行按摩。在肛门处及指套上涂少许润滑剂,右手食指轻压肛门后方,嘱患者张口呼吸,以使肛门括约肌松弛,食指缓慢伸入直肠,摸到前列腺后,分别从左右两叶外侧,由上而下向中线按压,再沿中线向尿道方向按压,如此反复 2~3 次,即可见前列腺液自尿道外口流出(图 1－14)。用于慢性前列腺炎时,每次按摩 3~5 分钟,每周 1 次,6~8 次为 1 个疗程。

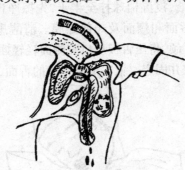

图 1－14　前列腺按摩法

第十三节　肛门坐浴法

常用的溶液有 1:5000 高锰酸钾溶液、中草药煎剂,或普通温开水、花椒水等。溶液温度为 60℃ 左右,溶液量要充足。将选用的溶液倒入盆内,盖上中央有大孔的木盖(图 1－15),使患者肛门正好对准中央孔,先进行熏蒸,待药液不烫时,移除木盖,直接将臀部浸入溶液内进行坐浴。如没有带大孔的木盖,可将 45℃ 左右的溶液倒入盆中,将臀部直接浸入溶液内,进行坐浴。如水温变凉,可随时加入热水或更换溶液。坐浴时间和间隔时间可根据病情需要酌情确定，一般每次 10～20 分钟，每日 1～2 次。如排大便，再分别于便前、便后各增加 1 次。

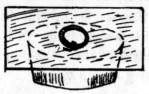

图 1－15　浴盆和中央有大孔的木盖

第十四节　口腔护理

1. 选用漱口液　口腔感染可选用生理盐水、2%～3% 硼酸液、复方硼砂溶液（朵贝尔液）或 1%～3% 过氧化氢溶液；治疗白色念珠菌感染可用 4% 碳酸氢钠溶液。

2. 清洗口腔　患者侧卧，将干毛巾置于患者颈下，如有医用弯盘，将弯盘置于患者口角旁，如没有医用弯盘，也可用洁净碗代替（图 1－16）。取下活动义齿，浸泡于凉开水中。选择漱口液，浸湿棉球拧至半干，先擦净口唇，然后用压舌板轻轻撑开颊部，分别清洁牙齿唇面和颊面及颊部黏膜。清醒患者令其张口，对昏迷患者，操作者要用拇指轻压下颌，将压舌板从口腔侧面轻轻插入，分开上下牙齿，从磨牙处放入开口器，撑开口腔并固定。依次清洁牙齿的舌面、咬合面和硬腭部、舌下。

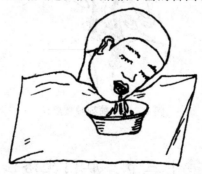

图 1－16　清洗口腔示意图

3. 再次漱口　擦洗完毕帮助患者漱口。根据口腔的情况涂药，口唇干燥者可涂石蜡油，或涂布红霉素软膏。移去治疗巾，擦净面部，整理病床及用物。

第二章 紧急情况的家庭处理

第一节 晕厥

1. **体位选择** 患者出现头晕、眼黑、面色苍白等最初症状时，即刻将其置于头低足高位，解开衣领、衣扣，保持呼吸道通畅。

2. **适当饮水** 神志清醒者，可适当饮水，很快即可恢复正常。

3. **药物治疗** 出现神志不清、脉搏细弱者，如不能较快恢复时，可立即静脉注射 50% 葡萄糖液 40 毫升。

4. **注意观察** 晕厥时间较长，脉搏细弱，持续低血压，应警惕是否为休克所致，有无突然大量内出血的可能，如上消化道出血、宫外孕破裂出血，须详细询问病史及体格检查。

5. **转送医院** 如以上情况严重，应立即呼叫 120 急诊，或转送医院进一步治疗。

第二节 醉酒

1. **一般治疗** 轻者一般无须药物治疗，让其安静入睡、自行清醒即可；可配合多饮水，或饮浓茶。需防止摔伤、毁损财物等事件发生。轻度乙醇中毒，适当口服少量食醋，有利于缓解症状。

2. **催吐** 如饮酒量较多，清醒患者可刺激咽喉部，诱发恶心呕吐，吐出胃内容物。

3. **镇静** 对兴奋、躁动不安者给予必要的约束，耐心劝说让其入睡；难以控制者，可用地西泮（安定）10 毫克/次，肌内注射；或氯丙嗪 25 毫克/次，肌内注射。

4. **促进氧化** 病情较重者，可给予 50% 葡萄糖液 100 毫升，加入普通胰岛素 10 单位，静脉滴注；并给予维生素 B_1、维生素 B_6 各 100 毫克，肌内注射，以加速乙醇在体内的氧化。

5. **纳洛酮治疗** 兴奋期和共济失调期，可给纳洛酮 0.4 ~ 0.8 毫克/次，加入 5% 葡萄糖液 20 ~ 40 毫升中，静脉注射；昏睡期可给 0.8 ~ 1.2 毫克，加入 5% 葡萄糖液 250~500 毫升内,静脉滴注,必要时 1 小时后再给 0.4~0.8 毫克/次,重复静脉滴注,促进患者及早清醒。

6. 兴奋药治疗 呼吸抑制者可给予兴奋药治疗,酌情选用尼可刹米(可拉明) 0.25~0.5 克/次,肌内或静脉注射;或洛贝林(山梗菜碱)3~10 毫克/次,皮下或肌内注射。

7. 加速排泄 适当补液,可给予 10% 葡萄糖液 500~1000 毫升,静脉滴注;并可适当应用利尿药,如呋塞米(速尿)20 毫克/次,肌内或静脉注射。

8. 对症处理 脑水肿者可给予脱水、利尿药,一般可用 20% 甘露醇 0.5~1.0 克/千克体重,快速静脉滴注,30 分钟内滴完,每 4~6 小时 1 次,并可同时应用呋塞米(速尿)40 毫克/次,加入 5%~10% 葡萄糖液内,静脉滴注。酒醉清醒后胃部不适者,口服氢氧化铝凝胶。头痛者可口服去痛片等。

第三节 心绞痛

1. 减轻心肌耗氧 立即就地不动,或平地卧倒,或卧床休息,保持绝对安静。

2. 扩张冠状血管 随即含服硝酸甘油片 0.3~0.6 毫克,或硝酸异山梨酯(消心痛)片 10 毫克。也可用亚硝酸异戊酯 0.2 毫升,包于手帕内用力压碎后吸入,可在 10 秒钟内见效。也可用速效救心丸 10~15 粒/次,1 次服下。

3. 氧气吸入 发病地点如有氧气,及时给予氧气吸入。

4. 转送医院 同时呼叫 120 急诊,或情况允许时主动转送医院进一步救治。

第四节 抽搐

1. 一般处理 立即使患者平卧位,头偏向一侧,用木棍或竹筷包裹手帕,置于口内一侧上下磨牙之间,防止唇舌咬伤。保持呼吸道通畅,及时吸出口鼻内的分泌物。

2. 氧气吸入 如有条件,立即给予氧气吸入。

3. 控制抽搐 常用地西泮(安定)0.25~0.5 毫克/千克体重/次,肌内注射或静脉注射;或苯巴比妥钠 5~10 毫克/千克体重/次,肌内注射。以上药物可选用一种,如用药 30 分钟后仍然抽搐,可更换另一种。

4. 对症处理 高热者及时快速物理降温,可用 30%~40% 酒精擦拭患者额部、颈部两侧、前胸、腹股沟部,也可用冷湿毛巾进行上述部位的冷敷。脑水肿者给予 20% 的甘露醇 0.5~1.0 克/千克体重/次,30 分钟内静脉注射,可同时加入呋塞米(速尿)1 毫克/千克体重/次、地塞米松 0.1~0.2 毫克/千克体重/次。

5. 转送医院　情况危急时呼叫 120 急诊,也可及时转送医院进一步救治。

第五节　中暑

1. 脱离现场　立即将患者置于阴凉通风处,解开衣服,安静休息。

2. 迅速降温　高热者迅速物理降温,可用冰块、冰水袋、冰囊置于患者额部、颈部、前胸、两侧腹股沟。也可用冷湿毛巾进行上述部位的冷敷;还可用 28℃~32℃ 等渗盐水保留灌肠或洗胃,以便快速降温。

3. 维持呼吸道通畅　昏迷者应及时吸出口鼻部或气管内的分泌物,必要时可行气管插管。

4. 静脉输液　纠正水、电解质紊乱,维持酸碱平衡,便于静脉用药。

5. 使用激素　尽早应用糖皮质激素,如地塞米松等。

6. 转送医院　情况危急时呼叫 120 急诊,或主动及时转送医院进一步救治。

第六节　触电

1. 切断电源　尽快就近用手边的干燥木棍或干燥竹竿等绝缘物推动患者脱离电源(图 2-1),千万不要用手直接拉拽患者。

2. 心肺复苏　呼吸停止者,立即进行口对口人工呼吸。呼吸停止往往合并心跳停止,故同时应进行有效的心脏按压,同时给予可拉明(尼可刹米)0.25~0.5 克/次,肌内或静脉注射;或洛贝林(山梗菜碱)10 毫克/次,皮下或肌内注射,两者交替注射。

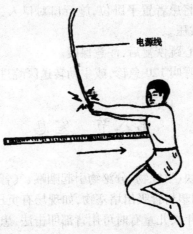

电源线

图 2-1　用干燥木棍推动患者脱离电源

3.氧气吸入　如有条件,心肺复苏后立即给予氧气吸入。

4.转送医院　情况危急时呼叫 120 急诊,或主动转送医院进一步救治。

第七节　淹溺

1.清除异物　迅速清除口鼻中的异物,如泥沙、树叶、草屑等。

2.紧急倒水　将患者俯卧位置于术者屈曲的腿上或其他垫物上,使腹高头低,迅速排出肺及胃内积水(图 2 - 2)。但此时间不宜太久,千万不要因排水而影响心肺复苏。

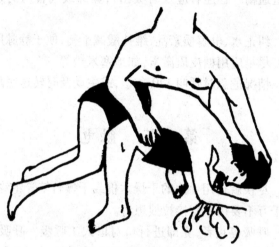

图 2 - 2　排出肺及胃内积水

3.心肺复苏　立即将患者置平卧位,施行口对口人工呼吸术。心脏停止跳动者,同时进行胸外心脏按压。

4.注意保暖　呼吸心跳恢复后,注意保暖。

5.转送医院　同时呼叫 120 急诊,或主动转送医院进一步救治。

第八节　窒息

1.去除堵塞物　血块、呕吐物、分泌物引起咽喉、气管堵塞时,取侧卧位迅速用手指掏出(图 2 - 3)或用塑料管吸出堵塞物,如现场有负压吸引器可迅速吸出咽喉或气管内堵塞物。对于年长儿童有时可用背部叩击法,患儿取立位,操作者在其后方,一只手伸向前托住患儿前胸,另一只手在背部用力叩击 3~4 次(图 2 - 4)。婴幼儿出现窒息时,可将其头低足高位倒置,操作者一手反复拍打后背部(图2-5)。

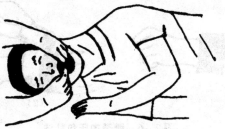

图2-3　用手指掏出堵塞物

2. 切开减压　颈部血肿压迫引起气管受压窒息者,应立即切开或清除血肿,解除压迫。颈部术后血肿压迫者,立即拆除切口缝线,清除积血。

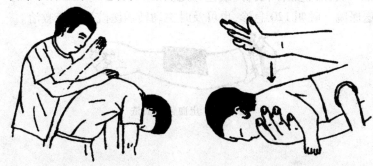

图2-4　背部叩击法　　　　**图2-5　头低足高反复拍背法**

3. 纠正舌后坠　昏迷患者舌后坠引起窒息者,设法撑开口腔,用舌钳或粗丝线缝穿全层舌体,将舌固定于口外。

4. 开通气道　窒息濒临死亡者,可紧急切开环甲膜,插入气管套管或硬质橡皮管以便及时通气,待危急情况缓解后,再改做常规气管切开术。

5. 转送医院　同时呼叫120急诊,也可及时主动转送医院进一步救治。

第九节　外伤紧急止血

外伤后伤口大量出血,应在事发地点立即采取临时紧急止血措施。四肢出血时,应将出血肢体适当抬高。

1. 加压包扎法　适用于一般出血时,先用消毒敷料、棉垫,或就地取材利用干净毛巾等覆盖创口,然后用绷带缠绕适当加压包扎(图2-6)。

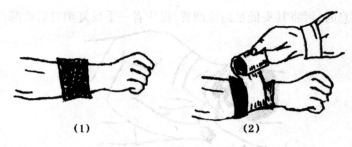

(1)   (2)

图2-6　绷带加压包扎法

2.止血带止血法　适用于肢体较大动脉出血时,利用橡皮带或绷带,束绑于出血处近心端,束绑之前局部应先垫上柔软的物品(图2-7)。束绑后每隔1小时应松解止血带1次,防止肢体长时间缺血坏死。

3.转送医院　呼叫120急诊,也可及时主动转送医院进一步救治。

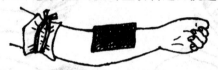

图2-7　止血带止血法

第十节　外伤简单包扎

1.清理伤口　开放性创伤如无大量出血,简单清理伤口周围污物,然后用生理盐水冲洗伤口,再覆盖厚层无菌敷料,进行适当加压包扎。

2.止血　四肢外伤急性大出血,应先进行紧急止血处理,然后再进行伤口包扎。

3.包扎　四肢外伤通常用绷带缠绕包扎,注意绷带的正确执法,以便于滚动缠绕(图2-8),开始两周缠绕绷带时先原位缠绕,以后每缠1圈,要压住上1圈绷带的1/2～1/3的宽度,绷带结尾也应原位缠2圈(图2-9)。所用压力应松紧适度,过紧影响血液循环,过松易脱落。包扎四肢时,应外露出指或趾端,以便观察血液循环。

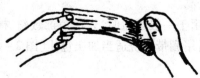

图2-8　绷带的正确执法

4.常用包扎法

（1）三角形纱布包扎法：用于手指或足趾末端的包扎，选择适当大小的三角形纱布进行包扎（图2-10）。

（2）绷带螺旋包扎法：多用于包扎四肢，绷带沿肢体螺旋缠绕，用于粗细不等的肢体包扎时，绷带缠绕过程中可适当反折（图2-11）。

（3）绷带扇形缠绕包扎：用于关节等部位包扎，绷带走行重叠部分有多有少（图2-12）。

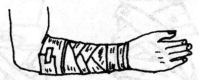

图2-9　绷带缠绕包扎

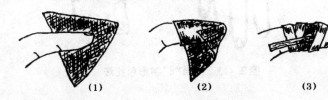

（1）　　　　　　（2）　　　　　　（3）

图2-10　三角形纱布包扎法

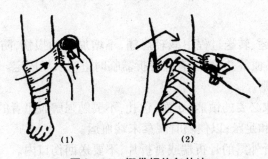

（1）　　　　　　　（2）

图2-11　绷带螺旋包扎法

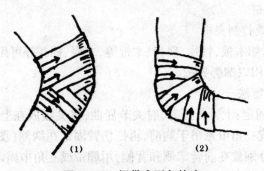

（1）　　　　　　　（2）

图2-12　绷带扇形包扎法

（4）绷带"8"字形包扎法：适用于手背和足背的包扎（图2－13）。如果事发现场没有绷带或敷料，可就地取材，用较干净的毛巾、布类覆盖伤口，用布条或相应物品缠绕包扎。

5.转送医院　转送医院进一步进行清创处理。

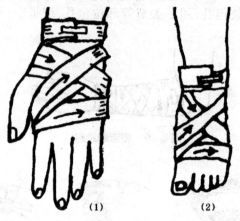

(1)　　　　　(2)

图2－13　绷带"8"字形包扎法

第十一节　骨折的现场固定

为使伤员在搬运、转送过程中减轻疼痛，不增加新的损伤，防止骨折发生更大移位，避免继发性出血等并发症，有些骨折需临时进行现场固定。

1.临时固定原则

（1）固定前采取必要的镇痛、止血、包扎，不要勉强解脱患者的衣服、鞋袜等，固定四肢时露出手指和足趾；以便随时观察末端血运。

（2）开放性骨折外露的骨折端或骨折片，不要送回伤口内。

（3）先固定骨折远端，然后固定近端，一般应包括伤肢的上下两个关节。

2.临时固定器材

（1）木制夹板或竹制夹板。

（2）就地取材，如木板、竹片、扁担、木棍等，衣服、棉花等可用作衬垫。三角巾、绷带、腰带、绳索等用以捆绑夹板。

3.骨折临时固定法

（1）上肢骨折固定：上臂骨折时，肘关节屈曲，将夹板放在上臂外侧，然后包扎固定，前臂以绷带或三角巾悬吊于胸前，再把伤臂固定在胸侧（图2－14）。前臂骨折时，把2块夹板分别放在前臂掌侧和背侧，用绷带或三角巾固定（图2－15）。

（2）下肢骨折固定：大腿或小腿骨折时，将木板放在伤肢外侧，用3～5条布带分段固定(图2-16),如无木板可与健肢并列固定(2-17)。足部骨折时,将木板放于足底,与踝关节绷带缠绕固定(图2-18)。

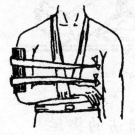

图2-14 上臂骨折临时固定

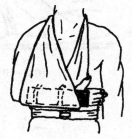

图2-15 前臂骨折临时固定

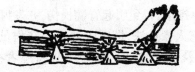

图2-16 下肢骨折木板临时固定

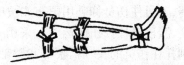

图2-17 患肢与健肢临时并列固定

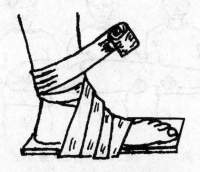

图2-18 足部骨折木板临时固定

(3)胸、腰椎骨折固定:伤员仰卧位,不可屈曲和扭转,可用一长木板紧贴脊柱固定,在胸背部或腰部放置衬垫物,使脊柱呈后伸姿势(图2-19)。

(4)骨盆骨折固定:伤员仰卧于硬板担架上,两膝半屈,膝下垫枕或衣服等,骨盆部以三角巾或宽布带环绕包扎固定(图2-20)。

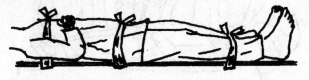

图2-19 胸、腰椎骨折临时固定

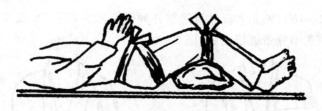

图2-20 骨盆骨折临时固定

第十二节 脊柱损伤的搬运

脊柱损伤搬动时要固定损伤部位,避免脊柱屈曲和扭转。不可采用一人抱肩一人抬腿,不可使伤员仰卧用雨布或被单搬运,以免引起脊髓损伤,并发瘫痪。

1.胸、腰段脊柱损伤搬运　可采用三人搬运法,即三人并排蹲在伤员的同侧,用手分别托住伤员的头、肩、腰部和臀部及并拢的双下肢,同时保持患者在平卧姿势下同步抬起,三人步调一致地向前行进(图2-21)。

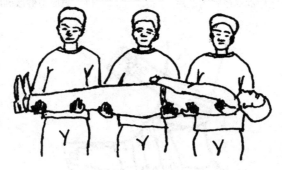

图2-21 胸、腰椎损伤三人搬运法

2.颈椎损伤搬运　应由四人搬运,其中一人负责头部及颈部的牵拉固定,使头部与身体成直线而避免伸屈或旋转(图2-22)。

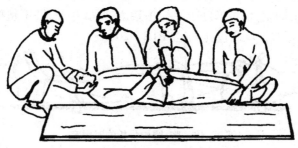

图2-22 颈椎损伤四人搬运法

担架是搬运伤员方便合理的工具,较为安全、稳妥,伤员所受痛苦和损伤也较小。担架行进时,伤员头部向后,足部向前,以便后面抬担架的人随时观察伤员的情况,如有变化,应停下急救处理。注意冬季防寒,夏季防暑。

3.转送医院　必要时呼叫120急诊,转送医院治疗。

第十三节　烧烫伤

1.冷水冲洗　烧烫伤后立即将受伤部位浸入冷水中浸泡,或用清水冲洗降温,使局部毛细血管收缩,减轻组织渗出水肿和疼痛,并达到局部清洁的目的。

2.止痛　痛剧者酌情给予止痛药,成人常用哌替啶50毫克,肌内注射。患儿慎用哌替啶,因其有抑制患儿呼吸的作用,可适当应用镇静药。

3.创面处理　冷水冲洗完后用生理盐水冲洗干净,完整水疱妥善保留,水疱破溃者适当剪除,然后任其暴露在空气中或适当包扎,四肢烧烫伤应设法抬高患肢。酸或碱等化学性烧伤时,立即用清水冲洗或自来水冲洗创面30分钟以上。

4.后续创面处理　较大面积浅度烧烫伤创面涂5%磺胺嘧啶银混悬液,红外线烤灯照射使创面干燥、成痂,也可自行设计床罩、烤灯,以便提高局部温度,还可自制支被架,将床单或薄被支起(图2-23),配合使用电吹风加快创面干燥结痂。

5.禁止不妥用药　烧烫伤后,不要涂抹自制油膏、酱油等,以免造成感染。

6.转送医院　烧烫伤严重者应呼叫120急诊,或主动转送医院进一步治疗。

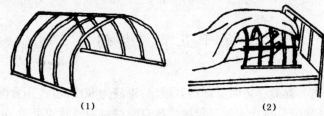

(1)　　　　　　　　　　(2)

图2-23　自制支被架

第十四节　蛇咬伤

1.绑扎阻断带　发现被蛇咬伤后,根据牙痕可初步判定是有毒蛇咬伤还是无毒蛇咬伤(图2-24)。但是,不管是有毒蛇咬伤还是无毒蛇咬伤,均应按毒蛇咬伤处理。立即在咬伤处近心端环扎止血带或代用品,以减少毒液吸收和扩散,松紧以阻断静脉回流为度,每隔20分钟放松阻断带1分钟,直到清创和服用抗蛇毒药3~4小时后解除。

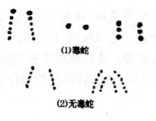

(1) 毒蛇

(2) 无毒蛇

图 2 - 24　蛇咬伤牙痕

2. 清创排毒　先用清水或冷开水反复冲洗伤口,然后用生理盐水和0.1%氯己定(洗必泰)液冲洗,以牙痕为中心由伤肢上部向下部、由伤口周围向中心挤压15～20分钟(图2-25),使毒液排出,继而在伤口处用拔罐法吸毒30分钟。

3. 转送医院　情况严重者同时呼叫120急诊,或主动转送医院进一步治疗。

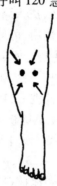

图 2 - 25　向蛇咬伤牙痕中心挤压排出毒液

第十五节　蜇伤

1. 黄蜂蜇伤　毒刺存留时立即将其拔出,毒液为碱性,可选用食醋清洗局部皮肤,也可用新鲜马齿苋挤汁涂敷。过敏性休克时按过敏性休克处理,可酌情选用肾上腺素、地塞米松等药物注射。

2. 蜜蜂蜇伤　紧急处理原则与黄蜂蜇伤基本相似。因蜜蜂毒液为酸性,局部皮肤可用肥皂水清洗,也可用5%的碳酸氢钠液清洗。

3. 蜈蚣蜇伤　局部皮肤用肥皂水或5%碳酸氢钠液清洗,出现全身症状者可对症处理。

4. 毛虫蜇伤　毛虫体表的毛接触人体或刺入皮肤后引起局部刺痒或灼痛,也可引起皮疹。先用胶布仔细粘去遗留体表的毛,然后局部用肥皂水或5%碳酸氢钠液清洗。

5. 蝎蜇伤　蝎尾毒液注入人体后,可引起局部皮肤疼痛、红肿、水疱、出血、麻木等。应迅速拔除毒刺,蜇伤近心端环扎止血带或其他代用品,阻断静脉回流,减少毒液吸收,每隔20分钟放松阻断带1分钟。局部皮肤用清水反复冲洗,然后以蜇痕为中心挤压局部尽量使毒液流出。也可用拔罐法吸除毒液。

6. 蛭咬伤　发现蛭叮咬皮肤后,不能用力拉扯,以免蛭的前吸盘残留体内造成皮肤溃疡,可用食醋或酒精点滴蛭体,使其自行退出。伤口流血不止者,皮肤消毒后,敷料加压包扎。

7. 转送医院　以上各种蜇咬伤如出现严重情况,应同时呼叫120急诊,或转送医院进一步治疗。

第十六节　输液反应

1. 更换液体　立即停止当前的液体输入,改换其他液体,如有必要更换输液器具。

2. 降温　适当应用解热药,一般可给予复方氨基比林,成人剂量1~2毫升/次,肌内注射;或安乃近,成人剂量0.25~0.5克/次,深部肌内注射。如高热、皮肤干热、精神烦躁,也可给予物理降温,用湿冷毛巾于前额、颈部、前胸、腋窝、腹股沟等处冷湿敷。

3. 激素治疗　通常给予地塞米松5~10毫克,静脉注射。

4. 氧气吸入　胸闷、呼吸困难者,应及时给予氧气吸入。

第十七节　重症变态反应

重症变态反应,通常是指急性过敏性休克和急性荨麻疹并发喉头水肿。有用药或注射异种血清制品史。重症变态反应来势凶险,一旦发生应立即组织相关人员,争分夺秒进行急救,以挽回患者生命,一般不宜长途转运,以免失去抢救机会。

1. 症状

(1)急性过敏性休克:突然出现胸闷、气急、发绀、面色苍白、全身出冷汗、脉搏细弱、血压迅速下降,继之可出现昏迷、瞳孔散大、大小便失禁、惊厥等。

(2)急性荨麻疹并发喉头水肿:皮肤出现泛发的风疹,大小不等,淡红色或黄白色,周围环绕红晕,快速成批出现,伴发喉头水肿者,出现喉头梗塞感,声音嘶哑,胸闷气急、呼吸困难和窒息。

2. 急救步骤

(1)迅速置患者于平卧头低位,立即肌内注射0.1%肾上腺素0.5~1.0毫升。

(2)建立静脉输液通道,静脉注射地塞米松10毫克,10%葡萄糖酸钙10毫升。

(3)静脉注射多巴胺20毫克及其他血管活性药物。

（4）有条件者,立即给予氧气吸入。

（5）呼吸抑制或停止时,立刻进行口对口人工呼吸,参见图 2 - 26。同时给予尼可刹米、咖啡因等呼吸兴奋药,可交替注射,直至病情好转。

（6）心跳停止时,立即胸外心脏按压,必要时心内注射 0.1% ,肾上腺素 0.5 ~ 1.0 毫升,同时行口对口人工呼吸。

（7）转送医院:呼叫 120 急诊,或主动转送医院进一步救治。

第十八节　大咯血

1.一般处理　保持安静,卧床休息,取患侧卧位,尽量减少活动,避免用力动作。

2.给予止血药物　垂体后叶素 5 ~ 10 单位/次,加入 10% 葡萄糖液 20 ~ 40 毫升内,缓慢静脉注射,或 10 ~ 20 单位加入 10% 葡萄糖液 250 ~ 500 毫升内,缓慢静脉滴注。氨甲苯酸(止血芳酸)0.1 ~ 0.2 克/次,加入 5% 葡萄糖液或生理盐水 500 毫升内,静脉滴注,每日最大用量 0.6 克。卡巴克络(安络血)5 ~ 10 毫克/次,肌内注射,每 6 小时 1 次。或给予巴曲酶(立止血)2 克氏单位/次,静脉注射。

3.纠正休克　大量咯血引起失血性休克者,需适当补充血容量,必要时如有条件可输入新鲜血液。

4.窒息的处理　立即施行俯卧位,然后提起下半身呈倒立位,并拍击背部,引流血液,清除口内或咽喉内积血。有条件时用负压吸引器吸出口腔、咽喉部积血;必要时可进行气管插管、环甲膜切开或气管切开,恢复呼吸道通畅。

5.对症处理　精神紧张者给予地西泮(安定)10 毫克/次,肌内或静脉注射。避免剧烈咳嗽,一般可给喷托维林(咳必清)25 毫克/次,3 次/日,口服;或苯丙哌林(咳快好)20 毫克/次,3 次/日,口服;或可待因 15 ~ 30 毫克/次,1 ~ 3 次/日,极量 0.1 克/次或 0.25 克/日。

6.转送医院　同时呼叫 120 急诊,或主动转送医院进一步治疗。

第十九节　呼吸骤停

1.人工呼吸准备　迅速将患者置于空气新鲜、通风良好的地方,解开衣扣、裤带,清除口腔内分泌物、异物或义齿,设法将舌拉出口外,使患者仰卧位,托起颈后部,头部适当后仰,将患者下颌推向前,使气管伸直。

2.口对口吹气　操作者用拇、食指捏住患者鼻孔,深吸气后用口对患者的口部向内吹气,直到患者胸廓扩张后停止吹气,一般成人每次吹气时间为 1.0 ~ 1.5 秒钟,接着松开患者鼻孔,操作者抬起头离开患者面部,此时通过患者肺脏的自动回缩使气体呼出体外。如此连续进行,一般每分钟进行 12～16 次为宜(图 2－26)。如果患者伴有心跳停止,应同时进行胸外心脏按压,每做 1 次人工呼吸后,再按压胸骨下端 5 次。

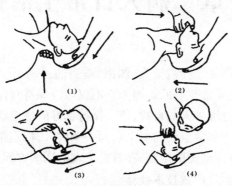

图 2－26　口对口人工呼吸

第二十节　心搏骤停

1. 叩击心前区　经综合判断为心搏骤停后,操作者右手握拳,立即叩击患者心前区 3～5 次,如心跳未恢复,即应迅速进行心脏按压。

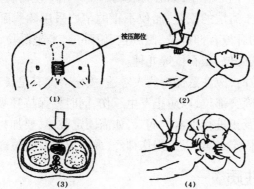

图 2－27　心脏按压同时口对口人工呼吸

2. 心脏按压　在进行有效口对口人工呼吸的同时,进行胸外心脏按压。操作者一手掌放于患者胸骨下端,另一手压在此手背上,两手指交叉并稍离开胸壁,双臂伸直垂直向下用力,依靠操作者上身的重力,冲击式向患者胸骨下端加压,下移位深度成人患者为 4～5 厘米,5～13 岁患者约为 3 厘米,幼儿患者约为 2 厘米。然后立即松手,但手掌不离开胸壁,利用胸廓的弹性回缩,使胸骨自行复位,如此反复、平稳、有规律地不间断进行,每分钟按压 60～80 次,每按压心脏 5 次,进行 1 次口对口人工呼吸(图 2－27)。

第三章　病人日常生活护理

日常生活护理如刷牙、洗脸、梳头、沐浴、适当的运动、科学的生活习惯及规律等，对每个人来讲都是非常重要的。因为它不仅可以保持身体清洁，预防各种不适及疾病的发生。而且可维护人的自尊，使人保持良好的情绪状态，这些对于人的健康或疾病的康复都具有非常重要的意义。而一个病人，特别是长期卧床、行动不便的病人，由于疾病及身体状况的限制，在日常护理的诸多方面，又有其特殊的要求，操作上需要更多的医学常识及技术技巧。

第一节　卧位

卧位即病员卧床的姿势。合适的卧位不仅使病员感到舒适，减少疲劳，而且能减轻症状，又有利于对疾病的检查、治疗及护理。临床上常根据疾病的不同及治疗的需要，让病人采取不同的卧位，如心力衰竭病员采用半坐卧位可减轻病人的呼吸困难及不适感，有利于病情的恢复；胎位不正的孕妇采用膝胸卧位，可使胎位转为正常。病人常采用的卧位有仰卧位、侧卧位、俯卧位、半坐卧位、端坐位、头低脚高位、头高脚低位、膝胸卧位、截石位等九种。

在安置病人卧位时，应注意保持病人舒适、安全。尤其是长期卧床及手术后的病人，应注意保护骨隆突部位，以防止发生压伤，同时要保持呼吸谐通畅，呼吸运动不能受限；烦躁不安及正进行手术的病人，如需固定肢体，要加衬垫，关节应维持轻微的弯曲，而且不可固定过紧，以免损伤神经，或造成关节脱位或骨折等。

一、卧位的性质

（一）主动卧位

病人身体活动自如，体位可随意改变，称主动卧位。

（二）被动卧位

病人自身无变换卧位的能力，躺在被安置的卧位，称被动卧位，如极度衰弱或意识丧失者。

（三）被迫卧位

病人意识存在，也有变换卧位的能力，但由于疾病的影响而被迫采取的卧位，称被迫卧位,如支气管哮喘发作时,病人由于极度的呼吸困难而被迫采取端坐位。

二、常用卧位

(一)仰卧位(又称平卧位)

1.去枕仰卧位

(1)方法 去枕仰卧,头偏向一侧,两臂放于身体两侧,枕头横置于床头。

(2)适用范围

①用于昏迷及全身麻醉未清醒的病员,此类病人经常会发生呕吐,该卧位可防止呕吐物流入气管而引起窒息和肺部感染并发症。

②用于蛛网膜下腔麻醉(又称脊椎麻醉或腰麻)和脊髓腔穿刺(又称腰穿,常用来抽取脑脊液进行实验室检查)后的病人,去枕平卧6小时,可防止脑压降低而引起头痛(穿刺后,脑脊液可自穿刺针眼处漏出至脊膜腔外,造成颅内压过低,颅内血管扩张引起血管性头痛)。

2.屈膝仰卧位

(1)方法 病人仰卧,两臂放于身体两侧,两膝屈起,稍向外分开。

(2)适用对象

①用于腹部检查,此卧位可使腹部肌肉松弛,便于检查。

②用于女病员导尿时,以方便操作。

3.休克卧位(又称仰卧中凹位)

(1)方法 抬高头胸部10°~20°,同时抬高下肢20°~30°,可用软枕或棉被垫起。

(2)适用范围 休克病人。抬高头胸部有利于呼吸;抬高下肢有利于静脉血液回流,增加心输出量。

(二)侧卧位

1.方法 病人侧卧,两臂屈肘,一手放于枕旁,一手放于胸前,下腿伸直或略屈、上腿弯曲(臀部肌肉注射时,应上腿伸直,下腿弯曲,以使臀部肌肉放松)。必要时,可于病人胸前、后背、两膝之间各置一软枕,同时髋部后移,可使病人感到舒适、松弛。

2.适用范围

(1)用于病员接受灌肠及肛门检查时。

(2)配合胃镜检查。

(3)用于长时间卧床病人。与平卧位交替,便于擦洗及按摩受压部位,防止因局部受压时间过长而发生褥疮。

(三)俯卧位

1.方法 病人腹部着床,头偏向一侧,两臂弯曲放于头的两侧,两腿伸直,腹部、髋部及踝部各放一软枕,以维持人体正常生理曲度及位置,并可减除对女病人乳房压迫,使病人舒适又不影响呼吸,酌情可考虑在腋下用一小软枕支托。

2.适用范围

(1)用于腰背部手术或检查,如脊柱手术。

(2)用于腰、背、臀部有伤口,不能平卧或侧卧的病人。

(3)长时间卧床病人,可用仰卧位、侧卧位、俯卧位交替,以预防褥疮。

(4)俯卧位时腹腔容积相对增大,可用于缓解胃肠胀气所致的腹痛。

(5)正常产后妇女采用俯卧位,每日2~3次,每次20~30分钟,可预防子宫后倾。

(四)半坐卧位

1.方法

(1)如有摇床,先摇起床头支架成30°~50°,再摇起膝下支架,使位置舒适,并防止身体下滑,酌情可在床尾置一软枕,病人足蹬软枕,舒适、自然。如需放平病人时,应先放平膝下支架,再放平床头支架。

(2)如无摇床,家庭中可考虑采用靠背架(家用靠背椅即可)或棉被垫背,将病人上半身抬高,下肢屈膝,用带套圆枕垫于膝下。将枕套的两端用带子固定于床缘上,以免身体下滑。如需放平病人,应先放平下肢,再放平上身。

若用棉被,直接垫于病人背下;若用靠背架,应将靠背架放于床头床垫下。

2.适用范围

(1)心肺疾病所致呼吸困难的病人,如肺部的感染、损伤、心力衰竭等。采用半坐卧位,由于重力作用使膈肌及内脏位置下降,胸腔容积扩大,心肺所受压力减轻,有利于病人呼吸,从而缓解呼吸困难症状;同时,由于下肢位置相对低,可使部分血液滞留在下肢及盆腔内,使回心血量减少,从而减轻肺部瘀血和心脏负担,使呼吸困难症状减轻。

(2)腹部手术后病人,采取半坐卧位,可使腹肌松弛,减轻伤口缝合处的张力,减轻疼痛并有利于伤口愈合。

(3)腹膜炎术后病人取半坐卧位,可使未清除的脓液流入盆腔,以防止感染向上蔓延;腹腔、盆腔炎症病人,取半坐卧位,可使腹腔渗出物流入盆腔,使感染局限化。因盆腔腹膜的吸收力远较上腹部为差,而抗感染性较强,故半坐位可减少炎症的扩散和毒素的吸收。因而可减少中毒反应。

(4)某些面部及颈部手术后病人,如甲状腺手术,采取半坐卧位可减少手术局部出血(由于重力作用,头面部供血相对减少,因而局部出血亦减少)。

(5)减轻长期卧床病人的疲劳与不适,恢复期体质虚弱的病人采取半坐卧位,有利于向站立过渡。

(五)端坐位

1.方法 扶病人坐起,用床头支架或靠背架、棉被、枕头等将床头抬高或垫高,使病人的背部也可向后依靠。为使病人舒适,节省体力,可在床上放一小饭桌,桌上放一软枕,病人可伏桌休息或稍坐。

2.适用范围

(1)用于呼吸极度困难、日夜不能平卧的病人,如心力衰竭、心包积液、急性肺水肿、支气管哮喘发作时。

(2)用于久病卧床体弱的病人,在变换卧位、减少疲劳、增加活动时用。

(六)头低脚高位

1.方法　病人仰卧,枕头横立于床头,以防碰伤头部。床尾用木墩、砖头等支托物垫高 15～30cm。

2.适用范围

(1)用于肺部分泌物引流,有利于痰液咳出,如支气管扩张、肺炎、肺结核等。

(2)用于十二指肠引流术,借重力有利于胆汁引流。

(3)用于产妇胎膜早破时,防止脐带脱出(胎膜早破致胎头浮动,加上羊水流出的冲力,可使脐带滑入阴道内形成脐带脱垂,威胁胎儿生命。取此位,可减轻腹压,减低羊水流出的冲力,避免并发症的发生)。

(4)用于下肢骨折行骨牵引时,由于牵引力将病人向床尾牵拉,如将床尾垫高,可产生反牵引力,以平衡牵引。同时用枕头或靠背架、棉被等将病人上半身抬高,使病人舒适。

(七)头高脚低位

1.方法　病人仰卧,用木墩、砖头等支托物抬高床头 15～30cm,枕头枕立于床尾,防足部触及床栏。

2.适用范围

(1)用于颈椎骨折行颅骨牵引时,作反牵引力。

(2)用于减低颅内压,有预防脑水肿的作用,故开颅术后常用此卧位。

(八)膝胸卧位

1.方法　病人跪卧,两小腿平放床上、稍分开,大腿和床面垂直,胸贴于床面,腹部悬空,臀部抬起,头转向一侧,两臂屈肘,放于头的两侧。

2.适用范围

(1)用于矫正胎位不正(如臀位)及子宫后倾。

(2)临床用于肛门、直肠、乙状结肠镜检查。

(九)截石位

1.方法　病人仰卧在检查台上,两腿分开,放于检查台支架上,臀部齐检查台边沿,两手放于腹部或身体两侧。

2.适用范围　用于肛门、会阴、阴道部位的检查、治疗及手术,如膀胱镜检查、妇产科检查、人工流产术等。

三、危重病员更换卧位法

（一）扶助病员翻身侧卧

翻身在基础护理中是一项重要而必须要做的工作,如截瘫、偏瘫、昏迷、高热等危重病员,一定要经常翻身,这些病人处于被动体位,自己不能活动,故皮肤长期受压,使皮肤内的微血管腔被压扁,血液流通不畅甚至不流通,组织缺血缺氧,进而发生皮肤坏死甚至感染化脓。其变化的程度因压力的轻重及时间的长短而不同。如能经常翻身,不仅可使病员舒适、松弛,减轻病人局部组织受压程度,预防褥疮的发生,而且还可防止病人因长期卧床而发生坠积性肺炎。

1. 一人扶助病人翻身法

当病人仰卧向一侧翻身时,先嘱其两手放于胸腹部,将肩部移向床缘,再将臀部移向床缘,两腿屈曲,帮助者一手扶住病人肩部,一手紧扶膝部。轻轻推病员翻向一侧,病员背向帮助者。然后按侧卧位法用枕头将病人的背部和肢体垫好。此法适用于体重较轻或可稍微活动身体的病人。

2. 二人扶助病员翻身法

病员仰卧,两手放于腹部,两腿屈膝。帮助者两人站在床的同一侧,一人托住病员的肩部和胸背部,另一人托住腰部和臀部,同时将病员抬起移向自己,然后分别扶托病人肩、背、腰、臀部,使病人翻身侧卧,按侧卧位法以枕头将病人的背部和肢体垫好。此法适用于身体较重及完全瘫痪或昏迷的病人。

3. 帮助病人翻身时应注意的问题

（1）翻身前,如病人神志清楚,则应预先向病人说明翻身的方法和意义,以取得病人的积极配合。

（2）翻身时动作要轻柔,不可使用拖、拉、推等动作,以免将病人皮肤擦破,应抬起病人,使身体略离开床面再行翻转。

（3）翻身后应将床铺整平,不应有褶,保持床单清洁、干燥,床单应用柔软、耐用的布类制成。

（4）每次翻身都要检查局部受压皮肤有无红肿现象,并用酒精按摩骨突部位（酒精有活血、杀菌、收敛作用）。翻身间隔的时间,应视病情及局部皮肤受压情况而定,如发现皮肤发红或破损应及时处理,并增加翻身次数。

（5）如病人带有鼻饲管、尿管、各种引流管、输液、输血管时,翻身前应先将导管放置妥当,翻身后检查各管是否有扭曲、受压或脱落,注意保持导管通畅。

（6）对脊柱骨折病人及脊柱手术后的病人翻身时必须保持脊柱位置,避免扭伤及移位;颅脑手术后,头部翻动过剧可引起脑移位形成脑疝,压迫脑干,而致突然死亡,故头部只能卧于健侧或平卧;各种骨牵引的病人在翻身时不可放松牵引。

（7）翻身时注意将滑向床尾的病人移向床头。翻身后将病人安置舒适。

4. 昏迷、截瘫、偏瘫病人翻身要领

（1）昏迷病人，平卧位时颈部要取伸直位，避免弯曲，头偏向一侧，以保持呼吸道通畅，同时应避免胸腹部挤压及四肢扭伤。翻身于侧卧位时，应用掌心轻叩背部，以便促进排痰；两腿相接触处需放软垫以防受压，腋下应放软垫，以防压迫臂丛神经。

（2）截瘫病人翻身时动作应轻柔，以防引起疼痛或加重脊柱损伤。帮助者一手托住病人腰部，另一手托住双膝，嘱病人握紧床栏杆，用力抬起上半身，病人和帮助者同时用力，使病人身体移向帮助者一侧，拉平床单，病人脊柱保持水平位置，翻向对侧，骶尾部、肩胛部、足跟等受压部位进行局部按摩，以促进血液循环，或用50%酒精涂擦后撒上滑石粉。

（3）偏瘫病人翻身时，偏瘫肢体不宜受压时间过久，可较多采用健侧卧位或平卧位、半坐卧位，同时要注意偏瘫肢体的局部护理，如肢体的按摩及被动运动。

（二）扶助病员移向床头法

病人卧位时间过长，特别是半坐卧位时，常常会滑向床尾，而自己又不能移向床头时，就需要家人帮助病人移向床头。具体方法如下：

如病人取半坐卧位，视病情放平靠背架或拿掉病人背下的棉被、枕头等，将枕头横立于床头，以免撞伤病员。病人仰卧屈膝，双手握住床头栏杆，帮助者一手伸入病员肩下，另一手托住病人大腿，抬起病人的同时，嘱病人双脚蹬床面，挺身上移。

如病人不能配合，可考虑两人帮助病人移向床头。两人分别站在床的两侧，一人托住病人肩及腰部，另一人托住病人背及臀部，同时抬起病员移向床头；亦可两人同侧，一人托住颈肩及腰部，另一人托住臀部及腘窝，同时抬起病人移向床头。

第二节　病员搬运

家庭内搬运病人可视居住楼层和病情需要而采用不同的方法。常用的方法有如下几种。

一、轮椅法

一般用于不能行走或不宜行走的病人，如大病后恢复期病人、年老、体弱的病人以及下肢骨折、截瘫等不能行走的病人。

使用前应检查车轮、椅座及脚踏板等各部分是否安全，再将轮椅推至床边，椅背与床尾平齐，面向床头，翻起脚踏板，拉起车闸以固定车轮，如无车闸，则帮助者站在轮椅后面固定轮椅防止前倾，嘱病人扶着轮椅扶手，身体向后靠坐稳。病人坐好后，翻下脚踏板，脚放在脚踏板上。对体弱病人，应了解和观察病人有无不适，以防病人由于坐起过累而发生虚脱等情况，帮助病人下轮椅时，将轮椅推至床边，固定轮椅,翻起脚踏板,扶病人下轮椅。

推轮椅时不宜过快,要稳当,车胎充气不应过满。以免病人有颠簸感,冬季注意保暖,必要时可用毛毯包裹病人,露出头部。行走时,嘱病人手扶着轮椅扶手,尽量靠向后,勿向前倾身或自行下车;下坡时要减慢速度,并注意观察病人情况。

二、平车法

平车法常用于运送不能起床的病人,如手术、脊柱骨折、全身瘫痪等病人。

使用前应检查平车的担架在车身上是否放置平稳,担架上帆布面有无破损,酌情在担架上铺棉被及清洁床单、橡皮布等。平车的车轮如一头固定、一头可以自由转动方向,推车时则要把住车轮固定一头的车把,病人头部应睡在车轮固定的一头;如平车的车轮一端为小轮,一端为大轮,病人头部应卧于大轮端,因小轮转动灵活,而大轮转动次数少,可减少颠簸带来的不适感。

病人上下平车时,应视病情选用不同的方法。常用方法如下:

(一)挪动法

对病情许可,能在床上配合动作的病人,可用此法,如妇女正常产后。

推平车紧靠床边,将带套毛毯或棉被铺于平车上,帮助者在平车一侧抵住平车,协助病人将上身、臀部、下肢顺序向平车挪动(上平车时,先移动上半身,再移动下肢;下平车回床时。先移动下肢,再移动上半身)

(二)单人搬运法

适用于儿科病人,或体重较轻者。

将平车推至床尾,使平车头端靠近床尾并且和床尾呈钝角,搬运者一臂自病人腋下伸至肩部外侧,一臂伸入病人大腿下,病人双臂交叉依附于搬运者颈后,搬运者托起病人轻放于平车上,盖好盖被。

(三)两人或三人搬运法

适用于不能自行活动或体重较重者。

两人搬运时,甲一手托住病人颈肩部,另一手托住病人腰部;乙一手托住病人臀部,另一手托住病人厢窝。

三人搬运时,甲托住头和肩胛部,乙托住病人背臀部,丙托住病人腘窝、腿部,合力抬起,使病人身体稍向搬运者倾斜,搬运者同时移步转向平车,将病人轻放于车上。

(四)四人搬运法

病情危重或颈腰椎骨折等病人,需要采用此法搬运。

在病人身下铺中单(或直接使用现用的床单),甲站在床头,托住病人头及颈肩部;乙站在床尾,托住病人两腿;丙和丁分别站在床两侧(平车紧靠床边),紧握中单四角,四人合力同时抬起病人,轻放于平车上。

三、担架运送法

此法便于上下楼梯。

操作方法同平车。由于担架位置低，应先由二人将担架抬起，使之和床沿平齐，便于搬运病员。

四、搬运病人时应注意的问题

1. 平车搬运上下坡时，病人头部应在高处一端，以免引起不适。

2. 搬运骨折、关节伤、烧伤、挤压伤、大块软组织伤的病人时，应先固定包扎伤口后再搬运，使伤部不会因搬运时颠簸震荡而增加疼痛和出血。

3. 搬运脊柱与脊髓损伤的病人时，以卧平板床为宜。在搬运过程中，不可使颈部和躯干前屈或扭转，应使脊柱保持在伸直的姿势。绝对禁止一人抬肩一个抬腿的搬运方法，以免发生神经损伤或加重瘫痪。

4. 有输液及引流管者，须保持管道通畅，并注意固定好引流管及穿刺针头，以防脱落。

5. 多人搬运时，动作应协调一致。

6. 搬运途中应随时注意观察病人病情变化，对烦躁不安及神志不清的病员，必须有专人在旁守候，以防意外。

7. 搬运内脏出血病人，如上消化道大出血及肝脾破裂等，应使病人绝对平卧，严密观察脉搏、呼吸、血压等，消除恐惧情绪，并注意稳托腰背部，禁忌搂抱胸腹部，以免加重出血；若同时有内脏脱出，应首先用生理盐水冲洗，然后敷盖无菌纱布再搬运，禁忌把脱出的内脏立即送回腹腔；若病人有休克表现，搬运时应取休克卧位。

第三节　口腔护理

一、口腔护理在疾病防治中的重要意义

口腔是病原微生物侵入人体的主要途径之一，因为口腔的温度、湿度和食物残渣适宜微生物的生长繁殖。正常人的口腔内经常存有大量致病菌和非致病菌。当身体健康时，由于机体抵抗力强，加之唾液天然的杀菌作用及饮水、进食、漱口、刷牙等活动。可对细菌起到一定的清除作用，因此很少发病。当患病时，由于机体抵力降低，进食、饮水减少，唾液分泌量不足，为细菌在口腔内迅速繁殖创造了条件，常导致口腔的局部炎症、溃疡。严重时，炎症可向外扩散、蔓延，引起中耳炎、腮腺炎等邻近部位炎症，甚至可导致全身败血症的发生，危及病人生命。有些病人长期应用激素或抗生素，导致机体各菌株之间的关系失衡，又称"菌群失调"，从而极易

发生口腔霉菌感染。

　　一些肿瘤患者长期使用化疗药物,由于化疗药物除抑制异常细胞增生外,对正常的血细胞及组织细胞亦有杀伤作用。因此,可使病人抗感染能力急剧下降,易导致或加重病人口腔发生病变。

　　高热病人的全身代谢及功能均有不同程度的变化。若体温过高或持续时间过长时,则病人大量消耗能量,同时由于消化和吸收功能障碍,使机体的水份及营养物质得不到及时的补充,因而抵抗力降低,易引起口腔疾患,如口腔内溃疡、咽喉炎、口唇干裂等。

　　口腔的炎症、溃疡不仅可致邻近部位及全身的感染,而且由于细菌的大量繁殖常导致口臭,影响病人的食欲及消化功能,同时,由于口臭,使病人羞于与人交流,心理压力较重,自尊心受到损害,不利于疾病的康复及病人心态情绪的调整。

　　综合以上原因,不难看出做好口腔护理,预防感染发生是护理工作中不可缺少的一项。但在实际应用中,特别是在家庭,病人的口腔护理,尤其是危重病人的口腔护理常常被忽视,以致出现了一些本来完全可以避免的并发症,甚至造成极其严重的后果。

　　概括来讲,帮助病人做好口腔护理,可达到以下目的:

　　(1)清除口腔内的食物残渣、牙垢、污渍等以保持口腔清洁,避免口臭,使病人感到舒适并促进食欲。

　　(2)预防各种细菌感染性口腔炎(如葡萄球菌、链球菌、肺炎球菌等),防止全身并发症的发生。

　　(3)使病人心情愉快,自尊心增强,有利于疾病康复。

　　(4)由于某些全身性疾病的早期症状和病情变化特征往往可以从口腔组织的变化中反映出来,因此,通过口腔护理,观察口腔粘膜及舌苔的变化、注意特殊的口腔气味,可以了解病情的动态信息,以便及早发现病人病情的变化及捕捉某些疾病的早期症状。如:肝功能不全的病人,出现肝臭味,常是肝昏迷的先兆;肾功能不全的病人,出现尿毒症时,其呼出的气味常呈氨味;糖尿病病人,出现酮症酸中毒时,其呼出的气体呈烂苹果味;有机磷农药中毒病人,其呼出的气体呈大蒜臭味;麻疹病人颊粘膜上出现散在的粘膜白斑,用棉签拭去白膜,即露出红色的糜烂面,此白斑又称"柯氏斑",常可为麻疹的早期诊断提供依据;儿童反复多次出现口腔念珠菌病,经久不愈,如果其家族中有糖尿病史,儿童本身体型较肥胖,则可考虑儿童糖尿病的可能。

　　家庭护理中,根据病人的病情特点做好口腔卫生工作,不仅能促进病人生理功能的恢复,预防疾病的发生,而且通过对口腔粘膜、口腔气味的观察所获得的病情动态信息还可以为医生诊断提供可靠的一手资料。

二、口腔护理常用漱口溶液

(一)漱口液应根据病情选择

正如我们正常人刷牙、漱口用清水一样，对于病情较轻的一般病人，常选择清水、温开水等作为口腔护理时的漱口及刷牙溶液。但对于高热、昏迷、大手术后等病情较重的病人，特别是口腔出现炎症、溃疡等情况时，则需根据感染的性质选择不同的漱口溶液。只有选择了正确的漱口溶液，对症下药，才能尽快促使口腔炎症及溃疡的恢复。

要选择恰当的漱口溶液，首先需要对病人的全身及口腔情况有一个了解，事先做好病情的评估，了解病人意识状态，是清醒的、还是昏迷的？病人口腔有无感染？发生了何种感染？牙龈有无红肿溃烂、口腔粘膜有无溃疡？以便对症选择合适的漱口溶液及治疗药物。

口腔感染一般可分四种类型：①一般细菌感染：如链球菌，金黄色葡萄球菌；②霉菌感染；③病毒感染；④特殊细菌感染，如绿脓杆菌感染。

一般细菌感染引起的口腔炎症，可表现为口角炎、舌炎、齿龈炎，病人牙龈红肿，舌面、颊粘膜初起时出现细红小点，局部有烧灼感，接着形成圆形或椭圆形溃疡，疼痛显著，遇刺激时尤著。后期由于炎症引起的纤维素渗出，溃疡表面可形成灰白或灰黄色假膜，周围绕以充血的红晕，附近淋巴结肿大。

霉菌感染性口腔炎多见于长期使用抗生素、免疫抑制剂及糖皮质激素类药物的病人。多系白色念珠菌感染引起，损害多发生在舌、上腭、颊粘膜等部位，病变区粘膜充血，有散在的白色如雪的微突小点，不久即相互融合，出现白色绒膜样伪膜，与周围界限较清楚，如将白色绒膜强行擦除，下面可见潮红色基底糜烂面。

病毒感染性口腔炎又称疱疹性口腔炎。病人口腔粘膜、齿龈充血水肿，出现针头大小成簇的小水疱，小水疱很快破溃，相互融合成边缘不规则的大片表浅溃疡，溃疡表面覆盖灰白色假膜。当口腔损害发生后，全身症状逐渐消退，病程约 7～14 天，如果疱疹只发生在口周皮肤者称唇疱疹。

当口腔感染性质较难确定时，可考虑测定口腔 pH 值，因为口腔 pH 值变化与口腔感染和溃疡有一定的关系。根据临床观察证明，口腔 pH 高时易发生细菌感染，应选用酸性溶液做漱口溶液，如 2%～3% 硼酸溶液，可改变细菌的酸碱平衡而起到抑菌作用；当口腔 pH 值低时，易发生霉菌感染，因为霉菌喜欢在 pH 低的酸性环境中生存，可考虑选用碱性溶液做漱口溶液以破坏霉菌的生存环境而起到抑菌作用，如 2% 碳酸氢钠或 3% 双氧水；当口腔 pH 值中性时，可选用 0.02% 呋喃西林做口腔漱口溶液，以预防口腔感染的发生。

（二）常用的漱口液及其作用

一般病人选用清水或中药含漱剂做为漱口溶液,特殊的危重病员应根据病人情况选择恰当的漱口溶液。常用的溶液及其作用见下表：

中药含漱剂是中药制成的漱口液。下面介绍几种中药含漱剂的制备处方：

1．红花 30 克、薄荷 15 克、冰片 5 分、加水 700 毫升,煎后用纱布过滤,放冰箱内保存备用。

2．紫花地丁 15 克、甘草 15 克、五味子 15 克、加水 1500 毫升,煎至 1000 毫升,过滤后放冰箱内保存备用。

3．金莲花 12 克、知母 15 克、大青叶 15 克、加水 1000 毫升,煎至 500 毫升,过滤后放冰箱内保存备用。

口腔护理常用漱口溶液及其作用

溶液	作用原理及特点	适应证
生理盐水	清洁	清洁口腔,预防感染
朵贝氏溶液	清洁,抑制细菌	轻度口腔感染
双氧水(1%～3%过氧化氢)	通过与有机物接触,释放氧,抑菌、防腐防臭	口腔感染有出血者,口臭明显者
2%～3%硼酸水	改变细菌的酸碱平衡而起到抑菌作用	一般细菌感染
1%～4%碳酸氢钠	改变霉菌的生存环境而起到抑菌的作用	霉菌感染
0.02%呋喃西林	广谱抗菌药	混和细菌感染或用于预防感染
0.1%醋酸溶液	抗绿脓杆菌	绿脓杆菌感染
口泰	抗菌消炎(主要成分洗必泰、甲硝唑)	牙龈出血、牙周肿痛、溢脓、口臭及口腔溃疡

溶液	作用原理及特点	适应证
口腔清洁剂	清洁、杀菌、止痛。主要成分为薄荷油、丁香油、冬青油、薄荷脑、桉叶油、茴香油	除口臭、清洁牙齿、杀菌止痛、防止龋齿、牙龈炎、牙周炎
中药含漱剂	清热解毒、收敛止血、利咽、祛瘀消肿、清凉芳香	清洁口腔、湿润粘膜、预防感染、止痛、清除口臭、增进食欲

三、一般病人的口腔护理方法

一般病人口腔护理的主要措施是刷牙和漱口,其重点是清除牙菌斑、软垢、食物残渣。

一般病人或健康人应做到进食后漱口、早晚两次刷牙。很多人每日清晨必刷牙,但却常常忽视临睡前口腔及牙齿的清洁。其实,临睡前彻底清洁口腔对人的口腔及全身保健尤为重要。因为白天用餐后,牙齿缝隙及牙龈、牙面等处留有不少的食物残渣,这些食物成分是细菌生长良好的营养物质,夜间入睡后,口腔内细菌迅速繁殖,加之食物的发酵作用,常常造成口臭、流涎等症状,并且由于口腔微生物繁殖及酸碱度的改变,易发生口腔溃疡、感染等症,长久下去,发生龋齿及其它并发症将是必然。因此,晚上临睡前彻底清洁口腔是口腔护理中最重要的一个环节,且须做到刷牙后不再进食,不再喝任何饮料,也不再吃水果、零食等。

(一)漱口

漱口能除去食物碎屑和部分软垢,暂时减少口腔内微生物的数量,对口腔卫生起到一定的作用。漱口时要求闭口,两颊和唇部用力鼓动,利用水力反复冲击口腔各个部位,漱口溶液可选用清水、淡盐水(清水中加入少许食盐),也可根据具体情况选择适当的药物溶液或中药含漱剂。

(二)刷牙

刷牙是去除食物碎屑、软垢和菌斑的最常用、最简单且行之有效的方法。正确的刷牙方法,不仅能清洁牙齿,还能对牙龈起到按摩作用,增进牙龈组织的血液循环和上皮组织的角化程度,增强牙周组织对局部刺激的防御能力,维护牙龈的健康。而不正确的刷牙方法不仅达不到清洁牙齿的目的,还可造成牙龈萎缩、牙槽骨吸收及楔状缺损。因此,从儿童开始,就要掌握正确的刷牙方法,减少口腔疾病的发生。

1. 牙刷的选择

牙刷是清洁口腔的工具,使用硬毛、大头的牙刷常常会造成牙龈萎缩和牙体损伤。因此,选择合适的牙刷是很重要的。有利于口腔健康的牙刷应具有以下几点:

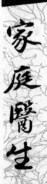

牙刷头短而窄,在口腔内转动灵活,有利于清洁牙齿的各个部分,使牙齿内面、外面、咬合面、牙缝等得到彻底的清洁;毛束平齐,尖端呈圆形,不仅适应刷牙齿内、外、咬合三面的需要,而且能很好地发挥按摩牙龈的作用;各组毛束的间距较大,易于保持牙刷自身的清洁;每束毛都紧聚成柱状,防止刺伤牙龈。一般幼儿选用刷毛为 2~3 排的牙刷;儿童选用 3 排刷的牙刷;成人选用 3~4 排刷毛的牙刷。

有一些人习惯于将牙刷用很长时间,直到毛束变形、平塌甚至外翻才想起来更换新牙刷,岂不知牙刷内很容易藏污纳垢,细菌在毛束内滋生繁殖,极易因为使用这样的牙刷而造成口腔内反复感染,发生炎症。一般情况下,牙刷应每月更换一次,如遇感冒、咽炎、口腔溃疡等症,应在病愈后立即更新,否则易造成疾病反复或经久不愈。每日刷牙后应注意将牙刷头冲洗干净,并将牙刷头向上置于通风干燥的地方。因为牙刷头向下放置长期处潮湿环境中,易引起细菌的繁殖。

2.洁牙剂

洁牙剂有牙膏和牙粉两种,以牙膏为多用,洁牙剂的主要成分是洁净剂、摩擦剂、胶粘剂、芳香剂和药物。

3.刷牙方法

刷牙的方法多种多样,应根据每个人的牙齿、牙周情况进行选择,其基本原则是简便易行、清洁牙齿效果好、不损伤牙体和牙周组织。

(1)水平颤动法:应选用软的磨毛牙刷。刷唇(颊)面时,刷毛与牙面呈 45°角,刷毛头指向牙龈方向,使刷毛进入龈沟和邻间区。部分刷毛压于龈缘上作前后向短距离水平颤动,每个部位刷 6~8 次。刷𬌗面时,刷毛紧压在𬌗面,使毛端深入裂沟区做短距离前后向颤动。刷下前牙内侧时,牙刷竖直,用刷头前部刷毛向上刷,这种方法能清除牙颈部及龈沟内的菌斑,克服了拉锯式横刷法的缺点,简单易掌握。

(2)旋转刷牙法(即竖刷法):刷毛置于槽粘膜上呈 45°角,然后将牙刷沿牙龈向牙冠方向转动。各部位可重复该动作 8~10 次。刷𬌗面时,将刷毛置于牙面以水平方向向前后移动。这种方法能清洁牙间隙,对牙龈也有良好的刺激作用。

其实,刷牙时也可以将两种方法结合起来。根据牙齿和牙周情况,取长补短,使牙齿得到彻底的清洁。

4.刷牙的时间

提倡"早晚刷牙,饭后漱口",有条件者也可饭后刷牙,这样清洁效果更好。睡前刷牙尤为重要。因人们入睡后,口腔处于静止状态,唾液分泌减少,口腔自洁作用差,口腔内滞留的食物残渣有利于细菌的滋生,故晚上睡前刷牙更重要。

记住,当人生病,机体抵抗力降低时,身体的清洁卫生就更为重要。因为此时,正是各种微生物最易侵袭人体的时候。

四、特殊病人的口腔护理

对于禁食、高热、昏迷、鼻饲、大手术后及口腔疾患等病情危重、生活不能自理的病人,家人或护士应对其进行特殊口腔护理,每日 2 次,根据病情,也可增加次数。

（一）用物准备

1. 治疗盘

治疗盘内备治疗碗一个,内盛弯血管钳及小镊子各一把,漱口溶液浸湿的棉球数个;如家庭中没有条件,可用小碗一只内盛漱口溶液浸湿的棉签或棉棒代替以上用物。

另备压舌板、弯盘、水杯、吸水管、治疗巾或毛巾、手电筒、棉签,昏迷者备开口器。

2. 外用药物

根据病人口腔情况,选择合适的药物:如口唇干裂者,可准备液状石腊或唇油滋润口唇;口腔粘膜溃疡者,可备冰硼散、锡类散、口腔溃疡膜;也可根据口腔感染性质或测定口腔 pH 值选用恰当的药物。口腔细菌感染,pH > 7 时,可备金霉素甘油;口腔霉菌感染,pH < 7 时,可备制霉菌素甘油、二性霉素等抗霉菌药物;口唇、口角有坏死结痂者,备抗菌素软膏、凡士林软膏等,如红霉素软膏、眼青、氯霉素软膏均可。

3. 漱口溶液

漱口溶液可根据病情选择,请参照前表"口腔护理常用漱口溶液及其作用"。

（二）操作方法

1. 将备好的用物携至病员床边,作好解释,取得病人合作。

2. 病人侧卧或仰卧头偏向操作者一侧,用毛巾围于颌下及枕上,置弯盘于口角旁。

3. 口唇有干裂者,先用棉签蘸水以湿润口唇,使用手电筒观察口腔粘膜有无出血、溃疡等现象,并确定感染的性质。

4. 如病人有活动性假牙,应取下,一般先取上面假牙,后取下面假牙,用冷开水冲洗刷净,待口腔护理完毕给病人戴上或浸入清水中备用。浸假牙的清水应每日更换。假牙不可浸在酒精或热水中,以免变色、变形、老化。

5. 协助病人用吸水管吸入水杯中备好的温开水漱口后,将水吐入弯盘中(昏迷病人禁忌漱口,否则易引起病人窒息或吸入性肺部感染)。

6. 嘱病人咬合上下齿,用压舌板轻轻撑开一侧颊部,以弯血管钳夹含有漱口液的棉球由内向外纵向擦洗至门齿。同法擦洗对侧。擦洗时用小镊子从治疗碗中夹出棉球递给弯血管钳,然后在弯盘的上方用小镊子和止血钳拧干棉球,以免因水分过多引起病人呛咳。如使用漱口溶液浸湿的棉签,可直接用手持棉签棍末端,依上法由里向外纵向擦洗。

7. 嘱病人张口,依次擦洗一侧牙齿的上牙内侧面、上牙咬合面、下牙内侧面、下牙咬合面、颊部。同法擦洗另一侧牙齿。擦洗舌面及硬腭部,注意勿触及咽部,以免引起恶心。

8. 擦洗完毕,帮助病人用吸水管吸温开水再次漱口,毛巾擦干病人口角及面部水渍。

9. 口腔粘膜如有溃疡,酌情涂药于溃疡处,如冰硼散、锡类散、口腔溃疡膜;口唇疱疹者可涂 1% 龙胆紫或病毒灵;口唇坏死结痂者可涂红霉素软膏或凡士林软膏;霉菌感染的溃疡局部可涂制霉菌素;口唇干裂者涂石腊油或唇油滋润口唇。

10. 撤去毛巾,清理用物,安置病人躺卧舒适,整理床铺。

(三)口腔护理时应注意的问题

1. 擦洗时动作要轻柔,防止碰伤粘膜及牙龈,特别是对凝血功能差的病人,尤要注意。

2. 含漱时要让溶液在口内充分转动,保持 30 秒以上才会有效。

3. 漱口液防止咽下,尤其老人和儿童。

4. 昏迷病人禁忌漱口,需用开口器时,应从臼齿(俗称大牙)处放入,不可使用暴力,禁忌从门牙处,特别是破损门牙处撬开牙齿放入开口器。

5. 操作过程中如病人有较多痰液,应及时吸出,如无吸引器,可用消毒纱布擦出。

6. 如病人不习惯药用漱口溶液,也可用温水或生理盐水浸湿棉球进行口腔护理,然后用药用漱口溶液漱口数次,最后用温水或盐水再冲漱一次,依病情涂上相应的药物。

7. 传染病病人用过的东西按隔离消毒原则处理,具体方法参照上篇第三章第四节。

第四节　头发护理

头面部是人体皮脂腺分布最多的部位。皮脂、汗液伴灰尘常粘附于头皮、毛发中形成污垢。不洁头发除散发难闻气味外,还可诱致脱发和其他皮肤疾病。做好头发的日常保健和护理,不仅可保护头皮,促进毛囊的血液循环,预防毛发脱落、断裂、干枯等情况,还可预防头皮感染,保持头发健美、润泽,提高人的自信心、自尊心,维持身心健康。

因此,正常人应在日常生活中学习掌握和使用正确的头发护理方法,使头发、头皮更健康、更美丽,生活不能自理的病人,应由家人协助做好头发的日常护理,以维持病人身体的清爽、健康,预防感染并获得心理上的自慰及自爱,增强抗病信心。

一、头发的保健护理

(一)梳头

梳头不仅可去除头皮的污垢和脱落的头发、头屑,使人清洁、舒适,而且还有类似按摩的作用,可促进头皮血液循环。

梳子要经常清洗保持干净,提倡一人一梳,不要混用,塑料梳子梳头时易产生静电反应,应尽量选用木梳或牛角梳、羊角梳,梳子的齿和缝勿过稀或过密。过稀不能将头发理顺,头皮屑也易漏网,过密易扯断头发。梳头宜早晚进行,每次 5 ~ 10 分钟。

妇女早晨梳理头发后,不要把头发扎得太紧,以免发根受压迫牵拉而脱发。晚间睡觉时应取下发夹、放松长发,如戴帽或盘头,勿过紧。

(二)洗头发的学问

洗头对保持头皮、头发的清洁十分重要。这是因为头皮上的油脂分泌比全身其他部位的要多,头发的存在又使这些分泌物连同头皮上脱落的细胞(头屑)、污物、灰尘等散聚发丛,不易清除。所以,坚持定期洗头是头皮卫生的第一要求。

洗头的次数取决于头皮、头发的清洁度,即头皮屑和油脂的多少,这些跟头发的性质、工作生活环境、季节等均有一定的关系。一般每周洗一次为宜,油性发质者可适当缩短周期,3 ~ 4 天洗一次,而干性发质者可延长周期,10 ~ 12 天洗一次。夏天油多皮屑多就要勤洗,但也不要太勤或过多使用肥皂或香波;冬天皮干屑少则宜少洗。妇女头发长,灰尘多在表面,洗发间隔可稍长。有的人隔天洗,甚至天天洗,这并不科学,洗头过频反而伤害头发,而大量皮脂被去掉,也会消弱头皮的保护功能。

洗头时要根据自己的头发性质选择洗发剂。例如干性头发,要选用含有蛋白质的洗发剂,还可在洗发剂中加入些油质;油性头发宜选用弱酸性的洗发剂;对于中性头发,一般的洗发剂皆能使用。洗头宜用洗发香波,不要用肥皂或香皂洗头,因为皂基中含有较多的刺激性物质,容易损坏头发,若长期使用,会使头发变黄、枯干,失去自然光泽。

洗头以前,要先把头发梳通,这可减少洗头时的脱发量,洗头时用力不可过猛,而要轻柔、均匀,水温以37℃ ~ 38℃最为适宜。水太热易使头发受损变脆易折断;水太凉或用冷水洗头,则去油污效果差,洗不干净。换水前后的水温要大体相当,一冷一热会影响洗头的效果。洗发时应用手指指腹轻轻揉搓按摩头发及头皮,不可用手指使劲抓挠头皮,否则易造成头发折断及头皮损伤。

洗完头后,将啤酒洒在头发上可使头发快干,而且使烫发的波纹更美丽、自然。洗头时滴点柠檬汁或食醋,可使头发光亮。洗过头后,再用茶叶水洗一次,日久头发乌黑柔软。洗头时注意不要受风,否则易患头痛、感冒等症。

洗头后最好自然风干,不要用强电吹风吹干,更不可用高温的电热梳或电热发卷,温度高于80℃时,毛发中的蛋白质即被破坏,头发也将失去光泽和弹性。

(三)防治脱发

洗头时掉些头发是正常现象,但若一次掉得太多且经常如此,除应考虑洗头方法是否正确外,还应请医生检查,以排除病因。

家庭醫生

脱发是一种最常见的毛发疾病,分为毛发稀疏及秃发。发癣、内分泌疾病、营养代谢性疾病、慢性消耗性疾病等均可致脱发,精神忧虑、神经过于紧张,也会导致脱发。

青年人脱发,多数是由于头部皮脂溢出过多,甚至患有脂溢性皮炎而引起脱发,临床上称为皮脂溢性脱发。

有的人头发不知不觉一块一块地掉,既没有疤痕,又没有鳞屑,患处无炎症,患者无任何自觉症状,俗称"鬼剃头",医学上称之为"斑秃"。到目前为止,其发病原因尚不完全清楚,可能与中枢神经系统机能紊乱、内分泌障碍和病灶感染等因素有关。本病进程缓慢,有时可较长时间静止不变,有时迅猛进行。

妇女到了绝经期,卵巢分泌雌激素已近枯竭,心情忧郁,也可导致脱发,妇女脱发还常与其他激素有关,如服用含有雄激素的药物会造成脱发。黄体酮是避孕药中的激素之一,具有雄激素的特性,常常导致脱发。

未到老年而有秃发称早秃,主要发生在男性青壮年,多见于脑力劳动者。雄性激素失调及用脑过度可能是发病因素之一,与遗传也有一定关系,父子兄弟常有同样损害。

另外,缺乏铁、镁、钙等元素均可引起脱发。

防止脱发,首先要找出造成脱发的致病原因,并注意调整饮食,多吃蔬菜、水果、少吃辛辣物、动物脂肪及糖类物质,保持头部的清洁卫生,改善毛发的局部血液循环,增强毛发营养而促其生长。

下面介绍几种治疗脱发的方法:

1. 胡麻叶煎汤洗头。胡麻即芝麻,外用具有良好的美容作用,能润毛发、滑皮肤、溢血色,其叶能润毛发,而花则能生毛发。

2. 大麻子捣烂蒸熟,取汁,以汁润发、涂发,令头发柔软而有光泽。大麻子即火麻仁,为桑科植物大麻的种仁,富含油脂,润泽是它的特性,内服可以润脏腑,外用可以润皮毛,而对于毛发的作用尤为显著。如大麻仁直接榨油应用,效果更佳。

3. 桑根白皮一升、柏叶一升,煮后洗头,有较好的润泽毛发、制止脱发的作用。

4. 局部涂药治疗,可选用涂擦生姜、斑蝥酊、30%补骨脂酊、辣椒酊等(辣椒浸泡于酒精中制成)。或用1%～2%敏乐啶溶液或霜剂外涂,可促进头发生长,无副作用,皮质类固醇软膏(激素类药物)也可促进脱发再生。

5. 试用梅花针弹刺治疗,隔日一次,连续7次,休息1～2周后,再连续7次。

6. 中医认为本病多为血虚受风,风盛血燥,发失濡养而成,并与情感所伤有关。治则活血养血,祛风补肾,可试服神应养真丹(羌活、木瓜、天麻、白芍、当归、川芎、菟丝子、熟地)或首乌片。

(四)毛发早白的饮食治疗

现代医学认为,毛发早白的原因,多与精神因素、营养不良、内分泌障碍以及全身慢性消耗性疾病有关;中医认为此症主要由于肝肾不足,气血损亏所致。先天性的少白头,则与遗传有关,不易治疗。而后天性的早白发,多与缺乏蛋白质及高度营养不良有关。另外,饮食中缺乏铜、钴、铁等也可导致白发。

毛发早白的防治,首先应注意调整饮食。注意适当多吃些粗粮、豆类、绿色蔬菜、瓜果等富含维生素B的食物,对预防毛发早白大有益处,而动物肝脏、柿子、番茄等则含有一定量的铜、铁,是人体合成黑色素颗粒不可缺少的金属元素。同时,可选用下列食疗方法:

1. 核桃仁1000克放冷水中浸泡3天,取出后去皮,然后将适量白糖放入锅中,加热待溶化后倒入核桃仁搅匀。冷却后即可食用。每日吃2次,每日10粒。

2. 将黑芝麻、鲜桑葚各250克捣烂,再加入蜂蜜少许调匀置瓶中,每次1汤匙,用白开水送服,每日3次。

3. 取黑豆、黑芝麻、大枣、首乌、熟地各40克,当归、川芎各10克,加入60度米酒750毫升浸泡15~20天后,每次口服10毫升,每日3次。

4. 大豆煎:以米酒煮大豆至烂,去豆煮稠,涂发,能乌须黑发,使白发变黑。

5. 将鲜桑葚1000克(或干品500克)洗净,加水适量煎煮,每30分钟取煎液1次,然后加水再煮。共取煎液2次。合并煎液后,再以小火煎熬浓缩,至较为粘稠时,加蜂蜜300克煮沸停火,待冷后装瓶备用。每日2次,以沸水冲化饮用,每次1汤匙。

(五)头发健美

要使头发健美,需要做好清洗、营养、吹风、修剪、保护五个环节。

人有约10万根左右的头发,头发分泌的油脂最多,也最容易脏,按科学的要求,几天就要洗一次头发,否则,细菌指数就太大了。

一个人平均每天要掉100根头发,换长新的。头发每天要长0.27~0.4毫米,这就需要供给足够的蛋白质,注意全身的营养,同时按摩头皮,梳理头发,可以使头皮血液循环旺盛、营养供应充足。从毛发根部施营养剂,也是一个从外部补给营养的办法。

吹风可使头发柔顺、光滑,不但漂亮,更重要的是使头发上少些有害物质。但应注意少用强热风,尽量使用弱风、冷风,送风机的风口和头皮要保持适当的距离,一般距梳子约3~4厘米,并随梳移动。

修剪头发,除了塑造美观大方的外形外,还有讲究卫生的作用。

为了使头发和头皮免遭严重的风吹日晒和沙尘细菌的侵袭,需要时戴帽、罩纱或使用头发保护剂,如摩丝、啫喱水等。

另外,具保健作用的头部按摩可使头发乌黑发亮,增添个人魅力,方法如下:

1. 双手指指腹从前额正上方开始,轻微而稳固地揉捏头皮,超过前发际线、太阳穴和鬓角,逐渐向后移到头顶中心,这样不断按摩约3分钟,继续从头顶中心部,逐渐移向颈后按摩,注意按摩耳后部和颅骨基底部,时间亦为3分钟。

2. 左右手分别抓捏颈后部两侧,由上而下,约2分钟,动作要缓和,用力适中。

3. 用指腹从枕骨自上而下用力缓慢按压 20 次。

4. 两手拇指分别固定在双侧风池穴旋转用力按摩 1 分钟。

5. 用手用力抓捏双肩 20 次。

6. 双手指分开如梳,从前额自前往后反复作梳头状 30 次,动作要轻,指腹与头皮接触。

7. 双手放在前发际线,缓慢向后梳,通过头部梳到颈后,动作要缓和,反复 10～15 次。

二、重病人床上梳头法

不能起床的危重病人,家人应帮助其每日梳头发 1～2 次,长期卧床病人最好理短发。

梳头时先将毛巾一块铺在枕头上,协助病人把头转向一侧。将头发中分,分别向两边梳,左手握住一股头发,由发梢开始梳理,逐渐梳到发根。长发或遇有打结梳不通时,可将头发绕在手指上慢慢梳理,避免强行拖拉造成病人疼痛。如头发已纠集成团,无法梳理时,可用 30%～50% 酒精湿润头发,再小心梳理。同法梳理另一边,根据情况编辫或扎成束。

将毛巾及脱落的头发撤掉,及时处理。

三、重病人床上洗头法

久病卧床病人每 1～2 周应洗头一次,有头虱的病人经灭虱处理后,也须将头发洗净。

床上洗头方法很多,如洗头车法、马蹄形垫法、叩杯法等,无论用哪种方法为病人洗头,均应掌握以下原则:

1. 注意调节室温,冬季应关闭门窗,注意保暖。

2. 防止水流入眼及耳内,避免打湿衣服和被褥。

3. 病人身体应尽量靠近床边,避免操作者疲劳。

4. 注意病情变化,随时观察病人面色、脉搏、呼吸等有无异常。

家庭中要根据条件,因地制宜,灵活掌握洗头的方法。下面介绍两种家庭中可以采用的洗头方法:

(一) 叩杯法

准备面盆一个,搪瓷杯一个,小毛巾二块,洗脸毛巾、浴巾各一条、塑料或橡胶布一块,另备纱布 2 块,棉球 2 个,洗发香波,污水桶一个,水壶内备好 43℃～45℃ 热水(水温可依病人耐受性灵活掌握)、干净梳子一个。

洗头前应先向病人解释洗头的大体步骤办法,取得病人合作,询问病人有无不适,衰弱的病人不宜洗发。

注意关闭门窗,备好换洗衣物,病人仰卧在床上,靠近操作者一侧,枕头下移垫在肩下。床头端及枕头上铺塑料布,再覆盖一条浴巾在枕头上,干的洗脸毛巾围于病人颈部,用别针固定,浴巾包住病人颈及肩胸部。面盆置于床头,盆底部放一块小毛巾,上叩一搪瓷杯,杯底向上,然后将一块四折的小毛巾放在上面,使病人枕于其上。以棉球塞住病人双耳,纱布盖住病人双眼,如病人合作,可嘱其闭上眼睛。

操作者手持水壶或其他容器,以温水浸湿全部头发后,以洗发香波均匀涂于头发上,用手迅速揉搓,勿搔抓病人头皮,然后以清水冲洗干净,必要时重复一遍。盆内污水可使用橡皮管一根,灌满水后一头放入面盆中,一头置于污水桶中,利用虹吸作用将污水引向污水桶中,也可用其他容器将面盆中污水舀出。

洗净头发,取下盖眼纱布,松开颈部毛巾,擦干面部,并用之包裹头发,扶托病人颈部,迅速将面盆撤出,枕头连同浴巾移至头下。取出塞耳朵的棉球,撤下毛巾,以浴巾擦干头发,边擦边梳,有条件可用吹风机吹干,然后撤下浴巾,整理病人衣物,使之躺卧舒适。注意操作中动作稳而快速,勿使病人过分疲劳。

(二)马蹄形垫法

用毛巾被、小毯子等物卷紧成条状,弯折成马蹄形(U形垫),备大、小塑料单各一块,大、中毛巾各一条,纱布、棉球、别针、洗发香波、梳子,水壶内备43℃~45℃热水,污水桶,电吹风机。

洗头前向病人解释清楚,助其排空小便,以免洗发时因水流声引起条件反射性排尿。病人斜卧于床上,头靠近床边,小塑料单、浴巾铺在枕头上,将枕垫于病人肩下,颈部围上毛巾,以别针固定。

以大塑料单包好马蹄形垫,放于病人颈下,使病人颈部枕于突起处,头部在槽中,槽形下开口处接污水桶或面盆。

以棉球塞住双耳,用纱布遮盖双眼或嘱其闭上双眼。先用手掬少许热水于病人头部,询问病人感觉,确定水温是否合适,然后用水壶倒热水充分浸湿头发,倒洗发香波于手掌,涂遍头发,用手指指腹揉搓头发及头皮,方向由发际到头顶部再到后脑部,力量适中,使用梳子,除去脱落的头发,冲洗头发至干净为止。

解下颈部毛巾包住头发,一手托头,一手迅速撤去马蹄形垫,取下塞耳的棉球及眼部纱布,擦干面部。助病人卧于床正中,撤掉小塑料单及浴巾,移枕于头下,用包头的毛巾擦干头皮,或使用吹风机吹干头发,涂护肤霜。

如家中购买橡胶马蹄形垫或洗头盘,则洗头更为方便、快捷。

四、头虱、头虮的灭除方法

虱由接触传染,寄生于人体的有体虱、头虱、阴虱。虱使局部皮肤发痒,抓破皮肤易引起感染;虱还可传播疾病,如斑疹伤寒、回归热。如果发现病人或亲属有虱,应立即进行灭除。

(一)灭虱药物

灭虱药物常用百部酊,制备方法有二:

1. 取百部 30 克放入瓶中,加 50% 酒精 100 毫升或 70% 酒精 70 毫升,或 65°白酒 100 毫升,再加食醋 30 毫升或 100% 乙酸 1 毫升盖严,48 小时后即制得百部酊药液。

2. 取百部 30 克加水 1 市斤煎煮 30 分钟,以两层纱布过滤,将药渣中的药液挤出,将药渣再加水 1 市斤,煎 30 分钟,再以两层纱布过滤挤出药液,将两次煎得的药液合并。熬煮浓缩至 100 毫升,冷却后加入食醋 30 毫升或 100% 乙酸 1 毫升,即制得 30% 百部含酸煎剂。

百部草味甘苦,内服有润肺、止咳、祛痰等作用,外用有杀虫、止痒、灭虱的功能。乙酸或食醋能提高百部的溶解度,酒精可增强百部对虮卵外膜的渗透力。虮卵在 35℃ 时发育最快,故以 35℃ 的百部酊药液处理虱虮,可加快加重虮卵中毒。

(二)方法

操作者身穿易清洗消毒的布类衣服,扎紧袖口,依洗头法准备病人,将头发分为数小股,用纱布或小毛巾蘸 35℃ 的百部酊擦遍头发及头皮,不可有遗漏,用双手揉搓,使之湿透全部头发,溶液倒完后,反复揉搓 10 分钟,然后用浴帽或游泳帽包住头发。为避免百部酊流入眼睛或刺激面部皮肤,可用凡士林软膏沿发际先涂摸一圈,再使用百部酊浸湿头发。

24 小时后,取掉帽子,用篦子篦去死虱和虮卵,并洗发。如发现仍有活虱须重复用百部酊杀灭。

灭虱完毕,病人更换衣裤及被套、床单。操作者的衣服及病人用过的衣物、毛巾、帽子、篦子等须进行消毒,布类衣物可煮沸消毒,不能煮沸的东西可用消毒水浸泡,再进行清洗。

为了操作方便,灭虱前可动员病人先剪短头发,剪下的头发用纸包裹烧掉。

另外,市场上出售的白翎灭虱香波也可用于灭虱。使用时将灭虱香波涂遍头发,反复揉搓 10 分钟,再用清水洗净。3 天后重复一次,直到头虱被彻底消灭为止。

第五节　皮肤及指(趾)甲护理

一、皮肤的结构、生理功能及类型特点

要做好皮肤护理,首先应对皮肤的组织结构及作用、特点有所了解。

(一)皮肤的结构

皮肤由表皮、真皮和皮下组织构成,皮肤中有丰富的血管、淋巴管及感觉神经、运动神经。感觉神经可接受和传导各种理化刺激,使皮肤成为一灵敏的感觉器官;运动神经可控制皮肤血管、汗腺、立毛肌的活动,参与全身代谢的调节。皮肤的结

构、颜色、温度、出汗多少等变化,往往还可反映出人体全身的健康和营养状况。

表皮为最外层,包括角质层,能耐受一定的摩擦和抵抗化学物质的渗透,有良好的保护作用,表皮中有黑色素细胞,对紫外线起防护作用。皮脂腺、汗腺等附属物从表皮伸入真皮。皮脂腺分泌皮脂有润滑皮肤、防止水份丢失、抑制表皮细菌生长的作用,汗腺分泌能调节体温、排泄废物、维持体内水和电解质的平衡。

真皮位于表皮与皮下组织之间,由胶原弹力纤维及网状纤维所组成,含有血管、淋巴管、平滑肌、神经、汗腺、皮脂腺、毛发。真皮的面积最大,得以储存水和电解质。

皮下组织位于真皮层下,是身体脂肪的主要储存处,也是主要的温度绝缘体。

表皮有很强的再生能力,损伤后可迅速恢复至原样,而一旦真皮受损,伤口愈合后将形成瘢痕。

(二)皮肤的生理功能

皮肤与外界直接接触,有重要的功能。

1. 保护及再生功能

皮肤对外界机械性损伤及化学物质和微生物的侵袭具有防护能力。当人体受钝挫伤时,可造成内部骨折、脏器破裂等,而皮肤却不断裂,其原因与表皮、真皮的高度韧性有关。表皮细胞有一定的生长周期,细胞定期更新,通过细胞分裂,不断补充表皮脱落死亡的细胞。

真皮层由于含有大量胶质纤维、弹性纤维而具有很大的弹性和高度韧性,具有再生修复深部创伤的能力。

2. 感觉功能

皮肤中含有大量感觉神经末梢及感受器,因而具有冷、热、触、痛、粗糙、细腻、光滑、潮湿等感觉。

3. 吸收功能

皮肤对于水份、某些油脂类物质及某些药物有一定的吸收能力,如外用护肤品,经皮肤吸收,达到容颜嫩肤的目的,某些药物如骨质宁擦剂、汗脚鞋垫等均是利用皮肤的吸收功能而达到治疗目的的。

4. 调节体温

皮肤对体温的调节是通过汗腺的发汗量及真皮层毛细血管的血流量调节来实现的,如天气寒冷时,表皮血管收缩、汗腺分泌减少,从而保持体内水份,减少散热;环境温度高时,体表血管扩张、血流加快、汗腺分泌增强,使体表蒸发水份而散热。

5. 分泌、排泄功能

皮肤通过分泌皮脂,可保护内部水份,防止丧失(油性肤质者不易衰老就是因为其皮肤水份不易丧失的原因),并通过汗液排泄体内代谢废产物,如钾、钠、乳酸、尿素等。

6. 呼吸作用

从皮肤表面经常散发水蒸气,同时,向真皮输送氧气,以促进真皮的功能。

7.表现作用

喜怒哀乐之情常可以反映在皮肤上,惊恐时苍白,发怒时涨红,烦躁时皮肤变得粗糙。

(三)皮肤的类型及特点

皮肤根据其特点,可分为中性皮肤、干性皮肤、油性皮肤、混合性皮肤四大类,各类型皮肤特点详见下篇第二十六章第一节。

二、皮肤的日常保养

人们都希望自己的皮肤滋润、细腻、柔软、富有弹性,然而有些人的皮肤却不尽人意,分析其原因,除一部分是遗传因素及疾病影响外,许多情况下,与后天的保养不善有密切关系。现推荐几种保养皮肤的要领:

(一)饮食

少食肉类食品。蛋白质是构成人体细胞的主要成分,一旦长期缺乏,人的皮肤就会失去弹性,肤质粗糙。于是,许多人就把食肉作为摄取蛋白质的重要来源,其实,这是一种不完全正确的看法。因为,动物蛋白质、脂肪在人体分解过程中,会产生许多酸性物质,对皮肤和内脏均有强烈的刺激性,妨碍皮肤的正常代谢,皮肤的粗糙往往是血液中肌酸含量增高所造成的,因此,饮食专家主张荤食与素食搭配,并且根据人的生长发育的不同阶段调整肉食与素食的比例,一般来讲,青少年时期应多吃一些新鲜肉类,摄入发育阶段所必需的优质蛋白—动物蛋白,而成年后多吃素食,尽可能从植物蛋白中获得能防止皮肤粗糙的胱氨酸、色氨酸等,维持皮肤的含水量,延缓皮肤衰老,改善皮肤粗糙状况。

多吃新鲜蔬菜。新鲜蔬菜里的碱性无机盐可迅速中和血液中的酸性物质,维持血液理想的 pH 值,保持皮肤的光滑滋润,皮肤褐黑不白净者,应食冬瓜、竹笋、白萝卜、大白菜、黄豆制品等富含维生素 C、叶酸、植物蛋白质的蔬菜;皮肤粗糙,有疙瘩者,应多食胡萝卜、莲藕、菠菜等富含维生素 A、D 的蔬菜。

(二)睡眠充足

皮肤的新陈代谢是在夜间进行的,熟睡往往有调整身心状态、使皮肤具有光泽和弹性的作用。皮肤有一套规律的工作节奏,白天从事着排除废物的工作,一到夜晚,它就开始进行补充营养和自身修复工作,以保证皮肤细胞的正常状态。

一般情况下,皮肤的代谢在晚上 10 点至清晨 4 点最为旺盛,所以,早睡早起可以使皮肤更健美,而熬夜将有损于皮肤健康。一般认为睡眠时间每天以 8 小时最为适宜。

(三)情绪、情感的调整

皮肤与情感的关系是非常密切的。情绪情感的变化能影响神经系统的活动,从而影响激素的分泌,尤其是女性激素,可以使微血管的循环畅通,补给皮肤充分的营养,还能促进表皮细胞分裂,增强皮肤储存皮下脂肪的能力,使皮肤变得光滑、润泽。恋爱中的女性由于情感的影响,从而看起来很美,而在精神抑郁或不安定的情况下,即使是原本漂亮的皮肤,也容易长出黑斑和痤疮,因此说皮肤美与心理状态有密切关系。要想使自己的皮肤健美,就要学会控制感情,保持愉快的心情和乐观的情绪,使皮肤充满青春活力。

(四)做好皮肤的清洁护理

皮肤每天分泌大量汗液及皮脂,加上表皮角质层的老化,毛孔极易堵塞,引发粉刺、痤疮等,同时,一些通过皮肤排泄的废物同外界细菌和尘埃结合成脏物粘附于皮肤表面从而有利于微生物的生存,极易引起炎症,因此,皮肤的清洁护理是保持皮肤健美的首先步骤,也是最重要的一步。

定期沐浴、定时洗脸是皮肤护理的关键。

1. 洗脸

洗脸虽然简单,但也有许多学问,如不注意会直接造成面部皮肤的损害。原则上讲,勤洗脸,保持颜面清洁,对皮肤是有好处的,但也要根据情况具体分析,一般来说,干性皮肤的人每天洗脸不要超过四次,早、晚洗两次,不要用热水,中午只用温毛巾擦一擦,或用棉花蘸化妆水擦一擦就可以了,如属油性皮肤,面部应每日用热水洗 3～4 次,去除皮屑皮脂和尘土,使皮肤光洁美观,减少毛孔阻塞。每次洗脸后再用冷水浸擦,可减少脸上油脂的分泌,保持毛孔通畅。

洗脸时应注意方法正确。香皂或洁面乳、洗面奶等应先用双手搓出泡沫,然后再抹于脸上,以食指、中指、无名指的指腹在脸上不断打圈按摩,从前额开始,顺序按摩面颊、鼻子、口周、颈部、持续 2～3 分钟,然后以流动水冲洗面部,注意彻底冲洗干净,以免残留物质刺激皮肤,以柔软的干毛巾沾擦吸干面部水份,忌用力反复擦搓。

2. 沐浴

沐浴本身能促进全身的血液循环,清除乳酸等废物,有利于肌肉和皮肤的新陈代谢,沐浴的水温依个人耐受性而定,忌过热,一般冬季每周沐浴一次,夏季视皮肤出汗及洁净程度,随时洗澡,但不要过多使用香皂、浴液等清洁剂。

沐浴过程中,应注意讲究卫生。外出在公共浴池洗澡,尽量不要使用盆浴,也不要随便躺卧或坐用一些公共设施,以淋浴最好,清洗外阴应使用专门的毛巾和清洁剂。

如家庭中有盆浴条件,注意浴盆定期消毒,有足癣者(谷称脚气)最好不要使用盆浴。传统医学认为,如在浴水中加入一些药物,对皮肤的健美更有益,下面介绍几种简便易行的健美浴:

酒浴:在浴水中加入 500～700 毫升医用酒精,能提神健肤,对身体健康大有裨益。

醋浴:在浴水加入适量的醋有助于消除疲劳,用来洗头,则可减少皮屑,保持头发柔软光泽,用来洗脸,可使皮肤光滑白皙。

盐水浴:浴水中加入少量食盐,水温20℃~30℃,可促进皮肤的新陈代谢,使其富有弹性。

谷糠浴:将小袋谷糠放入浴水中洗身,谷糠性质温和,没有刺激性,具有收敛、止痒、镇静、安神等作用,常用可使粗糙的皮肤日渐光润,并可治疗皮肤搔痒症、神经性皮炎、药疹等。

蓟草汁浴:煮250克蓟草,过滤后,把汁倒入浴盆,水温30℃。这种浴疗能使皮肤富有弹性,进食后进行最好。

(五)正确护肤

清洁皮肤之后,就要考虑使用合适的护肤品以保护皮肤。护肤品的选择应视自己的皮肤类型和特点而定,干性皮肤的人应选择油份较大的护肤品,而油性皮肤者应选择含水份较多利于皮肤呼吸的护肤品。市面上出售的护肤化妆品令人眼花缭乱,不可随意滥用或频繁更换品牌,不要轻易使用药物护肤品,此类化妆品既然具有药物成分,也就有一定的副作用,雀斑、黄褐斑、皮肤粗糙晦暗等症的调理,应主要从全身内分泌调理着手,注意休息、情绪、饮食的调理,而不要过分依赖于一些祛斑美容化妆品。

夏季外出应牢记使用性能良好的防晒护肤品,可以在一定程度上避免或减弱紫外线对皮肤的损害,但防晒液的作用时间是有限的,阳光下一般的防晒剂3~4小时后即失效,皮肤出汗也会加速其失效,应注意及时补充,如果在防晒液外面再涂一层粉底,则防晒效果更佳。

购买护肤化妆品应注意出厂日期及有效时间。使用存放太久的化妆品对皮肤有害,因为启封用过的化妆品,放过3~6个月之后,一般就变质了,特别是经过炎热的夏季,变质更快。变质的化妆品,使用后会引起皮肤炎症或色素沉着。特别是在冬季启封后没用完的护肤品,千万别放过夏天到冬季后接着用,以免损害皮肤。

空气污染严重的地区,皮肤容易被硫化物侵染。这些物质有强的腐蚀性,若不及时清除,则对皮肤有损害,可在每次洗完脸后,用温水调一汤匙食盐,调开后用药棉蘸着轻轻擦脸,由下向上擦拭,忌用力过猛,避开眼睛四周,擦完后,将脸埋入半盆冷水中稍浸片刻,用干毛巾吸干脸上的水珠,然后用一些收缩水收紧毛孔,这样能有效地避免污染的空气对皮肤的损害。

三、卧床病人如何清洁皮肤

对长期卧床,生活不能自理的危重病人,家人应协助其做好皮肤的清洁护理,增进血液循环,维持皮肤健康,预防感染及褥疮的发生。方法如下:

面盆一个盛温水2/3满,放在床旁的桌子或椅子上,浴巾围在颈部,擦洗时由眼内眦开始,顺序擦洗内眦、额头、两颊、下巴、颈部、耳后。

脱去病人上衣,一般先脱近侧,后脱对侧,如果病人肢体有伤口或疼痛,应先脱健侧,后脱患侧,浴巾垫在擦洗部位的下面保护床单。依次擦洗上肢、双手、背部、下肢、泡双脚。擦洗时,动作要敏捷,用力适中,根据情况更换清水,注意洗净皮肤皱折处,严防病人着凉。

更换专用的盆及毛巾擦洗外阴,为病员穿上干净的衣服,如病人肢体有伤痛,应先穿患侧,后穿健侧。

必要时更换干净的床单、被套。

擦洗时注意病人皮肤有无异常情况。易受压的部位擦洗后用50%酒精按摩局部(按摩手法详见本章第六节)

对于全身情况较好的病人,可以采取淋浴或盆浴,浴室的室温不可低于21℃,水温以40℃～43℃为宜。

盆浴用于不能站立或不能站立过久的病人。水量要淹没大腿,使用浴液要冲洗干净,必要时换水,时间不宜过长。

淋浴适用于全身情况良好者。入浴时嘱病人不可插死浴室大门,以免病人淋浴时发生晕厥。可在浴室中放一把椅子,供病人休息或坐着冲淋,家人应随时和病人讲话,保持联系,以防发生意外,如能在入浴前喝一杯温开水,则大有裨益。

四、指(趾)甲的护理

指甲是由角化了的上皮细胞积叠而成,覆盖于手指及脚趾末端的背面,对下面的组织具有保护作用,并可协助手指拾起物体。指甲由最下方的指甲母细胞生成,以每天0.1毫米的速度生长,其营养由甲床供给,健康的指甲色泽微红、有光泽、表面微见沟壑,根处呈清晰可见的乳白色半月形。

指甲在日常生活中起着不可缺少的作用,但指(趾)甲的末端也是微生物容易滋生的地方,因此,指(趾)甲应定期剪短修平。

修指(趾)甲首先要有一套专用的剪刀,指(趾)甲不可剪得太深,尤其是指甲两角。剪短后还需将指甲锉光,锉时要捏紧指(趾)头、锉到哪边捏到哪边,手腕应灵活,用力应均匀,直到指甲光滑,不毛糙为止。锉光后将手指或脚趾浸入热水中2～5分钟,用毛巾擦干,涂油性较大的护手霜或凡士林,以保持滋润。

手在人际交往中是最显露的部位之一,而指甲的健美最易引起别人的注意,保护指甲不可忽视。经常修剪指甲,很好地清刷指甲沟中的脏物;忌用牙齿嗑咬指甲;接触有腐蚀性的物质时,应戴手套;适当涂用指甲油可保护指甲。涂指甲油时注意先涂当中,后涂两边,涂油分两次进行,第一次油少易干,等干透后第二次涂油,第二次油多光亮,涂好油后,用棉签擦干净指甲周围的油迹。

指甲是身体健康与否的一面镜子,检查指甲的情况,就能知道或提示全身的情况:

银屑病(俗称牛皮癣)病人手部发炎时,指甲面上常有不规则散布的点状小坑,

家庭醫生

指甲会因甲下过度角化而使甲板翘起,指甲常变脆、增厚或变形,甲板前端往往损坏,如像虫蛀一样。

血液循环不良、静脉血液长期淤滞可使甲板肥厚。

肺炎、甲亢、梅毒及心脏病等病人的甲板可能变色、变形或变薄。

充血性心力衰竭病人的甲半月可以变红。

肝硬化病人指甲有时出现白色或毛玻璃一样的外观。

慢性消耗性疾病的病人甲板上可以有横沟及凹坑。

肾脏病患者的甲板前半侧可以发红或褐色,而后半侧发白。

贫血、血管痉挛、黄疸等病人甲板常失去正常的透明度。

指甲板菲薄、发生纵裂与层状分离,可能与过度热水与碱性肥皂刺激、维生素缺乏、甲状腺机能低下有关。

反甲,又称匙状甲,常见于贫血、缺氧及甲亢病人。

黄甲,多因食物中胡萝卜素含量过高所致或有家族因素。

甲横沟,甲板上出现横行凹陷的沟线,好发于急性热性病之后,如麻疹、肺炎、猩红热等。

杵状指,又名肢端肥厚症,可发生于紫绀性先天性心脏病、支气管肺部疾病、肥厚性胆管性肝硬化,有时也见于溃疡性肠炎,另外,杵状指可以在肺癌的其他症状未出现前几个月首先出现。

五、手的保养

手每天做着大量的工作及家务琐事,接触着不同类型的污物、刺激物,是人体中最易受到损害的部位,也最易变得粗糙、难看,而同时手又是人体健美的一个标志,是人的一个门面。柔软、漂亮而富有弹性的双手,无疑会增添个人无穷的魅力。因此,手的保养需要精心完成。

1. 洗手最好用温水和香皂,切忌用肥皂。

2. 若干脏活,戴上手套,做完活后彻底洗净双手,涂抹护手霜,补充营养,保持水份。

3. 入浴后和就寝前,手上应多擦一些油性大的奶液,仔细进行按摩,从手背、手掌、指缝、指头包括虎口、甲沟仔细按摩,以保持皮肤光滑。

4. 手特别粗糙时,可以在就寝前用热水浸泡双手,彻底洗净,涂满护手霜或凡士林软膏,戴上手套就寝,第二天早晨,手会变得光滑细腻如初。

5. 常用温水浸泡双手颇有益处。在水中加点淀粉更好,也可在水中加各种果汁或食醋。在这种液体中泡上 10~15 分钟,擦干,抹上营养霜,对双手有营养作用。

6. 为了双手关节灵活,每天可用 3~5 分钟做手的保健操:

(1)用一只手的拇指肚对另一只手的关节,依次进行按摩,如此双手轮换按摩。

（2）双手前伸，手掌相贴，腕关节靠拢，十指伸直，重复 10～15 次。

（3）两手前伸，用力握拳，然后迅速伸直手指，重复 10～15 次。

（4）两臂侧伸，分别以腕关节、肘关节和肩关节为轴心按顺时针方向、逆时针方向各转动掌骨、指骨 10～15 次。

（5）手指不断张开，合扰，一屈一张地反复动作，使指关节不断地活动。

（6）十指交叉，一大拇指绕着拐一大拇指转动 15～20 次。

（7）经常练习钢琴弹奏或模仿弹钢琴的动作。

手指按摩和手指保健操，长期坚持，可使手指灵活、健美。

第六节　褥疮的预防、治疗及护理

褥疮是身体局部长期受压、血液循环发生障碍，不能适当地供给皮肤和皮下组织所需营养，以致局部组织因持续缺血、缺氧、营养不良而发生溃烂和坏死。因此，也有人称之为"压力性溃疡"。

褥疮多发生于以下几类病人：

1. 长期卧床，病人不能自行翻身者。

2. 大小便失禁或多汗、水肿，皮肤经常受潮湿、摩擦等物理刺激，使皮肤抵抗力降低者。

3. 年老体弱、营养不良、恶液质等全身营养缺乏、消瘦的病人。

褥疮本身不是原发疾病，它大都是因为以上疾病未得到很好的护理而造成的本可避免的损伤。对一些长期卧床的危重病人做好认真、细致的护理工作，就可以避免褥疮的发生。

褥疮一旦发生，不仅给病员增加痛苦，加重病情，延长病程，严重时可因溃烂面继发感染引起败血症而危及生命，因此，必须加强卧床病人的日常护理，杜绝褥疮的发生。

一、发生褥疮的原因

前面已经提到，褥疮多发生于长期卧床病人，大小便失禁、多汗等皮肤抵抗力下降的病人及全身营养缺乏、消瘦的病人，其发生的原因已显而易见。

1. 卧床病人，长时间不改变体位，局部组织受压过久，出现血液循环障碍而发生皮肤营养不良、溃烂、坏死，常见于昏迷、瘫痪、年老体弱、极度消瘦的病人。

2. 皮肤经常受潮湿、摩擦等物理刺激，使皮肤抵抗力下降，易发生组织糜烂和坏死，如大小便失禁病人，床铺不平整、有碎屑的卧床病人，全身高度水肿的病人。

3. 全身营养缺乏，如长期发热病人，慢性消耗性疾病的病人，癌症晚期病人。

4. 骨折病人使用石膏、绷带、夹板等物时，由于松紧不适宜、衬垫不当而致局部血液循环不良。

二、易发褥疮的部位

褥疮易发生在容易受压，缺乏脂肪肌肉组织保护的骨骼隆突的部位，如肩胛部、骶尾部、肘部、内外踝、足跟部、膝关节的内外侧等。病人取不同的卧位，其褥疮的好发部位有所不同。如仰卧位时，褥疮易发生于枕后、肩胛部、肘部、骶尾部、足跟；侧卧位时，易发生于耳廓、膝部、内外踝；俯卧位时，易发生于肋骨突出部、髂前上棘、足趾、膝盖等处。

掌握了褥疮的易发部位，才能有的放矢，有针对性地施行护理手段，杜绝因某个部位长期受压而发生褥疮。

三、褥疮的预防要点

褥疮的预防贵在做好五勤，即勤翻身、勤擦洗、勤按摩、勤整理、勤更换，同时注意保护易受压的骨隆突处，加强全身营养。

（一）勤翻身

鼓励和协助病人经常翻身、更换卧位，使骨隆突部位交替承受身体重量，一般每2~3小时翻身一次，不得超过4小时。如病人身体局部有皮肤发红现象，应缩短翻身的间隔时间，每小时翻身一次，翻身时避免拖、拉、推等动作，防止擦伤皮肤，在翻身后把病人的体位用软枕垫好，保持病人舒适，同时整理床铺。

翻身是避免局部长期受压、预防褥疮的最有效的措施，切记时时坚持。

（二）勤擦洗

对大小便失禁、多汗的病人要注意保持皮肤和床铺的清洁干燥。每日定时用温水给病人擦身，适当使用爽身粉。尿垫、内衣及时更换，臀部、肩胛等易受潮湿浸渍的部位应涂油以保护皮肤，可于每次擦洗后涂上凡士林软膏，滋润皮肤并可起到隔水的作用。

（三）勤按摩

按摩可以促进局部血液循环，改善局部营养状况。对于容易发生褥疮的病人，每日早晚进行一次受压部位皮肤的常规检查，并用温水擦澡、擦背后行局部按摩。如病人受压部位皮肤已发红，每次翻身后须按摩局部皮肤10~15分钟。

局部皮肤按摩可使用50%酒精或红花酒等药物。红花15克、当归12克、赤芍12克、紫草9克浸泡在60%酒精或65°白酒500毫升内，经4~5天后即制得红花酒。使用红花酒按摩可通经活血，促进血液循环，改善局部营养状况，增强皮肤抵抗力。

按摩方法如下：

病人俯卧或侧卧，露出背部，先以热水进行擦洗，再将50%酒精或红花酒少许倾于手掌心按摩全背或受压处。按摩时以手掌大、小鱼际紧贴病人皮肤,做环状按摩,注意以大、小鱼际的力量带动病人皮下组织和肌肉的运动,操作者手掌和病人皮肤之间不可来回摩擦,以免损伤病人皮肤。按摩的力量应由轻到重,再由重到轻,如行全背按摩可从病人骶尾部开始,沿脊柱两侧向上按摩(力量要足够刺激肌肉组织)至肩部,再绕向下滑至臀部及尾骨处。如此有节奏按摩数次,再用拇指指腹由骶尾部开始沿脊柱按摩至第七颈椎处(颈部脊柱隆起最明显处)。

对受压明显的局部,可以手掌沾少许酒精或红花酒,以大、小鱼际紧贴皮肤,由远向近,作压力均匀的按摩,力量由轻至重,再由重至轻,每次3~5分钟。

如果受压部位较小,不方便用大、小鱼际按摩,可用拇指指腹沾酒精紧贴皮肤,做环状按摩。

如家庭中有电动按摩器,可用来代替手法按摩。操作者手持按摩器,根据不同部位,选择合适的按摩头,紧贴皮肤,进行按摩。

(四)勤整理

病人躺卧的床铺要经常保持平整、柔软、舒适、无碎屑,一旦发现皱折,立即整理好,不可让病人直接躺在塑料单、橡胶单等不透气、不吸汗的东西上,小儿尽量使用柔软吸水的布类尿布。

(五)勤更换

及时更换病人床单、衣裤、棉垫、尿垫,保持床铺、衣裤的清洁干燥。

(六)正确使用便盆

使用便盆时应抬起病人臀部,不可强塞硬拉,不可使用破损的便盆,必要时可在便盆边缘垫上软纸或布垫,以防擦伤皮肤。

(七)保护病人骨隆突处,支持病人身体空隙处

病人体位安置妥当后,可在身体空隙处垫软枕、海绵垫或使用海绵垫褥、气垫褥、水褥等,使支持体重的面积宽而均匀,病人身体的压力分布在一个较大的面积上,从而降低骨隆突部位所受的压力。但应注意,即使相当小的压力,如果时间过长,也可导致局部血液循环障碍,组织损伤,故仍须经常为病人翻身,按摩受压部位皮肤。

有条件的可使用羊皮垫,它具有减少摩擦及高度吸水的性能,并可提供柔滑的接触面,故适宜于长期卧床病人使用。

对于长期卧床者,为避免被子对足尖、男性生殖器等处的压迫,可使用较轻的被子或用护架支起被子,防止局部受压。

(八)正确使用石膏、绷带及夹板

对使用石膏、绷带、夹板的病人,松紧要适宜,以能伸入一手指为宜,夹板或石膏下面应使用纱布棉垫保持骨突部位及皮肤。经常检查观察局部皮肤变化及肢端温度变化,如发现局部皮肤发紫或肢端冰凉,应及时调松石膏、夹板或绷带,如发现

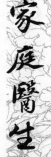

石膏、绷带凸凹不平,应及时通知医生调整修好。

(九)提高自身抵抗力

加强全身营养,增强病人皮肤的抵抗力和修复能力。

病情许可的情况下,病人宜进高蛋白、高维生素饮食,并注意调配食谱,鼓励病人多进食,适当补充矿物质,以增强病人体质,预防发生褥疮或促进原有褥疮的愈合、修复。

(十)注意调节室温,防止室温过冷或过热

室温过热时病人易出汗,使皮肤抵抗力和紧张力降低;过冷时血管收缩,皮肤血管如果长期处于收缩状态,则易因局部缺血、缺氧,导致受压部位发生褥疮。

四、褥疮发生后如何治疗和护理

褥疮发生后应积极治疗原发病、增强全身营养、加强受压部位及褥疮局部的治疗与护理。在褥疮的不同发展时期和阶段,治疗和护理的方法各有其特点。

根据褥疮的发展过程和轻重程度不同,可分为三期:

第一期:瘀血红润期

局部皮肤受压或受潮湿刺激后,出现红、肿、麻木、触痛,减除压力后,短时间内不能恢复。

此期应及时去除致病原因,加强预防措施,增加翻身次数,避免局部继续受压、受潮,加强局部按摩,可用红花酒按摩,亦可用50%硫酸镁或70%酒精湿敷,以促进肿胀的吸收及消散,并在受压部位垫海绵垫或软棉垫,注意做到五勤。

第二期:炎性浸润期

红肿部位如继续受压,血液循环仍得不到改善,静脉血液回流受阻而淤聚于局部,使受压部位皮肤颜色由红变紫;由于静脉瘀血、毛细血管通透性增加,皮下有渗出不断形成,从而产生皮下硬节或水疱,病人痛感加剧。

此期治疗和护理重点在于对水疱的处理和治疗。同时,须加强翻身按摩等预防措施,精心护理。

对未破的小水疱要减少摩擦,防止破裂感染,让其自行吸收。可用厚层滑石粉或爽身粉包扎,以减少摩擦,促进吸收。

大水疱,可先用70%酒精消毒水疱表面及其周围皮肤,然后用无菌注射器抽出水疱内渗液,或用一般缝线针经消毒后刺破水疱,用棉签在水疱外挤压,排出疱内渗液,外涂消炎药物,如0.1%洗必太、1%新霉素、红霉素软膏、0.02%呋喃西林、2%龙胆紫(紫药水)等。并用消毒纱布包敷,避免水疱破溃感染。

第三期:溃疡期

局部继续受压,静脉血液回流严重障碍,局部瘀血致血栓形成,组织缺血缺氧,表皮水疱破裂,并发局部感染。轻者,浅层组织坏死,真皮层创面有黄色水样渗出物或有脓液流出,部分真皮层外露,溃疡形成。重者,坏死组织发黑,脓性分泌物增多,有臭味,正常组织与坏死组织界限分明,溃疡可深达骨骼,继发感染可引起全身

败血症。

此期的治疗护理应依创面的特点而行。

水疱破溃无感染的浅表创面，可用新鲜鸡蛋壳内膜平整紧贴于创面，如鸡蛋内膜下有气泡，应以无菌棉签轻轻挤压使之排除，再以无菌纱布覆盖其上，每天更换一次，直到刨面愈合为止。鸡蛋内膜覆盖创面，可防止创面水份及热量散失，有利于上皮细胞的生长，同时还可避免创面受细菌侵袭，发生感染。如刨面有渗出可选用康惠尔系列的溃疡粉剂，然后选用大小合适的康惠尔溃疡贴贴于褥疮创面，渗出较多时每天更换一次，渗出少时可2～3天更换一次，直到创面愈合。如创面有感染时，轻者可用无菌生理盐水或1∶5000呋喃西林溶液清洗刨面，也可用庆大霉素针剂直接散于刨面，然后用无菌凡士林纱布及敷料包扎，1～2天更换敷料一次；重者可用优琐溶液、0.1%～0.3%利凡诺溶液清洁创面。溃疡较深、引流不畅时，应用3%过氧化氢液冲洗，防止厌氧菌滋长。如有坏死组织，应予清除。还可选用康惠尔溃疡粉剂散于创面，然后再涂以康惠尔溃疡糊剂，再用大小适合的康惠尔溃疡贴贴于创面，根据创面情况1～2天更换一次。感染的刨面应定期采取分泌物作细菌培养及药物敏感度测定，每周一次，按检查结果，选用药物。

在褥疮各期的治疗护理过程中，可辅以理疗，使创面干燥，促进血液循环。常用的理疗手段有下面几种：

紫外线照射：紫外线透入组织最浅，故适用于第一期褥疮，有消炎、止痛、促进上皮生长和组织再生的作用，照射前先对伤口作清洁处理，盖上消毒纱布，操作者及病人带上跟罩或墨镜，防止紫外线损伤眼睛。照射时灯管距刨面25～60厘米，每次照射20～30分钟，每日或隔日照射一次。

红外线照射：红外线有消炎、促进血液循环、增强细胞功能等作用。同时，可使创面干燥，渗出减少，有利于组织的再生和修复。

红外线透入组织最深，故适用于深部溃疡。其温热作用，可使细胞代谢旺盛，组织营养得以改善。但当病人体温高于38℃，则不宜照射，以免体温再度升高。

家庭中可使用白炽灯泡，白炽灯泡发出的红外线穿透力较强，可透入组织3～8厘米，使用时灯泡外罩上灯罩（医院中常用鹅颈灯），灯泡距创面约25厘米，每次照射20～30分钟，以60瓦灯泡为宜。每日照射2～3次。

激光照射：激光的定向瞄准效果非常好，特别是对慢性皮肤溃疡治疗效果突出，激光照射后可促进粘膜上皮生长，有利于溃疡创面的修复，一般10～15次为一个疗程，每日照射一次，每次10～15分钟。

另外，"高压氧"可用于治疗局部溃疡。用塑料袋罩在褥疮外面，向袋内输入纯氧，可使坏死组织液化，组织变红，达到去腐生肌的目的，每天治疗一次，溃疡可迅速愈合。

综上所述，褥疮的防治，以预防为主。加强卧床病人的生活护理，防止局部受压过久，是预防褥疮的根本所在。褥疮发生后，应做到早期发现、早期治疗，保持创面的清洁干燥，严防细菌感染。

第四章　病人饮食与营养护理

食物是人类生存的最基本条件。人们从外界摄取一定的食物,在体内经过消化、吸收,利用其中的各种营养素,以维持人体正常的生长和发育、修复组织、维持机体的各种生理活动、提高机体抵抗力和免疫功能、益智健体、抗衰防病,甚至延年益寿。这一过程称为营养。各类食物所含的营养素不同,合理的营养有赖于不同食物的合理调配。

家庭是调配、摄取饮食的主要场所。掌握一定的饮食与营养知识,根据家人不同年龄及生理状况特点或者不同疾病的营养需求合理调配饮食,从而可使人体更健康,能有充沛的精力和体力,有健美的体魄和外形;使病人康复得更快、更好。并且,通过合理的饮食搭配,还可预防由于某种营养素缺乏或过剩而引起的疾病。

第一节　保健饮食

一、不同年龄人群的营养与饮食需求

(一)婴幼儿的营养与饮食需求

婴幼儿生长发育迅速,是人一生中身心健康发展的重要时期。这一时期营养与热能的供给是否合适,不仅对体力、智力的发育有着明显的作用,而且对今后某些疾病的发生有一定影响。

1. 婴幼儿的营养需求

婴幼儿年龄愈小,生长愈快,对蛋白质的需要量愈多,一般以占摄入总热能的15%为宜。人脑细胞的发育有两次高峰,妊娠第26周和出生后6~7个月以内,脑细胞的增长需要足够的蛋白质,如果缺乏,必然造成脑细胞数量的减少,造成终身遗憾。

婴幼儿期脂肪摄入占总热能的30%~35%为宜。脂肪不仅能供给丰富的热能,亦是脂溶性维生素 A、D、E、K 及必需脂肪酸(亚油酸,亚麻酸,花生四烯酸)的主要来源。

碳水化合物以占总热能的50%~55%为宜,新生婴儿除淀粉外,对其他糖类都能消化。4个月左右的婴儿,就能较好地消化淀粉食品,由于新生儿不能很好地处理果糖,故蔗糖(如普通白糖、方糖等)不宜太多,加之蔗糖味甜,摄食过多会使食欲下降。

维生素 A、D、E、C、及 B 族维生素对婴幼儿生长发育都极为重要,应随时注意补充,但食用浓缩鱼肝油的婴幼儿要防止摄入过量。

对婴幼儿极为重要,又较容易缺乏的无机盐有钙、铁、碘、铜、锌等几种。钙是骨、齿的主要成分,铁是合成血细胞的重要原料,碘、铜、锌都与小儿精神与身体发育密切相关。

2. 婴儿的合理喂养

健康母亲的乳汁是婴儿最佳的营养品,如母乳不足或母亲不能哺乳,可采用混合喂养或人工喂养。无论采用何种喂养方法,婴儿均应从第 2 周起按一定顺序添加辅食,以补充母乳、牛奶或奶粉中营养素的缺乏,使婴儿健康成长。

母乳喂养添加辅食的顺序

月龄	辅 食 名 称
1～4 周	鱼肝油由 1 滴开始,每月增加 1 滴至每日摄入维生素 D400 国际单位
5～6 周	果汁、菜汁或维生素片剂约 20 毫克
3～4 月	蛋黄、米、面糊
5～6 月	稀粥、煮软挂面、菜泥、果泥、鱼泥
7～9 月	粥、煮软面、全蛋、肝泥、碎肉末、豆腐、饼干、烤面包片、煮甜薯
10～12 月	软饭、馒头、包子、面条、豆腐干、碎菜、碎肉等

人工喂养(牛奶、奶粉等喂养)的婴儿对果汁、菜汁的添加应从第 2 周开始,蛋类、米面糊的添加应从 2～3 月开始,其他同母乳喂养。

3. 幼儿膳食要求

(1)优先保证富含蛋白质、维生素、无机盐等保护性食品供给。如牛奶、瘦肉类、蛋类、动物肝脏、豆腐,多食黄绿色蔬菜及富含维生素 C 的新鲜水果。

(2)适量产能食品供给

主要产能食品为碳水化合物(谷粮、纯糖)及油脂。纯糖除产能外无其它作用。多食易损食欲、易生龋齿,故幼儿膳食中尽量少用,特别在餐前禁用,油脂为每日膳食所必需,但不宜过量。

(3)注意烹调方法,既要保证营养,又要使膳食色香、味美、多样化,肉、菜、谷粮等均应细碎、煮软,忌食油炸、油腻、块大、质硬或调味刺激性大的食品。

(二)学龄儿童及青少年的饮食与营养需求

1. 热能合理分配

7～12 岁学龄儿童活泼好动,大脑活动量激增,每日热能供应量应为 2000～2200 千卡,早餐应占全日总热能的 30%,午餐占 35%～40%,晚餐 30%～35%,如果晨起饮食不佳,可在上午 10 时加课间餐,约占总热能的 10%。

青春发育期青少年的热能需要量进一步增高,女青年每日约需 2400 千卡,男青年每日约需 2800 千卡。膳食安排基本与成人相同。

一日主要食品应包括:主食 400～600 克,瘦肉类 50～100 克,鸡蛋 1～2 个,大豆及其制品适量(肉蛋不能保证时应增加豆类摄入量),蔬菜 500～750 克,烹调用植物油 25～50 克。

2.膳食合理组成

在热能供给充分的前提下,保证蛋白质的摄入量,并注意主、副食合理搭配,发挥蛋白质的互补作用。每餐应有荤有素,否则,必需粮、豆、菜混食。

3.保证富含钙、铁及维生素 A、B、C 的食品。有条件者保证摄食鲜牛奶、羊奶,多食绿色及黄红色蔬菜。注意烹调方法,尽量减少食物中营养素的损失。

4.膳食多样化,注意粗细粮搭配,干稀合适。定时定量摄食,不乱吃零食,特别应少吃糖果、甜食,饭前更应禁止。

5.不暴饮、暴食,不偏食。

(三)中老年人的饮食与营养需求

中老年人膳食应根据形态与功能上出现的一系列变化,供给适宜的平衡膳食,使营养在延年益寿上发挥积极的作用,并预防某些疾病的发生。

1.膳食中应包含的食品种类

(1)谷粮主食。

(2)蛋白质食品:瘦肉类(包括鱼、肉、肝、肾、血等)、蛋、奶、大豆及其制品,是高营养价值的优质蛋白质的来源,也是维生素 A、B_1、B_2、B_{12}、铁及钙的重要来源。

(3)蔬菜类:以绿、红、黄色蔬菜为最好。

(4)新鲜水果或能生吃的瓜茄(黄瓜、西瓜、甜瓜),是维生素 C 及食物纤维的来源。

(5)烹调用油:可供能,且是必需脂肪酸及维生素 E 的来源。

(6)食盐及调味品。

2.有条件者食用保护性食品

经济水平较优者,应设法每日供给富含优质蛋白、维生素、无机盐及食物纤维的食品,对人体健康有保护作用。在中、老年人的膳食中,保护性食品应设法优先予以保证。

(1)甲类保护性食品:较理想的供给标准:

牛奶 250 克(不喜牛奶者,可用豆浆 250 克加鸡蛋半个代替)

鸡蛋 1 个

瘦肉类 100～125 克

豆腐 100 克或干豆 50 克

绿叶菜及黄、红色蔬菜 400～500 克。

水果及生吃瓜茄 100～200 克

(2)乙类保护性食品:一般的供给标准:

豆浆 250 克

鸡蛋 1 个或瘦肉类 50 克

豆腐 200 克或干豆 50 克

绿、黄、红色菜 400～500 克

能生吃的瓜果 100~200 克

3. 老年人应少食动物脂肪、强烈调味品及食糖,每日总热能的供给应根据不同年龄、性别、体重情况、劳动强度而有所不同,主粮以每日 300~400 克为宜,保持理想体重。

4. 合理安排餐次

早餐:占全天总热能的 20%~30%,6:30~7:30 进餐最好。

中餐:占全天总热能的 40%,12:30~1:30 进餐最好。

晚餐:占全天总热能的 30%~40%,18:00~18:30 进餐最好。

有的中老年人,晚上就寝较晚,可在睡觉前吃水果 1 个或不太油、不太甜的点心 25~50 克。

二、饮食与人体健美

(一)美容食品

1. 苹果

苹果是一种低热量食物,其营养成分易被人体吸收利用,有"水果皇后"之美称,是著名的美容护肤佳品,经常食用既可减肥,又可使皮肤润滑细嫩。

2. 龙眼(桂圆)

龙眼不仅是食补佳品,而且有较好的美容作用。龙眼具有养心健脾补血的作用,心血充足,便可滋养面部皮肤而使面色红润,富有光泽。

3. 葵花子

经常食用能预防皮肤干燥,增强皮肤抵抗力,促使人体细胞更新,从而使皮肤洁白、润泽。

4. 山药

山药含有人体需要的蛋白质、糖类、多种维生素和无机盐等,能补肺气、滋养毛发、皮肤,并改善血液循环。因此,常用皮肤会润泽白皙、毛发油润乌黑,并能预防冠心病。

5. 猪皮

猪皮中含有大量的胶原蛋白,是皮肤细胞生长的主要原料,能滋润皮肤、舒展和消除皱纹,使人永葆青春。

6. 鸡肉

鸡肉在动物性食品中含蛋白质最丰富,可调节内分泌及增强皮肤复原力。

7. 蘑菇

蘑菇被誉为"厨中之珍",富含 18 种氨基酸、丰富的无机盐及维生素,是容颜悦色、护发养发的好材料。

8. 鸡蛋

鸡蛋清可使皮肤变白、变细、消除皱纹。因此鸡蛋清带被用来调制美容面膜。

9. 酸奶

酸奶中所含的维生素 A、B_2,可使眼睛明亮、皮肤光滑;所含胱氨酸有益于头发的生长和健美;酸奶可降低皮肤中黑色素的生成,增强细胞活力,保持皮肤的光润、白皙、富于弹性。

(二)雀斑食疗

1.胡萝卜汁

将鲜萝卜研碎挤汁,每日早晚洗完脸后用鲜汁擦脸,待干后,用涂有植物油的手帕轻擦面部,此外,可每天喝一杯胡萝卜汁。

2.柠檬汁

将柠檬榨汁,加适量冰糖饮用,不仅可使皮肤白嫩,还可防止血管老化,预防动脉硬化。

3.西红柿汁

每天喝一杯新鲜西红柿汁或经常生吃西红柿,可使沉着的色素减退或消失,对雀斑有较好疗效。

4.醋水洗脸

在洗脸水中加入 1～2 汤匙的食醋,有减轻色素沉着的作用。

(三)饮食与减肥

1.哪些人容易肥胖?

(1)吃得多而又不爱运动的人易肥胖。

(2)爱运动的人停止运动以后,饮食习惯没有随之改变,造成体内热量过剩,易形成肥胖。

(3)中年以后容易发胖,其原因主要是营养过度造成的,其次是内分泌的改变及运动缺乏。

(4)经常少量饮酒的人易发胖。特别是啤酒,素有液体催肥面包之称。

(5)患有内分泌系统疾病的人,往往因脂肪代谢紊乱而易发胖。

(6)长期服用激素类药物,容易发胖。

(7)家族性肥胖,如父母都很胖的孩子容易肥胖。

2.饮食减肥的学问

(1)一日三餐,注意早餐吃好吃饱,晚餐吃少吃精。人体在上午或白天,主要是肾上腺素分泌增加,肾上腺素有促进分解合成与代谢作用,所以上午进食不易引起营养过剩而增加体重、引起发胖。但如果晚上和早上进食同样数量的食物,则会使体重增加。

(2)每餐细嚼慢咽,忌进食太快。一般来讲。进餐 20 分钟后,大脑便传出"饱了"的信息,所以吃得越慢,进食越少。

(3)掌握进餐时间,要注意感到饿时才吃,而不是到时间就吃。

(4)进餐时宜坐着进餐,而不要站着进餐,坐着进餐胃容积缩小,易有饱胀感。

(5)少吃动物脂肪、油、粮及高热量食物;少吃巧克力、冰淇淋、奶油等低营养、高热量食物;少饮酒,少用饮料。

(6)多吃需要反复咀嚼的食物,如粗纤维蔬菜,硬、烤面包、馒头片等。

（7）选择热量低的烹调方法。少吃油煎、炸、红烧、勾芡的食物。

（8）运动后不可大喝冷饮，三餐外绝对不吃零食。

3.胖人宜选哪些食物？

（1）主食

米饭、馒头等主食蒸熟后放入冰箱2℃~4℃条件下保存一段时间，其中的淀粉就会变成不易被人体吸收的减肥食品，淀粉充填在胃里，一方面不被吸收，同时又减少了饥饿感，而且主食中的蛋白质、维生素几乎没有损失。所以，这种减肥食品只是降低了热量的吸收，而不影响其他营养成分的吸收利用，是理想的减肥食品。

（2）肉类

一般讲，肥胖的人，食欲都较好，也喜食肉类，但又担心吃肉使身体进一步发胖，其实只要选择合适的肉类，胖人也是可以吃肉的。

较适合肥胖者食用的肉类有：

牛肉：牛肉蛋白质所含的必需氨基酸较多，而脂肪和胆固醇含量较低。因此，特别适合胖人和高血压、糖尿病、冠心病和血管硬化的病人食用。

鸡肉：鸡肉含蛋白质高达23.3％。脂肪含量只有1.2％，比各种畜肉都低得多。适当吃些鸡肉，不会引起肥胖，且有利于身体健康。

鱼类：有很好的降胆固醇作用，胖人吃鱼类，既能避免肥胖，又能防止动脉硬化和冠心病发生。

瘦猪肉：经煮炖后，脂肪含量较低，而蛋白质含量高达29％。因此，也较适合胖人食用。

兔肉：兔肉含蛋白质较多、脂肪较少，即使多吃也没有发胖的危险，而且含胆固醇也少，可减少冠心病的发生，兔肉中所含卵磷脂，还可以阻止血栓形成，保护血管、抑制动脉硬化的发生。因此，兔肉是胖人比较理想的肉食。

（3）蔬菜

胖人宜多食蔬菜，特别是宜多食以下几类蔬菜：

绿豆芽：含水份较多。热量较少，不易形成脂肪堆积于皮下。

韭菜：由于其纤维素含量较多，有通便作用，能排除肠道中过多的营养。

黄瓜：能够抑制食物中的碳水化合物在体内转化为脂肪。

芹菜：有通便、降低胆固醇的作用，宜多食。

白萝卜：能促进脂肪类物质更好地进行新陈代谢。防止脂肪在皮下堆积。

4.常见的减肥食品

（1）大豆：大豆具有降低脂肪吸收的功能，适量多吃些豆类及豆制品，不但可以满足人体对蛋白质的需要，而且有减肥功能。

（2）冬瓜：有利尿作用，能排除体内过多的水份而有助于减肥。

（3）黄瓜：可抑制体内碳水化合物转化为脂肪。

（4）绿茶：可消除肥胖，强健筋骨，尤以绿茶中的乌龙茶疗效最佳。

（5）食醋：可促进人体新陈代谢，有良好的减肥作用。

(6)竹笋:具有低脂肪、低糖、高纤维素的特点。食用竹笋能促进肠道蠕动,帮助消化,促进排便,是理想的减肥食品。

成人热能需要与体重、劳动强度的关系

体　型	热能需要千卡/(千克体重·日)			
	卧床休息	轻体力劳动	中等体力劳动	重体力劳动
肥胖(超标准体重20%)	15	20~25	30	35
正常体重	15~20	30	35	40
消瘦(低于标准体重20%)	20~25	35	40	45

注:体型肥胖者指现体重超出标准体重20%。

体型消瘦者指现体重低于标准体重20%。

正常体重指现体重超出或低于标准体重的幅度不超过20%。

(7)黑木耳:祖国医学认为,经常食用黑木耳能"益气不饥,轻身强志"。黑木耳能促进肠道脂肪食物的排泄,减少脂肪的吸收而有减肥作用。

(8)山药:能减少皮下脂肪的沉积而防止发生肥胖,并能预防脂肪在血管壁沉积,保持血管弹性,是很好的减肥食品。

5.节食减肥应遵循的原则

(1)节食与体育锻炼同时进行。

(2)食量的减少要逐步进行,运动量也要逐步增加,一般以每周减0.5~1千克为宜。

(3)在减少热量摄入的同时,要保证蛋白质、维生素及各类无机盐的摄入,牛奶、鸡蛋、瘦肉、豆类及蔬菜、水果不可减。

6.如何通过控制热量使体重减轻?

控制热能的目的是使体重降到标准水平(即标准体重)。因此,首先应计算减肥者的标准体重:

标准体重(千克)＝身高(厘米)－105

计算出标准体重以后,根据病人的劳动强度及体型特点确定每日所需总热量,参照上表。

如:某人身高1.60米,体重60千克。

经计算:

标准体重＝160－105

　　　　＝55千克

$$肥胖度 = \frac{现体重 - 标准体重}{标准体重} \times 100\%$$

$$\frac{60-55}{55}\times100\%$$

DW = 9%

此人体重未超出标准体重的20%。因此,体重应属正常体重,参照上表,假如该人为轻体力劳动者,则每日所需总热量应为:

每日总热量 = 30 千卡 × 60 千克(体重)

= 1800 千卡

经上述计算,该人每日所需总热量为1800千卡,根据前面的介绍,总热量中碳水化合物供热约占60%,蛋白质约占15%。脂肪约占25%;每克碳水化合物可产热能4千卡,每克蛋白质可产热能4千卡,每克脂肪可产热能9千卡。则:

每日碳水化合物需要量(克)

$$=\frac{1800 \ 千卡 \times 60\%}{4 \ 千卡} = 270 \ 克$$

每日蛋白质需要量(克)

$$=\frac{1800 \ 千卡 \times 25\%}{4 \ 千卡} = 67.5 \ 克$$

每日脂肪需要量(克)

$$=\frac{1800 \ 千卡 \times 25\%}{9 \ 千卡} = 50 \ 克$$

其中碳水化合物主要来自于主食,主食中约70%~80%为碳水化合物,因此270克的碳水化合物需要量,单供主食需338~385克,考虑水果、蔬菜、豆类、奶类等其他食品中也含有少量碳水化合物。故每日供给主食约300~380克就足够了。

要保证每日摄入蛋白质67.5克,除去每日300~350克的主食中含蛋白质约25克外,需进食牛奶250克、豆类40克、肉类100克,即可保证每日摄入蛋白质约67.5克。

脂肪主要来自于烹调油,少量来自于牛奶及肉类食物。

在控制热量降低体重的同时,不能忽略机体对蛋白质、维生素、无机盐的需要量,食物要多样化,粗细、荤素、主副食合理搭配,才能在降低体重的同时保证身体健康。

附表:供参考

常见食物三大供能物质含量

食品类别	重量(克)	蛋白质(克)	脂肪(克)	碳水化合物(克)	热能(千卡)
牛奶	250	8	10	12	170
肉食	100	20	10	—	170
豆制品	50	11.2	5	7.5	120
蔬菜	500	—	—	10	40
水果	100	—	—	8	50
脂肪	50		50		450
粮食	300	24	—	227	908

三、癌与饮食

（一）癌与饮食的关系

饮食是致癌的主要环境因素，对此，可从以下三方面考虑：

1.食物的构成

研究证明，饮食构成不合理，往往对癌的发生起促进作用。如：

高脂肪饮食可增加肠内厌氧菌的繁殖而产生致癌物质；低纤维素的饮食会使粪便在肠内停留时间过长，肠内致癌物质与肠壁的接触时间相应延长，因而有致癌作用。实践证明，高脂肪、低纤维素饮食常常促进肠癌的发生发展。

饮食中维生素 A 可增强上皮细胞的抵抗力，阻止细胞癌变；维生素 C 可抑制癌瘤细胞的繁殖能力，阻挡癌的生成，食物中如缺乏维生素 A 和维生素 C，则易发生癌症。

2.食品的污染

据估计，约有 80% 的癌症是由食品污染造成的。如日本是胃癌发病率最高的国家，经研究认为与该国普遍食用滑石粉处理过的大米有关。玉米、花生、大米、大豆等在潮热的条件下，会有黄曲霉素生长繁殖，且一般烹调方法不能破坏它，长期食用发霉的食物，细胞癌变的危险很高。另外，一些农药如 DDT、六六六、有机磷农药等，在体内积累，也能诱发癌症。

3.食品的烹调加工

烟熏的食品，特别是用木材和煤炭直接熏烤，能产生致癌性很强的 3.4—苯丙芘；传统腌肉用的硝酸盐，经体内细菌作用会形成致癌物质亚硝胺；油炸食品油温过高而烧焦时，食品中的氨基酸会热解产生潜在的致癌物质；过分粗糙坚硬和刺激性大的食品，会使胃粘膜失去保护层而引起胃癌；食品添加剂超过规定标准，对人体也有一定的毒性或致癌作用。

（二）预防癌从口入

1.坚持平衡膳食

膳食中脂肪与蛋白质含量不可过高，可多吃些鲜菜、水果，其中的维生素 A、C 及食物纤维均有助于防癌，有条件的话经常饮用牛奶。可使胃粘膜受到保护，胃癌发病率下降。

亚硝胺是很强的致癌物，而大白菜、卷心菜可阻断亚硝胺在体内合成。因而是很好的防癌蔬菜，海带、紫菜也可预防甲状腺癌的发生。另外，大蒜中含有较多的硒元素，可使人体产生几种不同的谷胱甘肽，具有抗瘤防癌的作用。

2.严防食品污染

霉变、炸焦的食品不可食用，慎重使用添加剂（包括味精）。不可过量，含添加剂较多的食品尽量不用。

3.注意食品合理的烹调和加工方法

少用熏烤食物，如熏肉、熏鱼、烤肉串等；少用重盐腌制的食品。如各种腌肉及

家庭医生

家庭护理篇

腌制咸菜(如在腌制食品时加入一定的维生素 C,可阻断亚硝酸盐的形成,预防消化系统癌症,而且腌制品不长霉、不酸败、无异味。一般按 1000 克食品加入维生素 C400 毫克)。

油炸食品时油温不要过高,时间不宜过长,最好挂浆后再炸,以免氨基酸热解。

注意食品的保存,防止腐败变质。食用新鲜蔬菜,不要使用变质、霉变、已腐败有酸味的食品,不要使用菜叶已变软发粘或变黄的蔬菜。

第二节　治疗饮食

根据疾病治疗的需要,以饮食来增加、减少或调整某些营养素,或采用烹调方法来改变食物性质的膳食,统称为治疗饮食,可协助治疗,促使疾病好转或痊愈。治疗饮食种类多样,常用的有以下几种:

1. 高热量饮食

适用于产妇、恢复期病人及需要增加体重的人,每日供给总热量约 3000 千卡。通常采用在基本膳食的基础上另外加餐两次的方法。一般用来加餐的食品有牛奶、豆浆、鸡蛋、藕粉、蛋糕、奶油、巧克力等。

2. 低热量饮食

适用于体型较胖的心脏病人或糖尿病人或需要减肥的正常人,每日供给总热量约 1500～1800 千卡,蛋白质供给不能低于每日每公斤体重 1 克。可多吃些蔬菜、水果、豆制品,以减少饥饿感(糖尿病人水果不宜吃得太多)。

3. 高蛋白饮食

适用于营养不良、严重贫血、大面积烧伤、大手术前后、癌症晚期、肾病综合症及慢性消耗性疾病的病人(如结核病人、肝脏肿病人)。每日除正餐外,另加蛋白质 20～40 克,每日的蛋白质供给总量应达到 90～120 克,饮食中增加瘦肉、鸡蛋、鱼类、奶类及豆制品。

4. 低蛋白饮食

适用于急性肾炎、肾功能不全的病人及肝功能严重损害发生肝昏迷的病人。每日蛋白质供给总量约 20～40 克,保证既能满足组织蛋白合成的需要,又减轻肝、肾负担。所用蛋白质食品应选用生理价值高的优质蛋白,如奶类、蛋类、瘦肉类、豆类。

5. 低脂肪饮食

适用于冠心病、高脂血症、肝胆胰疾患如肝炎、胆囊炎、胰腺炎及肥胖、腹泻的病人。为保证必需脂肪酸的供给,每日脂肪总量不少于 40 克,但不高于 50 克。宜选用含脂肪少的食品,忌用肥肉、鸭等多脂肪食物,尽量少用烹调油,禁止油炸食品,以蒸、煮、烩等烹调方法为主,可适当多用糖类以补充热量。

6. 低胆固醇饮食

适用于冠心病、高脂血症、高血压及动脉硬化的病人。每日食品中胆固醇含量应在 300 克以下,少用动物内脏、蛋黄、对虾、鱼子、松花蛋、鸡血、奶油、动物脑子等。可多食些新鲜水果和含粗纤维多的蔬菜如芹菜、韭菜、白菜及核桃、去脂或脱脂牛奶、瘦猪肉、蛋清、豆浆、豆腐及植物油类。

7. 高膳食纤维饮食

适用于便秘、高脂血症、糖尿病及肥胖症病人,应多选用含粗纤维多的蔬菜(芹菜、豆芽菜、韭菜、萝卜、白菜)及带皮的水果。

8. 少渣饮食

用于肠炎、伤寒、腹泻、痢疾、食道静脉曲张及肛门手术的病人。宜选用少油且含膳食纤维少的食物,如:稀饭、面片、鸡蛋、豆腐、土豆泥及肉末等。此外,应注意补充维生素及无机盐。如补充菜汁、果汁、牛奶、豆浆、鱼肉、鱼汤等。

9. 低盐饮食

适用于急慢性肾炎、心脏病、肝硬化腹水及重度高血压的病人。要求烹调用盐每日不超过 2 ~ 3 克(包括酱油在内),忌用一切腌制食品,如咸菜、咸肉、皮蛋、酱豆腐、香肠等。

10. 无盐饮食

按低盐饮食的适用范围,但全身水肿较重者,要求烹调时不用食盐和酱油。主食中不用有碱有盐的食品,如馒头、油条、挂面、汽水及虾皮。可用糖醋和蕃茄类作调味品。

第五章 病人大小便排泄护理

排泄是机体将新陈代谢产物排出体外的生理过程,也是维持生命的必要条件,是生存的第一需要。完成此种需要的三个主要途径是呼吸道、消化道和泌尿道。本章讨论肠与肾的排泄,讨论如何帮助人们维持正常的排泄功能,以及预防和解决排泄问题而进行的护理活动。

第一节 排便护理

一、大肠活动的生理

大肠包括盲肠、结肠和直肠三部分,全长约 1.5m。大肠的运动形式有以下三种:

(一)袋状往返运动

它使肠袋中内容物向两个方面短距离移动。但不推进。这种运动形式有利于水分的吸收和粪便贮存。

(二)分节或多袋推进运动

将内容物推到下一段结肠的运动形式。

(三)集团蠕动

开始于横结肠,将一部分大肠内容物推至降结肠或乙状结肠。

二、排便生理

大肠内容物经过水分吸收与细菌发酵和腐败作用之后,形成粪便。平时粪便贮存于结肠下部,便时粪便和气体经直肠和肛门排出体外。

直肠约 10～15cm 长,除排便前或排便时外,平时是空的。当粪便从乙状结肠进入直肠后,排便反射开始。粪便进入直肠或由于结肠的向前推动,或有意的腹肌收缩及关闭声门吸气,迫使膈肌向下,以致腹内压增高,直肠内压力增加产生排便感。

排便受意识控制,意识可以加强或抑制排便。但如对排便感觉经常遏制,可逐渐使直肠对粪便的压力刺激失去正常的敏感性。同时粪便在大肠内停留过久,会变得干硬,引起排便困难。这就是产生便秘的主要原因。

三、影响排便的因素

(一)心理因素

心理压力过大可影响排便,精神抑郁使身体活动减少,可能导致便秘,焦虑、害怕、紧张、生气时,可能导致胃肠功能紊乱。

(二)排便训练的经验

一个人良好的排便习惯的养成,可能与儿童时期有关排便训练有关,对排便的举动给予鼓励可促使排便习惯的自然形成。反之,当一个人最初训练排便时,受到惩罚,即便到了成年还会产生焦虑和愧疚感,甚至还可能有消化系统疾病。

(三)年龄

年龄可以影响排便的控制。2~3岁以下的幼儿由于神经系统发育不完善,任何时候粪便进入刺激大肠均可排便。老年人由于肠蠕动减慢造成粪便在肠道内停留时间过长,以及腹肌张力下降导致排便困难。

(四)运动

运动可维持肌肉张力,刺激肠蠕动,利于食糜向前移动。

(五)饮食

饮食是影响排便的主要因素,食物中大量的膳食纤维,可刺激肠蠕动并增加排便反射的深度。低纤维、高碳水化合物的饮食易于降低反射刺激,产气食物可充胀肠壁而刺激蠕动。

不同人的消化道对食物有不同的反应,例如:巧克力对许多人无影响,却使某些人便秘,使另一些人腹泻。牛奶及牛奶制品可使某些人便秘等。

每日有规律的进餐可对摄入的食物产生有规律的生理反应及结肠有规律的蠕动。不规律的进餐可致排便的无规律性。当摄入液体不足或排出较多(排尿、排汗或呕吐)时,机体会从经结肠通过的食糜中重吸收水分,而致排便困难。

(六)药物

某些药物能预防或治疗便秘和腹泻,若剂量过大,可产生相反的紊乱。例如,一种预防便秘的药物可致腹泻,反之亦然。有些药物的副作用能干扰正常排便。如使用大剂量的镇静剂及经常服用吗啡和可待因,可造成便秘。

(七)其他

外科手术,功能和感觉上的障碍等。

四、对粪便的观察

(一)正常粪便的观察

成人每日排便1~2次,平均量150~200g。粪便柔软成形,呈黄褐色,含极少量粘液,有时伴有未消化的食物残渣,粪便的气味是由于蛋白质分解发酵而产生,粪便的量和颜色随摄入食物量及种类而变化,也可受药物的影响。

(二)异常粪便的观察

1. 形状及硬度　粪便的硬度可鉴别便秘或腹泻。其硬度有水状、软便、成形、不成形、干硬、弹丸样便等。直接反映粪便的含水量。当消化不良或急性肠炎时,排便次数增多,呈糊状或水样便;当便秘时,粪便干结坚硬,有时呈粟子样。

2. 颜色　柏油样便见于上消化道出血;暗红色便见于下消化道出血;陶土色便见于胆道完全阻塞;果酱样便见于阿米巴痢疾或肠套叠;粪便表面鲜红或排便后有鲜血滴出,见于肛裂或痔疮出血。

3. 气味　酸臭味见于消化不良;腥臭味见于上消化道出血;腐臭味见于直肠溃疡、肠癌。

4. 混合物　粪便中混有大量粘液常见于肠炎,粪便伴有脓血者,常见于痢疾、肛门周围脓肿及直肠癌病人。肠道寄生虫患者的粪便中可查见蛔虫、蛲虫等。

五、排便异常的护理

(一)便秘

便秘是指排便次数减少,每2～3天或更长时间一次。无规律性,粪质干硬,常伴有排便困难。还伴有头痛、厌食、消化不良和腹胀等症状。便后以上症状均可消失。

1. 造成便秘的原因　排便习惯不好,不适宜的饮食,摄入水量不足,缺乏运动,精神紧张,滥用轻泻剂、栓剂和灌肠。老年人及体质衰弱的病人,肠蠕动缓慢,痔疮和其他肛门部位损害及某些全身性疾病均可导致便秘。

2. 护理

(1)取适当的体位和姿势　蹲位是最合适的排便位置,当病人使用便器时,若病情许可,可抬高床头,以利排便。心脏病病人因用力排便有不适反应时,应立即扶其卧床休息。

(2)养成定时排便习惯　在一天中选定一个时间排便,所选时间依个人习惯而定。一经确定,应严格按既定时间进行。

(3)建立合理的食谱　多吃蔬菜、小米、粗粮等含膳食纤维多的食物,多饮水,适当摄取油脂类食物。

(4)安排适量的活动　散步是最好的加强肌张力的一项活动,肌张力增强利于排便,其它如体操、打太极拳等均有作用。

(5)腹部按摩　用单或双手的示、中、无名指重叠在左下腹乙状结肠部深深按下,由近心端向远心端作环状按摩,以刺激肠蠕动,帮助排便。

(6)按医嘱口服缓泻剂　缓泻剂是通过化学刺激引起肠蠕动的药物,如蓖麻油、番泻叶、酚酞等。润滑剂如植物油、石蜡油等使粪块软化滑润,易于排出。硫酸钠和不易吸收的盐类如硫酸镁、枸橼酸钠是通过渗透作用把水分带入肠内,增加粪便量并使之滑润,但作用强烈,心、肾或结肠炎的病人禁用。

中药番泻叶的常用剂量为 3～9 克,浸泡于 100～200 毫升沸水中,年老体弱者服 100 毫升左右,习惯性便秘及体质较好的人可服 150 毫升左右,用以治疗便秘。

(7)正确使用简易通便剂　通便剂是通过软化粪便、润滑肠壁、刺激肠蠕动而促进排便。如开塞露、甘油栓等。

开塞露:用 50% 甘油或小量山梨醇制成,装在塑料胶壳内,用量:成人 20ml,小儿 10ml。使用时剪去封口端,挤出少许液体润滑开口处,嘱病人左侧卧位,作排便动作以放松肛门外括约肌,轻轻插入肛门后将药液全部挤入直肠内,保留 5～10 分钟后再排便。

甘油栓:是用甘油明胶制成的栓剂,使用时手垫纱布或戴指套,捏住栓剂底部,轻轻插入肛门至直肠内,轻轻按揉,保留 5～10 分钟后再排便。

(8)灌肠　若上述方法无效时,按医嘱灌肠。

应注意的是经常使用缓泻剂、栓剂、灌肠等方法解除便秘,会导致生理上依赖它们。其机理是:服缓泻剂等促使排便、排空大肠,然后结肠内需要几天时间积存粪便刺激正常排便,同时,由于没有排便,又第二次服缓泻剂,结果使正常排便反射不能发挥功能,反射便减少,而只能对缓泻剂、栓剂、灌肠等强刺激作出反应。因此不能滥用缓泻剂、栓剂以及灌肠法。

(二)腹泻

腹泻是指肠蠕动增快,排便次数增多,粪质稀薄不成形。

1.造成腹泻的原因　情绪状态,尤其是焦虑、紧张,常致腹泻。肠道内有病毒、细菌、霉菌感染或某些寄生虫的存在,或由于使用抗生素引起肠道内菌群失调。刺激性食物,如油炸的、油腻的和辛辣的食物是引起腹泻常见因素,对食物或药物过敏也可引起腹泻。

伴随症状可包括腹痛、腹胀、肠胀气、恶心、呕吐、出血、厌食、便急、发热不适和体液平衡失调,甚至引起水电解质紊乱。

2.护理

(1)卧床休息　以减少体力消耗。

(2)注意饮食调节　鼓励多饮水、酌情给予清淡的流质或半流质饮食。腹泻严重者应暂禁饮食。

(3)防治水和电解质紊乱　按医嘱给予止泻剂、口服补液盐、特别是婴幼儿及虚弱的人应及时补充丢失的元素,若病人不能忍受由口摄入液体,亦可进行静脉输液。

(4)保护肛周皮肤　腹泻病人由于肛门周围及臀部受到酸性排泄物及消化酶的刺激,常发生表皮脱落,每次排便后应用软纸轻擦,用温水清洗。肛门周围涂油膏,以保护局部皮肤。

(5)观察排便情况　观察粪便次数和性质,需要时留取标本送验。

(6)传染隔离　如为消化道传染病,如菌痢,应注意隔离(参看上篇第三章第四节)。

(三)粪结石

粪结石是便秘继续发展,硬的粪便聚结在直肠内,妨碍正常粪便排出,粪便的水分渐渐被结肠吸收,另外从乙状结肠排下来的粪质又加入直肠内的粪块,粪块最终变得又硬又大,以致于无法排出,病人极度不适。

1.口服缓泻剂或泻剂 但此法生效较慢。

2.油类保留灌肠 保留1小时或过夜,然后给予清洁灌肠。

3.取出粪块 戴手套、润滑手指,插入直肠,用手一块块取出,以减轻病人痛苦。

(四)排便失禁

排便失禁指肛门括约肌不受意识控制而不自主的排便。排便失禁病人的心理常常是紧张、灰心和自责。

1.心理护理 家人采取关心和支持的态度帮助病人重新建立排便控制能力,减轻病人心理负担。

2.皮肤护理 床上铺橡胶单及中单,每次便后用温水洗净肛门周围及臀部皮肤,保持清洁干燥,以预防褥疮。

3.保持室内环境清洁,及时清理排泄物开窗通风。

4.观察排便反应 了解病人排便时间的规律,观察排便前表现,定时给病人使用便器,帮助病人建立排便的控制能力。

5.加强盆底肌收缩运动锻炼,以逐渐恢复肛门括约肌的控制能力。锻炼方法:病人取立、坐或卧位,试作排尿(或排便)动作,先慢慢收紧。再缓缓放松,每次10秒左右,连续10遍,每日进行5~10次,以不觉疲乏为宜。

第二节 排尿护理

一、排尿生理

泌尿系统由肾脏、输尿管、膀胱和尿道组成。

肾脏的主要功能是生成尿液,通过尿的生成排泄机体的代谢产物,调节水、电解质和酸碱平衡,以维持机体内环境的稳定,肾脏以每分钟1~2ml的速度连续不断的生成尿,通过肾盂的收缩和输尿管的蠕动将尿输送入膀胱。

膀胱的功能是贮存尿液和排尿,正常人膀胱内的尿量达到150~250ml时,开始有尿意;尿量达到250~450ml时,才能引起反射性的排尿动作,将膀胱内尿液通过尿道排出体外。因此,排尿是间歇性的,而非持续性的。

支配膀胱及尿道括约肌的神经有三对:

1.腹下神经 属交感神经,由腰部脊髓段发出。腹下神经兴奋时,使内括约肌紧张性增强,从而阻止排尿,使膀胱充盈。

71

2. 盆神经　属副交感神经,由脊髓骶段发出。盆神经兴奋时,使膀胱逼尿肌收缩,内括约肌松弛,从而促使膀胱排尿。

3. 阴部神经　属躯体神经,由脊髓骶段前角发出,直接受意识控制。阴部神经兴奋时,可使外括约肌收缩,从而抑制或制止排尿。但当尿量增加到 700ml 时,排尿反射就不易被抑制了,而且会产生痛觉。

二、排尿反射

当膀胱贮尿量达到一定程度时(如积尿 250～400ml),内压显著上升,膀胱被动扩张。刺激膀胱内的牵张感受器,冲动沿盆神经传入引起脊髓骶段的排尿中枢兴奋。同时。冲动也达到脑干和大脑皮层的排尿反射高级中枢,而产生尿意。如果当时环境不允许,无排尿机会,脊髓韵排尿中枢的活动便受到大脑皮质的抑制,直至有适当机会排尿时,抑制才被解除,排尿反射才能发生。此时,冲动沿盆神经运行纤维传出,从而使膀胱逼尿肌强有力地收缩,反射性地抑制阴部神经,使外括约肌松弛,于是尿液排出。

在排尿时提肛肌和会阴肌松弛,缩短尿道,减少阻力。

脊髓排尿反射的初级中枢受大脑皮质的调节,而阴部神经又直接受意识支配,所以排尿可随意识控制。小儿大脑皮质的发育尚未完善,对初级排尿中枢的抑制能力弱,就会出现排尿次数多,而且容易在夜间发生遗尿。

三、影响正常排尿的因素

(一)心理因素

影响排尿的重要心理因素就是对暗示的敏感性,任何听、视或躯体感觉的刺激均可能触发排尿。

焦虑、恐惧、情绪紧张状态均可影响排尿。焦虑有时促进排尿,有时抑制排尿;恐惧能够导致不自觉的排尿,情绪紧张可以引起尿频、尿急等。

(二)小便训练经验

自幼小便训练经验影响一生。可影响成年时的排尿习惯。如,夜尿有时候是因为小便训练时所造成的心理问题所致。

(三)个人习惯

大多数人会建立排尿的习惯与日常作息相关,如晨起、睡眠前排尿。

(四)液体和饮食的摄入

液体摄入量大则尿量大,摄入量小则量小。液体种类不同也影响排尿,某些饮料,如咖啡、茶、可可、酒精性饮料等,有利尿的效果。

除了液体的量及种类外,某些食物(如蔬菜、水果等)所含水分较多,尿量亦增加。

相反,含盐分较高的食物和饮料则会造成液体滞留,减少尿液的排出。

摄入液体的时间也会影响正常的排尿习惯。

（五）药物

有些药物可直接影响排尿,如利尿剂。

（六）其他

肌肉张力,手术及外伤,运动感觉障碍等。

四、对尿液的观察

（一）正常尿液的观察

正常情况下,排尿受意识支配,无痛、无障碍、可自主随意进行。成人白天排尿3～5次,夜间0～1次,每次尿量约200～400ml,一昼夜尿量1000～2000ml。

正常尿液呈淡黄色、澄清、透明,比重为1.015～1.025,pH值为5～7,呈弱酸性。正常尿液的气味来自尿内的挥发酸。如静置一段时间后,因尿素分解产生氨,故有氨臭味。

（二）异常尿液的观察

1.次数和量

（1）尿频:排尿次数增多。

（2）多尿:24小时尿量超过2500ml。可见于糖尿病、尿崩症等病人。

（3）少尿:24小时尿量少于400ml或每小时尿量少于17ml,可见于心、肾疾病和休克等病人。

（4）无尿:24小时尿量少于100ml,可见于严重的心、肾疾病和休克等病人。

2.颜色与气味

肉眼血尿呈红色或棕色,胆红素尿呈黄褐色,血红蛋白尿呈酱油色或浓红茶色,脓尿呈白色混浊状,乳糜尿呈乳白色。

新鲜尿即有氨臭味,提示泌尿道感染;糖尿病酮症酸中毒时,因尿中有丙酮,会有烂苹果样气味。

3.透明度　尿中有脓细胞、红细胞以及大量上皮细胞、粘液、管型等可出现尿液混浊。

4.膀胱刺激症表现为尿频、尿急、尿痛。

五、排尿异常的护理

（一）尿失禁

尿失禁是指排尿失去控制,尿液不自主地流出,可分为:①完全性尿失禁:是指膀胱完全不能贮存尿液,几乎持续滴尿,使膀胱完全排空。②部分尿失禁:是指膀胱不能完全排空,当尿液不断积聚时,膀胱受到一定压力,即排出少量尿液,当膀胱内压力减轻时,排尿即停止。③压力性尿失禁:是指当咳嗽、喷嚏或运动时腹肌收缩,腹压升高,以致不自主地有少量尿液溢出。

1.造成尿失禁的原因:括约肌的控制受到干扰。如昏迷病人、服用麻醉剂、镇静剂或酒精制品;括约肌损伤;会阴肌肉松弛;肿痛,尿道狭窄,泌尿道感染等。

2. 护理

(1)心理护理　尿失禁病人常常感到失去自尊心,心理压力较大,常感到自卑和忧郁,需要得到理解和帮助。照顾者应尽量安慰病人,使之树立信心,配合治疗及护理,以恢复对排尿功能的控制。

(2)解除病人思想顾虑,鼓励多饮水,以保证液体摄入量。尿失禁病人对饮水有顾虑,常常减少液体摄入量,从而导致尿路感染、加重尿失禁。应保证每日液体摄入量在2000～3000ml而且尽量在日间完成摄入计划,多给病人牛奶、茶、肉汤等流质食物。夜间则相对限制饮水。

(3)训练膀胱功能,进行盆底肌锻炼,初起每隔1～2小时让病人排尿,以手掌用柔力自膀胱上方持续向下压迫,使膀胱内尿液被动排出,以后逐渐延长排尿时间;进行盆底肌肉锻炼,病人可取立、坐或卧位,试作排尿(或排便)动作,先慢慢收紧,再缓缓放松,每次10秒左右,连续10遍,每日进行5～10次,以不觉疲乏为宜。以上措施均可促进排尿功能恢复。

(4)皮肤护理　尿失禁使皮肤经常受潮湿的刺激,易于发展为褥疮,因此,要保持皮肤清洁干燥,床上铺橡胶单或塑料单及中单(或用一次性尿垫),并用温水清洗会阴部,定时按摩受压部位,以预防褥疮的发生。

(5)设法接尿　女病人可用女式尿壶紧贴外阴接尿;男病人可置尿壶于外阴合适部位接取尿液。或采用阴茎套连接尿液引流袋接尿,但此法只宜短时间采用。

(6)留置导尿管引流(详见后)

(7)观察排尿反应　应注意观察排尿反应,如病人在膀胱充盈时可能出现腹胀、不安等,提供便器;对于慢性病或老年病人,每2～3小时提供一次便器,并不断延长时间,有意识地控制排尿。

(二)尿潴留

尿潴留是指膀胱内潴留大量尿液而又不能自主排出。尿潴留时膀胱容易增大,病人主诉下腹胀痛,排尿困难。

1. 造成尿潴留的原因:尿道机械性梗阻(如产后,前列腺肥大等),手术后膀胱过胀回缩无力;饮水过少,膀胱的输入或输出感觉减少;情绪焦虑和肌肉紧张等因素。

2. 护理

(1)心理护理　安慰病人,缓解不安。

(2)调整体位和姿势　卧床病人略抬高上身或扶助病人坐起,尽量以习惯的姿势排尿。

(3)热敷,按摩下腹部　以放松肌肉,促进排尿。

按摩方法:操作者位于病人的一侧,将手置于其下腹部膀胱膨隆处,向左右轻轻按摩10～20次,促使腹肌松弛。然后,一手掌自病人膀胱底部向下推移按压,另一手以全掌按压关元、中极两穴位,以促进排尿。注意用力要均匀,由轻到重,逐渐加大压力,切忌用力过猛,以防损伤膀胱。一般持续1～3分钟,尿液即可排出。但是,不能停止,否则排尿就会中断,待按压至尿液排空后,再缓缓松手。如果经过推移按压一次后,未见尿液排出,不可强力按压,应该再按照以上顺序反复操作,直至排尿成功。但年老体弱及有高血压病史的病人应慎用。

(4)利用条件反射诱尿 让病人听流水声,或用温水冲洗阴部,以引起排尿反射。

(5)根据医嘱给予药物治疗。

(6)若以上措施均无效,可行导尿术(需专业人员操作)。

六、尿标本采集

为了解病情,协助诊断、治疗,常需收集标本,进行化验检查,正确的收集标本,是保证化验结果正确的基础。

(一)常规检查

1. 目的:检查尿液的颜色、透明度、比重、蛋白、糖定性及细胞和管型等。

2. 用物:清洁尿标本瓶

3. 操作方法:留取清晨第一次尿约 100 毫升,因晨尿不受饮食影响,且浓度较高,便于化验。留取标本时不可混入粪便。女病人月经期间不宜留取尿标本,以免影响检查效果。必要时可先清洗外阴,再用干棉球塞住阴道后留取。

(二)24 小时尿标本

1. 目的:作钾、钠、氯、17 羟类固醇,17—酮类固醇,肌酐、肌酸、尿糖定量或尿浓缩试验检查结核杆菌。

2. 用物:容量 3000～5000 毫升的清洁带盖容器。

3. 操作方法:贴上标签,注明留尿起止时间和日期,于晨 7 时排空膀胱后开始留尿。至次晨 7 时留完最后一次尿,将 24 小时尿液留于容器中送验。如留 12 小时尿标本。则自晚上 7 时至次晨 7 时止,将盛尿容器置阴凉处。为避免尿标本久留变质,可以冷藏、置于阴凉处或加入防腐剂。常用防腐剂如下:

(1)甲醛 每 30ml 尿液加 40% 甲醛 1 滴,能固定尿中有机成分,对蛋白质有凝固作用。能抑制细菌生长,是保存有机沉淀物的理想防腐剂。

(2)甲苯 在第 1 次尿液倒入容器后加 0.5%～1% 的甲苯数毫升,可使尿液表面覆盖一层薄膜,起到阻止细菌污染和尿液分解的作用。适用于生化检验。

(3)浓盐酸 24 小时尿中每 1000ml 尿加 10ml 浓盐酸,可防止尿液中激素被氧化。用于内分泌系统的检验,如 17—酮类固醇、17—羟类固醇。

(三)尿培养标本

1. 目的:作细菌学检查。

2. 用物:无菌培养管、夹子。

3. 操作要点:可用导尿法留取,也可留取中段尿。男病人取中段尿时,消毒外阴及龟头,嘱病人排尿,弃去前段尿,用无菌培养管接取中段尿作培养标本。女病人除清洁消毒尿道口外,如阴道有分泌物,用干棉球塞住阴道口,用食指及中指分开阴唇再行排尿。弃去前段尿,用无菌容器或直接用培养管留取中段尿作培养标本。

七、留置导尿管的护理

导尿后将导尿管保留在膀胱内,以引流尿液,避免多次插管引起感染。

(一)目的

用于截瘫引起尿潴留或尿失禁。

(二)护理

1.每日定时更换贮尿袋,测量尿量并记录。在更换贮尿袋时,不可将橡胶引流管末端提高,防止尿液逆流,引起逆行感染。

2.每日定时更换留置管,并进行清洗、消毒,病情允许时,每周更换导尿管一次。以防逆行感染及尿盐沉积,阻塞管腔。

3.保持尿道口清洁,应每日用消毒液棉球擦洗1～2次。如分泌物过多,可先用0.02%高锰酸钾液清洗会阴及尿道口,然后用新洁尔灭酊棉球消毒,男病员用0.1%新洁尔灭酊棉球揩净尿道口、龟头及包皮周围的污垢。

4.长期留置导尿者易产生泌尿道结石或感染,故应鼓励病员多饮水以利排尿,排尿增多也相应地达到了冲洗的目的。鼓励病员经常更换卧位。如发现尿液混浊、沉淀或结晶,应行膀胱冲洗。

5.留置导尿管必须保持引流通畅,防止受压、扭曲。

6.长期留置导尿者,膀胱因无尿液充盈,而易挛缩,在拔管前应先锻炼膀胱充盈和排空,可作间隙性引流夹管,以锻炼膀胱的反射功能。

7.每周应留标本作尿常规检查一次,如有尿路感染,及时治疗。

第六章　家庭用药基本常识

第一节　家庭用药原则

一、用药的基本原则

在我国,由于人们的科学文化水平的不断提高,自我卫生保健的意识也在不断的增强。世界卫生组织(WHO)认为:自我卫生保健是指个人、家庭、邻里、亲友和同事之间自发的卫生活动,并作出与卫生有关的决定。其主要内容有:维护健康、预防疾病、自我诊断、自我治疗(包括自我用药)、自我护理,以及在医疗机构诊治后的继续自我保健等。

我国现阶段,自我卫生保健的核心应该是建立起文明、健康、科学的生活方式和利用医学知识增进健康、进行自我诊疗与康复。

因此,家庭范围内的用药就尤为重要。因在家庭环境内方法简便、省时、经济实惠、而且适合现代人的快速生活节奏,同时也可减少或避免医院内的交叉感染,所以,家庭用药越来越受到人们的欢迎。

家庭用药应注意以下原则:

1. 明确诊断　由于一般人的医疗卫生知识水平有限,因此,用药前一定要明确诊断。必要时,要请专业医师协助明确疾病的诊断,并要了解是否还有其它共存的疾病。

2. 合理选药　选药要注意符合病情,身体有明确的指征,而且要选用药效可靠、方便安全、价廉易得且毒副作用较小的药物。不能选用一药效不可靠、不确切的药物。

3. 注意年龄、性别及个体差异

儿童因其年龄小、体重轻、体表面积小、肝脏肾脏及神经系统功能未发育完善,所以,用药时必须将成人剂量按比例折算。

老人内脏功能衰退,代偿适应能力较差,其对药物的耐受性也较差,所以,用药时药量应酌减。

女性在月经、怀孕、分娩、哺乳期,用药应注意。如孕期应注意避免使用药物,特别是易致胎儿畸变及流产的药物。

人的种族、民族、体质、营养状态、高低胖瘦等都可影响药物的反应。这就是个体差异。用药时也应给予充分注意。

4.正确用药　用药时首先要了解给药的途经是口服、含化，还是注射、外用；注射是皮内注射、皮下注射还是肌肉注射、静脉注射。给药途经的错误不仅不能起到应有的疗效，而且有时会使身体受到致命的损害。注射给药时因其要求较严且操作较复杂，故必要时可请专业护理人员协助进行。

其次要注意药物的剂量、浓度、用药时间，要严格按照药品使用说明书上规定的剂量、浓度、用药时间来使用，或遵医嘱。只有这样才能确保发挥药物的疗效，迅速恢复健康。

5.注意用药后的不良反应

一般药物的不良反应包括：

①副作用　副作用是药物固有的作用，是药物在治疗剂量下出现的与治疗目的无关的作用，对于病人可能带来不适或痛苦。但一般都较轻微，多是可以恢复的功能性变化。例如：抗高血压药物利血平有减慢心率的副作用；红霉素、阿司匹林有刺激胃肠道的副作用等。

②毒性反应　绝大多数药物都有一定的毒性。一般的毒性是药物过量时药理作用的延伸，是可以预知的。因此，一般人认为增大药物剂量可增强药物疗效的想法是有限度的，有时是非常危险的。毒性立即发生的称为急性毒性，药物在体内长期蓄积而逐渐产生的称为慢性毒性。如链霉素大量使用可损害听力，甚至引起永久性耳聋。

③过敏反应　过敏反应是指过敏体质的人在第二次使用某种药物时所发生的特殊的变态反应。如青霉素可引起过敏性休克，因此，使用青霉素前一定要进行过敏试验。

用药后要密切观察药物的不良反应。如发现病情加重，或出现不良反应要立即送往医院，及时报告专业医师，正确地进行处理，不要继续在家观察以免延误病情。

6.要认真听取专业医师的建议，不要轻信传媒广告宣传或所谓的偏方、祖传秘方、宫廷秘方等，以免延误病情或上当受骗。

7.不要认为越昂贵的药品疗效就会越好。实际上真正的效果取决于是否对症下药，药品的好与不好取决于能否治好疾病、恢复健康。哪怕是很便宜的药品，只要能治好病就是好药。

8.不要认为进口药效果肯定优于国产药。随着我国社会主义市场经济的不断发展，我国医药化学工业也在飞速发展，许多国产药的质量或疗效全完达到了国际标准，并且价格较同类进口药便宜许多。

9.药品说明书中列入"禁用"、"忌用"范围的是指绝对不能使用的。列入"慎用"范围的是指谨慎使用，但最好不要使用。若迫不得已要使用，也必须在医师指导下严格控制用量、时间，并密切观察用药的不良反应。

二、药物的保管

1.一般家庭应配备药柜或药箱，放置在光线明亮、通风干燥处，但不宜太阳直射,注意保持清洁。应将药柜加锁或将药箱放置在小孩够不着或不易翻找到的地方,以免小孩因好奇心而误服药物,造成儿童的意外伤害。

2. 药品应按内服、外用、注射等分类放置。各种药品最好分别装入袋内或药盒中,药品标签名称必须清晰、完整。标签模糊不清的药物禁止使用,以免误服。不要将多种药品混装入一个药瓶中,以免使用时无法辨认。

3. 各种药物均有其有效使用期限,故家庭中不宜长期存放大量药物。

4. 定期检查 每一种药品都有有效期,过了有效期就不能再使用,因此要定期检查药柜或药箱,凡没有标签或标签模糊,药物已过有效期,药物有变色、混浊、发霉、沉淀等现象时均不可使用。

5. 有些容易受热破坏的生物制品,如疫苗、胎盘球蛋白、抗毒血清、干扰素等都须放在冰箱内冷藏保存。

6. 容易氧化或遇光变质的药物,应装在有色密闭盖瓶中,放阴凉处。如维生素C、氨茶碱等。针剂放置于盒内用黑纸遮盖,如盐酸肾上腺素等。

7. 容易挥发、潮解或风化的药物,须装入瓶内,用木塞或胶塞封闭,将盖旋紧。如乙醇、过氧乙酸、糖衣片和酵母片等。

8. 容易燃烧的药物,应放在远离明火处,以防意外,如乙醚,环氧乙烷和乙醇等。

三、医院常用的外文缩写及中文译意

q.d　每日1次

b.i.d　每日2次

t.i.d　每日3次

q.i.d　每日4次

q.h　每小时1次

q.2h　每2小时1次

q.4h　每4小时1次

q.6h　每6小时1次

q.n　每晚1次

q.0.d　隔日1次

b.i.w　每周2次

h.s　临睡前

a.m　上午

p.m　下午

s.t　立即

D.C　停止

p.r.n　需要时(长期)

s.0.s　需要时(限用1次,12小时内有效)

a.c　饭前

p.c　饭后

12n　中午 12 点

12mn　午夜 12 点

gtt　滴

aa　各

ID　皮内注射

H　皮下注射

IM 或 im　肌肉注射

IV 或 iv　静脉注射

IVd　静脉滴注

第二节　家庭用药方法

一、口服给药法

口服是一种常用的给药方法,它方便、经济、简单、安全,适用于大多数药物和病人。它的缺点在于吸收较慢、且不规则。口服给药也不适用于昏迷、抽搐、呕吐的病人及婴儿、幼儿、精神病等不合作的病人。

口服用药必须掌握正确的服用时间方法和药物浓度、剂量,才能有利于疾病的迅速康复。

(一)用药的时间

由于药物本身的化学成分和剂型不同,服用后在胃内的反应不一样,吸收的速度也不一样,所以服药的时间也有区别。

1.一些空腹服用对胃肠道有刺激的药物如阿司匹林、消炎痛、布洛芬等可对胃粘膜有严重的损害,甚至可以引起粘膜溃烂或溃疡穿孔,因此应该在进食后服用。因为食物和药物均匀混合可保护胃粘膜,减轻药物的胃肠道反应。助消化的药物也应饭后服用。

2.刺激食欲的健胃药应在饭前服用,如胃酶合剂、山楂丸等。因其可刺激味觉感受器,使胃液大量分泌,可以增进食欲。

3.高血压患者,经过一夜的休息,上午的血压相对较低,而晨起活动、工作等使下午晚上的血压则相对较高。因此高血压患者服用降压药时最好是在下午或晚上,才能有效地控制血压。

4.消化性溃疡的患者一般胃酸分泌较多,若服用抑酸剂或泵离子抑制剂时应在晚上临睡前或晨起空腹时。

5.对神经衰弱或失眠的患者,服用镇静安眠药时最好是在晚上临睡前。否则,不仅药物效果不佳而且可影响工作学习。对有明显嗜睡副作用的药物如抗组织胺类的扑尔敏、苯海拉明等宜在休息时服用。

（二）用药的方法

1. 口服药物最好用温开水服用。有些人喜欢喝茶，并且用茶水服药，这种方法可影响药效。特别是贫血患者在服用铁剂时，若用茶水，茶水中的鞣酸和铁结合，形成难溶性的铁盐降低了铁的吸收和利用。若用饮料、啤酒服药，则会引起更大的副作用，甚至由于饮料和药物间的化学反应等可引起胃粘膜的损伤或胃穿孔。如饮用汽水或含气体的饮料，在胃内有大量的二氧化碳产生，不仅引起胃部饱胀，而且影响胃壁血液循环。

2. 对牙齿有腐蚀作用和对牙齿有染色的药物，如酸类、铁剂等，服用时为避免和牙齿接触。服药时可用饮水管吸入药液，服药后漱口。

3. 止咳糖浆对呼吸道粘膜有安抚作用，服用后不宜饮水，以免冲淡药物、降低疗效。同时服用多种药物时，也应最后服用止咳糖浆。

4. 磺胺药由肾脏排出，尿少时易形成结晶，可引起肾小管堵塞，故应服药后多饮水。发汗药服用后可引起发汗降温作用，多饮水可增强疗效。

5. 口服药物的剂型较多，有片剂、胶囊、缓释胶囊、控制片等。服用时不能随意破坏改变剂型。普通胶囊包装的药物，大多数药物味苦，若取掉胶囊，服用时会引起明显不适或痛苦，给患者造成更大的痛苦。因此不要随意取掉胶囊。缓释胶囊的药物服用后在胃肠道缓慢吸收，往往可在一定时间内使药物在机体内维持一定水平，若取掉胶囊，药物成分短时间很快吸收，一方面短期内血浆药物浓度过高，引起机体不适或中毒；另一方面药物很快分解代谢，不能维持较长作用时间，影响疗效。

6. 在需要同时服用几种药物时，由于药品的化学结构不同、酸碱度不一样，不要为省时省事，一把药片同时服用，以免相互影响，加强或减弱药效。最好分开服用，相隔一段时间。对心瓣膜置换术后的病人需终生服用抗凝药，这些病人，若加用阿司匹林、潘生丁、扑热息痛等往往引起内出血，因此，一定要慎用之。

7. 药液不足 1ml 时须用滴管吸取计量，以 1ml 为 15 滴计算。

（三）药物和饮食的关系

药物不仅和进食的时间相互影响，而且和饮食的内容、疾病的性质有密切的关系。如糖尿病，它已经是我国中老年人中常见病和多发病之一。在降糖治疗中首先应注意低糖饮食的摄入，然后再决定降糖药物的应用。因此，在服用降糖药物时，一定要控制饮食，特别是主食，否则，不仅影响降糖药物的效果而且还会加重病情。另外，盐摄入过多可引起高血压，而高血压病人应该限制盐的摄入。同样，在服用降压药时若不注意进行低盐饮食，必然会引起钠水潴留，影响降压药的效果。

（四）药品的剂量

药品剂量常用克或毫克作单位，两者相差千倍。在服用药品前必须仔细看清药物说明，认准、算清药物的剂量，否则，可能引起中毒甚至生命危险。特别是心血管药物，在服用时一定要在医生的指导下使用。不要随意改变用量，尤其是强心甙类或抗心律失常药。一但过量往往加重心衰或出现更严重的心律紊乱。心脏机械瓣膜置换后,需终生服用抗凝药,并且要定期监测凝血酶原时间来调整用药量,如果随意服用,剂量不足可引起血栓形成,剂量过大可引起出血,其结果都是致命的。当然其它类药物也是相似的道理,只是后果轻重不同而异。

许多人在治病中,往往忽视病变本身的发展规律和药物作用机理,一味要求迅速起效或立竿见影,自认为剂量愈大,药效愈好,而随意加大药量,尤其是中草药,觉得没有什么毒副作用。其实,过量服用任何药物(包括维生素)都会引起中毒而损害身体。研究发现,中药中的牛黄、蟾素等都能引起神经系统的改变。

(五)药品的不良反应

任何药品都有治疗疾病的作用,同时也有对机体的毒副作用,只不过由于其结构、有效成分、制作工艺水平等而表现的不良反应轻重不同而异。在药品的不良反应中,最严重的是过敏反应,尤其是过敏性休克。由于机体的免疫状态不同,部分人用药后可产生轻重不一的变态反应,轻者出现皮疹,重者发生休克。在临床上,注射用药后过敏反应较重,口服用药时发生相对较少、较轻。故有药物过敏史的患者,在选用药物时一定要慎重。一旦发现口服药过敏,应立即停止用药,若仅有皮疹等症状,可给抗组织胺药、维生素 C 口服,另外给炉甘石洗液外用可逐渐好转。

口服药的另一常见反应就是胃肠道的刺激症状,如上腹部不适、疼痛、胀满、消化不良等,对此可采用饭后服药或给一些胃粘膜保护剂,抑酸药等来减轻胃部不适。

其它口服后副作用往往和药品的性质有关。一般按医生的指导或使用说明,正确服用,极少引起严重的反应。

二、雾化吸入法

呼吸道疾病是全身病变中最常见的一种,几乎每个人一生中都有上呼吸道感染发生的机会。病人多有咳嗽、气喘、咯痰表现。药物治疗往往可减轻全身的症状,但对局部的症状改善效果较差或需长时间治疗。雾化吸入可以使药液以气雾状喷出,由呼吸道吸入,消除炎症,减轻咳嗽,稀化痰液,帮助祛痰,同时可解除支气管痉挛,使气管通畅。雾化吸入方法简单,易于操作,并且对病人无痛苦不适,适合家庭使用。

(一)雾化吸入法的适应范围

1. 主要用于治疗上下呼吸道感染。能消除炎症、咳嗽,稀释痰液,利于咯痰。
2. 对哮喘病人可以解除支气管痉挛,使气道通畅,改善通气功能。
3. 预防呼吸道感染,特别是冬季流行性感冒期间或胸部手术前后。
4. 肺癌的治疗,可将抗癌药物加入雾化罐。通过雾化吸入肺部,杀死癌细胞。

(二)雾化吸入疗法的原理

在雾化吸入疗法中现在使用量最大,最方便的是超声波雾化器。超声波发生器通电后可以输出高频电能,使水槽底部晶体换能器发生超声波声能。声能透过雾化罐底部的透声膜,作用于罐内的液体,使药液成为微细雾滴喷出,通过导管随病人吸气而进入呼吸道。

（三）常用的雾化吸入药物及其作用

1. 控制呼吸道感染、消除炎症：常用抗生素，如庆大霉素，卡那霉素等。
2. 解除支气管痉挛：常用氨茶碱、舒喘灵等。
3. 稀化痰液，帮助祛痰；常用 α—糜蛋白酶等。
4. 减轻呼吸道粘膜水肿：常用地塞米松等。

临床上常用庆大霉素，α—糜蛋白酶，地塞米松三者合用治疗反复发作的呼吸道感染、顽固咳嗽，效果甚好。

（四）雾化吸入的方法

1. 按说明连接雾化器主件与附件。
2. 水槽内加冷蒸馏水，液面高度约 3cm。要浸没雾化罐底的透声膜。
3. 雾化罐内放入药液，稀释至 30～50ml，将罐盖旋紧，把雾化罐放入水槽内，将水槽盖拧紧。
4. 接通电源，调整定时开关至所需时间（一般 15～20 分钟）。开电源开关，再将雾量调节旋钮旋至所需量，此时药液成雾状喷出。
5. 将口含嘴放入病人口中，嘱病人紧闭口唇深吸气。
6. 雾化完毕，取下口含嘴，先关雾化开关，再关电源开关，否则电子管易损坏。

（五）雾化吸入时应注意的问题

1. 水槽底部的晶体换能器和雾化罐底部的透声膜薄质脆易破碎，应轻按不能用力过猛。
2. 水槽和雾化罐中切忌加温水或热水。
3. 需连续使用时，中间须间隙 30 分钟。
4. 使用中，如发现水槽内水温超过 60C，可调换冷蒸馏水，换水时要关闭机器。如发现雾化罐内液体过少，影响正常雾化时，应增加药量，但不必关机，只需从盖上的小孔内注入即可。
5. 若几个人使用，每次用完后应将雾化罐、螺纹管浸泡于消毒液内 1 小时，洗净晾干后使用。

三、注射给药法

注射给药法可准确而迅速地将药物注入体内，从而达到有效的血浆浓度。适用于危急病人。给药剂量比口服小，静脉注射（iv）尤其如此。与口服给药法相比，不够方便、经济。大容量的药物或刺液性较强的药物常用静脉滴注（ivd）的方法。混悬或油溶制剂常作肌内（im）注射，吸收较缓慢，但作用持久。注射法还能将药物送到局部组织中发挥作用，如关节腔内给药、穴位注射等。

（一）注射给药的原则

1. 严格遵守无菌操作原则

注射前必须洗手、戴口罩。用棉签醮 2% 的碘酊消毒注射部位皮肤，以注射点作为中心,用螺旋式动作从中心向外旋转涂擦,直径应在5cm以上,待碘酊干后,用70%的酒精以同样的方法涂擦脱碘,其范围要大于碘酊消毒的面积,待干后方可注射。

2. 严格执行查对制度

仔细检查药液质量,如发现药液有变色、沉淀、混浊、药物有效期已过或安瓿有裂痕等现象,则绝对不能使用。

3. 选择合适的注射器和针头

根据药液量、粘稠度和刺激性的强弱选择注射器和针头。一次性注射器的包装应密封,在有效期范围内。注射器规格一般有1ml、2ml、5ml、10ml、20ml、30ml、50ml、100ml八种,针头型号有$4\frac{1}{2}$、$5\frac{1}{2}$、6、7、8、9等数种。

4. 选择合适的注射部位

防止损伤神经和血管。不能在发炎、化脓感染、硬结、疤痕及患皮肤病处进针。

5. 注射的药物应临时抽取

药液现配现用,按规定时间临时抽取,以防药物效价降低或污染。如需同时注射数种药物,混合时应注意配伍禁忌。

6. 排空气

注射前,应将注射器针头向上,排尽空气,特别是静脉注射前,以防空气进入血管形成空气栓子造成空气的栓塞。在排气时应防止浪费药液。

7. 抽回血

进针后,注射药液前,应抽动活塞,检查有无回血。静脉注射必须见有回血方可注入药液。皮下、肌内注射,如发现有回血,应拔出针头重新进针。不可将药液注入血管内。

8. 注意运用无痛注射技术,注射时让病人不要紧张,分散其注意力,使肌肉松弛,易于进针。进针和拔针要快,推药液要慢,即:"二快一慢";对刺液性强的药物,针头宜粗长,且进针要深,否则易形成硬结和疼痛;如需要同时注射数种药物时,要注意配伍禁忌;应先注射无刺激性或刺激性弱的,再注射刺激性强的,推药速度宜更慢,以减轻疼痛。同时注意皮肤消毒后酒精未干时不进针。

(二)药物抽吸法

1. 自安瓿内吸取药液法

①查对是否是所需要注射的药物。

②消毒及折断安瓿 将安瓿尖端药液弹至体部,用乙醇棉球消毒颈部及砂轮后,在安瓿颈部划一锯痕,重新消毒,用棉球按住颈部折断安瓿。安瓿颈部若有蓝色圆点标记,则不需要锯痕。用70%的乙醇棉球消毒颈部,将棉球按住颈部,蓝色标记在上方,折断安瓿。

③抽吸药液 将针头的斜面向下放入安瓿内的液面下,抽动活塞,进行吸药。吸药时不能用手握住活塞,只能持活塞柄。

④排空气 将针头垂直向上,轻拉活塞,使针头中的药液流入注射器内,并使

空气聚集在乳头口,推动活塞,驱出气体。排气毕,将安瓿套在针头上备用。

2. 自密封瓶内吸取药液法

①查对药物是不是所需要注射的药物。

②去铝盖、消毒,除去铝盖中心部分,用2%碘酊、70%的乙醇棉签消毒瓶塞,待干。

③将针头插入瓶塞内,往瓶内注入与所需药液等量的空气,以增加瓶内压力,避免形成负压。倒转药瓶及注射器,使针头在液面以下吸取药液至所需量,以示指固定针栓、拨出针头。

④排出空气,查对。

3. 吸取结晶、粉剂或油剂法

用无菌生理盐水或注射用水将结晶或粉剂溶化(某些药物用专用溶媒),待充分溶解后吸取。如为混悬液,应先摇匀后再吸药。油剂预先加温(药液遇热易破坏者忌)或两手对搓药瓶后,再抽吸。油剂或混悬剂使用时应选用稍粗的针头。

(三)常用注射方法

1. 皮内注射法(ID)

将小量药液注射于表皮与真皮之间的方法。常用于某些药物过敏试验,预防接种和局部麻醉的先驱步骤。

(1)部位 药敏试验取前臂掌侧下段;预防接种常选用三角肌下缘。

(2)方法 选择适当注射器和针头,抽取药液,排尽空气,70%酒精棉签消毒注射部位皮肤待干。左手绷紧皮肤,右手持注射器,针头斜面向上,与皮肤呈5°角刺入皮内,待针头斜面进入皮内后,放平注射器,左手拇指固定针栓,右手注入药液,注入的药量要准确。注射毕,迅速拔出针头,切勿按揉。

(3)注意事项 如为药敏试验应在医院由专业人员进行注射,以防出现过敏反应而发生意外。

2. 皮下注射法(H)

即将小量药液注入皮下组织的方法。常为需迅速达到药效和不能或不宜经口服给药时采用,如局麻药、接种疫苗、注射胰岛素等。

(1)部位 常用的有上臂三角肌下缘、上臂外侧、腹部、后背、大腿外侧方等。

(2)方法:选择部位,用碘酊、酒精消毒后抽吸药液,排尽空气,左手绷紧皮肤,针头斜面向上与皮肤呈30°~40°角,迅速刺入针头2/3松开左手,抽吸无回血,即可注射。

(3)注意事项 针头刺八角度不宜超过45°,以免刺入肌层,经常注射者,应更换部位;注射少于1ml的药液时,必须用1ml注射器抽吸药液,以保证注入药液的剂量准确无误。

3. 肌内注射法(肌肉注射法 IM) 适用刺激性较强及不宜或不能作静脉注射的药物。最常用臀大肌为注射部位。

(1)定位 臀大肌注射时应避免刺伤坐骨神经。注射区域的选择有两种,"＋"字法和联线法。"＋"字法为以臀裂顶点划一水平线,从髂嵴最高点划一垂直平分线,将一侧臀部分为四个象限,外上 1/4 并避开内角即为注射区;联线法为取髂前上棘和尾骨联线的外上 1/3 处为注射部位。

注射时,为使臀部肌肉放松,嘱病人侧卧位,上腿伸直,下腿稍弯曲;或俯卧位,足尖相对,足跟分开。也可采用坐位或仰卧位,让病人自然放松。

(2)方法:取适当体位。选定部位,用碘酊、酒精消毒皮肤,待干。排尽注射器内空气。左手绷紧皮肤右手持注射器,如握毛笔姿势,以中指固定针栓,针头和注射部位呈 90°,快速刺入针头的 2/3(消瘦者及病儿酌减)。切勿将针梗全部刺入,以防针梗从衔接处折断。进针后松开左手,抽动活塞,如无回血注入药物。注射毕。以干棉签按压进针处,同时快速拔针。

(3)注意事项　若臀部不能注射或注射次数太多产生硬结,则可选用三角肌、大腿中段外侧的股外侧肌注射。需要两种药液同时注射时,应注意配伍禁忌。2 岁以下婴幼儿不宜选用臀大肌注射,因有损伤坐骨神径的危险,可采用臀中小肌注射法。

4.静脉注射法(iv)

可用于不宜口服或肌内注射,需要迅速发生药效者,输液或静脉营养治疗。常选用手背、足背等处浅静脉或前臂肘部贵要静脉、正中静脉或头静脉注射。

(1)方法静脉注射时,先选择合适静脉,以手指探明静脉方向及深浅,在穿刺部位的近心端约 6cm 处扎紧止血带,止血带末端向上,用 2% 碘酊消毒皮肤,并以 70% 酒精脱碘,嘱病员握拳,使静脉充盈,针头斜面向上,针头和皮肤成一较小角度(20°),沿静脉方向潜行刺入。见回血,再进针少许,松开止血带,固定针头,缓慢注入药液,若局部出现疼痛、肿胀、无回血时提示针头脱出静脉,应拨出针头更换部位重新注射。

静脉注射结束时,以干棉签按压穿刺点,迅速拨出针头,嘱病人屈肘按压进针点片刻。

(2)注意事项

①需长期静脉给药者,为了保护静脉,应有次序先下后上,由远端到近端选择血管进行注射。

②根据病情及药物性质,掌握注入药物的速度。注意观察局部及病情变化。

③对组织有强烈刺激的药物,应另备盛有生理盐水的注射器,注射时先作穿刺,并注入少量生理盐水,证实针头确实在血管内,再取大注射器(针头不动)调换抽有药液的注射器进行注射,以防药液外溢于组织内而发生坏死。

(3)静脉注射失败的常见原因

①针头斜面的一半在血管外,一半在血管内,可有回血,部分药液溢出至皮下。

②针头刺入较深,斜面的一半穿破对侧血管壁,可有回血,部分药液溢出至深层组织,局部隆起一包块。

③针头刺入太深,穿破对侧血管壁,没有回血,如只推注少量药液局部不一定隆起。药物注入深组织,有痛感。

5.静脉输液法

常用周围静脉输液法。输液可以补充营养、维持热量、输入药物,达到治疗疾病的目的。

(1)常用的输液溶液及作用

①5%及10%葡萄糖注射液可供给水分和热量。

②0.9%氯化钠、5%葡萄糖氯化钠、复方氯化钠等可提供电解质。

③5%碳酸氢钠、11.2%乳酸钠溶液可纠正酸碱平衡紊乱。

④右旋糖酐注射液、706代血浆可增加血浆渗透压和循环血容量。

⑤甘露醇、山梨醇、高浓度葡萄糖注射液可用于脱水。

(2)输液的具体方法

①输液前应认真核对药物(药名、浓度、剂量和有效期),检查药瓶有无破裂,上下摇动药瓶,检查药物是否变混、沉淀或有絮状物出现,如有则不能使用。

②打开铝瓶盖中心,套上网袋,用2%碘酊和70%酒精依次消毒瓶塞,然后将输液管和通气管同时插入瓶塞至针头根部。

③嘱病人排尿,准备3~4条胶布,将输液瓶挂于输液架或较高的架子上如衣架等上。输液管排气,选择合适静脉、扎止血带、皮肤消毒进行静脉穿刺。穿刺成功后用胶布固定好针头。

胶布固定的方法为第一条胶布横贴固定针栓部,第二条胶布横过针栓部下方向上固定针栓部,第三条胶布固定盘曲的头皮针塑料管,第四条胶布固定盖针头的纱布,必要时第五条纱布固定远侧输液管,将肢体置于舒适位置。

④根据病人年龄、病情、药物性质调节滴速,一般成人每分钟滴入40~60滴。儿童每分钟滴入20~40滴。心肺功能良好者,输液速度可快,或先快后慢。老年人,婴幼儿,心肺疾患者输液速度宜慢。另外含钾药物、升压药等输入速度宜慢。

(3)常见的输液反应及护理

①发热反应:是输液中常见的一种反应。多发生于输液后数分钟至1小时,表现为发冷、寒战,继之体温高达38.0℃左右,重者初起寒战,继之体温高达40.0℃以上,伴恶心、呕吐、头痛、脉速等症状。一旦出现发热反应,应立即减慢滴注速度或停止输液,及时与医护人员联系。同时,还应对症处理,寒战时适当增加盖被或用热水袋保暖,高热时给予物理降温。保留余液和输液器,必要时作细菌培养。输液前严格检查药液质量、输液用具的包装及灭菌有效期等,防止致热原进入体内,可预防和控制发热反应的发生。

②循环负荷过重(肺水肿):由于输液速度过快,短时间内输入过多液体,使循环血容量急剧增加,心脏负荷过重而引起。表现为输液过程中突然出现呼吸困难、气促、咳嗽,咯粉红色泡沫样痰,严重时痰液从口鼻涌出。出现肺水肿症状时,应立即停止输液,让病人端坐,两腿下垂,以减少静脉回流血量,减轻心脏负担。必要时进行四肢轮流结扎,以阻断静脉血流,但动脉血流仍通畅。每隔5~10分钟轮流放松一侧肢体上的结扎带,可有效地减少静脉回心血量。并及时与医生联系进行紧急处理。输液时应严格控制输液滴注速度和输液量,对心、肺疾患者以及老年患者、儿童尤应慎重。

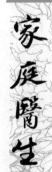

③静脉炎:长期输入高浓度、刺激性较强的药液,或静脉内长时间放置刺激性大的塑料管,引起局部、静脉壁的化学性炎症反应;输液过程中,未严格执行无菌操作而导致局部静脉的感染。一般表现为沿静脉走向出现条索状红线,局部组织发红、肿胀、灼热、疼痛,有时伴畏寒、发热等全身症状。输液时,严格执行无菌操作,对血管壁有刺激性的药物应充分稀释后应用,并防止药物溢出血管外。同时,要有计划地更换注射部位,以保护静脉,可有效预防静脉炎的发生。一旦出现静脉炎的表现,可将患肢抬高并制动,局部用95%乙醇或50%硫酸镁行热湿敷,还可配合超短波理疗。如合并感染,根据医嘱给抗生素治疗。

④空气栓塞:大量空气在输液时进入血管,引起肺动脉空气栓塞,致机体严重缺氧,甚至立即死亡。输液时,输液器内空气未排尽,输液管连接不紧密,加压输液、输血时无人守护,连续输液添加液体不及时,均有发生空气栓塞的危险。一般表现为病人感到胸部异常不适,随即出现呼吸困难和严重紫绀,听诊心前区可闻及一个响亮的、持续的"水泡声"。出现上述症状,应立即置病人于左侧卧位伴头低足高位,此体位在吸气时可增加胸内压力,以减少空气进入静脉,并及时与医生联系。在输液前排尽输液管内空气,输液过程中密切观察,加压输液或输血时应专人守护,以防止空气栓塞发生。

另外,在输液过程中,常常遇到溶液不滴现象,主要有以下原因:

①针头滑出血管外,液体进入皮下组织,局部肿胀、疼痛。应重新选血管进行穿刺。

②针头紧贴血管壁,致液体不滴。可调整针头位置或改变肢体位置。

③针头阻塞,挤压近针头的输液管,感有阻力。且无回血则表示针头阻塞,应更换针头重新穿刺。

④压力过低,由于病员周围循环不良,或输液位置过低所致,可抬高输液瓶位置。

⑤静脉痉挛,用热水袋或热毛巾热敷血管部位可以解除。

附:输液速度计算法

(1)已知每分钟滴数,计算每小时输入量?

$$每小时输入量(ml) = \frac{每分钟滴数 \times 60(分钟)}{15(每毫升相当滴数)}$$

(2)已知每小时输液量,计算每分钟滴数?

$$每分钟滴数 = \frac{每小时输入量 \times 15(每毫升相当滴数)}{60分钟}$$

四、中药汤剂服药后的护理

汤药,是由一种或两种以上药物所组成,按要求加水煎服,煎好后去渣取液内服的一种剂型,是中药常用的制剂,适用于急、慢性疾病,也可外用。

(一)汤药服用方法

汤药服法正确与否,直接影响治疗效果,所以服药方法是治病的重要环节之一。服药时间须根据病情和药性而定。补养药、健胃药,宜饭前 1 小时服;辛辣、刺激性药物,饭后 1 小时服;驱虫药、泻下药,宜空腹服;安眠药、缓泻药,宜在睡前 1 小时服;急性病应随时服用。一般疾病,每日服药一剂,头煎、二煎混合,分两次服。有的药代茶饮,可不限次数。

中药汤剂一般以温服为宜,因病情和治疗的需要,服发汗解表药,宜热服,服后还需覆被避风保暖,使遍身持续微热有汗出。热证用寒药,宜热服。

(二)服汤药后的家庭护理

1.注意饮食禁忌,节制进食。服药后宜静卧以防呕吐,如有呕吐现象,可用鲜生姜擦舌或嚼少许陈皮,然后再服药。

2.服药后可以热饮、冷饮以助药力,如外感风寒时,服用桂枝汤后,再让病人饮热粥或热水,然后盖被休息,使病人出汗以助药发挥作用。

3.严密观察:服药后观察病情变化及药效,以采取护理措施。如服解表发汗药不可大汗淋漓、出汗不止,并避免直吹风;服下泻药后可有轻度腹痛。注意大便性状、气味、色泽和次数、腹痛程度等。服驱虫药,注意寄生虫排出时间、数量、是否虫体完整。

4.服药后如有呕吐、腹痛、腹泻等不良反应,应及时就诊。

第七章 呼吸系统常见疾病家庭护理

呼吸系统包括鼻、咽、喉、气管、支气管、细支气管（终末细支气管和呼吸性细支气管）、肺泡管、肺泡囊及肺泡。喉与喉以上的部分称为上呼吸道，对吸入的气体有加温、湿润与过滤作用；喉以下的部分称为下呼吸道，从气管到终末细支气管为气体进出的通道，不参与气体交换。从呼吸性细支气管到肺泡囊都附有肺泡，参与气体交换，是终末呼吸单位，它是肺的基本呼吸单位，肺泡则是气体交换的主要场所。

呼吸系统的主要功能是进行气体交换，将空气中的氧气输送到血液，保证组织对氧的需要，同时将代谢产物二氧化碳排出体外。每天约有一万升气体进出肺脏，人体可以数周不进食，数天不喝水，但如数分钟不进行呼吸活动，生命就难以维持。另外，呼吸系统还有防御、免疫和代谢功能。

呼吸系统与外界沟通，外界有害物质可直接侵入造成病害，该系统的疾病成为人类的常见病、多发病，危害人类健康。因此做好呼吸系统疾病的防治及护理是十分重要的。

第一节 急性上呼吸道感染

急性上呼吸道感染是指鼻、咽、喉部急性局限性炎症的总称，是呼吸道最常见的一种传染病，发病率高，约占呼吸道疾病的半数以上。护理常识：

(一)发热病人的护理

1. 发热病人应卧床休息，减少体力消耗，避免到商场、电影院等人群聚集、空气污浊处。

2. 室内应保持空气清新，最好每日开窗通风 2～3 次。通风时，避免冷风直吹病人，并注意为病人保暖。保持病人居室温度 18℃～22℃，相对湿度 40%～60%，冬季尤为重要。

3. 体温超过 39℃时，需进行物理降温，如头部冷敷、温水或酒精擦浴。

4. 服用解热解表药物后的护理：服用此类药物后病人往往大量出汗，应及时更换汗湿的衣服，被褥，并注意保暖，多饮水，每日饮水量不可少于 2 升。

5. 饮食应清淡易消化，根据病人的口味经常变换花样，增强其食欲，禁忌生冷辛辣、肥腻食物。

6. 发热是机体与病魔抗争的结果，可增加机体的代谢活动，突出表现为心率增加，通常体温每增加 1℃，脉搏将增加 10～15 次/分。如果脉搏增加与体温升高不成比例或休息时脉搏明显加快,且体温正常后脉搏仍居高不下,伴心慌、胸闷等不适,需及时去医院检查,以排除病毒性心肌炎。

(二)缓解躯体不适

1.咽痛、咽干、声嘶 用淡盐水漱咽部或含消炎喉片,用简易蒸气吸入法进行雾化吸入可缓解疼痛。

2.鼻塞、流涕 鼻塞明显者可用1%麻黄素滴鼻,流涕症状严重者因频繁擦拭,鼻子、人中穴处可发红,感火辣辣地疼痛,可轻涂润滑剂或润肤露。

3.头痛 给予解热镇痛药如复方阿司匹林或克感敏。

(三)病程

一般上感病程不超过一周,如一周后仍有发热及全身症状,则有继发感染存在,应及时去医院检查,及时治疗。

(四)防止传染

流行性上呼吸道感染俗称流感,是通过空气飞沫传播的。对流感病人应做好呼吸道隔离。

1.家人与病人最好分室居住。

2.对居室空气每天消毒1~2次。

3.病人擦拭口鼻分泌物的纸张不可随意丢弃,与呼吸道分泌物一起经消毒后排入下水道。盛痰的器皿每日消毒一次,所用食具每餐消毒。

4.进入病人房间最好戴口罩,所有家人每日用淡盐水漱口。

(五)加强锻炼,防止复发

急性上呼吸道感染是人类最常患的疾病,有时病毒感染后又继发细菌感染,或细菌感染后继发病毒感染,都可能导致严重的后果。因此对感冒应以预防为主,平时注意锻炼身体,增强体质,坚持以冷水洗脸、洗鼻,注意冷暖气候变化,加强个人保护;避免受凉、淋雨、过度劳累等诱发因素;在流行季节少去公共场所;室内用食醋5~10ml加水稀释1倍,关闭门窗加热熏蒸1次/日,连熏3次;经常暴晒被褥、枕头,利用日光中的紫外线来杀灭流感病毒;也可以用中草药预防如板蓝根、野菊花、桑叶等熬汤饮用。

第二节 急性气管、支气管炎

急性气管—支气管炎是由感染、物理、化学或过敏引起的气管—支气管粘膜的急性炎症。也可由急性上呼吸道感染迁延而来,常见于寒冷季节或气候突变时节。护理常识:

1.对鼻塞、咽痛、发热等上呼吸道感染症状护理同急性上呼吸道感染的护理(参见本章第二节)。

2.保证充足的睡眠和适当的休息。增加日间卧床休息时间,调整好饮食,保证足够的能量摄入。

3.保持居室温、湿度适宜,空气新鲜,避免冷空气、灰尘、烟雾等刺激性气味,远离过敏原如花粉、有机粉尘等。

4.保持呼吸道通畅。有效排痰,对气管—支气管炎病人排痰十分重要,如果痰液排出不畅,会阻碍炎症的消退,甚至痰液在体内成为细菌繁殖的培养基,引发继发感染,加重病情。有效排痰对年老体弱,婴幼儿十分重要,同时应增加饮水,每日在2.0升以上;有效咳嗽:病人尽力做深吸气,在深吸气末屏住呼吸、调动腹肌、胸肌一起用力咳嗽,咳嗽应尽量有力、一声一声进行,中间可有停顿,让病人感到气流一股一股冲出咽喉部,在呼气过程中就可将较深部的痰一点点咳到咽喉部,再轻轻咳出。

5.急性气管—支气管炎常并发肺炎,年老体弱者及婴幼儿症状多较严重,如有气急、嘴唇和指甲轻度发绀是缺氧的表现,应立即去医院就诊。

6.预防 增强体质,防止感冒,改善劳动卫生环境,防止空气污染,做好个人防护,避免接触诱发因素和吸入过敏原。

第三节 慢性支气管炎

慢性支气管炎(简称慢支)是指气管、支气管粘膜及其周围组织的慢性非特异性炎症。慢性炎症蔓延至远端,累及细支气管壁及其周围组织,造成气体排出受阻,肺泡压力增高,使肺泡过度膨胀和肺泡弹性减退或破坏融合成大泡,形成阻塞性肺气肿。其部分病人可继发肺动脉高压和右心肥大,发展成慢性肺原性心脏病。慢性支气管炎为常见病和多发病,尤以老年人为多见,据我国1973年全国部分普查资料统计,患病率约为3.82%。随年龄增长而增加,50岁以上可高达15%左右。1992年国内普查的部分统计资料报道患病率为3.2%。其严重影响劳动力和危害人民健康,应积极防治。护理常识:

(一)休息

急性发作期,有发热、喘息应卧床休息,保证居室空气新鲜流通,避免呼吸道刺激,吸烟者应戒烟,缓解期可适当参加劳动,但不能劳累,以免增加心肺负担,加重病情。

(二)饮食

给予高蛋白、高热量、高维生素易消化饮食。防止营养不良使肺气肿程度和膈肌疲劳加重。少食或不食易产气食物,以防腹胀影响隔肌运动,增加呼吸困难程度。

(三)心理护理

阻塞性肺疾病病程长,反复发作,给病人带来较大的精神负担,病人会出现烦躁不安、忧郁等表现。家人及朋友应关心病人,给予精神鼓励,增进自护能力,提高生活质量。

（四）缓解病情，预防并发症

1.痰液粘稠或痰少剧咳时，可服复方甘草合剂或其它祛痰止咳药物，药物应饭后服用，以免对胃粘膜产生较强刺激引起不适，酊剂、合剂药物服用后，最好不再饮水，以保持咽部局部作用，止咳效果会更好，此外不可忽视叩背排痰的重要性，卧床病人还应定时更换体位以利痰液排出。

2.有喘息的病人可选用解痉平喘的药物如氨茶碱、喘定、舒喘灵气雾剂，如有明显的呼吸加快，呼吸费力，应行氧疗。

3.有条件的病人要在家中氧疗，每日15小时，最好在夜间进行，保证持续低流量吸氧。氧气流量1~2升/分，不能过高，必须经常检查流量表，保证氧气流量在此范围。

4.防止呼吸道感染，一旦发生，容易并发呼吸衰竭和心力衰竭，因此须及时控制感冒症状，同时注意观察呼吸情况，有无呼吸频率加快，是否费力，有无气喘，嘴唇和指甲颜色有无发紫，一旦出现气短、胸闷、气喘、末梢紫绀等现象，应及时就诊。

5.防止肺大泡破裂产生气胸，日常起居应避免胸、腹压过高，如不用力屏气，不做剧烈运动，保持大便通畅，及时处理便秘等。病人如突发胸痛、气闷及明显呼吸困难，可能为肺大泡破裂引起气胸，不必过于惊慌，及时到医院就诊，向医生提供正确详实的病史。

6.病人出现心力衰竭时有不同程度的下肢水肿，应注意观察水肿的消长，并详细记录全天的尿量，作为服用利尿剂的依据，在服用利尿剂过程中，应注意补钾，除了服用药物氯化钾外，多食桔子、橙汁可起到补钾的作用。

7.禁用镇静剂，因为镇静剂可抑制呼吸中枢，引起呼吸暂停。

（五）积极采取预防措施

可选用气管炎菌苗、核酸酪素等，在发病季节前用药，以减少感冒和慢支的发生。适当进行体育锻炼，以提高机体御寒能力，增强身体素质。

（六）康复疗法

对阻塞性肺疾病病人进行病因和对症治疗外，应注意改善病人的体质和呼吸功能，通过进行呼吸运动锻炼和全身运动锻炼，可有效增加肺脏运动的力量和效率，协调膈肌和腹肌在呼吸运动中的活动，提高肺泡通气，降低呼吸功耗，达到呼吸困难症状缓解，换气功能改善。具体方法是：

1.腹式呼吸锻炼：取立位（体弱者可取半卧位或坐位），左右手分别放在腹部和胸前，全身肌肉放松，静息呼吸。吸气时用鼻吸入，尽力挺腹，胸部不动；呼气时用口呼出，同时收缩腹部，胸廓保持最少活动幅度，缓呼深吸，增进肺流通气量。每分钟呼吸7~8次，如此反复训练，每次10~20分钟，每日2次。熟练后逐步增加次数和时间，务求成为不自觉的呼吸习惯形式。

2.缩唇呼吸锻炼：用鼻吸气用口呼气，呼气时口唇缩拢似吹口哨状，持续慢慢呼气，同时收缩腹部。吸与呼时间之比为1:2或1:3。缩唇大小程度与呼气流量由病人自行选择调整,以能使距离口唇 15 ~ 20cm 处蜡烛火焰随气流倾斜不熄灭为度。此法能提高呼气期肺泡内的压力,防止小气道过早陷闭,有利于肺泡气体的排出。

3. 全身运动锻炼:全身运动锻炼结合呼吸锻炼能有效发掘呼吸功能潜力,增加呼吸运动效率,提高整体活动能力。常采用与日常生活密切相关的医疗体育锻炼形式如行走、慢跑、踏车、登梯、太极拳、家庭劳动等。目前,采用平地行走测验是较为简单可行的锻炼方法,锻炼时速度、距离根据病人自觉呼吸困难和心悸程度,结合客观呼吸频率,心率、肺通气量等资料决定,每日锻炼 3 ~ 4 次。

第四节 支气管哮喘

支气管哮喘简称哮喘,是一种支气管反应性过度增高的疾病,以支气管发生可逆性阻塞为特点。本病是常见的呼吸道疾病,在我国患病率约占 1% ~ 2%,半数在 12 岁以前发病,成人男女患病率大致相同,约 20% 有家族史。护理常识:

(一)心理护理

支气管哮喘是慢性病,其长期、反复发作,病人和家人要与医护人员密切配合,制定治疗计划,坚持长期服药,家人应起督促作用。哮喘发作时病人紧张、烦躁、恐惧,家人应沉静,守护于病人身旁,安慰病人,使其产生信任和安全感,树立信心,战胜疾病。

(二)预防和控制哮喘发作

1. 病人和家人应仔细观察每次哮喘发作的诱因如感染、冷热空气、烟尘、霉菌孢子、剧烈运动、精神心理的影响等,并详细记录,千方百计避免。居室温湿度适宜,不宜布置花草,枕头不宜填塞羽毛,以免吸入刺激引起哮喘发作。

2. 部分病人哮喘发作前有先兆症状如鼻腔发痒,喷嚏、流清涕、胸闷、咳嗽等,要及时用药。因此家中应常备药物,以便随时应用。观察表明,哮喘发作前或发作初起用药,其疗效往往好于哮喘发作时,因此病人及家人应把握时机及早用药。

3. 哮喘发作时,如果病人一般情况好,无明显的呼吸困难,尚能正常的谈话和回答问题,可自行选用支气管扩张气雾剂,往往在短时间内症状可得到控制。需重复使用时,应掌握好间隔时间,仔细阅读药物的使用说明,严格按说明服用,对一般情况差,有明显的呼吸困难,谈话费力、口唇发青或病人坐立不安,昏昏欲睡,或哮喘持续发作 24 小时仍不缓解者,应及时送往医院治疗。发作时应尽量减少病人的体力消耗,协助病人采取舒适的体位,取半卧位或小桌横跨于腿部,使病人能够舒适的伏桌休息。鼓励病人多饮水,防止痰液粘稠不易排出,同时补充因呼吸费力和出汗丢失的水份,进食营养丰富,高维生素的流质或半流质食物,少食油腻,以补充体力,减少消耗。

4. 坚持服药,不可遗漏与中断。有些药物副作用大,例如糖皮质激素可引起体重增加,体型改变,酮替芬可引起嗜睡、倦怠,不可因此而停药。

5. 有些哮喘病人呼吸道感染可诱发其发作,因此要积极参加体育运动,增强体质,也可接种菌苗,同时要注意个人预防,预防呼吸道感染,一旦发生应及时治疗,但应避免使用可能引起哮喘发作的药物如阿司匹林、消炎痛等。

6. 为了制定有针对性的治疗方案,病人及家人应仔细观察并详细记录每次发作时的情况,记录发作时的诱发因素,先兆症状,发作时间,发作的症状,用药情况,用药效果以及其它缓解方式,积极与医生配合,为制定治疗方案提供依据。

第五节 肺结核

结核病是由结核杆菌引起的慢性传染病,可累及全身多个脏器,但以肺结核最为常见。18~19世纪结核病在全世界广泛流行,直到本世纪50年代,抗痨药物的发现与应用,结核病才基本上得以控制,但由于我国人口众多,各地区病情控制不均衡,它仍为当前一个重要的常见病,是全国十大死亡病因之一,应引起大家的严重关注。护理常识:

(一)心理支持,适当休息

结核病是慢性传染病,治疗时间长,恢复慢,在工作生活方面对病人乃至对整个家庭产生不良影响,家人要正确对待,对病人不能嫌弃,要给病人心理上的支持,创造良好的环境,树立战胜疾病的信心,安心休息,积极配合治疗,最后达到真正治愈。肺结核病人进展期应卧床休息,没有明显中毒症状的可进行一般活动,但需限制活动,保证休息。好转期可循序渐进,增加活动量,参与一定的劳动,但不可过度劳累,防止复发。

(二)做好肺结核病人的消毒与隔离工作

1. 病人咳嗽、打喷嚏和高声讲话时不能直向旁人,同时用手或手帕掩住口鼻,手帕应煮沸消毒。

2. 不能随地吐痰。痰吐在纸上和擦拭口鼻分泌物的纸张一起烧掉或将痰吐在痰杯里加2%煤酚皂溶液消毒后倒掉。

3. 病人所用食具应餐后煮沸消毒15~20分钟。

4. 将病人所用卧具、书籍每日在阳光下暴2小时,可杀死结核菌。

5. 密切接触病人者应做卡介苗接种。

(三)对症护理

1. 发热应卧床休息,多饮水。高热者给物理降温。

2. 咳嗽、咳痰可适当给止咳祛痰药,鼓励咳嗽,保持呼吸通畅,年老体弱者定时翻身并叩背拍痰。

3. 胸痛者宜患侧卧位。

4. 咯血时家人应关心病人,保持镇静,消除病人紧张,恐惧心理;病人应安静休

家庭医生

息,取患侧卧位;慎用镇咳、镇静药物,鼓励病人有效咳嗽保证呼吸道通畅;饮食应给予流质或半流质易消化食物,食物应温凉且不可过多,同时保持大便通畅;病人突然在咯血过程中出现胸闷、烦躁、呼吸困难或咯血不畅,应立即抱起病人双脚,呈倒立位,轻拍背部,以利血块排出,并尽快挖出口鼻、咽喉部血块,同时尽快通知急救中心,就地抢救,待病情平稳后搬动或转运。

(四)抗结核药物应用及观察

按原则用药,在规定时间内有规律地用药,避免遗漏与中断,家人应起协助和督促作用,同时观察抗痨药物的副作用。异烟肼易造成周围神经炎,可服维生素 B_1、B_6 预防;链霉素易产生听力和肾损害,应注意病人听力有无变化,定期复查肾功能;利福平会引起胃肠道反应;乙胺丁醇会产生球后视神经炎。所有抗结核药物对肝脏均有不同程度损害,在治疗期间应定期复查肝功能,向医生详细汇报服药后的反应,以及时调整用药,提高疗效。

(五)维持足够营养

肺结核是一种慢性消耗性疾病,病人往往十分虚弱,饮食应增加营养,给高蛋白、高热量、高维生素的饮食如牛奶、豆浆、鸡蛋、鱼、肉、豆腐、水果、蔬菜等,以增加机体抗病及修复能力。

(六)对不典型肺结核的观察

年老体弱者患肺结核后,症状常不典型,容易误诊且病死率高,因此对原已患过结核病、家人或密切接触者中有结核病者,出现低热,不明原因消瘦、咳嗽、乏力、气短等症状时,应警惕肺结核,去医院检查,一旦确诊,应坚持正规、系统治疗。

第六节　肺炎

肺炎是由多种病因引起的肺实质或间质内的急性渗出性炎症。肺炎按解剖学分为大叶性、肺段性和间质性肺炎。为了利于治疗,目前多按病因学分类,分为细菌性肺炎,霉菌性肺炎,病毒性肺炎,立克次体肺炎,寄生虫性肺炎,过敏性肺炎,支原体性肺炎,药物性肺炎,化学性肺炎和放射性肺炎。

1.患者应卧床休息,注意保暖。居室应安静,舒适,清洁,温、湿度适宜,给予高热量、高蛋白、易消化的流质或半流质饮食。关心、体贴、安慰病人,帮助病人度过危险期。

2.高热病人给予物理降温,口服解热镇痛药物退热时注意补充液体,防止虚脱,保持床铺、衣服干燥,注意皮肤护理,预防褥疮发生。

3.咳嗽、咳痰对机体起自净和保护作用。咳嗽是痰液排出的重要途径,对病变的吸收与好转有一定的好处,因此不能盲目止咳,应在适量多饮水的前提下(饮水每日不超过 2.0 升,否则易造成肺水肿),鼓励咳嗽,教会病人有效咳嗽,每隔 1 小时为病人叩背拍痰 1 次,使痰液排出通畅。只有在咳嗽剧烈影响休息与睡眠时,可适当给予止咳剂内服,避免应用强镇咳药如吗啡。

4. 有胸痛的病人宜取患侧卧位或者用宽胶布固定患侧胸廓,减少胸廓活动度以减轻疼痛。胸痛在咳嗽时会加剧,因此要向病人解释咳嗽排痰的重要性,打消其惧怕疼痛不敢咳嗽的想法,在咳嗽、深吸气或实施其它清理呼吸道的方法时,用手或枕头压紧胸壁,减少震动以减轻疼痛,必要时家人予以协助。

5. 有气急、口唇紫绀的病人应给予氧气吸入;胸部不适、腹胀时可行热敷以减轻炎症,保持肌肉松弛,有烦躁不安、谵妄等意识变化时应及时送往医院处理。

6. 细菌性肺炎需用抗生素治疗,轻症病人口服或肌肉注射。抗生素的选择应在医生指导下应用。为了保证血中抗生素有效浓度,病人一定要按时用药,家人要督促和监督,避免漏用而降低药效。对选用广谱抗生素的病人,如出现大量稀便或腹泻不止,多为抗生素应用造成肠道菌群失调所致腹泻,应立即去医院处理,并根据病情轻重决定停用或换用抗生素。

7. 在发病早期 24 小时注意观察体温、脉搏、呼吸、血压情况,警惕休克性肺炎的发生,其表现为:血压迅速降低到 80/50mmHg,脉搏加快,尿量减少或无尿,四肢末梢发凉,病人烦躁、嗜睡或神志模糊,应立即将病人平卧,头及双腿用软枕抬高30°,注意保暖,迅速送医院抢救。

8. 促进康复,增强体质,防止复发。肺炎临床治愈后,病人对于呼吸道感染很敏感,容易复发,因此恢复期应注意采取措施促进机体彻底康复。

(1)增加休息时间,并坚持深呼吸锻炼,至少应坚持 4 ~ 6 周,以减少肺不张的发生。

(2)避免呼吸道刺激(吸烟,灰尘,化学飞沫等)。

(3)尽可能避免去人群聚集的地方或接触已有呼吸道感染的病人。

(4)注意观察防止复发,有头痛、发热、呼吸困难、胸痛及其它感冒症状,早期恰当采取措施。对年老体弱、慢性疾病者,应用免疫抑制剂,其机体反应能力差,感染后体温往往不升高甚至降低,表明病情严重,千万不可大意。

(5)加强体育锻炼,增加机体抗病能力。对年老体弱者,可考虑进行疫苗接种,以预防感染。

第七节　肺脓肿

肺脓肿是由于多种病原菌引起的肺部化脓性感染,早期为肺组织的感染性炎症,继而坏死、液化、外周有肉芽组织包围形成脓肿。多发生于青壮年,男多于女。自抗菌素广泛应用以来,发病率有明显降低。护理常识:

(一)一般护理

1. 给予高热量、高蛋白、易消化饮食,以补充机体消耗,遵医嘱间断小量输血以纠正贫血。

2. 做好口腔护理,每次咳痰后用清水或淡盐水漱口,昏迷病人头偏向一侧,防止误吸。

3.认真做好痰标本的留取与送检:清晨用淡盐水漱口后,第一口痰液留作标本送检,不可混入唾液及漱口液。正确记录每日痰量与性质,认真做好体位引流并记录每次引流量与引流后的效果,详细向医生叙述,以协助治疗。

(二)抗菌素应用中的护理

1.应用前详细阅读说明,并注意有无过敏史,否则不可使用,根据医嘱更换抗生素。

2.即使过敏试验阴性,仍可能发生过敏反应,所以在用药过程中应密切观察皮肤是否发红、痒、有无皮疹出现,有无咽部发痒,呼吸有无困难,是否有发热,出现时应立即停止用药,并通知医师,遵医嘱及时处理。

3.大量应用抗生素,可能诱发霉菌感染与维生素缺乏,因而必须检查口腔中有无鹅口疮,必要时留痰找霉菌,并及时采取相应措施;女性患者有可能发生霉菌性阴道炎,如发现会阴奇痒,白带呈白色豆腐渣样,应立即就诊,及时治疗。补充维生素 B_2 与维生素 K,尽可能由口进食,以调整菌群,抑制霉菌生长。

4.应用甲硝唑(灭滴灵)期间禁酒,并注意腹痛、头晕、皮疹等副作用。

5.氨基甙类抗生素(如庆大霉素)对前庭功能和肾功能有损害,应注意有无耳鸣、眩晕等表现并定期留取尿液进行检查。

6.遵医嘱用药,坚持治疗,不可过早停药,避免因治疗不彻底形成慢性肺脓肿。

(三)肺脓肿的预防

1.保持良好的口腔卫生,及时治疗牙病。重视口腔、上呼吸道慢性感染,以杜绝污染分泌物误吸入下呼吸道,诱发感染的机会。

2.进行口腔和胸腹手术,要认真细致地做好术前准备,加强术后口腔呼吸道护理,慎用镇静、镇咳药物,重视呼吸道湿化,稀释分泌物,鼓励咳嗽,及时清除呼吸道分泌物,保持呼吸道的引流通畅,从而有效地防止呼吸道吸入性感染。

3.积极治疗疖、痈和肺外化脓性感染灶,不挤压痈疖,可以防止血源性肺脓肿的发病。

第八章 消化系统常见疾病家庭护理

消化系统由食管、胃肠、肝、胆、胰等器官组成。消化系统的生理功能是将人体所摄食物进行消化、吸收，以供全身组织利用。消化系统尚能释放多种激素，参与机体生理机能调节，参与机体免疫反应，有一定的消除有害物质和致病微生物的能力。

消化系统器管多，消化道直接开口于体外，其粘膜接触病原体、致癌物质、毒性物质的机会较多，容易发生感染、炎症、损伤，消化系统肿瘤的发病率较高也与此有关。胃癌、食管癌、肝癌、结肠癌、胰腺癌均是常见的恶性肿瘤，在全身肿瘤中占很大比例。另外，消化器官的活动受植物神经系统的支配，精神与消化道之间的关系也非常密切。因此消化系统的身心疾病相当常见。

多数消化系统疾病是慢性病程，易造成严重的消化功能障碍，当病情发展可发生急性变化如出血、穿孔、肝功能衰竭等危及生命。因此，消化系统疾病的护理就显得尤其重要，要求病人与家人共同努力，坚持不懈，最终战胜疾病。

第一节 反流性食管炎

反流性食管炎是指由于食管下段括约肌功能失调，不能阻止胃和十二指肠的内容物非一过性地反流入食管，经过长期、反复的刺激而引起的食管粘膜炎症。男女均可发病，但以40～60岁年龄段多见。近年，由于纤维内镜的广泛应用，对反流性食管炎有了更加明确的认识，发现此病较其它类型的食管炎常见，是食管炎中发病率较高的一种。护理常识：

(一)饮食

饮食与健康的关系十分密切，因此要注意饮食卫生，不食生冷不洁食物，不过食肥甘厚味之品，不饥饱无度。调节饮食方法主要有：

1.食量适当，勿饥饱无常。贪食过度或暴饮暴食，超过了脾胃的消化功能，就会导致积滞难消，脾胃失运。三餐分配应合理，早餐精些，午餐量多些，晚餐宜少进，若需要夜餐，则应以软饭为宜，勿饱食入睡。

2.饮食选择：应以素食为主，少食荤腥之品，因五谷、蔬菜多无明显寒热之偏，易于消化，不易酿湿生痰，故以素食为主是我国养生的一贯主张。冬季宜多食温热性食物如羊肉、鸡肉；夏季宜用消暑偏凉之品，如黄瓜、西红柿；在暑季湿热交蒸之时宜用西瓜等消暑除湿之品；秋季宜用生津润燥之品如苹果、香蕉，而少用辛辣之物,以免灼伤胃阴。

3.进餐后避免立即平卧,在睡前2~3小时内避免进餐,睡时将床头抬高10~20厘米,均可减少胃食管反流。

4.慎用抗胆碱能药物如阿托品,多巴胺受体激动剂如溴隐亭、左旋多巴等,钙通道阻滞剂如安定、麻醉剂等,以免降低食管下段括约肌压,引起胃内食物反流,刺激损伤食管粘膜。

(二)保持心情舒畅

情志失和为很多疾病的致病因素,古人对其最有认识,忧思恼怒,郁怒伤肝,肝气不疏,横逆犯胃,胃失和降,上逆而发病。因此要保持精神愉快,心情舒畅,避免一些能引起情绪波动的刺激。可用养鸟、种花、琴棋书画等调节情志,排除忧思恼怒,达到愉快自得的目的。另外,还应适当参加体育活动,既可流通气血,增强体质,又能陶冶情操,使人怡情放怀,气机流畅,但锻炼不可过量,应力而行,持之以恒,方可获益。患者自己应调整心态,养成遇事不急,不怒的良好素质,放下包袱,消除顾虑,积极配合治疗。达到治愈疾病缩短疗程的目的。

(三)休息

生活要有规律,按时作息,劳逸结合,保证充足的睡眠。防风寒,随气候之变,增减衣被,防迎风沐浴,涉水淋雨,久处湿地,夜深露卧,纳凉取暖也宜适度。

第二节 慢性胃炎

慢性胃炎是指不同病因引起的各种慢性胃粘膜的炎性病变,是一种常见多发病。按病变的解剖部位分类,简单而实用,因为它反映了病因的不同。即分为慢性胃窦炎(B型胃炎)和慢性胃体炎(A型胃炎),慢性胃窦炎为最常见。护理常识:

(一)心理护理

患者因症状反复出现,会产生焦虑、恐惧、不安等,会担心自己患胃癌,家人应关心、体贴、安慰病人,正确地给予解释和指导,促进患者解除顾虑,取得治愈。

(二)休息

急性发作时注意适当休息,病情好转后应加强锻炼,增强体质。

(三)饮食

不服对胃有刺激性的药物,改变不良的饮食习惯,进食要有规律,按时定量,不暴饮暴食,少食刺激性食物,进营养丰富,易消化食物。忌烟戒酒。

(四)症状护理

1.腹痛时可用热水袋敷腹部或轻轻按摩。

2.呕吐时,不要紧张、着急,随时清理呕吐物,用清水漱口,保持口腔卫生;多饮温开水,淡盐水或其它汤类,以防脱水;同时要注意呕吐物的内容有无血液;如果呕吐频繁或呕吐物中带血,应及时去医院就诊。

3. 保持口腔卫生,饭前后漱口,可减少口腔内残渣存留,消除口臭。

（五）遵医嘱按时服药,坚持治疗。

第三节　消化性溃疡

消化性溃疡主要是指发生在胃和十二指肠球部的慢性溃疡。因溃疡的形成与胃酸和胃蛋白酶的消化作用有关,故称为消化性溃疡。消化性溃疡为常见病,可发生于任何年龄,十二指肠溃疡以青壮年多见,胃溃疡发病年龄较迟,平均晚10年,男性多于女性,十二指肠溃疡较胃溃疡多见。护理常识:

（一）休息与活动

每日应保证充足的睡眠,生活规律,劳逸结合。病情轻者可边工作边治疗,较重的活动性溃疡者应卧床休息几天至1～2周,一般应休息4～6周。溃疡病在术前要注意劳逸结合,避免劳累。术后早期鼓励病人下床活动,以免发生肠粘连,一般来说,术后第1日可坐起做微量活动,第2日可下地在床边走动,第3日可去厕所,活动量根据自身情况而定。恢复期仍要注意休息,一月内可做些自理生活的轻劳动,两月内可参加轻便劳动,3月后可参加工作,从事轻工作逐渐到正常工作。

（二）饮食

合理的饮食对促进溃疡组织的修复和全身状况的恢复有重要意义。进餐规律,定时进餐,少量多餐,不可吃得过饱,细嚼慢咽,每日4～5餐。食物温度应接近体温,不食过冷过热食物。主食以面食为主,因面食较柔软、含碱、易消化并能中和胃酸,不惯于面食的则以软饭,米粥代替。宜选用营养丰富的食物,蛋白质类食物具有中和胃酸的作用,可适量摄取牛奶,宜安排在两餐之间,因牛奶能稀释和中和胃酸,但其钙质吸收反过来刺激胃酸分泌,故不宜多饮。摄适量的不饱和脂肪酸如植物油,忌食刺激性食物如辛辣、生冷、油炸及多纤维素食物、浓茶、咖啡、酒均宜忌用。戒烟,因吸烟可抑制血管收缩,抑制胰液和胆汁的分泌而减少其在十二指肠内中和胃酸的能力,引起胆汁反流,不利于溃疡的愈合并可引起复发,故戒烟对溃疡的治疗及愈后意义重大。术前3日根据情况选择流食:术前一日禁食;术前6～8小时禁饮,术后24～48小时肠功能恢复,拔除胃管后可给少量饮水,每次4～5汤匙,1～2小时1次;第3日进半量流食,每次50～80毫升,避免肠胀气的食物如蛋、奶等;第四日可进稀饭;10～14日后进干饭;术后1月内,应少量多餐,术后一段时间内禁食生、酸、辣、油炸食物、浓茶和酒等。

（三）保持心情舒畅,避免不良刺激

因精神心理与溃疡病的发生与发展关系密切,因此,家庭气氛应和谐、愉快、家人应指导病人保持乐观,防止精神紧张、忧虑、情绪激动,过度劳累等。做为病人要学会自我调节,保持良好的心态与情绪,注意劳逸结合,在进行长时间紧张工作时,

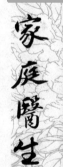

家庭医生

应给自己几分钟轻松时间,用眼睛看看远处,做做深呼吸等以放松紧张的神经。

(四)对症护理

1.疼痛:隐痛用热水袋敷上腹部可缓解;如剧烈腹痛,可能发生溃疡穿孔或腹膜炎,应立即去医院就诊。

2.呕血和黑便:呕吐时应沉静,避免紧张,用清水漱口,饮淡盐水或其它汤类,防止脱水;同时注意呕吐物的性质,观察其颜色,有无出血;注意大便颜色,有无黑便;有呕血和黑便时应立即就诊。

(五)按时服药,坚持治疗,定期复查。

第四节　溃疡性结肠炎

溃疡性结肠炎又称慢性非特异性溃疡性结肠炎,是一种病因不明的直肠和结肠炎性疾病。病情轻重不等,多有活动期和缓解期而呈反复发作的慢性病程。本病可发生在任何年龄,多见于 20～40 岁,也可见于儿童和老年,男女发病率无明显差别。护理常识:

(一)休息

重者应卧床休息,轻者可从事一般轻工作,保证充足睡眠,达到体力精神休息。

(二)饮食

给高热量,富含蛋白、维生素的低渣饮食,少量多餐。避免刺激性食物如粗糙的、多纤维的、易发生过敏的食物,戒烟,不饮咖啡,不食冰冷食物、生蔬菜、巧克力、辛辣食物,禁牛奶(牛奶会使腹泻和腹胀加重)和乳制品。病情严重者应禁食,由静脉供给能量,以利于肠道休息。

(三)保持会阴部皮肤清洁

每次便后用温水清洗,用软纸擦拭以防损伤皮肤,若肛门周围皮肤发红,疼痛时可涂以红霉素软膏。

(四)心理护理

本病为慢性过程,反复发作性腹痛、腹泻,病人非常痛苦,精神神经因素又能促使病情发作,因此家人应关心病人,保持心情舒畅,有利于早日康复。

(五)正确用药

遵医嘱正确用药,不可随意添加药物。药物灌肠后应尽可能保留,使药物充分吸收。服用柳氮磺胺吡啶时,为防复发,用药时间为 1～2 年,应坚持服够疗程,其副作用有恶心、呕吐、皮疹、白细胞减少、溶血反应等。肾上腺皮质激素适用于暴发型和重型患者,能控制炎症,减轻中毒症状,应严格遵医嘱服用,不可随意减量。当腹痛、腹泻明显时,可用少量的阿托品、普鲁苯辛解痉止痛,但应注意大剂量应用后诱发中毒性巨结肠,其临床表现为病情急剧恶化,毒血症明显,有脱水和电解质平衡紊乱,出现鼓肠、腹部压痛、肠鸣音消失等,一旦出现可危及生命,应立即就诊。

(六)正确留取粪标本

应采集新鲜脓血便,不可混有尿液、消毒液等,以免影响检查结果。

第五节　急性胰腺炎

急性胰腺炎是指胰腺及周围组织被胰腺分泌的消化酶自身消化的化学性炎症。是一种常见的急腹症,常见于青壮年,女性高于男性。临床上按病情轻重分为急性水肿型胰腺炎和出血坏死型胰腺炎,前者多见,约占90%,预后良好;后者少见,但病情重,并发症多,死亡率高。护理常识:

(一)饮食与营养

因进食可促进胃、十二指肠分泌,刺激胰腺分泌增多,故在数天内及术后的早期要严格限制进食进水,在禁食期间,可静脉输液补充营养及电解质、水分等。术后待肠功能恢复(肛门排气),血象、体温正常,无腹痛、腹胀时可考虑进食。进食首先从无蛋白,无脂类开始,如白开水、果汁水、米汤等,无不适可过渡到含植物蛋白的流食如豆浆、黑芝麻糊等,无消化不良时再由植物蛋白到动物蛋白如牛奶、蛋花汤等,逐渐到半流食、普食。

进食原则为少量多餐、低蛋白、低脂、高维生素、高碳水化合物等。

(二)休息与活动

对于急性胰腺炎一经确诊,即应绝对卧床休息。术后早期可取半坐卧位及适当翻身、床上活动,4~5日可下床活动,活动量以病人能耐受为限。恢复期要适当休息,避免劳累及重体力劳动,1~3月后根据恢复情况决定是否恢复正常工作。

(三)心理护理

急性胰腺炎常急性起病,疼痛剧烈,难以忍受,病人常表现出焦虑、恐惧,甚至感到死亡的威胁。家人应守护于病人床旁,使病人感到安全,增强治疗疾病的信心,帮助病人减少或去除腹痛加重的因素。可腹部冷敷,支持和鼓励病人,消除不良心理活动,促使心情愉快,以利于病情减轻和好转。

(四)各种引流管的护理

手术前病人可能会有胃管、尿管、吸氧管,术后可能会增加肠道瘘管"T"型引流管、腹腔多根引流管等。要维持各种管道的位置,保持引流通畅有效,在帮助病人翻身、床上活动时要防止管道脱落、扭曲,不可随意将引流管抬高至床面,以防引流液倒流至体内发生逆行感染。

(五)密切观察病情变化

密切观察疼痛的程度、部位、性质、有无伴随症状,如发现有变化时,及时去医院就诊。

（六）遵医嘱按时服药，坚持治疗。

（七）预防

饮食不当是本病的重要诱因之一。在日常生活中要避免暴饮暴食、酗酒等，限制高脂肪饮食，多吃水果、蔬菜。

出现黄疸、腹痛、高热及时到医院就诊。

第六节　肝硬化

肝硬化是由于一种或多种致病因素长期或反复的作用于肝脏，造成肝组织弥漫性损害，引起以门静脉压增高和肝功能障碍为主要临床表现的一种常见的慢性肝病。护理常识：

（一）休息

休息可减少病人能量消耗，减轻肝脏代谢的负担，增加肝脏的血流量，有助于肝细胞修复和改善腹水和水肿。代偿期可参加轻便劳动，保证充足睡眠，避免劳累，失代偿期应卧床休息，呼吸困难时取半坐卧位或使病人感到舒适的体位。

（二）饮食

给高热量、高蛋白、高维生素的易消化的无刺激性、纤维少的饮食为宜。适当限制动物脂肪、每日控制在 30～50g。特别是贫血者应补充足够的蛋白质，无肝昏迷者每天蛋白摄入量不少于 1.5～2g/kg 体重，但肝昏迷者和肝功能不全者应禁蛋白或低蛋白质饮食，每日蛋白质不多于 30g，目的是减少蛋白质中氨基酸分解出氨对神经系统的刺激防止发生肝性脑。补充足量的维生素 B、C、A、D、K、E 等。腹水和水肿者应低盐或无盐饮食，限制水量，水每日不多于 1000 毫升，盐每日应少于 3～5g。应禁酒、避免进粗糙、坚硬或刺激性食物，应细嚼慢咽，药物应研成粉末，以防引起食管或胃底静脉破裂出血。

（三）心理护理

肝硬化病程漫长，久治不愈，症状多变，尤其进入失代偿期时，病人卧床不起，常出现性情急躁、消极、悲观、甚至愤怒怨恨的心理，家人应在精神上给予安慰和支持，使其保持愉快心理，树立信心，配合治疗，战胜疾病。

（四）对症护理

1. 腹水

①大量腹水者，取半卧位，有利于呼吸困难和心悸症状减轻。轻度腹水者，平卧无不适者，尽量取平卧位，以增加肝脏血流量；②大量腹水者，因腹内压增加可有脐疝，应防止和避免再增加腹内压的因素如咳嗽、打喷嚏、便秘等，局部应加强防护，防止皮肤擦伤、破裂而使腹水外溢。如臀部、阴囊、下肢有水肿，可用棉垫或海

绵垫垫起受压部位,防止受压而破损皮肤,引起褥疮感染;③皮肤护理,可用温水擦浴,保持皮肤清洁卫生,预防感染和褥疮发生,有瘙痒者,及时处理,不可用手抓痒,防止感染;④如作腹腔穿刺术放腹水,病人术前应排尿,以排空膀胱免于误伤;术后应缚腹带,并逐渐收紧腹带,以防虚脱和腹水迅速再发生;注意穿刺部位是否溢液,如溢液不止,可用明胶海绵制止;注意神志的变化,以防肝昏迷的发生。

2.呕吐

如病人呕吐,应头偏向一侧,并及时清理呕吐物,注意口腔卫生,观察呕吐物的性质,如呕血,应立即送医院抢救。

3.注意病人有无出血斑及其它部位的出血情况,用软毛牙刷刷牙,避免牙龈出血,鼻出血可压迫止血,有便血应到医院就诊,及时处理。

4.注意精神与神志:当肝功能衰竭时,肝脏解毒功能降低,有毒的代谢产物会引起中枢神经系统功能紊乱致肝昏迷,家人应注意病人的精神与神志的变化,有无性格改变和行为失常,例如欣快激动或淡漠少言,衣冠不整或随地吐痰等,有无意识错乱,恍惚,对时、地、人的概念混乱,言语不清,书写障碍,抽搐、尿失禁等表现,如有便是肝昏迷的前兆,应立即送医院抢救。

(五)定期门诊复查,发现病情变化及时就诊。

第七节 肝性脑病

肝性脑病过去称肝性昏迷,是严重肝病引起的,以代谢紊乱为基础的、中枢神经系统功能失调的综合症。护理常识:

(一)饮食

1.禁食蛋白质,给碳水化合物为主的食物,热量维持在 1500～2000 卡/日。因为蛋白质食物在肠内和消化酶的作用下产生氨,且蛋白质分解的有些氨基酸可被氧化成氨,均可被肠道吸收进入脑组织,使病人意识障碍加重。而足量的葡萄糖除供热量和减少组织蛋白分解外,且有利于降低血氨,以减轻病情。

2.保证水和其它营养物质的供给,每日至少给水 2000ml。因为水分有助于血中废物和代谢产物排出体外。

3.患者清醒后开始给蛋白质 20 克/日,以后每隔 3～5 天增加 10 克/日,短期内不超过 40～50 克/日,逐渐增加蛋白质可防止再度昏迷,最好以植物蛋白质为宜,因植物蛋白质含蛋氨酸、芳香族氨基酸且产氨氨基酸少,适合于肝性脑病患者。

4.脂肪最好少用,用脂肪可延缓胃的排空,增加胃的负担。

(二)休息

绝对卧床休息,以促进肝细胞的恢复。

(三)心理护理

对慢性肝病患者,家庭成员应该关心、照顾好患者,当发现有行为和性格方面的异常时应密切观察,及时送往医院就诊,应耐心正确地对待,给患者以信心,帮助患者度过危险期。

(四)消除诱因

1.禁用止痛、麻醉、安眠和镇静类药物(如吗啡、副醛、水合氯醛、杜冷丁、速效巴比妥类)如需要可用安定、东莨菪碱、苯巴比妥钠等,但用量要减少,只可用常量的1/3~1/2量,或减少用药次数,或用组织胺类药物如扑尔敏、苯海拉明代替。上述药物在肝硬化患者体内半衰期延长,大脑对其敏感性增高,不能耐受,且有些药物需在肝内解毒,增加肝细胞损害。

2.不用维生素 B_6。其可减少中枢神经系统的正常传导递质。

3.上消化道出血应及时处理。以免血液在肠内分解成氨吸收后血氨增高,诱发肝性脑病。

4.避免大量放腹水及快速利尿。

5.防止大量饮水和输液,入水量应限于2500毫升/日,伴有腹水者水入量为24小时尿量加100毫升。过多液体可引起低血钾、心力衰竭、脑水肿等,可加重肝性昏迷或发生其他并发症。

(五)昏迷病人的护理

1.平卧,头偏向一侧,防止舌后坠,保持呼吸道通畅,及时清除呕吐物和分泌物。

2.口腔护理:保持口腔清洁,注意观察口腔粘膜的变化,如发现有溃疡等及时与医生联系,张口呼吸者用湿纱布遮盖口,防止口唇干裂和湿化吸入的气体。

3.皮肤护理:保持床铺清洁、干燥、平整、无渣屑。白天2小时,夜间3小时翻身一次,注意观察按摩骨突受压处,并叩背排痰以预防褥疮和肺部并发症。

4.眼睛护理:眼睛不能闭合时,点眼药或涂眼药如氯霉素眼药水、红霉素眼药膏等,并用生理盐水纱布遮盖。

5.会阴部护理:每日清洗会阴1~2次,以防褥疮和感染。

(六)其他护理

1.保持大便通畅,注意记录每日大便次数,及时处理便秘,必要时导泻或灌肠,以防昏迷加重。

2.注意保暖,防止着凉。

第八节　结核性腹膜炎

结核性腹膜炎是由结核杆菌引起的慢性、弥漫性腹膜感染。本病可见于任何年龄,以青壮年多见,多数在40岁以下,但60岁以上者也并非罕见。本病以女性为多,男女之比约为1:1.8。本病在过去比较常见,由于结核病防治工作的积极开展,发病率已逐年下降。但近年来发现早期或轻型患者仍不少见,表现并不典型,

可被忽视与漏诊,时有因延误早期诊断与及时治疗而致临床表现复杂,常给诊断带来困难,故必须予以重视。护理常识:

1. 休息:居室应安静、舒适、整洁、空气新鲜、阳光充足,使病人能够心情舒畅地休息,促进机体早日康复。休息根据病情轻重而定,轻者可自理生活,重者伴大量腹水应给予生活上照顾,卧床休息,并给予舒适体位如半卧位,以减轻呼吸困难与不适。

2. 饮食:给高蛋白、富含维生素的食物和饮料,补充机体消耗和促进组织修复,保证一定水量,每日饮水 1500mL 以上。有腹水者应限钠,每日不超过 5g,不进含钠高的罐头类食物。

3. 心理护理:患者遭受痛苦,有腹水者腹形改变可产生各种消极情绪,心理上失去平衡,家人应关心、体贴病人,给病人以帮助,支持与鼓励。只要坚持治疗,结核性腹膜炎是可以治愈的,因此病人要有信心,主动积极配合,坚持治疗,力争早日康复。

4. 腹水护理:轻度腹水可取半卧位,少进或不进引起腹胀的食物,或作肛门排气等。腹水多者配合医生抽腹水以减轻症状,并注意观察伤口有无渗液,及时与医生联系,及时处理。

5. 治疗护理:抗结核药物治疗护理:抗结核药物必须联合规则、全程治疗,病人每次必须服几种药物,且时间长,所以家人必须督促病人按时服药,避免漏服与中断,病人必须主动配合,坚持服满疗程。注意观察抗痨药物的副作用。异烟肼易造成周围神经炎,可服维生素 B_1、B_6 预防;链霉素易产生听力与肾损害,应注意病人听力有无变化,定期复查肾功能;利福平会引起胃肠道反应;乙胺丁醇会产生球后视神经炎。所有抗结核药物对肝脏均有不同程度的损害,在治疗期间应定期复查功能,向医生详细汇报服药后的反应,以及时调整药物,提高疗效。

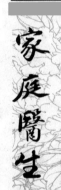

家庭健康宝典

家庭医生

家庭护理篇

107

第九章　循环系统常见疾病家庭护理

循环系统由心脏、血管和调节血液循环的神经体液组成。其主要功能是保证身体各组织器官的血液供应；通过血液给组织输送氧气、营养物质和激素等，并运走组织代谢产物，以维护人体正常新陈代谢。

循环系统疾病包括心脏病和血管病，合称心血管病，是危害人民健康和社会劳动力较大的疾病。循环系统疾病在当今世界上，其发病率和病死率都很高，在我国城乡居民中，心血管病死亡率不断上升，已成为首要的死因。循环系统疾病具有起病急骤、症状复杂、病情凶险而易突变等特点，严重时甚至发生猝死。精心护理和心理安慰可减轻病人身心痛苦，加强病情观察可及早发现病情变化，争取时间，抢救生命。循环系统疾病大多病程冗长，不易根治，容易复发。家属应引导病人，使其改变不良生活方式，避免各种诱发因素，坚持治疗，改善和维持心脏功能，以防止病情反复和发展，延长寿命。

第一节　心功能不全

心功能不全是在原有心脏病发展到一定程度时，心脏所排出的血量不能维持人体组织代谢所需的一种临床病理生理综合症，也称充血性心力衰竭。心功能不全按其发展过程可分为急性和慢性两种，按其临床表现可分为左心和右心功能不全或全心功能不全。

一、慢性心功能不全的护理常识

1. 诱发因素的防治　无论何种感染，均需早期应用足量的抗生素。在输液过程中严格控制滴速，一般40滴/分。积极治疗心律失常、贫血、冠心病、高血压等疾病，避免或减少心功能不全的发生。

2. 适当安排休息与活动　适当休息可减少组织耗氧量，降低心率、血压、减少静脉回流从而减轻心脏负荷。白天除午睡外下午宜增加数小时卧床休息，保证充足睡眠。根据心功能情况选择适当的活动，重症心衰应卧床休息，待病情恢复后，逐渐增加活动量，可做散步、气功、太极拳等活动。步行有助静脉血回流至心脏，从而改善心功能不全症状，但要掌握活动量，当出现心慌、气短、脉搏增快时，说明活动过量，应停止活动并卧床休息。

3. 合理饮食　饮食在心功能不全的康复中占极为重要地位。应摄取低热量、低钠、清淡易消化、维生素足量，碳水化合物、无机盐、脂肪适量的饮食。禁止烟酒，注意少食多餐,饱食后可诱发或加重心衰。有夜间阵发性呼吸困难者晚餐时间应提前且进食量要少。注意保持大便通畅,必要时用缓泻剂,排便切忌过分用力。忌用或少用含钠高的食品,如发酵面粉制的面包、饼干、油条、腌制品,含钠高的蔬菜如菠菜、芹菜、卷心菜、巧克力、果汁、苏打粉、味精、酱油、牛肉汁等。在应用利尿剂时摄入钠量可稍放宽。应预防低钾,可食用含钾丰富的食品如:大枣、桔子、香蕉、豆类等。心功能不全者可食用大米粥或饭、面条、豆浆、青菜、豆腐、淡水鲜鱼、鲜肉、鸡蛋、水果等。

4. 合理用药　要严格按医生要求用药,切忌自作主张更改药物或停用药物,以免发生严重后果。要按时定量服用,并应熟悉常用药物的毒副作用,有利于早发现、早就医、早处理。

(1)应用洋地黄类制剂时,服药前应测心率或脉搏,如心率低于60次/分,脉搏不规则或骤然增快时,应暂停治疗。同时,注意有无食欲减退、恶心、呕吐、腹泻、黄视等中毒症状。

(2)服用奎尼丁时,在给药前也应测心率,观察有无心率减慢或不规则。服药后观察有无奎尼丁晕厥,定期做心电图。

(3)应用利尿剂后应注意有无水、电解质紊乱,尤其注意有无腹胀、肢体软弱无力等低血钾的症状,并注意观察每日总尿量,定期检查电解质。

(4)应用血管扩张剂时,应注意观察血压变化。

5. 自我监测　在康复治疗中,对本身疾病的各种症状应及时发现,所有药物毒副作用均依赖于病人本人,故心衰病人应学会自我监测,如:气短、乏力、夜间憋醒、咳嗽加重、痰为泡沫状、倦怠、烦躁、失眠、厌食、腹胀、恶心、呕吐、尿少、下肢浮肿等可能为心衰的不典型表现,应及时报告给医生为诊断治疗提供依据。在服药期间对症状的控制自己可有评价。如呼吸困难减轻至呼吸平稳,活动后心慌、气短减轻,紫绀消失,尿量增加,水肿消退,食欲改善,恶心、呕吐症状消失,颈静脉怒张减轻或消失。将这些观察到的症状及时反馈给医生,有利于医生调整药物。

6. 皮肤护理　慢性心衰病人被迫右侧卧位。应加强右侧骨隆突处皮肤护理,预防因水肿、受压,营养不良造成的褥疮。可为病人定时按摩,适当的翻身,床上应用大小便器时避免皮肤擦伤。

7. 心理护理　慢性心衰病人常年卧床,对生活信心不足,同时恐惧死亡。因此,家属应使病人保持良好的情绪,多关心体贴,生活上给予必要的照顾与帮助。病人应保持平稳的心态,乐观情绪,遇事不急,不自寻烦恼,各种活动要量力而行,既不逞强,也不过分依赖别人。对自己的疾病不能忽视,但也不要过分关注,过分紧张往往更易诱发急性心衰的发生。在家属和病人共同努力下,来提高生活质量。

二、急性心功能不全的护理常识

1. 心理支持　加强精神安慰,稳定病人情绪,医务人员及家属应保持镇静自若,工作忙而不乱,尽量守护病人,以消除病人恐惧不安,减轻病人精神压力。

2. 调整体位　采取端坐位或半坐卧位,两腿下垂,以减少回心血量。

家庭醫生

3. 合理休息　绝对卧床休息,减少陪伴人员,减少探视人员,使病人能得到充分休息,降低耗氧量。各种操作前尽量给病人解释清楚,以取得病人配合。

4. 急救护理　长期患有慢性心脏病者,有条件时,家中应备有氧气。如在家里突然发生呼吸困难,立即给予吸氧,调整体位,口服速尿、硝酸甘油,以缓解症状,并及时与医生取得联系;如在医院发生呼吸困难,应将病人安置在有利于抢救的重症监护室。并保持环境安静,及时治疗。

第二节　高血压病

高血压的标准为成人收缩压达到或超过 21.3kPa(160mmHg) 及(或)舒张压达到或超过 12.6kPa(95mmHg)。高血压又可分为原发性和继发性两种类型。原发性高血压亦称高血压病,是指病因未明,以动脉血压增高为特征,后期可伴有血管、心、脑、肾等脏器损害的全身性疾病,此类多见于老年人。继发性高血压又称症状性高血压,是某些疾病临床表现的一部分,此类较少见于老年人。护理常识:

(一)保持心情舒畅,情绪稳定

高血压病人大多性格暴躁,易激动,家属要理解、关心病人,去除一切可以引起情绪波动的因素,使病人尽量保持心态平和,情绪稳定。因为血压会随情绪变化而波动,如疼痛、愤怒会引起舒张压明显升高;惊骇、恐惧能使收缩压升高。

(二)合理的休息

日常生活要注意劳逸结合,既要保证充分的睡眠,避免过度紧张与劳累,也要参加力所能及的工作和体力活动,如散步、气功、健身操等。血压较高时要适当休息、减少活动。

(三)戒烟、酒,合理饮食

饮食要低盐、低胆固醇、清淡易消化,多吃蔬菜,少吃动物脂肪和内脏。每餐不宜吃的过饱,一般每天食盐控制在 5g 以下。品茶要清淡,特别是睡前忌饮浓茶和咖啡,以免影响睡眠,导致血压升高。

(四)常测血压

高血压病人由于对持续性血压升高有较长时间的适应,大多数病人往往无不适感觉,所以,经常测量血压是十分必要的。根据血压的水平来调整降压药的品种与剂量,若有条件,家庭最好能自备一台血压计,家属应学会测量血压。一般将血压控制在收缩压 17.3 ~ 18.7kPa(130 ~ 140mmHg)、舒张压 10.7 ~ 12.0kPa(80 ~ 90mmHg),且无不适症状为宜。

(五)节食减肥,控制体重

肥胖能增加心脏负担,导致心脏肥大,出现心绞痛、心力衰竭;肥胖也可导致动脉硬化,容易引起高血压和脑溢血等疾病;所以,高血压病人应控制饮食,适当多活动以控制体重。

(六)适量运动

适量的运动可舒筋活络,畅通气血,缓解紧张情绪,有利于控制血压。高血压病人可选择散步、打太极拳、练气功等节律慢,运动量小的项目并且以自己活动后不感到疲倦为度。冬季时老年人宜在室内运动(因为寒冷可使血管收缩,血压升高),也可做爬楼梯运动。

(七)注意观察病情变化

若出现剧烈头痛、呕吐、视力模糊、呼吸困难、血压急剧升高时,不可盲目服药,应立即到医院诊治。

(八)药物治疗的注意事项

1. 要定期测量血压 通过多次测量早晨起床未活动时的血压,得到自己的基础血压值,做到心中有数,以便就诊时为医生用药提供依据。

2. 应用降压药要遵医嘱 用药开始时,在观察降压效果的同时也要观察药物用量是否合适,而且不要因服用几天后,降压效果不佳而盲目加大用量或加用另一种降压药。口服降压药通常要在2周或更长时间内才能逐渐将血压控制住。一般应从小剂量开始服用,根据降压效果情况逐步增加剂量或增加服药次数,直到达到满意疗效。

3. 注意药物不良反应 服用可以引起体位性低血压的药物,如胍乙啶、心痛定等,改变体位动作尽量缓慢,尤其在夜间起床时更要小心,以免血压突然降低引起昏厥而发生意外。

4. 病程长的高血压病人,不宜把血压完全降到正常水平。因为长期高血压的情况下,心、脑、肾的血管阻力已较大,靠着比较高的血压尚可维持血液流通,一旦血压突然降低,则反而影响这些脏器的血液供应。这就要求要缓慢降压,使机体逐渐适应,使血压降到接近正常水平,而且病人没有不舒适的感觉(即血压理想水平)。

5. 要遵医嘱坚持服药 血压得到满意控制后,稳定一个阶段才能逐步减少药物品种和剂量,然后长期服药使血压维持在理想水平。切不可断断续续,不按时服药,使血压升升降降,这种情况最容易引起老年人心脑血管意外。

第三节 冠状动脉粥样硬化性心脏病

冠状动脉粥样硬化性心脏病简称冠心病。是指冠状动脉粥样硬化病变引起冠状动脉狭窄,使心肌缺血、缺氧而引起的心脏病。本病多发生在40岁以后,男性多于女性,脑力劳动者多于体力劳动者,城市多于农村,而且患病率随年龄的增长而增高,是老年人最常见的一种心血管疾病。临床上冠心病可分为心绞痛、心肌梗塞、隐性冠心病、心肌硬化、原发性心脏骤停五种类型。本节重点对心绞痛和心肌梗塞的护理常识做介绍。

心绞痛

（一）一般护理

日常护理的目标是减少病人心绞痛发作的次数与预防心肌梗塞的发生。

1. 保持稳定的情绪，避免过喜过悲　家属应尽量消除一切可以引起病人情绪波动的因素。病人自己亦应遇事不急不躁，保持平稳心态，特别是遇大悲之事时，更应保持冷静，可能的话最好暂时换一下生活环境。

2. 生活规律化　平时要注意保持生活规律，注意休息。休息包括精神上及体力上的休息，要设法保证充足的睡眠。

3. 合量饮食　饮食宜低热量、低动物脂肪、低胆固醇、少糖少盐、避免辛辣刺激性；在注意清淡的前提下，也应注意营养成分的摄入，如蛋白质，各种维生素等；其它如牛奶、奶制品、瘦肉、鱼类、豆类、豆制品、玉米、小米等也应多吃一点。肥胖或伴有高脂血症者，应控制进食量，宜食一些能降低血脂的食物，如茄子、香菇、木耳、洋葱等。遵照少量多餐的进食原则，即每餐的量要少，分多次进食。注意不要吃的过饱，特别是晚餐更应注意。应戒绝烟酒，不饮浓茶、咖啡。

4. 保持大便通畅　为防止便秘，宜多食一些蔬菜、水果，养成每日定时排便的习惯，即使无便意，每日也应定时蹲便器。若大便干燥，可服蜂蜜水，若不能缓解则可应用一些缓泻剂，如甘油栓、开塞露等。

5. 注意防寒保暖　室温不宜过低，保持室温在 22℃ 为宜。

6. 预防用药　对于某些活动易诱发心绞痛时，可事先半小时含服消心痛药物预防。

7. 改善心功能　病情平稳时可进行适度体育锻炼，以改善心功能。运动方式可根据年龄、体质及爱好选择散步、拳术、体操等活动。运动应在空腹或饭后 2 小时进行，要循序渐进，不要急于求成。运动时要有家属在旁监护。

8. 积极治疗和冠心病有关的疾病　如控制高血压、糖尿病及高脂血症。

（二）应用抗心绞痛药物时的注意点

1. 服用硝酸甘油片时，要注意观察有无面红、头痛、头晕、低血压等不良反应，老年人应采取坐位或卧位服用，以防发生体位性低血压而晕厥摔倒；如在舌下不能快速溶化可以嚼碎，但不能吞服；保存在避光、封严的暗棕色瓶内；如服用时病人舌部没有灼热感或脸面胀红，则说明药物失效，应更换新药。

2. 大量长期应用硝酸酯制剂（如硝酸甘油、消心痛等）的患者不宜骤然停药，否则可能会激发心绞痛，甚至急性心肌梗塞。

3. 服用 β 受体阻滞剂（心得安等）时应密切观察脉率，脉率应保持在每分钟 50 次以上，不宜低于每分钟 45 次。

4. 若硝酸甘油与心得安合用，则心得安要饭前服用，硝酸甘油饭后服用。

5. 应用钙拮抗剂如心痛定时，亦应取坐位或卧位，变换体位时动作应缓慢，否则也可发生体位性低血压而晕厥摔倒。此药舌下含化效果较快。

（三）急性心绞痛发作的处理

1. 即刻安静休息，有呼吸困难时给予吸氧，注意保暖。

2. 立即舌下含化 1 片硝酸甘油，一般 1~3 分种见效。为防止短时间内心绞痛复发可随后再口服 1 片消心痛，能维持药效 3~5 小时。

3. 密切监护心率、心律、血压、疼痛性质和持续时间及疗效等，并立即通知保健医生或待疼痛缓解立即到医院诊治。

心肌梗塞

心肌梗塞是由于冠状动脉供给心肌的血液阻断，造成部分心肌严重而持久的缺血、坏死，是老年人冠心病中最严重的类型之一，也是老年人心功能不良最常见的原因及心脏猝死的主要原因。护理常识：

（一）一般护理

1. 休息　发病 48 小时内病情易变化、死亡率高。第 1 周绝对卧床，一切日常生活均要帮助照料，避免不必要的翻动，并限制探望，防止情绪波动；第 2 周除低血压者外，可鼓励患者在床上做深呼吸及伸展四肢等轻微活动或四肢被动运动（由家属协助做四肢屈伸动作等），防止下肢血栓形成；第 3 至第 5 周如病情稳定可逐步离床，在室内缓步走动。对有并发症者，卧床时间应适当延长。

2. 饮食　第 1 周给予半量清淡流质（如米汤、藕粉、面糊等）或半流质饮食（如粥、稀面条、蛋羹等）。有心力衰竭者要适当限制食盐，每日食盐限制在 5g 以下，急性期后可恢复冠心病饮食（同心绞痛病人饮食），进食不宜过饱。

3. 保持大便通畅　养成每日定时排便的习惯，若 2~3 天无大便时可给缓泻剂，避免排便用力，也可在便前给予硝酸甘油或消心痛 1 片舌下含化，以预防心绞痛发作。

4. 保持情绪稳定　心肌梗塞的严重性已众所周知，因此，一旦患者被确诊，其恐惧、忧郁、沮丧的心情是常见的心理反应。尤其是在急性发作时伴有濒死感，促使病人更加恐惧，家属应特别关心、体贴病人，病人自己亦要遇事心平气和，尽量避免情绪波动。病情好转的患者要鼓励早起床活动，尽快促使冠状动脉侧枝循环的建立。

（二）病情观察

要注意观察病情变化。突然严重心绞痛发作或出现呼吸困难、咳嗽、心悸、脉搏加快等，应立即到医院诊治。

（三）学会自我保健

1. 平时要注意劳逸结合，根据心功能状态进行适当锻炼。

2. 避免诱发因素，如紧张、劳累、情绪激动、饮食过饱、便秘、感染等。

3. 节制饮食、禁烟酒、咖啡、辛辣刺激性食物。平时多吃蔬菜、蛋白质之类、少吃动物脂肪、胆固醇含量高的食物。

4.遵医嘱随身常备硝酸甘油、速效救心丸等急救药物。

5.定期到医院复诊。

6.病人及家属均应学会一些病情突然变化时应采取的简易应急措施,如心脏骤停时的急救、急性心绞痛发作的处理等。

(四)心肌梗塞病人的家庭康复锻炼

心肌梗塞的急性期需住院治疗,在恢复期出院休养,此时约在心肌梗塞发生后3～8周,家庭康复锻炼在病人恢复期就需进行,这类病人的锻炼可分为二个阶段。

1.第一阶段 心肌梗塞第五周可开始步行,往返距离限制在100米以内,第六周可步行200米,第七周可走20米上坡路,并可在室外散步,允许自行脱衣、穿衣、洗澡。第八周可上楼,上下一层楼梯,此时步行的时间和距离都可根据情况逐步增加。到心肌梗塞3个月后,一般每天可走1000米,此时应考虑第二阶段的锻炼。同时病人在家可料理自己的生活,也可读书写字,处理事务,进行一些不费力的家务劳动,如洗碗、抹桌等。

2.第二阶段 主要进行体育锻炼,这一阶段运动量较大,因此在锻炼前后要做准备和缓解运动,目的是活动一下关节与肌肉,可做坐位自动运动与立位自动运动。

(1)坐位自动运动

①病人坐椅上,挺胸,坐正,两手垂下,然后两臂自下交替上举。

②两手放大腿上,举起小腿与地面平行,然后外展。

③上臂外展,抬起与肩并行,两前臂下垂,手背朝前,向前将两下臂朝上举起,手掌朝前,再回原。

(2)立位自动运动

①两手叉腰,躯干向两侧侧弯。

②两手叉腰,屈膝下蹲。

(3)体育锻炼方式 在准备和缓解运动后,可进行锻炼,锻炼方式很多,老年心肌梗塞病人可选择以下几种方式:

①步行 每天要求步行1000～2000米,或每次散步30～40分钟。

②太极拳 运动量适合老人,一套简化太极拳运动时心率只能达到90～105次/分。很适合70～85岁之间的老人锻炼。

(4)锻炼时间 锻炼开始时,包括准备及缓解运动,一般可做10分钟,如年龄大或体弱,则做5分钟。以后逐渐增加至30分钟,其中准备及缓解运动5分钟,可隔日1次,不间断。

(5)锻炼时注意点

①冬季严寒时要避免户外运动,不宜在雾中及寒冷的早晨锻炼。炎热暑天及潮湿雾天应减少运动量。

②进餐前后勿锻炼。

③锻炼后不能立即用热水洗澡,如洗澡必须在锻炼后隔15分钟,水温不超过40℃为宜。

①如锻炼时出现心绞痛、头晕、心律失常、疲倦、失眠、运动后心率仍不能恢复每分钟 105 次以下,应考虑暂停锻炼或减少运动量。

(五)积极预防再次梗塞

急性心肌梗塞病人获得康复后并非万事大吉,因冠状动脉的病变并没有被清除,只是由于冠状动脉形成了足够的侧枝循环,改善了心肌的缺血状态,使心脏功能得以恢复。因而,仍存在发生心绞痛及再次梗塞的危险。所以此类病人应该采取积极的预防措施:在加强自我保健的基础上再坚持采用 ABC 方案进行二级预防,即:长期服用阿司匹林、β 受体阻滞剂(心得安、氨酰心安、美多心安等)以及降脂药(美降之、舒降之、力平脂、安妥明等)。

第四节　风湿性心脏病

风湿性心瓣膜病是因风湿性心肌炎侵犯心瓣膜或其附属结构(瓣膜环、腱素及乳头肌),造成心脏瓣膜的关闭不严及/或开放受限,而引起心脏瓣膜关闭不全及/或狭窄,称为风湿性心脏病,简称风心病。护理常识:

(一)减轻心脏负担

适当活动可改善心肌新陈代谢,使心肌细胞得到更多的血液供应,增加心脏储备力,减慢心率,增加心搏出量,减少心绞痛发生。二尖瓣狭窄轻无症状者,可适当增加活动量,参加力所能及的锻炼,以增加心脏代偿能力。主动脉瓣病变者应适当限制体力活动,以防晕厥及心绞痛发生,心功能代偿期可适当参加锻炼,以不感心悸、气急为度,保持充足睡眠,参加轻工作,保持精神愉快;心功能不全者不宜参加运动和体力劳动,增加卧床休息时间,不宜多谈话、会客,避免情绪激动。

(二)合理饮食

宜摄清淡富含维生素及蛋白质饮食,不宜过于饱食,心力衰竭时适当限制钠盐,多食蔬菜、水果和粗纤维食物,保持大便通畅。

(三)防治风湿活动

预防风湿活动关键在于防治链球菌感染,避免上呼吸道感染、咽炎、扁桃体炎,及时控制链球菌感染。居室应防寒避湿,户外作业防止受潮,注意保暖,坚持锻炼,增强抗病能力,当有心脏炎时应绝对卧床休息,直至症状控制及实验室检查指标恢复正常后,方可逐渐增加活动量。关节炎时宜用软枕垫于关节肿痛部位,避免关节受压及碰撞。

(四)防治并发症

避免上呼吸感染及身心过劳,保持规律生活,避免劳累,防止心力衰竭发生,出现心衰后应及时治疗。保持稳定情绪,学会自我检测脉搏,如发现病情变化及时就医,以防心律失常及栓塞的发生。

（五）加强自我护理

平时注意保暖，预防感冒，如有不适及时就医，心功能三、四级的育龄妇女不可妊娠，瓣膜病变轻者，应在严密监护下安全渡过妊娠、分娩及产褥各期。

第五节　心律失常

心律失常是指心脏冲动的起源部位、心搏频率和节律以及冲动传导的任一异常而言。临床上按心律失常发作时的快慢分为快速性和缓慢性心律失常两大类，前者见于过早搏动，心动过速，心房颤动和心室颤动等；后者以窦性缓慢性心律失常和各种传导阻滞最常见。护理常识：

（一）急救护理

在家中发生心律失常时，如果是年轻人且病情较轻者偶尔出现的房性早搏、室性早搏等则不需处理，可注意休息，思想放松，并注意观察即可。病情较重时，特别是突然出现的心律失常，如室上性心动过速，快速心房纤颤，感觉明显心悸、脉快、恐慌，可根据以往经验口服常规药，并注意休息、镇静、联系医院治疗。当出现恶性心律失常如心室颤动，病人突然意识丧失，脉搏摸不到，血压测不到，必须先将病人放平，解开衣领，头向后仰，拳击心前区 2～3 次，若心跳未恢复可行胸外心脏按压，口对口人工呼吸，心脏按压与人工呼吸之比为 15：2，心脏按压次数以 100 次/分左右为宜。同时设法与急救医生联系，在医生未到来之前，一定要持续心肺复苏，并观察心跳是否恢复。

（二）预防诱发因素

一旦确诊后病人往往高度紧张、焦虑、忧郁，严重关注，频频求医，迫切要求控制心律失常，而完全忽略了病因、诱发因素的防治。应避免吸烟、酗酒、过劳、紧张、激动、暴饮、暴食等，以防引起心律失常。

（三）调整情绪

情绪紧张最易诱发心律失常，应保持平稳情绪，精神放松，不过度紧张，以平和心态对待疾病，避免过喜、过悲、过怒，不计较小事，遇事自己能安慰自己；不看紧张刺激电视及球赛等。

（四）适当休息与活动

无器质性心脏病者应积极参加体育锻炼，调整植物神经功能。器质性心脏病者根据心功能情况适当参加活动，注意劳逸结合。

（五）合理选择食谱

饱食、刺激性饮料，吸烟、酗酒均可诱发心律失常，应选择低脂、易消化、清淡、富营养、少量多餐饮食，合并心力衰竭及使用利尿剂应限制钠盐摄入，多进含钾盐的食物，以减轻心脏负荷和防止低钾血症诱发心律失常，保持大便通畅。

（六）自我监测

有些心律失常不易被抓到，病人自己最能发现问题。有些心律失常常有先兆症状，若能及时发现及时采取措施，可减少甚至避免再次发生心律失常。心房纤颤的病人往往有先兆症状，如心悸、摸脉有"缺脉"现象。此时及早休息并口服安定片可防患于未然。

（七）合理用药

按医嘱服用抗心律失常药物，不可自行改变剂量或撤换药物。如有不良反应及时就医。

（八）定期检查

定期复查心电图、电解质、肝功等。因为抗心律失常药物可影响电解质及脏器功能。用药后应定期复诊，以便医生观察用药效果和调整用药剂量。

第六节　心肌疾病

心肌疾病是指除心脏瓣膜病、冠状动脉粥样硬化、高血压、肺原性和先天性畸形心脏病外的心肌病变为主要表现的一组疾病。本病分为两大类：一类是病因未明的原发性心肌病，另一类为病因已明的或属全身性疾病一部分的特异性或继发性心肌病。护理常识：

（一）调整情绪

不良的情绪使交感神经兴奋，心肌耗氧增加，使病情加重，所以应保持乐观情绪，消除紧张、恐惧感，树立战胜疾病的信心，主动配合治疗，使病情得到缓解。

（二）合理休息与活动

由于心肌受损，心功能不全应限制体力活动。休息可减少心搏出量、减慢心率、降低心肌收缩强度和频率，降低心肌耗氧量。休息时间和体力活动的程度应视病情及治疗反应而定。心肌病应限制体力活动多休息，出现严重心衰时，可根据其症状采取不同的卧位休息。急性心肌炎应严格卧床休息一段较长时间，待症状消失和心电图检查恢复正常后，方可逐渐活动，出院后继续休息 2～3 个月，半年到一年内避免重体力活动。

（三）合理饮食

饮食宜低盐，高维生素，富有营养。少量多餐，增加粗纤维性食物。禁烟酒、咖啡等刺激性食物，不宜过饱。保持大便通畅，防止因饮食不当造成水钠潴留，心肌耗氧增加及便秘而增加心脏负担。急性心肌炎恢复期仍应注意营养调配以促进心肌修复与代谢，提高机体抵抗力。

（四）合理用药

心肌病以控制心衰纠正心律失常为主，心肌病病人对洋地黄敏感性较强。在

117

用药期间应观察有无恶心、呕吐、腹泻、黄视、绿视等中毒症状发生。出现上述症状时，及时与医生取得联系，以便医生调整药物剂量或停药。应用利尿剂的病人应定期来医院复查电解质，以防发生低血钾。

(五)避免诱发因素

扩张型心肌病病人避免劳累、病毒感染及其它毒素对心肌的损害。肥厚型心肌病病人应避免剧烈运动、情绪激动、突然用力或提取重物屏气等以免心肌收缩力增强，加重流出道梗阻而发生猝死。心肌炎病人应避免过度劳累、缺氧、营养不良、呼吸道感染等因素，以防病毒侵入体内诱发心力衰竭和心律失常。

(六)心肌疾病预后

扩张型心肌病病程长短不等，充血性心力衰竭的出现频度较高，预后不良。死亡原因多为充血性心力衰竭和严重心律失常。一般认为症状出现后5年生存率在40%，10年生存率在20%左右。肥厚型心肌病预后因人而异。可有无症状、心力衰竭、猝死等不同结果。一般成人病例10年生存率为80%，小儿病例为5%。急性心肌炎的预后多良好，多数可以完全治愈，少数未能完全恢复而转为慢性。

第七节　心包疾病

心包可因细菌、病毒、自身免疫、物理、化学等因素而发生急性炎性反应和渗液以及心包粘连、增厚、缩窄、钙化等慢性病变。临床上主要表现为急性心包炎和慢性缩窄性心包炎。护理常识：

(一)合理休息与饮食

病人应充分卧床休息，保持身心安静，避免参加体力活动，尽可能地减轻心脏负担，病人出现气短，呼吸困难时取坐位或在床上放一小桌，病人伏于小桌休息，以减少疲劳，同时给予氧气吸入。饮食宜给予低盐、高蛋白饮食，以减轻水肿，改善全身营养状况，尿毒症引起的心包积液应给予低蛋白饮食，以免加重尿毒症。

(二)积极配合治疗

急性心包炎的预后取决于病因，大多数心包炎可以痊愈，结核性心包炎病程较长，而急性非特异性心包炎则容易复发。患有心包炎的患者应配合医生积极治疗，以防发展成慢性缩窄性心包炎。引起明显呼吸困难者，应去医院配合医生作心包穿刺，以缓解症状。出现明显的胸痛者，给予止痛剂，烦躁不安者，酌情给予镇静剂。

(三)应用药物的护理

水肿明显用利尿剂的患者。应准确记录液体出入量，并注意水肿是否减轻，有无乏力、恶心、呕吐、腹胀、心律不齐等低钾表现，定期去医院复查电解质，以防低血钾发生，一旦出现低血钾症状，应及时补充氯化钾。

（四）预防

定期进行体检，积极治疗原发病，如结核肺炎、肾炎等，减少心包炎的发生。有心包积液者，应配合医生尽早行心包穿刺抽取积液，进行化验，明确病因，以便医生制定有效的治疗方案，以免发展成慢性缩窄性心包炎。

第八节　感染性心内膜炎

感染性心内膜炎系微生物感染心内膜或邻近的大动脉膜伴赘生物形成。致病原以细菌和真菌多见。临床上通常将其分为急性和亚急性两种，后者较前者多见，其临床表现和治疗措施均有所不同。护理常识：

（一）合理休息

长期发热体力消耗较大，同时伴有心脏损害，应安静卧床休息，保持舒适体位，不能参加体力劳动。

（二）饮食护理

鼓励病人多进食，以高蛋白、高维生素饮食为主，以加强营养，增加抵抗力。准确记录每日出入量，根据尿量、电解质情况而补充水分，维持水和电解质平衡。

（三）观察病情

每日测体温4～6次，直至体温正常，并进行记录。发热时及时采血做血培养，并仔细观察瘀点的好发部位如上肢、口腔粘膜、睑结膜、前胸、手足等处有无瘀点出现，为医生诊断提供资料。注意有无其它不适症状出现，如腰痛、胸痛、咯血、肢体疼痛、脉搏消失等，一旦出现上述症状，应及时与医生取得联系，考虑是否有栓塞存在。

（四）皮肤和口腔护理

病人连续发热、出汗，每日应进行擦澡或床上浴。勤换衣服，防止受凉。餐后、睡前应用1：5000呋喃西林溶液或朵贝氏液漱口，以保持皮扶、口腔清洁，防止发生感染。

（五）应用药物护理

严格按时使用抗生素，以保持血中有效浓度。注意观察有无因长期大量联合使用抗生素所引起的菌群失调，如发热持续不退、腹泻等，遇有以上情况，应与医生取得联系，以便医生能很好地制定治疗方案。

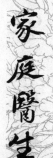

第十章 血液系统常见疾病家庭护理

血液病是指血液及造血系统的疾病。血液病的病种较多,有各种贫血、红细胞增多症、白血病、骨髓瘤、白细胞减少症及各类出血性疾病等。其特点多数表现为骨髓、脾、淋巴结等器官的病理损害,周围血细胞和血浆成分的病理改变,免疫功能障碍以及出血、凝血功能紊乱。当造血器官发生肿瘤性疾病时,可导致全身重要器官受累而危及生命。血液病可以是原发性的,其中大多数是造血系统的疾病、免疫功能缺陷或骨髓成分恶性变,例如:白血病、淋巴瘤等;也可由其它系统的疾病、免疫性疾病、营养缺乏或外来因素如药物、化学毒物、感染等造成对造血系统的损害,以致血液和骨髓成分有较明显的改变。血液是人体内的细胞外液,也影响体内重要脏器的代谢活动。对血液病病人的护理应针对血液病的共同特点,采取有效护理措施。出血和感染为血液病两大致命原因,必须采取防范措施,及时发现先兆,以争取及早处理。

第一节 缺铁性贫血

缺铁性贫血是机体对铁的需要量增加、摄入不足或丢失过多等原因造成体内铁的缺乏,影响血红蛋白的合成所引起的小细胞低色素性贫血。护理常识:

(一)适当休息

根据化验结果及患者的耐受力可作适量运动。轻度贫血避免作一些剧烈运动及重体力活动,中度贫血可作体力能耐受的轻微运动,如:散步、室内活动。重度贫血需卧床休息。

(二)补充营养

改变择食偏食习惯。进食富含高维生素、高蛋白质、特别是含铁丰富的食物。如肉类、动物血、肝、蛋黄、豆类、紫菜、香菇、海带等。妊娠期、哺乳期、儿童生长期更需补充营养。

(三)应用药物治疗的护理

坚持按疗程服用铁剂,口服铁剂一周后血红蛋白开始上升,8~10周血红蛋白可达正常,但仍应坚持服药3~6个月,才能补充体内贮存铁,以免复发。如服药3周后血红蛋白无明显增加,应与医生取得联系,查找原因。切不可自作主张,加大服药剂量,以免铁中毒。服用铁剂时,最好空腹服用,如有消化道反应或有消化道疾病者可在进餐后服用,但影响铁的吸收。服药期禁服茶,以免茶中鞣酸与铁结合成不溶性铁,同时避免与牛奶同服,因牛奶中含磷较高,影响铁的吸收。口服液体铁剂时,应用吸管服用,避免与牙接触,以免将牙染黑。服用铁剂后,大便颜色变黑色,不必紧张,停用铁剂后即可恢复正常。注射铁剂,局部会有疼痛肿胀,可热敷、按摩,以促进吸收。

第二节 溶血性贫血

溶血性贫血系指红细胞破坏加速,寿命缩短,骨髓造血失代偿时发生的贫血。护理常识:

根据病情轻重,选择活动量。病情轻者可适当活动,严重者需卧床休息。进食高蛋白、高维生素、高热量易消化饮食。保持乐观情绪,加强锻炼,提高免疫力,防止受凉感冒,注意保暖,预防其它感染性疾病而诱发本病,避免接触有关致病物质。如阵发性血红蛋白尿病人忌食酸性食物和酸性药物,葡萄糖6—磷酸脱氢酶缺乏病人,忌食蚕豆和氧化性药物,以免诱发本病。

第三节 巨幼红细胞性贫血

巨幼红细胞性贫血是指维生素 B_{12} 或叶酸缺乏,致脱氧核糖核酸(DNA)合成障碍所引起的贫血。护理常识:

(一)休息与营养

轻度贫血可适当活动,重度贫血需卧床休息,进食高热量、高蛋白、高维生素、刺激性小、易消化的食物,如肝、肉类、蛋类、鲜蔬菜等,避免偏食。

(二)预防感染

房间定时通风,有条件时房间定时消毒,有舌炎、口腔炎者应保持口腔清洁,用朵贝氏液或呋喃西林溶液饭前、饭后漱口。有腹泻或便秘者,便后坐浴,保持肛周清洁,防止感染。

(三)对症护理

有神经系统症状者,做好防护工作,防止摔倒发生意外。有恶性贫血和胃切除病人应坚持终身注射维生素 B_{12}。

(四)预防复发

巨幼红细胞性贫血大多是由偏食、营养不良造成。要充分了解此病与饮食有很大关系。不能偏食,尤其青少年偏食现象比较普遍,每日进食种类不能单一,不能只进食适合自己口味的食物。为了身体健康,用餐要营养全面,不但要食用碳水化合物,还要多食用蔬菜、肉类、以防引起本病发生。WHO 推荐每日叶酸需要量为:6个月内婴儿40~50μg,7~12月龄120μg,1~2岁200μg,13岁以上40μg,孕妇800μg,哺乳期600μg。

第四节 再生障碍性贫血

再生障碍性贫血是因化学、物理、生物因素及不明原因所致骨髓造血干细胞及微环境损伤,引起造血功能衰竭导致全血细胞减少的疾病,简称再障。临床上常表现为进行性贫血、出血、感染。护理常识:

(一)心理护理

急性病人因病情进展迅速,疗效差,易引起恐惧悲观。慢性型病人因病程长而焦虑,家人应多与病人接触交谈,了解其思想顾虑,并尽可能做好解释工作,帮助其正确对待疾病,增加治疗信心,保持乐观情绪,积极配合治疗。对慢性再障病人,医务人员及家属,应告知目前治疗方法多,治疗时间长,只要坚持治疗,大部分病人可以缓解治愈,在日常生活中参加一些力所能及的工作,以促进其早日康复。

(二)休息与营养

急性型病人需卧床休息,以减少内脏出血。慢性型病人根据贫血的程度,选择适当的活动。给予高蛋白、高维生素、易消化的食物。避免吃一些硬的带刺的食物,以免引起出血和感染。

(三)感染的预防及护理

病人抵抗力低,易发生呼吸道、皮肤、会阴、肛周、口腔等部位感染。应加强室内消毒,每日定时开窗通风,用紫外线或8-4液消毒房间,限制陪伴人员,必要时采取保护性隔离。保持口腔清洁,晨起、饭前、饭后、睡前用1:5000呋喃西林液或朵贝氏液漱口。口腔有溃疡者在溃疡处涂以1%碘甘油。

(四)出血的预防及护理

保持皮肤清洁,避免搔抓碰撞,皮肤干燥者用温水擦浴、涂油,防止皮肤出血感染。对受压部位经常按摩,促进血液循环。如有皮肤粘膜破溃出血,应立即作局部处理。告诉病人不要抠鼻孔,不要剔牙。对于血小板较低者嘱其卧床休息,防止颅内出血。一旦有出血症状应及时处理。

(五)用药的护理

慢性型病人多用雄激素治疗。此药长期使用可出现毛发增生、痤疮、浮肿、女性闭经及男性化,这是药物副作用,患者应消除顾虑,坚持用药,配合治疗,停药后上述症状随之消失。

(六)预后及预防

急性再障预后较差,多于发病一年内死亡,多数病例死于颅内出血和感染。慢性再障经治疗约有30%~50%的病例得以治愈。

滥用药物,特别是对造血系统有害的药物是再障的重要原因,必须有所认识,提高警惕。工农业生产中造成环境污染值得重视,尤其是对造血有害物质的生产,必须有严格的防护措施。应不断提高群众卫生水平和自我保护能力,尽量减少接触有害造血的物质。

第五节　白血病

白血病是造血系统的恶性疾病,是白细胞异常增生的疾病,伴有血液中白细胞数量和质量的异常。异常白细胞浸润正常骨髓及其它器官,使正常造血功能受到抑制,且有恶性肿瘤的特点,故亦称血癌。护理常识:

(一)心理护理

当患者得知患白血病后,往往情绪上受到极大打击而不能自持。处于不同病程中的病人有不同的心理反应。未确诊的病人主要表现为怀疑而引起的焦虑,如果不告诉患者诊断结果,会使其无从配合,更不能发挥其积极性。所以要告诉病人病情的严重性,暂不告诉诊断结果,使其很好配合。随着治疗的进行,病人感觉好转以及亲眼看见同室其它恢复期白血病的病人良好的治疗效果,对白血病有了充分的认识。病人感到希望增加,能坦然地正视自己的疾病。这时,医务人员或家属可以向患者透露白血病的诊断,并讲述有关白血病的知识,建立治疗信心,使其保持积极向上乐观的情绪,很好配合治疗。

(二)休息

病情轻或缓解期病人可适当活动,病情重,有严重贫血,感染或明显出血倾向时,患者应住院绝对卧床休息。

(三)营养素的供给

营养素的供给以高热量、高蛋白、高维生素、易消化为原则,以补充摄入不足及恶性肿瘤给机体带来的高消耗,提高病人对化疗的耐受性,减少并发症。血小板太低时,应避免食用干硬的食物,以防口腔粘膜破溃、出血。另外要适当进食富含纤维的蔬菜、水果,防止大便干燥,出现肛裂与肛周脓肿。

(四)感染的预防

白血病患者由于白细胞质和量的改变及常伴有免疫功能低下,极易受到感染,尤其在强烈化疗期间威胁更大。因此,病室要定期消毒。减少探视人员,防止交叉感染。注意口腔及鼻腔皮肤的清洁,尤其预防口腔炎和肛周脓肿的发生。病人于清晨及饭前、饭后应用不同漱口液漱口,如朵贝氏液、4%碳酸氢钠,甲硝唑等交替漱口,口腔有溃疡者涂1%碘甘油。会阴、肛周每天彻底清洗,并每日用1∶5000PP粉坐浴20分钟,对大便干燥者及时用缓泻药,以防肛周感染、出血。并注意个人卫生,勤更换内衣。

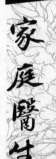

家庭醫生

(五)出血的预防

避免活动过度,防止身体受压或外伤,可减少皮下出血或水肿。有明显出血倾向的病人尽可能避免肌肉注射,各种穿刺后应局部压迫或加压包扎。鼻腔和牙龈出血较为常见,应嘱病人保持口腔和鼻腔清洁、湿润,不要用手抠鼻痂或用牙签剔牙,防止粘膜损伤。有明显牙龈出血者应禁用牙刷刷牙,改用棉签擦洗清洁口腔。严重出血和血小板低于 20×10^9/L 要卧床限制活动,防止颅内出血。

(六)化疗期的护理

化疗后的病人免疫功能低下,要注意预防感染。有条件的病人应隔离于"无菌室"中或一区域,以保证化疗的顺利进行。

加强口腔护理,许多化疗药物可破坏口腔组织粘膜,引起口腔溃疡,要重视口腔卫生,保持口腔清洁。另外化疗时大量白血病细胞被破坏,血及尿中尿酸浓度可明显增高产生尿酸性肾结石。所以要特别注意尿量,鼓励病人多饮水,保证足够饮水量。其次化疗药物静脉注射易引起静脉炎或漏于皮下导致局部组织坏死,出现上述情况时应给局部冷敷 6~12 小时,使血管收缩,减少药物扩散或 2% 普鲁卡因加生理盐水稀释进行局部封闭。消化系统反应较为常见,大多数药物常有胃肠道反应。如恶心、呕吐、食欲减退、腹痛、腹泻等。应给患者清淡易消化的饮食,必要时给予镇静剂以减轻反应。

(七)缓解期及出院后护理

1.保证生活环境清洁:居室内尽量简洁、干净,物品如布类等保持干燥,经常开窗通风使阳光直接照射到室内,不设花草植物,器具内不留静水。与患有感冒、肺炎、结核、肝炎等疾病的人隔离,以防传染。对于冬天若通风不好的房间可用食醋加热熏蒸消毒空气,食醋每立方米 5~10ml 放置在搪瓷盆中,加水稀释后用小火加热熏蒸。消毒前先将房间门窗关闭,熏蒸 1 小时后开窗通风。

2.科学休息,合理睡眠:首先要保证足够的睡眠时间,要选择舒适的床铺和枕头,注意睡眠姿势。合理安排自己一天的作息时间,适当参加一些日常活动。如果身体状况允许,还可外出旅游或郊游。

3.适应气候,注意冷暖:白血病患者由于机体免疫力低下,对外界气候的变化适应性差。根据气候变化,适当加减衣物,防止着凉感冒。患了感冒,及早治疗,不要使病情加重。

4.一定要按医生的要求,定时到医院接受复查和化疗,积极配合治疗,切不可因自我感觉良好或检查指标正常而自作主张不到医院进行化疗,这样容易使白血病复发。若有发热、出血、关节疼痛等症状,应尽快到医院复查、治疗,以防白血病复发。

第六节　过敏性紫癜

过敏性紫癜是一种较常见的血管变态反应性出血性疾病。由于机体对某些物质发生变态反应,引起广泛的毛细血管及小动脉炎症改变,通透性及脆性增高,皮下、粘膜及浆膜下组织渗出性出血及水肿,主要累及皮肤、肾、浆膜、滑膜等。护理常识:

(一)消除致病因素

嘱病人不吃致敏食物,如鱼虾、蟹、蛋等。禁服致敏药物,如水杨酸类、磺胺类等药物。尤其有过敏体质的病人,饮食上更注意不能摄入异性蛋白。

(二)对症护理

皮肤搔痒时,不要用手抓搔,以免引起皮肤出血和感染,严重皮肤紫癜可溶合成血泡,应在无菌操作下将血吸出并加压包扎。关节肿胀者禁用热敷,以免加重出血,可用湿冷敷止痛。肾脏有损害应卧床休息,以提高肾脏血流量,减轻肾脏损害。消化道有出血时,应限制饮食,大量出血时需禁食。

(三)积极治疗

大部分病人以皮肤紫癜而发病,尤以双下肢较明显,病人往往认为是皮肤病,未引起重视,随便乱用药物,且不能坚持,当病情好转就停药,使病情时好时坏,逐渐造成肾脏损害。肾脏受损后不易恢复。当皮肤出现紫癜时,应及时去内科治疗,严格按医生治疗方案坚持服药。用药后皮肤紫癜很快消失,但不要认为病情好转就随便停药,需坚持治疗3个月以上。肾脏受到损害者,治疗时间更长。

第七节　淋巴瘤

淋巴瘤是一组原发于淋巴结或其他淋巴组织的恶性肿瘤。分为霍奇金淋巴瘤和非霍奇金淋巴瘤,本病病因尚不够清楚。护理常识:

(一)休息与营养

根据病情轻重,适当活动,晚期病人卧床休息,给予高热量、高蛋白、高维生素、易消化食物,保持口腔及皮肤清洁,皮肤瘙痒时,不要用手抓痒,防止感染。

(二)化疗期间护理

病人应正确对待化疗及放疗的副作用。消除顾虑,积极配合治疗。化疗和放疗期间应观察肿瘤缩小和症状减轻程度,定期检查血象。出现胃肠道反应时,饮食宜清淡,也可用止吐药物缓解症状。由于本病需反复化疗,要注意保护静脉血管,一般由四肢远端向近端依次选择合适的小静脉穿刺,左右交替使用,不宜用最细静

125

脉,以防药物外渗。如发生药物漏下皮下,应立即冷敷6～12小时,使血管收缩,减少药物向周围组织扩散,或用普鲁卡因局部封闭。有些化疗药物可起引脱发、口腔炎、末梢神经炎等,应采取相应措施。停用化疗药物后,副作用也逐渐消失。

(三)正确对待疾病

患者应充分认识疾病的严重性,积极配合治疗,树立战胜疾病的信心。本病是恶性疾病,化疗和放疗期间可给病人造成很大痛苦,但本病Ⅰ期、Ⅱ期只要坚持放疗、化疗,可以彻底治愈,要对治疗充满信心。

第八节　血友病

血友病是一种突发性凝血因子缺乏所引起的出血性疾病,可分为血友病甲(Ⅷ因子缺乏)和血友病乙(Ⅸ因子缺乏)。护理常识:

1.发病时注意卧床休息。关节肿痛应绝对卧床休息,早期应采取绷带压迫止血的方法,抬高患肢。严禁抽吸处理,以免加重出血和继发感染。

2.有出血症状时应减少活动,必要时给予镇静剂,以免因情绪激动而加重出血。局部出血时应给予冷敷,并加压包扎或涂有凝血酶的海棉垫敷上。

3.参加各种活动时必须谨慎小心,避免从事危险及易损伤的活动及工作。注射药物时用细针头,以防引起出血后血肿。

4.病人及家属应掌握预防出血的方法及出血时的应急处理。外出时应随身携带血友病类型疾病卡,为应急时用。

5.对血友病家族女性进行携带者鉴别,携带者在妊娠早期应进行产前诊断,确定胎儿是否患血友病,以便决定是否终止妊娠。

6.终身有出血倾向。病人易产生忧虑急燥心理,家属应注意患者的心理活动,清除一切影响疾病恢复的不良因素,帮助其正确对待疾病,树立康复的信心。

第九节　骨髓增生异常综合症

骨髓增生异常综合症(MDS)是一种造血干细胞克隆性疾病,骨髓出现病态性造血,外周全血细胞减少。病人主要表现为贫血。常伴有感染或出血,部分病人最后发展为急性白血病。护理常识:

(一)心理护理

患有MDS的病人往往认为患了不治之症,心理恐惧不安,尤其长期治疗效果不佳,不愿配合治疗。随着医学科学技术的发展,MDS并非为不治之症,目前,RA、RAS有的医院用三联治疗(活性维生素D_3,达那唑〈康力龙〉,维甲酸)有效率达96.6%,完全缓解率达43%。所以病人应保持乐观情绪,积极配合治疗,早日康复。

(二)出血及感染的防治

MDS 患者往往血小板显著减少及白细胞减少,为减少鼻粘膜干燥出血,可给予链霉素鱼肝油乳剂滴鼻,保持口腔及会阴部清洁。每日用呋喃西林、口泰、0.8%双氧水交替含漱。每日用温开水或 1:5000 高锰酸钾坐浴,每次 20 分钟,保持大便通畅,3 天未大便者给予缓泻剂,防止肛裂继发感染。口腔粘膜及牙龈出血以凝血酶局部止血或用去甲肾上腺素 8mg 加生理盐水 100ml 冷敷。鼻粘膜出血先以麻黄素乳剂滴鼻,如仍不止,给于无菌油纱条鼻腔填塞,以防局部感染。出现发热要及时与医生联系,及早应用抗菌素。

(三)休息与营养

贫血症状轻、无出血、无感染者,可适当参加活动,贫血严重者,应绝对卧床休息,减少氧的消耗,饮食以高热量、高维生素、易消化为原则。如牛奶、肉汤、鱼汤、瘦肉、鸡蛋等,同时应增加新鲜水果、蔬菜,以补充维生素。

(四)应用药物护理

维甲酸可引起皮肤粘膜损害,肝功损害、恶心、关节痛、血甘油三脂升高,用药期间应保持口腔清洁,饭前、饭后、睡前漱口,以防发生口腔感染,定期复查肝功。干扰素开始注射时多数出现发热,肌肉关节酸痛,应用解热镇痛药可控制,这是药物副作用,病人不必紧张,随着用药时间的延长,此病状消失。

(五)化疗期护理

参照本章第六节有关白血病的护理。

第十一章　内分泌系统常见疾病家庭护理

内分泌系统是由人体的神经内分泌组织、内分泌腺以及某些脏器中具有内分泌功能的组织细胞所组成。其主要功能是合成与分泌各种激素,在神经支配和物质代谢反馈调节基础上释放入血循环,发挥生物效应,调控机体生长、发育、脏器功能、物质代谢和体液平衡,维持人体的正常生理、生化活动和生命的全过程。

第一节　单纯性甲状腺肿

单纯性甲状腺肿是因缺碘、致甲状腺肿物质或甲状腺激素合成过程中所需的酶缺陷等原因所致的代偿性甲状腺肿大。一般无甲状腺功能紊乱。本病可分为地方性和散发性二种。地方性甲状腺肿多见于离海远、地势高的山区。护理常识:

(一)心理护理

病人应明确本病的病因,只要积极治疗,是完全可以治愈的,家人应鼓励病人树立战胜疾病的信心,积极配合治疗。

(二)饮食护理

病人应少食萝卜、黄豆、白菜等致甲状腺肿食物,多食含碘丰富食物,如紫菜、海带、黑木耳等。特别是青春期、妊娠期、哺乳期妇女和婴幼儿更要增加碘的摄入,应经常食用碘盐,必要时可口服碘制剂。

(三)慎用药物

磺胺类、安痛定、消炎痛、阿司匹林、保泰松等均可抑制甲状腺激素合成,应慎用。

服用甲状腺激素要坚持长期服用,疗程3~6个月,停药后如复发可重复治疗,以维持甲状腺功能正常,直至甲状腺肿或结节缩小、消失。

(四)手术治疗护理

术前、术后的有关护理请参照甲亢护理,手术后,为防止再形成腺肿及术后甲状腺功能偏低,宜长期服用甲状腺片。

(五)预防

在地方性甲状腺肿流行区,应改善饮水条件及水质状况,如打深水井,在水中增加碘含量。预防措施以碘化食盐最有效而方便。成人每日摄入碘化食盐2g,足以达到预防目的。

第二节　甲状腺功能亢进症

甲状腺功能亢进症(简称甲亢)是由多种病因导致甲状腺素分泌过多而引起的一组内分泌疾病。临床上以弥漫性甲状腺肿伴甲亢为最多见。目前认为本病是在遗传的基础上因感冒、精神刺激等应激因素而诱发的一种自身免疫疾病。护理常识:

(一)一般护理

1. 休息　由于病人烦躁易激动,应置于安静舒适的环境内,避免强光和噪音刺激。轻者可参加适当工作和学习,但不可劳累;重者应卧床休息。家属应关心体贴患者,多做解释工作,使病人充满信心,积极配合治疗,在饮食方面多食用一些生津之物如银耳、香菇等。

2. 营养　由于病人能量消耗大,应给予高热量、高蛋白富含 B 族维生素和钾、钙的饮食如瘦肉、鸡蛋、鱼等。为了减少对肠道刺激和大便次数,应限制高纤维素饮食如粗粮、蔬菜、豆类以及烟酒、辛辣食物等。避免长期食用含碘丰富的食物如海带、紫菜等,避免暴食,注意饮食卫生。

3. 舒适　减轻不适,由于病人怕热、多汗,应保持室温在 20℃ 左右,并注意通风,及时更换内衣,勤洗澡,多进饮料补充水分,少喝浓茶、咖啡。

4. 突眼的护理　由于病人眼睑闭合不严,眼球外突,易发生感染,应加以保护。睡前涂以红霉素眼膏,并盖上纱布;外出戴眼罩或茶色眼镜,以减少强光和异物刺激。睡觉时抬高头部,限制水钠摄入以减轻眼球后软组织水肿。

(二)药物治疗的护理

由于甲亢病人用药时间长、见效慢、要求严格,所以病人和家人应详细了解用药注意事项和副作用。

1. 注意事项:治疗期间要按时依量服药,不得中途改量或停药。

2. 副作用:①服药最初 1~2 个月出现白细胞减少和药疹,重者引起粒细胞减少和剥脱性皮炎;②服药初期,每周查血常规一次,并加用利血生、维生素 B_4;③若粒细胞低于 $1.5 \times 10^9/L$,应暂时停止用药,并进行保护性隔离,预防感染;④轻型药疹可服扑尔敏、非那根,若出现剥脱性皮炎,则立即停止用药。

(三)碘治疗及护理

1. 在治疗前和治疗后一月内避免服用碘药物和食物,忌碘酒、海带、紫菜等。病人应卧床休息,避免剧烈运动。

2. 服药后第 1 周内不要用手按压甲状腺,以防精神刺激和感染。

3. 观察病人有无发热、脉搏加速、大量排汗等症状,预防甲亢危象。

4. 病人的排泄物、衣服、被褥、用具须待放射作用消失后再做清洁处理。

家庭医生

(四)手术治疗护理

1.饮食护理

甲亢病人术前可给予高热量、高蛋白、富含 B 族维生素(粗米、杂粮等)的食物,少量多餐、多饮水以补充机体的过多消耗。禁用烟酒、辛辣、浓茶、咖啡等刺激性食物。手术后6小时无呕吐时,可进温冷食物,少量慢咽,避免呛咳,术后第2日开始进半流饮食如龙须面、稀饭等,恢复期可加强营养。

术后给予温、冷食物的目的是减轻吞咽时的疼痛及减少术后伤口渗血。

2.体位指导

(1)为了适应术中体位,术前要练习头颈过伸体位。其方法为取仰卧位,两腿伸直,双肩部垫枕头向后仰,下颌角与耳垂的连线与地面垂直,双臂放在身体两则,每日2次,每次保持上述体位静卧时间由30分钟逐渐延长至3小时,以便术中很好配合。

(2)平时睡眠时可垫高枕头侧卧,颈部微屈位,以减轻肿大的甲状腺对气管的压迫。

(3)术后血压平稳可取半卧位(即抬高床头20°~30°),以减少伤口渗血,减轻伤口疼痛。

(4)恢复期要加强颈部功能锻炼,做抬头、转动颈部活动,防止瘢痕挛缩所致的功能异常。

3.药物的应用

为了提高甲亢病人的手术耐受性,减少术后并发症,术前术后需服用抗甲状腺药物及碘剂,需严格按医生吩咐服用,且不可自行增减药物或漏服,以免造成不良后果。

碘剂对口腔、胃粘膜有一定的刺激作用,故宜在饭后将药液滴在饼干或面包上吞服。

4.术后观察

甲亢术后易并发出血、呼吸困难和窒息、喉上、喉返神经损伤、手足抽搐、甲亢危象等。在陪护过程若发现伤口渗血、颈部迅速肿大、病人呼吸困难、气急烦躁、声音嘶哑、失音、进食时呛咳、手足抽搐、高热、脉快、大汗、呕吐等症状时,应及时就医,以便及时处理。

5.定期复查

甲亢术后,通常3、6、12个月及以后每年复查甲功一次,共3年。

(五)并发症预防

1.甲亢危象:甲亢病情急剧加重称甲亢危象。甲亢危象多因感染、手术、碘治疗反应、精神刺激、过度劳累等引起,应做好预防。甲亢危象多表现为高烧,体温达40℃左右,脉搏在120~140次/分且大汗淋漓,伴有腹泻,极度烦躁,严重者脱水导致昏迷。如出现上述表现应及时就医。

2.甲亢肌病的预防:应有效控制甲亢,多饮含钾性食品,注意安全,防止意外。

（六）甲亢病人能否怀孕

患有甲亢的妇女应积极治疗甲亢病，待甲亢治愈后再怀孕。如果怀孕后患甲亢病，应终止妊娠；如不愿终止妊娠，则应适量用药控制甲亢病情。

第三节　原发性甲状腺功能减退症

原发性甲状腺功能减退症简称甲减。本病是由甲状腺激素分泌不足或激素的周围效应减退而引起以畏寒、纳差、虚肿、便秘、嗜睡为特征的全身性疾病。根据起病年龄不同可为呆小病、幼年型和成年型甲减。前二者分别在出生前或出生后起病，多伴智力发育异常。护理常识：

（一）心理护理

家属应关心体贴病人，使病人简单了解病情，本病并非不治之症，应积极配合治疗。

（二）休息

由于病人乏力，应予充分休息，避免劳累。

（三）饮食护理

应给低热量、低脂肪、低蛋白，高维生素，易消化饮食。腹胀便秘时，饮食中应增加水份，增加粗纤维素。必要时，可用导泻药。

（四）注意保暖

由于病人怕冷，应及时添加衣服，预防感冒、感染等。

（五）皮肤护理

对浮肿、皮肤脱屑病人应勤换衣被，勤洗澡，保持衣、被清洁干燥。

（六）粘液性水肿昏迷护理

1. 避免感染、寒冷、手术、麻醉、安眠药或镇静药等诱发因素。

2. 如有嗜睡、体温不升、呼吸浅慢、心动过慢、血压下降等症状应及时就医抢救。

（七）药物治疗的护理

1. 原发性甲减需终身替代，用药不能间断，慎用麻醉剂、安眠药、镇静药。如遇手术、创伤、感染要及时调整替代剂量，并注意保暖，监测呼吸、心率、血压，预防心衰。

2. 继发性甲减，宜先补足肾上腺皮质激素，然后再补充甲状腺激素，以防肾上腺皮质功能减退危象的发生。

3. 服用甲状腺制剂时，应按医嘱逐渐加量。注意有无心动过速、心律不齐、心绞痛、多汗、兴奋等表现。如出现上述症状应及时减量。

第四节　慢性淋巴细胞性甲状腺炎

慢性淋巴细胞性甲状腺炎又称桥本甲状腺炎。目前认为本病与自身免疫有关。本病多见于妇女，有发展为甲状腺机能减退趋势，为常见病。护理常识：

1.心理护理:家属应关心体贴病人,使病人了解本病为常见病,只要积极治疗,愈后效果满意。

2.如出现呼吸或吞咽困难等压迫症状,应及时就医,保持呼吸道通畅。

3.如出现甲状腺功能减退则按甲减护理。

第五节 腺垂体机能减退症

成年人腺垂体机能减退症(又称西蒙—席汉综合症),系成年人中腺垂体分泌激素不足所引起的症群。临床较常见,病因多种,临床表现可缓可急,可轻可重,多种多样,视垂体损害程度不同、病因、发展速度而定。护理常识:

1.心理护理

由于疾病因素,病人毛发稀疏,且性功能障碍,病人会产生较重的心理负担,羞于见人,害怕家庭破裂,所以家属要以积极热情的态度关心、体贴病人,消除病人思想顾虑,保持性格开朗,积极配合治疗。

2.饮食护理

宜进高热能、高蛋白与富含维生素饮食。

3.休息

保持身心健康,尽量避免过度劳累与情绪激动,给以充足睡眠。

4.预防感染

保持个人及居室清洁卫生,避免经常参加公共活动,避免感染。

5.用药护理

激素类药物必须遵医嘱依量服用,不可自行加减,以免加重病情。

6.预防

积极治疗产后大出血及产褥热;垂体瘤手术、放疗中也须注意,以预防本病发生。

第六节 皮质醇增多症

皮质醇增多症又称柯兴综合症,是由于肾上腺皮质增生、腺瘤或腺癌分泌过量的皮质醇所致。临床以外貌及体态变化、血压升高、骨质疏松、抵抗力降低以及精神障碍等为主要表现,也可伴有其他皮质激素分泌过多症状。该病以 10 ~ 14 岁人群较多见,尤以女性为主。护理常识:

(一)心理护理

病人因外貌和体征变化往往产生焦虑和悲观情绪,家属应向病人多做解释。帮助病人、鼓励病人树立战胜疾病的信心,要求病人面对现实参加必要的学习、工作。

(二)营养护理

病人应摄入高蛋白、高钾、高钙、低脂肪饮食,以纠正代谢障碍和补充钾钙。具体是多食菠菜、芹菜、洋白菜、红萝卜、南瓜及柠檬、桔子和香蕉等水果,限制食用钠盐,避免刺激性食物,禁绝烟酒,如病人出现恶心、呕吐、腹胀、乏力时应考虑低血钾及时就医。

(三)休息活动护理

病情较重时应卧床休息。由于蛋白质代谢障碍,病情较长可致肌肉萎缩,骨质疏松,脊柱可发生压缩性畸形,因此疲倦时,不要勉强参加日常劳动,活动与运动量应限制。

(四)血压观察

每日测血压2次,并做记录,如血压过高应及时就医;应使患者有足够睡眠,避免情绪激动。

(五)并发症护理

1. 预防感染:注意个人卫生,特别是皮肤、阴部、口腔、衣服及用具的卫生,尽量避免到公共场所,减少感染机会,保持室内通风及适合的温湿度;注意保暖、预防感冒;保持皮肤完整,预防因外伤而引起广泛性皮下出血等。

2. 观察进食量:限制总热量摄入,不吃甜食。

3. 观察心率和血压变化:家属应学会测量患者的脉搏和血压,以便随时观察其变化。如脉搏超过100次/分,收缩压超过140mmHg应及时就医。

4. 骨质疏松症的护理:有骨质疏松和骨痛的病人应卧床休息,防止摔伤而引起骨折。

第七节　糖尿病

糖尿病是由遗传和环境免疫因素相互作用而引起胰岛素分泌绝对或相对不足,导致血糖升高,出现糖尿,继而引起脂肪、蛋白质、水及电解质等代谢异常的人类代谢性疾病。糖尿病分布极为广泛,全世界约1亿2千万病人,其中中国约1500万人患有糖尿病,约占2.4%,所以做好糖尿病的家庭护理非常重要。护理常识:

由于糖尿病发病周期长治愈慢,患者情绪低落,思想压力大,所以对糖尿病患者的护理工作尤为重要。

(一)心理护理

医务工作者及病员家属应理解关心体贴照顾病人,尽量使病人情绪稳定,生活有规律。告知病人该病虽然暂时无法根治,但可终生治疗,做一个条件健康人,以增强病人治疗信心。

(二)饮食护理

饮食控制是糖尿病治疗的基本措施。

1. 对糖尿病患者的饮食原则是少食含碳水化合物的食物,多食含优质蛋白高的食物,每日约1~7两主食(米、面)即可,三餐以早餐1~2两,午餐2~3两,晚餐1~2两为宜。

2. 饮食中尽量少食糖、水果、蜂蜜、巧克力、果汁类及甜食、酒类等，而以瘦肉、鱼、虾等为最佳食物。

3. 特别应控制食用动物内脏及全脂牛奶等易引起血糖增高的食品，以免加重病情。

4. 对于易饥饿的患者应多食蔬菜类及粗杂粮食品。每日应定时进餐，并且每周测体重一次以维持标准体重为宜。

5. 不宜大量饮酒。

（三）胰岛素注射治疗的护理

胰岛素治疗是糖尿病治疗的重要手段之一，但由于注射胰岛素容易引起低血糖反应及注射部位的感染，个别情况还可能引起患者过敏，所以胰岛素治疗期间的家庭护理对患者的康复具有重要意义。

1. 胰岛素的保存：置于冰箱冷藏，防止冰冻，若无冰箱应放在窗外阴凉处防止受热，光照直射。注射前1小时取出升温后再用；

2. 注射部位：常用于手臂外侧、大腿外侧、腹部、腰部等部位，可轮换注射。同一部位注射间隔应不少于3cm，重要部位时间间隔应不小于8周时间；

3. 预防感染：要保持皮肤清洁、干燥，严格无菌操作，先用2%碘酒消毒，待干，再75%酒精脱碘。消毒时从内向外，直径范围5cm，针管与皮肤成45°角，力争使用一次性注射器；

4. 注射时间：饭前30分注射，到时必须准时用餐，以防低血糖反应；

5. 注射剂量：依医嘱做到准确无误。

（四）并发症的护理

糖尿病病人治疗时间长、且病人抵抗力较差，易发生多种并发症。

1. 泌尿系统感染护理：要督促病人注意个人卫生，保持全身和局部清洁，尤以口腔及阴部为主。所以病人应勤洗澡、勤换内衣、避免皮肤损伤，若发现早期感染症状应及时用药治疗；

2. 糖尿病足护理：保持足部清洁，鞋袜不宜过紧，注意有无外伤、鸡跟、小泡、趾甲异常等情况，适当运动，进行足部运动操，以促进血液循环，改善营养供给；

3. 糖尿病人眼部护理：糖尿病患者易出现白内障失明及视网膜出血等并发症。若患者视物不清，应减少活动，注意安全，以防意外。保持患者大便通畅，以免用力排便而引起视网膜剥离；

4. 酮症的预防：酮症多因感染、饮食不当、创伤、手术、妊娠、分娩等而使患者原有症状加重而引起，并出现食欲减退、恶心、呕吐、腹痛、头痛、呼吸加深加快等症状，应及时去医院治疗；

5. 低血糖反应的护理：注射胰岛素而引起患者出现饥饿、心慌、出汗、头晕、四肢无力等症状时属低血糖反应，应立即服糖水或吃含糖高的食物，必要时用50%葡萄糖40ml静脉注射。在使用胰岛素治疗的初期，应减少活动量。随身带少量饼干等食品以防饥饿。

第十二章　肾脏内科常见疾病家庭护理

泌尿系统由肾脏、输尿管、膀胱和尿道构成。肾脏是生成尿液的器官,肾盏、肾盂以下部分主要为排尿的通路。肾脏分肾实质和肾盂两部分。

肾脏的主要生理功能为生成尿液,借以排泄体内代谢剩余物质;调节水、电解质和酸碱平衡,以维持人体内在环境的稳定。此外,肾脏尚具有分泌某些激素的功能,以调节血压和水盐代谢。

第一节　泌尿系感染

泌尿系感染是指病原体在机体内尿路中生长繁殖,侵犯尿路粘膜或组织而引起的尿路炎症。根据感染发生的部位,尿路感染可分为上尿路感染和下尿路感染。上尿路感染主要指肾盂肾炎。又可分为急性肾盂肾炎和慢性肾盂肾炎两种。下尿路感染主要包括膀胱炎和尿道炎。护理常识:

(一)休息

急性期伴有发热证状者,应卧床休息,避免劳累,家属应向病人解释病情,树立战胜疾病的信心。

(二)饮食

患者的饮食以清淡易消化、营养丰富、维生物含量高的食物为宜,多饮水,勤排尿。

(三)保持会阴部清洁卫生

用温热水清洗会阴部,每日 1～2 次,勤洗澡、勤换内裤,有尿路刺激症者,可用1:5000 的高锰酸钾溶液坐浴。

(四)药物治疗的护理

1. 急性期停药后,每周复查尿常规,尿培养各 1 次,共 2～3 周;停药后的第 6 周再复查 1 次,如为阴性即为临床治愈;

2. 慢性期要到尿常规和尿菌呈阴性后方可停药复查。家属要督促患者坚持完成治疗疗程;

3. 毒副作用处理:氟哌酸可有轻度消化道症状和皮肤搔痒症状,孕妇不宜使用。氨基甙类抗生素如庆大霉素、卡那霉素等对肾脏和听神经有毒性作用,可引起耳鸣、听力下降。家属应注意询问和观察病人有无异常感觉。一旦发现不良反应,应立即停止用药,及时就医。

第二节 急性肾小球肾炎

急性肾小球肾炎是由于某些微生物引起机体免疫反应而导致两侧肾脏弥漫性的炎症反应。急性肾小球肾炎在临床上是可以治愈的疾病。多数病例自然痊愈,部分病人病程迁延或转为慢性肾炎,少数病人可死于高血压脑病,充血性心力衰竭和肾功能衰竭等严重并发症。护理常识:

(一)心理护理

急性肾小球肾炎病人起病急骤,发展快,易引起病人恐惧心理。家属应体贴关心病人,向病人讲明本病可以治愈,使病人树立战胜疾病的信心,消除恐惧心理,积极配合治疗。

(二)休息

急性期应卧床休息直至水肿消退。尿量增多,肉眼血尿或镜下血尿消失。血压恢复正常,可起床逐渐增加活动。休息时枕头稍高一些。

(三)饮食

凡伴有水肿或高血压患者应限制食盐,每天 $1 \sim 3g$;水肿明显和尿量减少者应适当限制水分摄入;肾功能减退应限制蛋白质摄入,宜用高维生素,适当增加糖含量较高的食物。

(四)药物治疗的护理

1. 应用抗菌素时应及时观察有无皮肤骚痒、荨麻疹等过敏反应发生。

2. 对服用利尿药或水肿消退期尿量增加患者,要及时补充水份和电解质,特别是要补钾以防低血钾发生。并应准确记录尿量。

3. 高血压患者居住环境要安静、舒适,避免噪音和强光刺激。服用降压药物要按时按量服药。血压不可降得过快,应保持在较理想水平。

第三节 慢性肾小球肾炎

慢性肾小球肾炎简称慢性肾炎,是病情迁延、病变缓慢进展的一组肾小球疾病。多见于青壮年。该病表现多样,伴随出现肾功能逐步减退等现象。护理常识:

(一)休息

凡有明显水肿、血压较高及大量蛋白尿、血尿时,应卧床休息至水肿消退。症状较轻或者恢复期病人可适当运动,但应避免劳累、受凉以防感染。

（二）合理饮食

1.有水肿、高血压病证患者用低盐饮食,尿少时要限制含钾、磷食物及早采用优质低蛋白、低磷食物。饮食中增加糖含量,保证患者有足够热量,减少自体蛋白分解。

2.进液指导

轻度水肿患者液入量不需控制,但对重度水肿患者应限制进液量,每日进液量不超过1500ml,必要时按医嘱服以利尿剂药物。

（三）预防感染

1.加强环境卫生,保持居室清洁、通风良好。

2.加强个人卫生:家属应帮助督促病人保持口腔和皮肤清洁及阴部卫生。

3.注意保暖预防感冒:如有鼻塞、流涕等感冒早期症状应及时休息、治疗。

（四）预防肾衰

首先应积极治疗原发病,避免感染、劳累、呕吐、腹泻等诱发因素的发生;对某些有损于肾功能的药物要慎用;要时刻保持有足够的休息,以有利于身心健康,有少尿、无尿等症状者应及时就医。

（五）慢性肾炎药物治疗的注意事项

1.服用利尿药物,应记录尿量、测量腹围,防止低钠、低血钾及血容量减少的发生;

2.服用降压药物时应观察血压,降压不宜过快、过低,维持血压在较为合理的水平;

3.服用激素时应注意:

（1）血压有无升高。

（2）口服氯化钾防止乏力、心慌等低血钾反应。

（3）预防感染。

（4）安静情绪,防止因兴奋而失眠等精神症状。

（5）防止骨折。

（6）对易引起向心性肥胖的病人要做好思想工作,以减轻患者的顾虑。

4.环磷酰胺、氮介等药物副作用大,易引起骨髓抑制和消化道反应。环磷酰胺可引起脱发,出血性膀胱炎,应注意做好预防工作。氮芥对注射局部有较强刺激作用,应用生理盐水稀释后再静脉注射,注射部位进行热敷。

第四节 急性肾功能衰竭

急性肾功能衰竭是肾脏本身或肾外原因引起肾脏泌尿功能急剧降低,以致机体内环境出现严重紊乱的临床综合征。主要表现为少尿或无尿、氮质血症、高钾血症和代谢酸中毒。护理常识：

（一）预防

肾脏是一个排泄器官，其主要功能是排泄体内多余的水分、代谢产物及毒物。从病因中亦可看出，引起急性肾功能衰竭的原因很多，因此在日常生活中要加以预防，提高警惕。如在应用药物治疗其它疾病时要首先了解此类药物对肾脏有无损害，并要在医生指导下应用；对于各种创伤、烧伤、休克等要积极治疗，以保证肾脏功能不受损害，要积极治疗肾脏疾患及各种原因引起的尿路梗阻等。

（二）控制入量

急性肾功能衰竭在少尿期要严格限制入量。一般来说，每日进入量（包括饮入、静脉输入等）等于前一天排出量（尿、粪、呕吐、伤口渗液、引流等）加500毫升，当有发热、出汗较多、换气过度、室温过高时，可酌情增加摄入量。

（三）饮食要求

早期要严格限制蛋白质的摄入，因为蛋白质在体内分解代谢的最终产物是肌酐、尿素氮，可加重肾脏负担，在限制蛋白质时，要保证充足的热量摄入，必要时静脉补充高糖类及氨基酸。当进入多尿期时，由于大量排尿，易引起水、电解质紊乱。故应充分补充营养，给予高糖、高维生素、高热量的饮食，并可酌情给予优质蛋白（即动物蛋白：鸡蛋、牛奶、瘦肉等），随着病情的改善，逐步增加蛋白质的摄入。

（四）尿液的观察

尿量的增减可直接反映病情的好坏，密切观察病人的尿量、尿色、尿质是医生、护士的重要职责，家属可予以协助，不可随意将尿液倒掉，发现异常及时与医、护联系，如尿中有泡沫表示尿中蛋白质增加，尿液颜色较深、酱油色等表示尿中混有血液等。

（五）积极配合透析治疗

在急性肾功能衰竭少尿期，医院往往将采取血液透析或腹膜透析治疗。目的是为了清除体内多余水份及代谢产物、毒素等，减轻肾脏负担，促进肾功能恢复，预防并发症的发生。家属、病人应了解透析目的，积极配合（血液及腹膜透析详见本章第八节）。

（六）预防感染

急性肾功能衰竭病人由于免疫功能低下，继发感染机会较多，感染可加速蛋白质的分解代谢，促使病情进一步恶化，因此要采取积极的预防措施，如减少陪人、减少探视人员、住单人房间、房间每日紫外线消毒、加强生活护理等。

（七）恢复期的护理

在多尿持续一段时间后，血尿素氮、肌酐显著下降，肾功能不断改善，一般在3

~12 月可恢复正常,此期病人应注意预防感冒、感染、避免过度劳累及重体力劳动等。

第五节　慢性肾功能衰竭

慢性肾功能衰竭简称肾衰。是由于各种慢性肾脏疾病发展到后期造成肾实质广泛性损害,使肾脏不能维持其基本功能时,出现以代谢产物潴留、水、电解质紊乱和酸碱平衡失调为主要表现的临床综合症,又称尿毒症。护理常识:

(一)休息

轻症患者可下床活动,但应避免劳累。重症患者应卧床休息,家属应关心体贴病人以减少患者的思想负担,增强治愈信心。

(二)饮水护理

尿量在 1000ml 以上者,不限制进水量;若患者少尿,无尿或有高血压时要严格控制进水量和液体量。应准确记录 24 小时的液体出入量,按时测体重。其中液体出量应包括尿量、大便含水量、呕吐等。

(三)饮食护理

应给患者以高热量、高维生素、高钙、优质低蛋白饮食。适当限制钠盐和钾盐量。蛋白以动物蛋白为主如瘦肉、鸡、鱼、虾等,主食以淀粉为主。一般病人饮食中不必严格限制钠盐摄入,但水肿严重者钠盐摄入在 4 ~6 克/日。多尿或使用利尿剂时,应给以含钾高的食物如桔子汁;无尿时,应严格限制含钾食物摄入。

(四)对症护理

1. 有头痛、失眠、烦躁等症状病人,居室光线宜暗,并保持安静,注意安全。

2. 消化系统护理:注意口腔卫生,早晚及餐后要漱口刷牙;患者饮食采用少量多餐。并在晚间睡前饮水 1 ~2 次以减少恶心、呕吐。

3. 高血压护理:居室光线宜暗,并保持安静,患者应卧床休息,按时服药。

4. 有贫血、出血患者的护理:保证充足休息,给予营养丰富的食物。有出血迹象者,应予止血。防止皮肤损伤;

5. 呼吸系统对症护理:有咳嗽、胸闷患者应采取半坐卧休息及时拍背,使痰液吐出。病情严重,出现深大呼吸并伴有嗜睡者应及时就医。

6. 皮肤的护理:应保持皮肤清洁,勤洗澡或擦澡,忌用肥皂或酒精。勤换衣裤、被单。对于严重水肿病人,应按时翻身,改变卧位,并按摩受压部位,预防褥疮。

第六节　IgA 肾病

本病以有 IgA 为主的免疫球蛋白沉着于肾小球系膜区为特点,故又称系膜 IgA

肾病。以单纯性血尿为其主要表现。护理常识：

1.心理护理:本病为常见病,一般不影响工作和学习,治疗效果满意,预后良好。因此,不必紧张担忧,积极配合治疗。

2.血尿护理:指导病人定期采集尿标本,观察血尿有无好转或消失。肾功正常可正常工作和生活。

3.有肾病综合症者按肾病综合症护理(参见本章第四节)。

4.有高血压者应避免劳累、激动、刺激等,定期测量血压并控制在理想水平。给予低蛋白、低盐、低脂饮食。

第十三章　神经系统常见疾病家庭护理

神经系统包括中枢神经系统和周围神经系统。前者由脑及脊髓组成；后者由颅神经和脊神经组成。两者相互配合，完成机体的统一活动，以保持内环境稳定及与外环境的相适应。

神经系统疾病是指脑、脊髓、周围神经及骨骼肌由于感染、血管病变、外伤、肿瘤、中毒、免疫障碍、变性、遗传、营养缺陷等原因所引起的疾病，大多数都有明确的病理变化。神经细胞死亡之后不能再生，严重威胁人的生存和生存质量，因此预防神经系统疾病的发生就显得特别重要。神经系统病变时可出现意识、认知、运动、感觉、反射等神经功能异常，也可出现其他器官的损害，病情复杂，死亡率高，致残率高。病人常因丧失生活自理能力，发生多种并发症，病程长，行动不便而与外界隔绝。这种精神上的创伤使病人易产生依赖心理，心情抑郁。所以除了及时正确诊断及治疗外，体贴关怀，精神鼓励及科学细致的专科护理乃至家庭护理都十分重要，它不仅能协同医生挽救病人生命，预防并发症，减轻病人痛苦，并能促进康复，大大降低病残率，通过健康教育使病人和家属了解如何防止外界不良因素使病情加重和针对不同病因，预防疾病复发。急性期一过应及时进行合理、适度、循序渐进的功能锻炼，使病人尽早恢复机体功能及生活自理能力，重返社会。

神经系统的病理变化导致相应部位的功能异常，常见症状有头痛、感觉障碍、运动障碍、昏迷等。

第一节　三叉神经痛

三叉神经痛是一种原因未明的三叉神经分布区内短暂的、反复发作的剧痛。又称原发性三叉神经痛。护理常识：

1. 病人要保持心情愉快，不要紧张，家属及亲人要多安慰病人，尽可能减轻病人疼痛发作时的痛苦。

2. 饮食宜清淡，少食或不吃辛、辣、冷等刺激食物，洗脸、刷牙、吃饭动作宜缓慢、轻柔，以免诱发疼痛发作，生活应有规律，避免过度劳累。

3. 注意面部保暖，尽可能减少风寒刺激。

4. 用药后的护理：严格按照医嘱给病人服用药物，病人如有眩晕、嗜睡、恶心、行走不稳等用药后副作用，家属应及时与医生联系。氯硝西泮可有嗜睡、步态不稳等副作用,病人外出最好有亲人陪伴。

第二节　特发性面神经麻痹

特发性面神经麻痹是指原因不明、急性发病的单侧周围性面神经麻痹,又称面神经炎或贝耳麻痹,系常见病。护理常识:

1.家属及亲人不要嘲笑病人,应给予病人体贴,关心并安慰病人,使病人心情轻松愉快的接受治疗。

2.饮食要清淡,尽可能不吃辛、辣、冷等刺激性食物,吃饭时动作要慢,尤其给老年人喂饭时家属要有耐心,不要着急,并多关心病人。病人的生活起居应有规律,情绪不要紧张,避免过度劳累。

3.注意面部保暖,尽可能减少风寒刺激。晚上睡觉时尽量不要睡在风能直接吹到的地方。并保证有充足的睡眠。

4.急性期应用皮质激素的病人,应遵医嘱及时增减药物剂量及注意用药的疗程,并及时遵医嘱给病人服用无环乌苷等抗病毒药物。对眼裂不能闭合的病人,可给病人使用红霉素眼药膏,于病人睡前涂于眼内,或使用眼罩盖在眼部以保护角膜。

5.恢复期病人可根据病人病情,进行面部肌肉的被动或主动锻炼。每天用手揉搓瘫痪侧面部。有意识的进行鼓腮、闭眼、皱额蹙眉。口由健侧向患侧运动等面部肌肉的运动。每天运动多次,可促进面部肌肉的恢复,也可配合应用碘游子透入理疗或针灸对面肌的康复亦有帮助。

6.加强体育锻炼,提高身体素质,增强抗病能力。

第三节　急性感染性多发性神经炎

急性感染性多发性神经炎又称格林—巴利综合症。是我国常见神经内科危重病之一,发病率9.5/10万,各年龄组均可发病。病因不明,目前被认为是自身免疫性疾病,可能与某些病毒感染有关,常在受凉后迅速出现四肢对称性弛缓性瘫痪,合并颅神经麻痹,手套袜套样四肢感觉障碍,以及植物神经症状,呼吸困难等。本病可因呼吸肌麻痹而死亡。护理常识:

1.心理护理

本病来势凶险突然,病人多有恐惧、焦虑、悲观情绪,家属应了解病情并保持镇静细心照顾病人,从而减轻病人的不良心理反应,与医护配合进行有效的治疗。

2.饮食护理

及时补充营养是增加机体抵抗力顺利度过急性期的基本条件。急性期应让病人卧床休息,加强营养,重症病人协助饮水、进食、大小便和生活护理。吞咽困难者应及早予以鼻饲流质。如能吞咽,应鼓励病人进食营养丰富的易消化食物。进食时和进食后半小时宜取坐位,以免误吸。

3.呼吸道通气护理

病变广泛、进展较快的病人应注意观察病人的呼吸情况,一旦出现呼吸肌轻度麻痹者,早期给予鼻导管间断的吸氧,浓度在30%以下,以防缺氧和呼吸中枢被抑制。鼓励病人咳嗽、清除积痰,如咳嗽无力,随时用吸痰器吸出痰液。同时应准备好气管插管、气管切开器械及人工呼吸器等,以便呼吸肌重度麻痹时使用。密切观察防止肺水肿、肺不张及肺部感染。

4.肢体护理

病人肢体不能自主运动及感觉丧失,容易发生褥疮及外伤,肌肉挛缩致肢体关节畸形,应保持皮肤和床单干燥清洁,经常变换体位,定时翻身,每2小时翻身一次,瘫痪肢体保持功能位,并可行针灸、理疗推拿等,恢复期及时锻炼,防止肌肉废用性萎缩。

5.协助用药、预防并发症

(1)激素治疗 按医嘱应用地塞米松10~15mg加入5%葡萄糖液体500ml中静滴,10~14天为一疗程,病情稳定后改为口服强的松40~60mg/日,逐渐减量后维持一个月。应用糖皮质激素期间需同时服用钾盐以维持电解质平衡,并注意观察有无激素治疗的并发症发生。

(2)并发症的预防及护理

①肺炎 室内定时通风消毒,防止感染;每两小时给病人翻身拍背一次,并鼓励病人咳嗽排痰,如痰液粘稠可用超声雾化吸入;吸痰时严格按照无菌操作;鼻饲或喂食时防止误吸入气管;因此喂饭要慢。如已有感染,应及时按医嘱使用有效抗生素。

②心肌炎 病人应绝对卧床休息,密切观察心率、心律、血压等情况,必要时作心电图检查,静脉输液须控制滴速,防止心力衰竭发生。

第四节 急性脑血管病

急性脑血管病是由各种血管性病因引起的脑部疾病的总称,是临床神经内科最常见的疾病,其致死率、致残率极高,与癌症、心血管病同为人类的三个最常见的死亡原因。急性脑血管病是一组由于脑部血管病变或全身血液循环紊乱所致的脑组织供血障碍性疾病,又称"中风",以急性脑功能损害为主要临床特征。按疾病的性质分为出血性脑血管病和缺血性脑血管病两大类,前者包括脑出血和蛛网膜下腔出血;后者包括短暂性脑缺血发作、脑血栓形成、脑栓塞、腔隙性脑梗塞。临床上以脑出血和脑血栓形成为多数。而高龄、高血脂、不良饮食习惯(高盐、高脂、缺

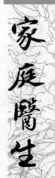

钙)、精神紧张、酗酒及吸烟等是本病的危险因素。出血性脑血管病急性期紧急治疗是以抢救生命为主,防止再出血,控制脑水肿;缺血性脑血管病急性期治疗原则是尽快地改善大脑血液循环,增进缺血区的血流量和氧的供应,消除脑水肿,防止并发症。其预后决定于中风后能否在神经细胞尚处于可逆状态的有效时间内获得合理治疗。因此强调中风后"超急"就诊、紧急治疗的重要性。

一、脑出血

脑出血或称脑溢血,系指非外伤性脑实质内的出血,是发病率和死亡率很高的疾病。护理常识:

1. 心理护理　急性期尽量避免不必要的搬动和任何精神干扰,减少室内声光刺激,如挂窗帘避免室外强光,室内灯光应较暗,限制探视,家属应动作轻,走路轻,关门轻以减轻病人烦躁情绪,稳定病情。对已恢复神志的脑出血病人应关心体贴病人,向病人说明病因及诱发因素,给予精神上的安慰,使病人安心配合治疗。

2. 防止进一步出血

(1)密切观察生命体征及神经系统症状、体征的变化:①血压监护　急性期应每30分钟测血压一次,病情稳定后可适当延长测量间期。药物调控血压宜平稳,不宜下降过快、过低。如发现血压进行性升高,意识障碍进行性加重,频繁呕吐,两侧瞳孔大小不等、脉搏、呼吸变慢等脑疝前驱症状时,应立即与医师联系,迅速作出降压处理。②发热的护理　可给物理降温,如酒精擦浴、头置冰袋或冰帽。③呼吸道护理:保持呼吸道通畅,病人取侧卧位或仰卧位,头偏向一侧(面瘫侧朝上),颈部稍抬高稍后仰。准备好开口器、纱布等,以防病人抽搐发作时舌及口唇咬伤;有假牙者取出,在呼吸道通畅的情况下给予持续低流量氧气吸入。

(2)协助药物治疗　患者如剧烈头痛、烦躁不安可按医嘱用安定等。如病人有意识障碍加重、呕吐频繁、血压升高及心率减慢,提示脑水肿加重,应迅速建立静脉通路,按医嘱给脱水剂及其它药物,用药过程要注意水、电解质平衡。

3. 补充营养　保持体液及电解质平衡。脑出血者在发病24小时内禁食,24小时后开始鼻饲流质饮食,每天总热量维持在2000千卡左右,并保证有足够蛋白质及维生素摄入。根据尿量调整液体和钾、钠的补充,保持生理平衡。如有胃出血者暂停鼻饲,静脉补液不宜过多过快,每日约1500～2000ml。意识清醒后即可拔除胃管酌情喂食,餐前尽可能使病人保持一定时间的坐姿,以利食物下行,有呛咳者以半流食为主。

4. 大小便护理　便秘者可用缓泻剂或开塞露,排便时避免屏气用力,禁止灌肠,以免增高颅内压;对大便失禁者应在病人臀下垫吸水性强的小布垫,并及时清除排泄物,保护肛周皮肤,便后用软纸擦净,清洗后可涂些润滑油。对尿失禁及尿潴留者应及时导尿,留置导尿管每周换一次,防止导管扭曲,每天用消毒棉球擦洗尿道口1～2次,每4小时放尿一次,每天冲洗膀胱1～2次。勤换床单和尿垫,以防尿路感染。清醒病人鼓励多饮水,可冲洗尿路预防感染。

5.**增进自我护理能力** 急性期已过的清醒病人应自行进食,家属应有耐心,不要催促。鼓励病人自己做健肢自主运动,并以健肢协助患肢活动,鼓励病人自己执行每天的个人卫生及大小便。

6.**语言训练** 家属与病人对话时讲易懂的简单话语,清楚而缓慢。讲病人最关心的问题,病人有讲话的愿望,病人由于不能流畅表达自己的意图而急躁时,应安慰并教会如何回答。可通过写字、手式等神态语言以加强和完成讲话。对失语病人可在白纸上写上色彩鲜艳的大字或句子,让病人反复练习发音、强化刺激直到病人理解为止。如病人需讲话时,可抓住一点线索,帮助病人慢慢表达。对构音障碍者讲话时出现单音、音调不正且不连贯者,应重复病人的讲话,使其知道他的话已被听懂,并反复矫正。

7.**并发症预防与护理**

(1)**脑疝** 如病人出现剧烈头痛、频繁呕吐、极度烦躁、意识障碍突然加深、血压进行性升高、脉搏先快后慢、呼吸先快后慢而不规则、瞳孔不等大,提示有脑疝的可能,应立即与医师联系,迅速建立静脉通路,按医嘱给脱水剂,以降低颅内压。并给吸氧,严密监测体温、脉搏、呼吸、血压、意识和瞳孔的变化。

(2)**感染** 保持室内清洁和空气流通,定时消毒空气,限制探视,以防交叉感染。注意保暖,保持口腔卫生,随时清除呼吸道分泌物,防止误吸入气管。

(3)**上消化道出血** 注意病人的呕吐物及大便性状,鼻饲病人于每天鼻饲前先抽取胃液观察,并定时作大便隐血试验,如有上消化道出血,应禁食,并按医嘱用药。

(4)**褥疮** 为预防褥疮定时为病人轻轻更换姿势,每2～3小时翻身一次,并作局部按摩,用气圈、空气床,保持皮肤清洁、被褥平整干燥。如发生褥疮,则应及时处理。

8.**康复护理** 病人常有不可逆转的患肢残废,造成行为困难而情绪抑郁,应培训病人对病后生活的适应能力,告知病人,只要坚持功能锻炼,许多症状是可以在1～3年内得到改善,以免有心理压力而影响脑功能的恢复。家属应了解疾病的基本知识,并能接受病人躯体和精神方面的改变,关心照顾病人,以增强病人的自信心。病情稳定后即抓紧早期锻炼,越早疗效越好。先作被动运动,待瘫痪肢体肌力有所恢复,即指导病人进行自主运动,进入恢复期后,指导病人训练生活自理能力。

二、蛛网膜下腔出血

蛛网膜下腔出血是指各种原因引起的出血并使血液流入蛛网膜下腔的统称。护理常识:

家属应了解本病的病因及诱因,并对病人讲清楚病因及诱发因素。心情平静、勿烦躁、少活动能减轻出血、减轻头痛,应避免一切可能引起血压或颅内压增高的因素。室内应安静、舒适、光线柔和,保证病人安静休息,适当限制入水量。最重要的是病人要自我控制情绪,不要激动,不要用力,以免血管再次破裂。对蛛膜下腔出血病人其它方面的护理基本同脑出血的护理。

三、短暂性脑缺血发作

短暂性脑缺血发作(TIA)是指颈动脉或椎—基底动脉系统一过性供血不足。导致供血区的局灶性神经功能障碍,出现相应的症状及体征。一般症状在5分钟内即达高峰,一次发作常持续5~20分钟,最长不超过24小时,但可反复发作。护理常识:

1.心理护理 家属和病人应了解本病的病因及无论何种因素所致的TIA都是发生完全性卒中的重要危险因素,尤其是在短时间内反复多次发作者应作为神经科急诊处理,引起病人重视,以防发生脑梗塞。消除病人思想顾虑,使病人安心接受治疗。

2.调整饮食 不良的饮食习惯是促进脑血管病发展的重要危险因素。长期不爱吃菜而偏爱肉食和长期使用铝制品厨房用具则加快动脉硬化的速度。还有一些即使有素食习惯的人也经常把新鲜蔬菜加工得过熟,使蔬菜中的大部分抗动脉硬化、抗衰老的物质被破坏,提倡以素食为主,蔬菜生吃是今后21世纪人类饮食的主要发展方向。如病人有高血压病史在素食的基础上给低盐饮食。对肥胖病人适当控制体重。同时应避免情绪激动、精神紧张、饮食不节等诱发因素,并禁烟、酒。

3.协助药物治疗 短暂性脑缺血发作病人症状体征可自行消失,但它可进展为脑血栓形成,应按医嘱使用:

(1)小量阿司匹林:40~80mg/日,有抗血小板聚集作用,因血栓形成多在夜间血流缓慢时发生,故阿司匹林宜于晚餐后服用。

(2)钙离子拮抗剂:当脑缺血时钙离子流入脑细胞是脑死亡的重要原因,故应按医嘱应用钙离子拮抗剂,防止脑血管痉挛,抑制血小板聚集。常用药物有西比灵、尼莫地平、脑益嗪等。

(3)抗凝剂:常用肝素、双香豆素等,治疗期间须监测凝血酶原时间以调整剂量,避免出血。

4.增强自我护理能力 短暂性脑缺血发作病人应采取平卧位,以改善脑血流量,增加脑部血液供应,禁用冰袋及冷敷头部以免血管收缩、血流减少而加重病情。病人的症状体征可自行消失,但可反复发作,病人应正确认识本病,提高自我护理能力,避免诱发因素,如控制血压不宜过高或过低,积极防治高血压和动脉硬化,积极治疗心脏病;积极治疗高血脂、糖尿病,长期服用小量阿司匹林以抗高凝血状态。

四、脑梗塞

脑梗塞是指脑部血液供应障碍,缺血、缺氧引起脑组织坏死软化,是脑血管病中最常见者,约占75%。临床上常见的有脑血栓形成,脑栓塞。脑血栓形成是由于供应脑的动脉因动脉硬化等自身病变使管腔狭窄、闭塞,或在狭窄的基础上形成血栓,造成脑局部急性血流中断,缺血缺氧,软化坏死,出现相应的神经系统症状,常出现偏瘫、失语。脑栓塞系指各种栓子(血液中异常的固体、液体、气体)随血流进入脑的动脉造成血流阻塞,引起相应供血区脑组织缺血坏死出现脑功能障碍而言。护理常识:

1. 防止脑血流量减少 病人应采取平卧位,以便有较多血液供应脑部,禁用冰袋及冷敷头部以免血管收缩,血流减少而加重病情。

2. 协助药物治疗 按医嘱给小剂量阿司匹林、钙离子拮抗剂、抗凝剂以及静脉快速滴注脱水剂以降低颅内压力,在发病12小时内用溶栓剂静滴以及病情稳定后按医嘱使用低分子右旋糖酐静脉滴注以降低血粘度、改善微循环。病人及家属应了解用药目的、病因及预后,使病人能够保持稳定的情绪、良好的心情,并积极配合各项治疗。在治疗过程中注意观察用药后的不良反应。

3. 观察意识、体温、呼吸、血压的变化,让病人安静休息,保暖,避免搬动以防止栓塞发展。头部禁用冰袋冷敷,以免影响脑血供,若压眶反射患者痛苦表情逐渐消失,瞳孔缩小后散大,血压升高脉缓,呼吸不规则考虑为出血,应及时与医生联系,及时采取措施。有头痛剧烈、呕吐频繁、烦躁不安、反应迟钝、嗜睡、两侧瞳孔大小不等、呼吸变为潮式呼吸时,提示脑疝,应立即报告医生应用脱水剂等处理。

4. 脑梗塞病人的康复护理在病情稳定、心功能良好、无出血倾向时应及早进行,一般是在发病1周后即开始,活动量应当由小渐大,时间由短到长。锻炼时主动与被动相结合、床上与床下相结合、健侧与患侧相结合、语言与肢体相结合。积极练习仰卧起坐、仰卧伸手、抬腿及大小关节屈伸运动。逐渐实现站立、行走、下蹲、并配合拉绳、提物等,逐步提高肌力,保持关节功能。同时训练手的精细动作,手腕的屈伸,手的揉握、捻动、捏持、扣钮扣、使用勺子和筷子、翻书报等以提高生活技能。肢体功能锻炼因有患肢肌张力过高、平衡失调等因素而较困难,因此应加强病人锻炼意志,更顽强坚持。还要加强主观性训练,即让病人大脑发出令患肢进行各种活动的指令,进行神经冲动训练。一般恢复期指病后1年内。患肢还应不断接触不同温度、湿度、硬度的物质,刺激患肢组织的感觉机能、并用视觉弥补感觉之不足。同时进行语言康复训练。

5. 争取全面康复 恢复期的脑功能的可塑性和代偿性较大,除提高病人自我护理能力,家属应了解在病人恢复阶段须承担的责任和义务,以及病人康复所需时间,经过数年坚持锻炼,是可以基本全面康复,不留或少留残疾。全面康复包括身体康复、精神康复、职业康复、社会康复,即通过各种手段来恢复病人身体各系统功能、精神活动功能、工作能力及正常社会生活的能力。运用各种物理疗法如针灸、理疗,各种医疗体育疗法如气功、太极拳、老年迪斯科、按摩、牵引等;作业疗法如日常生活自理、就业所需的劳动训练、工艺劳动等;心理治疗可以及时纠正病人心理

家庭医生

障碍如认为锻炼无用等。语言、视力、听力矫正治疗等有交流认识、思想、感情的重要功能;其他药物疗法、音乐疗法、文娱疗法都有辅助治疗作用。

第五节 癫痫

癫痫是一组反复发作的神经元异常放电所致的暂时性中枢神经系统功能失常的慢性疾病。表现有局限抽搐、感觉异常、知觉障碍、意识障碍,以至于行为、情感及内脏功能紊乱。其特点是发作性及重复性。本病为多发病,癫痫持续状态为本病特殊情况,死亡率10%。本病无法根治,药物仅能提高惊厥阈以达到控制发作,故应长期、规则、有选择、一药单用,以药物血浓度监测指导用药。护理对本病极为重要,应提醒病人避免诱因以减少发作,发生先兆应及时蹲下或就地卧倒以防止跌伤,告诫病人应长期坚持服药,以达到完全控制发作。护理常识:

(一)心理护理

病人因长期反复发作,而出现恐惧、焦虑、悲观、自卑、精神负担重,如果家人对病人不关心、嫌弃,使病人更郁闷。因此家属必须对病人鼓励、疏导、劝说,解除其精神负担,家属的亲切关怀及温暖可使病人恢复正常生活情趣,增强其对家庭的责任感、治愈的迫切感及信心。乐意配合治疗及护理。

(二)防止发作时外伤

主要是强直阵挛发作时,迅速使病人就地卧倒,衣领、腰带必须解开,以利呼吸通畅,将毛巾、手帕或外裹纱布的压舌板塞入齿间以防咬伤舌头及颊部。惊厥时不可按压患者的肢体,以免发生骨折或脱臼。在背后垫以一卷衣被之类的软物,可以防止椎骨骨折。抽搐停止前,家属应守护在床边观察,并保护病人,以防自伤或伤人。

(三)防止呼吸道窒息

在强直阵挛发作时病人意识丧失,惊厥停止后,将病人头部放低转向一侧,使唾液由口角流出,并及时吸除痰液。必要时托起下颌,将舌用舌钳拉出或插入咽通气管,以防舌后坠引起呼吸道阻塞。不可强行喂食,以免误入气管窒息或致肺炎。

(四)协助用药及护理

1.合理用药:遵循以下原则。

(1)长期用药:在完全控制后应再服3~5年,然后才考虑是否停药。

(2)规则用药:按医嘱定时、定量服用。

(3)根据发作类型用药:应有针对性的选择最佳药物。

(4)单一药物治疗。

(5)定时测量血中药物浓度以指导用药。

2.癫痫持续状态用药及护理

（1）立即按医嘱缓慢静注抗惊厥药物，用药过程中应密切观察病人呼吸、心律、血压的变化，如呼吸变浅、昏迷加深、血压下降，应暂停注射。

（2）保持室内环境安静，避免外界各种刺激。床旁加设护架，关节骨突处用棉垫保护。

（3）连续抽搐者应防止缺氧而致脑水肿，可按医嘱静脉快速滴入脱水剂，并给予吸氧。

（4）如24小时以上不能经口进食者，应给予鼻饲饮食，少量多次，灌食速度宜慢。

（5）保持呼吸道通畅和口腔清洁，防止继发感染。

（五）提高病人及家属对疾病的认识，增强自我护理能力

病人及家属应了解本病基本情况，以便在发作间歇知道如何避免诱因，减少发作。病人应有良好的生活规律，注意环境安全，避免过饱过劳、便秘、睡眠不足和情感冲动。禁饮酒，饮食应富于营养又易于消化，多吃蔬菜水果，保持心情愉快，情绪平稳，做力所能及的工作。避免单独行动，限制具有危险性的工作和活动如登高、游泳、驾驶车辆、带电作业等。随身携带简要病情诊疗卡，以备万一发作时能及时得到有效的处理。病人及家属应明确遵守用药原则的重要性，不可随意增减药物剂量。先用一种药物，应从小剂量开始并递增，增量后无效可更换第二种药物，撤换药物应有3～4天递减过程。要坚持长期、正规、准时，用药数年，不能随意停药或换药。注意有无药物不良反应，一旦发现立即就医，以调整用药，定期测药物血浓度，血象和肝、肾功能等。

第六节　急性脊髓炎

急性脊髓炎是指非特异性局限于数个节段的急性横贯性脊髓炎。绝大多数在感染后或疫苗接种后发病。临床特点为病变水平以下肢体瘫痪，各种感觉缺失，膀胱、直肠、自主神经功能障碍。护理常识：

（一）心理护理

病人及家属应明确本病的病因及诱发因素，使病人能够安心配合治疗。家属应多关心体贴病人，并精心护理，给予精神上的安慰。

（二）协助药物治疗

药物治疗以糖皮质激素为主。在用药期间应注意用药的疗程及停药时应逐渐减量。

(三) 并发症的预防及护理

为预防感染可选用适当的抗生素。排尿障碍应行无菌导尿。持续引流或留置导尿管定期放尿,保证无菌操作,预防尿路感染。为防止褥疮和坠积性肺炎的发生,应定时翻身,2~3小时一次,并保护皮肤干燥清洁。经常按摩皮肤及活动瘫痪肢体以促进血液循环。如皮肤发红应及时用70%酒精或温水轻揉,再涂以3.5%安息香酊。如已发生褥疮,要积极治疗,除局部处理外,应加强全身营养可促进褥疮愈合。如无严重合并症,通常在3~6个月内可恢复到生活自理。一旦发生褥疮,肺部或泌尿系感染等合并症则往往影响病情恢复或留有不同程度的后遗症。部分病人可死于合并症,因此对病人应加强护理。

(四) 注意观察有无呼吸肌麻痹

对上升性脊髓炎患者,应注意观察有无呼吸肌的麻痹。一旦出现呼吸肌的瘫痪,构音不清、吞咽困难,应立即与医师联系给氧气吸入,及时使用呼吸器等进行人工辅助呼吸。对咳嗽无力、分泌物多或同时有肺炎的患者,无自主呼吸者,应作好气管切开术的准备。并接好人工呼吸器,对吞咽困难者应及早作鼻饲流质饮食,以供给水分及营养。

(五) 恢复期的护理

急性期过后应立即进行康复医疗,加强肢体锻炼,促进肌力恢复。对瘫痪严重者可作肢体的被动运动,推拿或按摩,针灸和理疗也很有效。在对病人的护理过程中,尤其应注意纠正足下垂,防止肢体痉挛及关节挛缩。预防各种感染性疾病,加强锻炼,提高机体的抗病能力。

第七节　脑囊虫病

脑囊虫病是猪绦虫幼虫(囊尾蚴)寄生脑部所致。脑囊虫病的发病率很高,约占人囊虫病的60%~92%。患者以青壮年为多见。护理常识:

(一) 心理护理

病人应了解病因,并能够愉快而积极的接受治疗。严格猪肉检疫,彻底治疗肠绦虫病,并加强粪便管理。勿吃未煮熟的肉食,注意饮食卫生,饭前、便后洗手。

(二) 用药护理

在应用吡喹酮治疗过程中,可导致颅内压进一步增高,有产生脑疝的危险。因此,已有颅内压增高者,在治疗前5~7天应先用20%甘露醇或地塞米松静脉滴注,或行脑室穿刺持续引流,待颅内压下降后再用吡喹酮。在用药过程中家属要注意观察病人有无头痛、恶心、呕吐等症状。一旦出现应及时与医生联系。

(三)症状护理

对有颅内压增高者可应用 20% 甘露醇 250ml 快速静脉滴注,在应用甘露醇时应注意速度,一般 30 分钟左右滴完。对伴有癫痫发作者可按癫痫病人进行护理。对有精神症状者按医嘱应用安定剂,以控制症状,并按精神病病人进行护理。

第十四章　风湿性常见疾病家庭护理

　　风湿在医学上是指关节及其周围软组织不明原因的慢性疾病。风湿性疾病则指一大类病因各不相同,但共同点为累及关节及周围软组织,包括肌、韧带、滑囊、筋膜的疾病。其发病病因有免疫性的(如类风湿性关节炎、红斑狼疮),代谢性的(如痛风),退化性的(如骨关节炎),内分泌性的(如肢端肥大症),地理环境性的(如大骨节病)、感染性的(如乙型肝炎病毒所致的关节炎)等。

　　风湿性疾病种类繁多,以疼痛(关节、肌肉、软组织、神经等的疼痛)为主要症状。病程多呈慢性,多有发作与缓解相交替,有的病人需终生治疗与护理。

　　目前对风湿性疾病的治疗缺乏根治的方法,只能应用一些有缓解病情、降低疾病的活动性、延缓病情发展的药物,以改善疾病预后,保持其关节、脏器的功能,解除有关症状。

第一节　类风湿性关节炎

　　类风湿关节炎是一种以慢性、对称性、多发性关节炎为主的全身性疾病。早期表现为关节肿痛,晚期可引起关节强直、畸形和功能严重受损。70%患者血清中出现类风湿因子,是一种自身免疫性疾病。本病好发于青壮年,女性多于男性。护理常识:

(一)避免诱因

　　某些因素可诱发或加重病情,应避免寒冷、潮湿、过度疲劳,精神刺激、感染等诱发因素。

(二)心理护理

　　类风湿关节炎是常见病,且缠绵难愈,甚至终生患病。一旦确诊病人往往产生很多顾虑,情绪低落。这种心理状态不利于治疗和疾病恢复,家人应关心、同情、体贴病人,主动协助病人的生活,从语言、举止上使其感到温暖和亲切。病人应自强,要对家庭、子女、社会有责任感,消除依赖、抑郁和自卑,树立与疾病作斗争的信心,缓解期尽可能过正常人的生活。

(三)适当的休息与饮食

　　活动期发热和关节明显肿胀时应卧床休息,减少关节活动及负重。必要时夜间可用夹板固定疼痛关节,但应注意维持关节功能位,不要长时间维持抬高头部和膝部的姿势,以免屈曲姿势造成关节挛缩而致残。缓解期应下床活动或在床上做各种主动或被动锻炼。运动以能耐受的限度为宜,避免突然的移动和负重。不宜绝对卧床,否则易发生关节畸形,肌肉萎缩。宜给高蛋白、高维生素、营养丰富的食物,有贫血者可加含铁食物。饮食宜清淡,易消化,忌辛辣刺激性食物。

(四)正确的进行功能锻炼

急性活动期除卧床休息外,应注意保持关节功能位置:病人脊背应挺直,使用低枕芯或不用枕头;髋关节呈屈位,足底放护足板避免垂足,必要时使用矫形支架和夹板。症状减轻后可在床上活动,症状基本控制后,下床逐渐增加活动,进行轻微的医疗体操,以免关节强硬和萎缩。慢性期应加强锻炼,每天定期做全身和局部相结合的主动活动,如转颈、握拳、挺胸、伸腰、摆腿、摇动关节等动作。可配合按摩、理疗如热敷、热水浴、电热毯、蒸气疗法、红外线、超短波等减轻疼痛或消除晨僵。也可进行太极拳等锻炼。当关节活动时,多少会有疼痛不适,病人往往不愿意活动,家属应协助和督促。

(五)积极治疗

约有10%的患者在短期发作后可自行缓解,不留后遗症。另有15%患者在极短的1~2年间就进入到关节骨的明显破坏。大多数患者则出现发作与缓解的交替过程,并出现轻重不等的关节畸形和功能受损。应尽早在疾病早期得到充分合理的治疗,因为此时关节炎尚有可逆性可能。待至关节及骨受到破坏则往往是不可逆的,治疗类风湿关节炎的药物多数可引起胃肠道反应,长期服用可引起肝、肾功能损害,应定期去医院检查,在医生指导下调整药物剂量。

第二节 系统性红斑狼疮

系统性红斑狼疮(SLE)是一累及全身多个系统的自身免疫病。血清出现多种自身抗体,并有明显的免疫紊乱。本病以青年女性多见,育龄妇女占病人的90%~95%,但也见于儿童和老人。男女之比1:7~9,我国患病率高于西方国家。护理常识:

(一)适当休息和合理饮食

疾病活动期应卧床休息,肌肉和关节疼痛者应采取最佳体位,以减轻疼痛。给予高蛋白(尿毒症除外)、营养丰富、低盐饮食。长期应用激素有明显水肿者给无盐饮食。避免刺激性食物。肾脏受损时参照肾疾病的有关护理。慢性病或病情稳定的患者可适当参加社会活动或工作。并注意劳逸结合,避免过度疲劳。

(二)心理支持

病人多为年轻女性,病程冗长,由于面部和肢端红斑、口鼻溃疡、脱发和长期服用激素引起容貌改变等原因,使思想负担很重,极为痛苦,家属应正确疏导,反复强调心情舒畅对预后的影响。随着医学不断发展,治疗方法不断改进,如能早期诊断和有效治疗,预后可大为改观。不少单位报告5年及10年生存率分别可达到95%及80%～90%。少数患者可长期无症状。病人应解除思想顾虑,积极配合治疗,以减轻疾病造成的痛苦。

(三)保持皮肤粘膜完整

将病人安置在背阳的病室中,并挂窗帘,无论有无光过敏,应避免阳光直射和寒冷的刺激。室内不用紫外线消毒。皮肤损害处可用清水冲洗,用30℃左右温水温敷红斑处,每日3次,每次30分钟。忌用碱性肥皂、化妆品或其它化学物品。可外用皮质类固醇激素霜剂。加强口腔护理,晨起睡前及每次进食后均用消毒液漱口,以防感染。口腔有感染者可用1:5000呋喃西林液漱口,局部涂以碘甘油,如有霉菌感染可用4% $NaHCO_3$ 漱口。脱发者,每周温水洗头2次,边洗边按摩,也可用梅花针轻刺头皮。每天2次,每次15分钟左右,可有生发作用。

(四)药物应用的护理

本病几乎都有肾脏损害,对肾脏有毒性作用的药物尽量避免使用。本病病人易引起药物过敏,有过敏反应的药物应慎用,用药后应密切观察。诱发或加重本病的药物应避免应用。本病需长期服药,病情缓解后药物需减量,必须在医生指导下规则用药,不可自行减量,如减量过快可引起病情"反跳"。定期去医院复查肝、肾功能等检查,以了解病情变化,以便医生制定治疗方案,观察药物副作用。

(五)妊娠护理

SLE好发于育龄女性,因此常需考虑其妊娠的问题,含雌激素避孕药可使疾病复发,故不宜使用。病情稳定而且心肾功能正常者允许怀孕,但应在妊娠前3个月停用激素以外的免疫抑制剂,在妊娠过程中需密切监测病情变化和实验室指标。病情的恶化都发生在妊娠期,特别是在产后。妊娠期用药以肾上腺皮质激素对胎儿最安全,不宜应用其它药物。SLE患者有较高的流产、早产、死亡率,由于母亲的IgG抗体可进入胎儿循环,可出现新生儿狼疮,哺乳期勿用激素,以免影响新生儿生长发育。

第三节 大骨节病

大骨节病属地方性畸形性骨关节病。其原发病变是四肢软骨的变性和坏死,继以出现邻近骨组织的破坏、增生、变形,最后形成典型的骨性关节炎。本病均发生在儿童管状骨干骺闭合以前,在成年人中很少有新发病者。因病变主要局限在关节,影响内脏较少,基本不影响患者的智力和生育。护理常识:

1. 为预防本病,采取换用外地谷物的有效措施。更重要的措施是在本病区采用改种水稻田,主食大米。因为大米几乎不受镰刀菌污染。

2.疼痛严重者可给非甾体抗炎药物缓解关节疼痛,如消炎痛、阿司匹林、布洛芬等。

3.停止继续食用病区所产的丑米和麦类。

4.因肾上腺皮质激素可加重本病,应用后可使轻症者出现关节重度变形、股骨头坏死,甚至卧床不起,故禁止使用肾上腺皮质激素等。

5.适当参加活动或劳动,但应避免关节的过度负荷,避免作重体力劳动或体育锻炼。重体力活动可给病变关节带来摩擦,挤压而促使病情恶化。

第十五章 普通外科常见疾病家庭护理

第一节 常见外科感染

在人体皮肤表面、呼吸道、消化道都有细菌存在,但不致病,只有在身体受到外伤后,细菌从皮肤或粘膜的伤口侵入体内而引起感染。感染的发生与细菌的毒力、数量、种类、机体抵抗力、免疫力有关。感染是机体抵抗力与病菌毒力间的斗争过程,一旦失败就可出现局部红、肿、热、痛及功能障碍。轻微的感染可无全身症状,严重时可出现发烧、寒战、脉搏加快、周身无力、食欲下降等全身症状,甚至持续高热、昏迷、血压下降、四肢厥冷等中毒症状。

一、疖

疖是一个毛囊及其所属皮脂腺的急性化脓性感染。致病菌多为葡萄球菌。多见于头、颈、面部、背部、腋窝、腰部及臀部。这些部位皮脂腺丰富,常受摩擦,细菌容易传播,侵入附近毛囊。护理常识:

(一)预防

养成良好的卫生习惯、勤洗澡、勤换内衣,保持皮肤清洁、干燥,衣服要柔软、宽松、避免摩擦。

婴幼儿夏季要防止长痱子,每日用温水洗澡,洗澡时可在水中加十滴花露水,可预防痱子发生。

夏季多饮水、多食蔬菜、水果、加强体育锻炼,增强体质及抵抗力。

积极治疗糖尿病。对于免疫力低下者可应用一些提高免疫力的生物制品,如免疫球蛋白等。

(二)初期处理

疖肿初起时,可在硬结外涂2%碘酒,每日3~4次,也可用5%硫酸镁温热敷,10%鱼石脂软膏、中药拔毒膏等外敷,促进炎症消散,但面部危险三角区应除外。

任何部位的疖肿,均不要用手触摸、挤压,以防止将细菌挤进血管内,使感染扩散,引起败血症。面部及口唇上的疖肿更不能挤压和自行处理。因为从嘴角两边到鼻根部位,医学上称为"危险三角区"。此区血液循环丰富,血管与颅内相通,且静脉无静脉瓣,血液可以逆流,挤压容易使细菌随血流进入颅内,引起化脓性海棉窦炎或颅内脓肿。

（三）成脓后的处理

疖已成熟，可用刀子挑破，排出脓头即可愈合，但面部、危险三角区不可自行处理，可到医院进行治疗。

二、痈

痈是多个相邻毛囊和皮脂腺的化脓性炎症，化脓菌以金黄色葡萄球菌最为常见。感染多数在皮下纤维隔内的组织。多见于颈后部（中医称为"落头疽"或"对口疽"）、背部（中医称为"搭手"），也可见于其它部位。好发年龄为老年人，糖尿病病人亦多见。起病时局部皮肤肿胀、紫红、疼痛，较硬，逐渐扩大. 常可达鸡蛋大小，中央有多个脓栓，该处皮肤坏死破溃后呈蜂窝状，由于病变较深较广，疼痛剧烈，且全身症状明显，有畏寒、发热、头痛、食欲差、白细胞增高。如不及时治疗很容易扩散为全身性感染。护理常识：

（一）同疖的护理 1～3 条。

（二）休息与营养

痈的局部症状及全身症状都较疖明显，常有高热、食欲减退等，机体消耗较大，因此要注意休息，减少体力消耗，同时鼓励病人进食富含营养及维生素的饮食，以增加机体抵抗力，必要时可静脉补液。

（三）及早就医

由于痈的病变范围较大，往往又深入到皮下，感染不易控制，应及早就医，早作手术，清除坏死组织，促进愈合。对于创面大，难以愈合的创口可等肉芽组织生长后行植皮。

三、丹毒

丹毒是由甲型溶血性链球菌引起的皮肤及粘膜中的表浅淋巴管网的急性感染。好发于头面部和下肢，俗称"流火"。护理常识：

（一）隔离

丹毒属接触性传染病，要暂将病人与健康人分开，接触病人肢体后必须用肥皂水洗手，病人用物尽量固定。

（二）休息与饮食

丹毒病人要卧床休息，抬高患肢，局部用 50% 硫酸镁湿热敷。给予富含营养、易于消化的食物，因高热可致水分丧失，病人应多饮水以利毒素排泄。

（三）抗感染治疗

根据病情轻重选用抗生素。一般常选用青霉素肌肉或静脉注射，用药时间一定要在症状消退后再坚持 1 周以免复发。

（四）高热的护理

发热在38.5℃以上时,头部可用冷毛巾湿敷或头枕冰袋(热水袋灌上冰水)。若发热在39℃～40℃则可用温水或50%酒精擦浴,应在大血管处多停留。必要时还可给予退热药物。

(五)心理护理

由于此病起病急、发展快、症状重、疼痛剧烈、病人思想负担较重,家属要多安慰、多关心病人,尽量减轻其不适,使其尽快恢复健康。

(六)预防

养成良好的卫生习惯,保持个人卫生。对有足癣或血丝虫病者要积极治疗,有皮肤破损时要防止再次感染。

四、急性蜂窝组织炎

急性蜂窝织炎是由化脓性细菌所引起的皮下组织急性炎症。致病菌多数是溶血性链球菌和葡萄球菌,常因皮肤擦伤或软组织损伤而引起。此病的感染范围广、组织损害大、炎症不局限化、扩散迅速。护理常识:

(一)预防

积极治疗各种创伤,可以减少蜂窝织炎的发生。对有足癣者要及时治愈,以免复发及引起蜂窝组织炎。

(二)注意休息

在急性期要限制活动,卧床休息,抬高患肢,促进血液循环,并可进行局部热敷。

(三)加强营养

高热时一方面胃肠蠕动减弱,影响消化吸收。另一方面分解代谢增加,蛋白质、碳水化合物、脂肪、维生素大量消耗,同时水分大量丧失,因此要给予富含营养、维生素及易于消化的食物,鼓励其多饮水,必要时静脉补液。

(四)高热的护理

与丹毒相同。

(五)局部处理

早期可作热敷,如已形成脓肿或炎症不能控制时,可去医院作多处切开引流,以达到减压、排除毒素的目的。

五、甲沟炎

甲沟炎俗称:"蛇眼疔"或"沿爪疔",是指(趾)甲周围软组织的化脓性感染,多因工作或劳动时不慎被异物刺伤或撕扯指(趾)甲旁倒刺而引起。护理常识:

(一)预防

修剪指甲时不可过短.以免甲床外露而受到损伤,引起感染。并要养成良好的卫生习惯,不要随意拔除倒刺,出现倒刺时要用剪刀剪除,不可硬性拔除而造成损伤、感染。

（二）早期处理

早期可用温水浸泡患指（水温以60℃为宜,避免烫伤）,每日2~3次,每次20~30分钟,同时外敷鱼石脂软膏,外涂碘酒等。为减轻疼痛可用三角巾抬高患肢。

（三）脓肿形成后的处理

甲沟皮下已出现脓液时要到医院行切开引流。如发生甲下脓肿时应将患甲拔除,使排脓通畅,指甲拔除后只要未损伤甲床2~3月后仍可再生,新生指甲不会发生畸形。病人不必存有顾虑。

六、脓性指头炎

脓性指头炎是手指末节掌面软组织的急性炎症,俗称"蛇头疔"。它的起因往往与家务劳动中指尖部的一些轻微损伤有关,如针、木刺、鱼刺的刺伤等。

发病时,指尖部出现红、肿、热等征象,由于腔隙内压力很高.疼痛剧烈,呈跳动性,常使病人整夜不能入睡,手下垂时疼痛加剧,严重时可有发热等全身症状。护理常识:

（一）预防

在工作和生活中要注意保护手指避免刺伤,一旦刺伤立即用干净水冲洗,保持局部清洁干燥,并用2%碘酊消毒。

由于手指末节掌面神经丰富、皮肤厚、皮下组织缺乏弹性,感染后可压迫血管引起指骨缺血、坏死。严重时还要发生末节指骨骨髓炎,因此,一旦出现感染要及时服用抗生素类药物。

（二）局部处理

减少局部活动,抬高患肢,同时可用热水浸泡（方法同甲沟炎）,并涂鱼石脂软膏及中药金黄膏。肿胀加重,出现搏动性疼痛时要到医院行切开引流,以减轻指端压力,预防指骨坏死。

第二节　胆道蛔虫病

胆道蛔虫病在我国较为多见,约80%的病人是儿童或青年。护理常识:

（一）预防

蛔虫是一种常见的肠道寄生虫病,好发于儿童或青年。当肠道寄生有蛔虫时,虫卵可随粪便排出体外,人体食用被感染性虫卵污染的蔬菜、瓜果、饮水、食物或进食时手被泥土污染均可成为传播本病的有利条件。肠道有蛔虫寄生时,遇有发热或肠道功能紊乱,蛔虫乱窜钻入胆道,引起胆道蛔虫病。因此,要预防本病发作,重点在于消除肠道蛔虫病,否则胆道蛔虫治疗后仍有复发的可能。

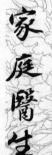

在日常生活中，要注意个人卫生，不食不清洁的蔬菜、瓜果，教育幼儿养成饭前、便后洗手、不吮手指的好习惯。

（二）心理护理

胆道蛔虫病起病突然。疼痛剧烈，难以忍受，病人常会"痛不欲生"，哭喊不止，家属要了解此病的特点，给予关心和安慰，当疼痛发作时，可按压病人合谷、内关、足三里等穴位，以减轻疼痛。

（三）积极治疗肠道蛔虫病

由于胆道蛔虫病继发于肠道蛔虫病，为预防复发，要积极治疗肠道蛔虫病，进行彻底的驱虫治疗。在服药期间不应饮酒和进食高脂肪饮食，以免影响药物的吸收。

（四）手术治疗的护理

胆道蛔虫病若需手术治疗，其护理方法与胆道感染、胆石症的护理相同。

第三节　胆道感染和胆石症

胆囊炎、胆结石是最常见的胆道疾病，女性多于男性。胆总管结石多继发于肝内胆管结石，少数来自胆囊结石。一旦结石引起胆总管下端梗阻，可引起急性炎症发作。胆总管梗阻，使胆汁淤积、胆管扩张、结石松动、上浮，引起淤积的胆汁甚至结石排入十二指肠，这时急性炎症又得到缓解。

（一）心理护理

胆道疾病往往症状较重，疼痛明显，病人痛苦较大，且特殊检查多而复杂，手术后又多有复发，故病人疑虑重重，常常是盼望早日手术以解除痛苦，又怕手术后复发再次受罪而充满矛盾。家人要充分体谅病人的心情，给予关心和安慰。让其了解有关疾病知识，树立信心，消除疑虑。

（二）皮肤护理

由于胆总管被结石阻塞，病人出现皮肤黄疸，常常感觉全身瘙痒不适，这是由于血液中胆盐成分增高，刺激皮肤神经末梢引起的。家属可帮助病人用温水擦洗，或用炉甘石洗剂擦洗皮肤，也可外涂止痒霜。不可用手抓挠，以免造成皮肤破溃、感染。

胆石症引起的皮肤黄疸是没有传染性的，不需要隔离，家属也不必害怕。

（三）饮食护理

胆道疾病的病人对脂肪的消化吸收能力降低，食入脂类食物可以诱发疼痛发作，故要限制脂肪摄入。可给予低脂、高糖、高蛋白、高维生素饮食，不能进食时可静脉输液补充。

烹调方法以蒸、汆、炖、卤、烩等为宜。禁用油煎、干炸、爆炒等。

采用手术治疗，术前一日给清淡、少渣的饮食。术后 12～24 小时禁食，肠功能恢复后可给清淡流食，以后逐渐恢复为低脂正常饮食。可多吃瘦肉、豆制品、鱼类、新鲜水果、蔬菜等，避免肥肉、花生米、芝麻、蛋黄、牛奶等食品的摄入。

（四）休息与活动

急性发作期病人卧床休息，有利于肠道功能恢复、预防肠粘连，一般术后第 2 日即可下床活动。恢复期可适当参加体育活动。

（五）各种引流管的护理

胆道手术常放置的引流管包括：腹腔引流管、"T"型引流管、胃肠减压、尿管、吸氧管等，在帮助病人翻身、活动时要避免管道脱落、受压、扭曲等，特别是"T"型引流管如果脱落则可能发生胆汁外漏等严重后果，因此护理时要特别小心。为防止管腔阻塞，可用手挤捏引流管以保持通畅，发现异常时可随时告诉医生、护士。

第四节　肝脓肿

肝脓肿分为细菌性肝脓肿和阿米巴肝脓肿两种：

一、细菌性肝脓肿

此病的主要病因为继发于胆道结石、胆道感染，其次为肝外任何部位或器官的感染性病灶，细菌随血行播散而发生本病。细菌性肝脓肿大多为多发性。护理常识：

（一）积极预防

从病因可以看出，本病主要是继发于胆道或全身各部位的感染。故要及时治疗各种感染性疾病，避免发生、发展为本病。

（二）高热的护理

细菌性肝脓肿体温往往为持续性高热，可采取头部冷敷、酒精擦浴、温水擦浴等以降低体温。体温下降时病人出汗较多，要及时更换衣服、被单。擦干汗液后可用爽身粉及痱子药水等。并鼓励病人多饮水、多喝汤。

（三）预防口腔感染

由于高热、食欲减退、唾液分泌减少，口腔粘膜干燥，口腔内食物残渣易发酵，有利于细菌繁殖，极易引起口腔炎和粘膜溃疡。住院期间护士会为病人进行口腔护理，家属可协助病人多漱口，一般可用温水或淡盐水于早、晚及进食前后进行。

（四）引流管的护理

肝脓肿切开引流后，往往会放置引流管，在护理中要保持引流管通畅。防止病人翻身或活动时致引流管打折、扭曲或脱落,不可将引流袋提起高于病人水平面位置,以防引流液倒流引起逆行感染。

(五)饮食与营养

感染、高热使机体热量消耗较大,除鼓励病人多饮水外,可进食营养价值高且易消化的食物,可口服维生素 B 和 C。必要时静脉输液以补充机体需要。

(六)心理护理

细菌性肝脓肿常因病期长、全身症状严重,病人思想压力较大,对治疗信心不足,家属要多关心病人,使其积极配合治疗,促进早日康复。

二、阿米巴肝脓肿

主要是阿米巴原虫感染后,阿米巴原虫从结肠溃疡破口处随门静脉血液进入肝脏而引起,其好发部位为肝右叶。护理常识:

阿米巴痢疾属肠道传染病,而阿米巴肝脓肿主要是阿米巴原虫从肠道随血液循环进入肝脏所引起。因此,要积极治疗阿米巴痢疾,切断传播途径、改善环境卫生、防蝇灭蝇、养成良好的卫生习惯。细菌性肝脓肿家庭护理 2～6 条也适用于阿米巴肝脓肿。

第五节　急性乳腺炎

急性乳腺炎俗称"奶疮"。是乳房的急性化脓性感染,是产后哺乳期的常见病,特别是初产妇,多在产后 3～4 周发病。护理常识:

(一)积极预防

急性乳腺炎多见于初产妇产后 3～4 周,应从产前 3 个月开始. 每日用肥皂水或清水擦洗乳头,用 75% 酒精棉球涂擦乳头及乳晕,每日用手指牵拉乳头数次,以增强乳头及乳晕皮肤的抵抗力。可减少婴儿吸吮时发生皲裂。

对有先天性乳头内陷的孕妇,在产前 3 个月开始矫正乳头凹陷。具体方法是孕妇自己用双手的拇指和食指先上下、后左右地用力在乳晕处向下压乳房组织,同时向外牵拉乳头。反复数次后乳头即稍凸出来,这时改用手指捏住乳头向外提拉,每日数次,大多可得以矫正。

每次哺乳后需将残留乳汁全部挤出或用吸乳器吸出,以减少乳汁淤积。

若乳头发生皲裂,应停止婴儿吸吮,用吸乳器吸出后倒入奶瓶哺育婴儿,每日 2～3 次用中性肥皂水及清水清洗乳头,涂鱼肝油再覆盖消毒纱布。

(二)早期的护理

早期仅感乳房胀痛,触之有硬结时,可每日 2～3 次按摩乳房,挤出乳汁。具体做法是,病人本人或家属一手托起患侧乳房,另一手在乳房红肿处轻轻按摩 2 分钟,再自乳根部向乳头方向推进数次,然后用食指和拇指轻捻乳头片刻,双手轮换轻按乳房,使乳汁流出。轻者 1 ~ 2 次即可使硬结消失,疾病痊愈,可不必去医院就诊。

早期还可配合热敷及 50% 硫酸镁湿敷,以促进血液循环,促进炎症消遏。

(三)脓肿形成时的护理

一旦形成脓肿,应立即去医院就诊,医生将根据病情采取穿刺或切开引流。穿刺即用无菌针管直接将针头刺入脓腔抽出脓液;切开引流即将脓腔所在局部的表皮切开,使脓液充分引流,以利愈合。

在脓肿切开引流后应戴宽松的胸罩,将乳房托起,不仅能减轻疼痛,且有利于血液循环,促使炎症控制和消失。

第六节　乳腺增生病

乳腺增生病是乳腺导管上皮及其周围结缔组织和乳腺小叶的良性增生性疾病,又称囊性乳腺病。护理常识:

(一)心理护理

由于此病目前尚无特效的治疗方法,又表现为周期性胀痛,病人思想负担较重,缺乏治疗信心,甚至对生活产生厌倦心理,故家属(特别是丈夫)要多关心、多体谅病人心理,给予安慰、解释,不可表露出厌倦、嫌弃心理,以免加重其心理负担。

(二)定期复查

根据调查,此病发生乳癌的机会较正常妇女高出 3 ~ 4 倍。因此,病人需定期到医院进行复查,一般应 3 个月复查一次。

(三)学会自查

乳房的自我检查方法较为方便,可趁更衣、洗澡之便随时进行,一般认为在月经后进行较为合适。在自查的过程,如发现肿块质地有改变(肿块变硬),或肿块迅速增长,则应及时到医院就诊,做组织切片检查,以排除恶变之可能。

第七节　腹股沟疝

腹股沟疝俗称"疝气",是腹腔内的脏器(多为小肠)通过腹股沟管向外突出。在腹股沟区也就是大腿根部形成一个突出的肿块,很容易看到并摸到,男性病人疝内容物可进入阴囊。腹股沟疝可分为直疝和斜疝。护理常识:

（一）避免腹内压增高

对于腹股沟疝无论是手术还是非手术，均要避免腹内压增高，由于咳嗽和便秘是增加腹内压的主要因素，故要及时治疗。吸烟者应及早戒烟，以减少呼吸道分泌物，减少痰液生成；便秘者可多食一些富含粗纤维的蔬菜如芹菜、韭菜、青菜等，必要时服用一些缓泻剂，以保证每日大便一次；小儿要防止哭闹，以免疝内容物脱出。

（二）"丁"字带固定法

对于暂时不愿手术或不宜手术者可用"丁"字带固定法以减少发病。具体方法是：用"丁"字带的"一"固定在腰部，而"丁"字带的"I"固定在疝内容物突出处，起到支托的作用。但此法只能减少疝内容物突出，不能从根本上解决问题。

（三）家庭处理

当疝内容物向外突出时，千万不要惊慌，此时应让病人平卧，用手托住肿物将其慢慢推送回腹腔，这在医学上称为"疝还纳"。若不能还纳即可能形成嵌顿，如嵌顿时间不超过 24 小时，仍可经按摩上推、热敷患处等促进缓解。如果这些方法仍无效或嵌顿时间超过 24 小时，阴囊出现红肿等症状要及时到医院就诊。

（四）手术后护理

术后护士会将一个 0.5 公斤重的沙袋置于伤口上，目的是防止出血，一般放置 12~24 小时。由于半卧位可增加腹压，影响疝修补部位的愈合，故术后不宜过早采取半卧位，一般在第 2 日为宜。饮食可根据病人及麻醉情况决定，一般在术后 6~12 小时即可进流食或软食，次日可给普食。

疝手术为无菌手术，要严防感染，若伤口被大小便污染，要及时通知医生换药。

（五）恢复期护理

出院后病人仍需适当休息，逐渐增加活动量，3 个月内避免重体力劳动及过量运动，虽已手术修补，仍要注意对增加腹压的疾病及时治疗，以防复发。

第八节　腹部损伤

腹部损伤是指腹壁和腹腔内脏器的损伤。可分为闭合性损伤和开放性损伤两种。护理常识：

（一）家庭急救

腹部损伤如有开放性伤口应立即包扎。若有大网膜、肠管脱出时，不要送回腹腔，以免造成腹腔感染，可将脱出的内脏用无菌纱布或清洁的搪瓷碗盖住包扎，再急送医院救治。

（二）禁饮食及胃肠减压

腹部损伤病人大多数需急诊手术，为防止术中、术后呕吐引起误吸而发生吸入性肺炎以及胃肠道手术避免胃内容物污染手术部位及术后腹胀,故伤后应禁食禁水,并进行胃肠减压,营养可通过静脉输液补充。病情平稳或术后肠功能恢复,肛门排气后可给予流食,逐渐过渡到半流食、普食。

(三)病情观察

腹部损伤有时不能立即明确腹部内脏有无损伤,这种情况下应严密观察其血压、脉搏、呼吸、腹部情况等。在观察期间不可随意应用止痛药物且不要随意搬动病人,因为止痛药物可掩盖病情,给医生诊断造成困难,随意搬动病人可加重出血。对有脏器脱出的病人,要保持病人安静,不要紧张,不要咳嗽,更不要翻身,以免使脱出加重。

(四)保持呼吸道通畅

为了防止痰液、呕吐物、分泌物堵塞呼吸道而引起呼吸困难,病人卧位时可头偏向一侧并及时将口内分泌物咳出或吐出,必要时可用手将口腔内积物清除以保持呼吸道通畅。

(五)心理护理

腹部损伤多为意外事件,病人丝毫没有心理准备,往往会非常的紧张、恐惧、害怕、担心等,特别是内脏脱出时病人会极度恐惧。家属要尽量关心病人,鼓励病人,使其积极配合手术及治疗,以便早日康复。

第九节　肠梗阻

任何原因引起的肠内容物正常运行或通过发生障碍即称为肠梗阻。根据其发生的原因可分为机械性肠梗阻、动力性肠梗阻、血运性肠梗阻三类。护理常识:

(一)及时就诊

肠梗阻起病急、病情变化快、危险因素多,处理不及时可出现严重的并发症甚至危及生命。因此。当怀疑有肠梗阻时要去医院就诊,以免延误病情,造成不良后果。

(二)禁食与饮食

由于肠内容物通过受阻,进食可加重腹张及呕吐,故在急性发作期须禁食。梗阻缓懈后 12 小时可口服少量温开水或清淡流食,忌服易产气的牛奶、麦乳精、鸡蛋汤、甜食等;48 小时后可试进半流饮食。如准备手术则需禁食。术后早期亦应禁食,待胃肠功能恢复、肛门排气、拔除胃管后可试给半量流食,如无腹胀、腹痛,3 日后试进半流食,术后 10 日方可进软食。恢复期宜多食易消化富含维生素的食物,不食不易消化和刺激性食物如辛辣、生冷硬、酒类等,勿暴饮暴食。

（三）有效的胃肠减压

胃肠减压是将一根特制的橡皮胃管插到病人胃内,利用负压吸引将胃肠道内的气体、液体吸出体外,以降低胃肠道内的压力,减轻腹胀。在进行胃肠减压时,家属可注意观察吸出液的颜色,若为暗红色液体,则有肠绞窄之可能,要及时告诉医生、护士,以便及时处理。由于胃肠减压过程不能进食,容易并发口腔感染,可经常协助病人用清水或淡盐水漱口。

（四）休息与活动

手术前行胃肠减压阶段可取斜坡位休息。有利于吸出更多的胃肠内积液和积气,也有利于改善循环和呼吸功能,病人应将头偏向一侧,以防呕吐物误吸入气管,导致窒息和吸入性肺炎。

术后要鼓励病人早期下床活动,有利于肠道功能恢复,防止肠粘连。活动范围依病情而定。

（五）呕吐的护理

病人在呕吐前常有恶心、呼吸紧迫、心跳加快等先兆症状,对老年人和小儿要注意保暖,坐起或头偏向一侧,呕吐后可用冷开水或淡盐水漱口,以保持口腔清洁,使病人感到舒适,同时注意颜面部的清洁,呕吐物不可随意倒掉,要让医生、护士观察后方可倒掉。

（六）解痉剂的应用

肠梗阻病人,一般不可随意使用吗啡类止痛药物,以免因疼痛减轻或消失而无法了解肠管局部症状是否加重。在确定无肠绞窄后,可用阿托品等类药物,以解除胃肠道平滑肌的痉挛,抑制胃肠道腺体的分泌,使病员腹痛得以缓解。

（七）液体的补充

肠梗阻时,病人不能进食,呕吐频繁,大量丢失胃肠液,造成水电解质大量丢失,可通过静脉输液进行补充。

（八）心理护理

肠梗阻病人常因病情危急,万分痛苦而产生濒死感,认为自己可能"活不成了"或因极度痛苦而"不想活了";同时也渴望医生能够尽快解除自己的痛苦。此时,家属要倍加关心和爱护病人,帮助其度过"难关",要守候在病人身旁,随时满足其需要,当病人腹痛剧烈时可握住病人双手或轻拍其肩部以示安慰并可减轻其痛苦;还要让病人了解肠梗阻尽管来势凶猛,但只要治疗及时,则可恢复健康,应全力以赴配合治疗。

（九）出院后的护理

出院回家后要注意适当活动,避免饭后剧烈运动;养成良好的卫生习惯。减少肠道寄生虫病;保持大便通畅,注意保暖,避免感冒、着凉;有腹痛等不适时及时到医院复诊。

第十节 肠 瘘

一、疾病概要

肠瘘即肠壁上的异常穿孔,肠内容物可由此孔漏出体外或漏入腹腔内其他脏器。前者为外瘘,后者为内瘘,通常所说的瘘指外瘘。护理常识:

(一)心理护理

肠瘘病人由于病期较长,生活不能自理,肠瘘出液脏、臭、皮肤糜烂等,而产生极大的思想压力,担心自己会连累别人,麻烦别人而遭嫌弃,极易产生自卑、悲观、失望乃至绝望的心理。做为家属要帮助病人树立战胜疾病的信心,使其了解肠瘘大多数为良性病变,通过积极的治疗、精心的护理一般可以痊愈。同时要关心病人,避免表露出嫌弃或不耐烦的神情而增加病人心理压力。

(二)瘘口周围皮肤的护理

高位肠瘘瘘出液量多而稀薄,刺激性极强,可刺激周围皮肤,引起皮肤糜烂、发炎、感染等,为保护皮肤,通常需用负压吸引吸出漏出液,或由漏口插入双套管及滴水管,采用腹腔负压吸引及时稀释和清除渗出的胃肠液及腹腔内的脓液。尽管如此,往往仍难以避免漏出液侵及皮肤。在护理过程,要保持皮肤清洁干燥,及时清理漏出液,用无菌纱布轻擦,并用氧化锌软膏涂于漏口周围皮肤或在漏口周围加用凡士林纱条包围圈以防漏出液流散。

低位肠瘘排出的粪便,亦需及时清理,定时更换敷料及粪袋,保持周围皮肤清洁。

(三)加强营养支持

由于肠瘘使肠液大量丢失,营养成分未能吸收即已漏出,特别是高位肠瘘可造成严重的营养不良,消瘦、贫血、低蛋白血症等。因此要加强营养,加强支持,当漏口大、漏出液多时,可由深静脉滴注营养液,也可由胃肠道滴入要素饮食(一种不需要消化便能直接吸收的高营养食品),当漏口缩小、漏出液减少时,可鼓励病人经口进食富含营养的流质饮食,如蛋花汤、牛奶等。

(四)重视生活护理

肠瘘病人往往生活不能自理,要协助病人搞好个人卫生,协助病人床上活动、翻身等,以预防并发症的发生,使病人舒适。

第十一节 急性阑尾炎

急性阑尾炎是外科最常见的急腹症之一，很多人误称它为"盲肠炎"，这种叫法是错误的，因为阑尾只是盲肠内侧一根细长条盲状肠管，阑尾发炎时通常盲肠并不发炎。护理常识：

(一)及早发现，及时就医

急性阑尾炎已为广大群众所熟悉，典型病人诊断并不困难。但由于初期症状颇似内科胃肠炎，易被忽视而延误病情，做为普及医学知识，应了解急性阑尾炎的早期症状及腹部检查方法，当怀疑有急性阑尾炎可能时，千万不可盲目服用止痛药物，以免掩盖病情延误治疗，须及早去医院就诊。

腹部检查的方法：让病人平卧、两腿屈曲以放松腹部，检查者手要温暖，因手凉刺激可使腹部发硬，影响检查效果。检查时手掌和手指要平放，由浅至深缓慢下压，不要用手指尖抠肚皮，也不要用力太轻。检查顺序是先左侧后右侧，先上腹后下腹，当摸到某一部位，病人皱眉喊痛时，则说明此部位有压痛，急性阑尾炎在右下腹可有固定压痛。

(二)心理护理

急性阑尾炎好发于20～30岁的青年人，常常起病突然，症状较重，疼痛剧烈，易使病人因突然发病而紧张、恐惧、焦虑，担心突然生病而影响工作，害怕手术发生意外而丧失前程等。家属要多关心病人，让其明白。阑尾只是肠子上的一个小尾巴，本来就是一个近于退化的组织，一般手术切除后并没有什么危害。如果有危害那也是其他原因造成的，如伤口感染、肠粘连、败血症等。因此，手术一定要当机立断，不可错过手术时机。

阑尾切除以后不会有后遗症，病人要放松思想、消除紧张、焦虑心理。

(三)术前注意事项

当急性阑尾炎诊断有困难时，可有4小时的观察时间，观察期间须禁食、禁水，但服药时可少量饮水。确定手术后可练习床上小便，以免术后因不习惯床上小便加之伤口疼痛而发生尿潴留。老年病人还要练习深呼吸，以扩大肺活量，有利于术后排痰，预防肺部感染。

(四)术后饮食及卧位

阑尾切除术后可根据不同的麻醉方式采取适当的卧位，如腰麻后应去枕平卧，硬外麻醉后应低枕平卧，6小时后血压平稳可给予半坐卧位（即床头抬高30°)，以减轻伤口张力，减轻疼痛。24小时即可下床活动，以促进肠蠕动，预防肠粘连，促进血液循环，加速伤口愈合。

阑尾炎术后早期下床活动非常重要,家属一定要协助督促病人早期活动,且不可因"心痛"病人而迁就。

术后第 1 日可给病人清淡的流食如面汤、米油等,由于牛奶、鸡蛋易产气而引起腹胀,故术后早期不宜采用。术后第 2 日可给软食如软米饭、龙须面等。3～4 日无特殊情况可给普食,此时可加强营养,给高蛋白、高维生素饮食,以补充身体消耗,尽快恢复体力,促进伤口愈合,但不可暴饮暴食及饭后剧烈运动。

(五)术后尿潴留的处理

当术后发生排尿困难、尿潴留时,可轻轻按摩下腹部、让病人听流水声、热敷会阴部等,一般均可自解小便,必要时可由护士进行导尿。

(六)康复期护理

术后一月内病人应避免重体力劳动,勿暴饮暴食。如出现高热、腹胀、腹痛、里急后重等要及时到医院复查。

第十二节　直肠肛管疾病

(一)肛管直肠周围脓肿

肛管直肠周围脓肿是指直肠下段、肛管周围软组织的急性感染。

(二)肛瘘

肛门周围化脓性感染与肛管或直肠下段相通者称为肛瘘。肛瘘外口在皮肤上,有时可有几个外口,内口与直肠腔相通,通常只有一个。

(三)肛裂

肛裂是肛管皮肤全层裂开所形成的慢性溃疡,常发生于肛管后方正中部位。

(四)痔

痔是直肠末端粘膜下、肛管皮下静脉丛瘀血曲张、扩大形成的静脉团,是成人的多发病、常见病,男、女均可发生。

(五)直肠脱垂

肛管、直肠下端向外翻出,脱于肛门之外称为直肠脱垂,俗称"脱肛"。多见于 5 岁以下的儿童及老年人、多次生育的妇女等。

(六)直肠息肉

凡是在直肠粘膜上隆起的病变除癌以外都可称为息肉。

护理常识:

(一)预防

肛管直肠周围疾病多与腹内压增高、长期大便干燥、感染等因素有关。故在日常生活中需养成良好的饮食、卫生习惯,保持大便通畅及肛门周围清洁、干燥。

对于习惯性便秘者,应每日保证足够的水份摄入及多食富含粗纤维的食物;也可通过腹部按摩促进粪便排出,其方法是用食指、中指和无名指,在腹部左侧与肚脐平行部位,开始向下—向右—向上—做一环形顺时针按摩,对于长期卧床不能下地活动者可多次按摩,复次 5～10 分钟;必要时还可给予缓泻剂、开塞露、灌肠等方法。

养成良好的卫生习惯,每晚用温水清洗肛门周围,特别是妇女及儿童。

(二)热敷及热水坐浴

热敷及热水坐浴对于预防和治疗均有积极意义,它可以促进局部组织血液循环,提高机体抵抗力和修复能力,促使炎症消散和局限,减轻局部肿痛。其方法:

热敷:对于肛管直肠周围疾病,一般选用温热敷。即用毛巾或软布浸在手腕能耐受的热水中,拧干敷于肛门部,上面加盖毛巾以保持温度,3～5 分钟更换一次,持续 15～30 分钟。

热水坐浴:用清洁盆盛 2/3 满热水,将水温调至病人能耐受的温度(约 40℃左右),将盆放在专用的坐浴椅上,将整个肛门会阴部浸泡在热水中。对于直肠肛管炎症性疾病或术后病人还可用 0.01%～0.02% 高锰酸钾(颜色为淡紫色)坐浴。每次 15～20 分钟。

尽管热敷及热水坐浴简单、实用,但对于其适应证仍应在医生指导下选择,以免因选择不当而加重病情。

(三)饮食与排便

在预防中已经提到,要保持大便通畅,但一般不必限制饮食。要鼓励病人多饮水、多吃水果如香蕉、带皮梨、苹果等,多食富含粗纤维的蔬菜如芹菜、韭菜、豆芽、白菜、青菜等,避免刺激性食物如辛辣、酒类等。手术前一日给少渣流食,术后根据情况给流食、半流食到普食。一般不必限制排便,若有排便困难及时采取相应措施。

为抑制肠内细菌,减少术后感染,一般术前 3 日开始口服磺胺类药物及抗菌素。磺胺类药物易在肾脏形成结晶,故服药期间要多饮水以增加排尿。

(四)避免腹压增高

用力排尿、咳嗽、咳痰等可增加腹内压力,对于直肠肛管疾病及术后非常不利。故术前要练习床上小便,术后排尿困难时积极采取措施如热敷、按摩、听流水声、导尿等;对于长期吸烟及慢性咳嗽者要戒烟、积极治疗咳嗽,术前练习深呼吸以扩大肺活量;对于长期站立和坐位工作的人,可做保健操及适当活动,特别是年老体弱者。术后下床时间可根据自身情况决定,但不可过早下床活动。

(五)保持伤口清洁

肛门部手术,多数伤口敞开不缝合,每日医生会为之换药。但在排便时要注意避免污染伤口,若已被污染,需立即用0.02%高锰酸钾热水坐浴,然后再进行换药。

(六)心理护理

肛管直肠周围疾患的病人,多数会感到难为情,认为此病脏、臭,会被人耻笑,又怕去医院碰上异性医生或护士而不愿就医;有的会认为此病无关紧要,拖一拖就好了。其实对于肛管直肠周围疾病来说,早发现、早预防、早治疗效果很好,有的可免于手术,而对于便血来说还有可能是肠道恶性肿瘤。因此无论是病人还是家属均要了解有关知识,克服心理障碍,及时就医治疗。

第十三节　破伤风

破伤风是由破伤风杆菌引起的一种需要隔离的特异性感染。护理常识:

(一)预防

破伤风是一种外科、产科的严重传染病,病死率较高,然而它是可以预防的。其方法:

1. 正确处理伤口

在日常生活中,若无意受伤,特别是在污染的环境中受伤或伤口小而深时,一定要去医院进行清创处理,切不可认为伤口小而不予消毒、处理。

2. 分娩接生要严格消毒

随着人们医学知识的不断提高及优生优育工作的深入开展,新生儿破伤风已明显减少。但在一些偏远的山区仍有缺乏医学知识的接生婆在家接生的现象,要了解有关医学知识,分娩时最好在医院并有严格的消毒措施。

3. 自动免疫

通过注射破伤风毒素作为抗原,刺激机体产生抗体(破伤风抗毒素),从而达到免疫的目的,是目前最可靠、最有效、最经济的预防方法。

具体方法:皮下注射破伤风类毒素共3次,第1次为0.5毫升,间隔4~6周再注射1毫升,第二年再注射1毫升作为强化,体内抗体水平可维持5~10年,以后每5~10年注射1毫升。凡10年内作过自动免疫者,受伤后只需注射0.5毫升,就能起到预防作用。

我国目前对小儿采用的是"精制百日咳、白喉、破伤风三联菌苗"注射法进行预防。

4. 被动免疫

未经主动免疫的受伤者,伤后要尽快注射破伤风抗毒素,伤后污染严重或受伤时间已超过12小时,剂量要加倍。

(二)了解本病特点，及早就医

破伤风大多病情严重，死亡率较高，要了解本病的特点，结合有受伤史，应及早到医院就诊治疗，以免延误病情，发生危险。

(三)隔离

破伤风病人进入医院后，一旦确诊即要进行接触隔离，医院将为其安排单人房间专人护理，接触病人时要穿隔离衣、带帽子、口罩、为病人进行各项操作前后要洗手，病人伤口换药时的敷料及用过的物品无保留价值时要焚烧，以免造成交叉感染。

(四)避免诱发因素

破伤风主要的临床表现为全身肌肉持续性痉挛和阵发性抽搐，任何刺激如声、光、疼痛、进行各项操作等均有可能诱发或加重抽搐。故在护理过程中，房间光线要柔和，窗帘布要厚，各项护理操作尽量集中，以减少对病人的刺激。

(五)心理护理

破伤风病人由于发病突然，症状较重，住院后又被安排在单人房间进行隔离，谢绝探视等，极易产生恐惧心理，家属可通过书信的形式与病人取得联系。给予安慰和关心，使其安心治疗。

(六)恢复期护理

由于病人不断的抽搐、肌肉痉挛加之高热等，体力消耗很大，恢复期可给予高热量、高蛋白、高维生素饮食以补充消耗，可少量多餐，进食时注意防止误咽。注意休息，逐渐增加活动量，活动时要注意安全，防止跌伤等。

第十六章 心胸外科常见疾病家庭护理

第一节 胸部损伤

在日常生产劳动中，胸部损伤并不少见，在战时，胸部损伤的机会则更多。如高空坠地、各种利器（刀、子弹及弹片），交通事故，身体周围气体爆炸，老人的剧烈咳嗽、呃逆、喷嚏或呕吐、用力排便，均可引起肋骨骨折及胸内脏器损伤。

胸部损伤可分为闭合伤和开放伤两类。闭合伤是由于挤压、冲撞、高处坠落、钝器打击等。伤轻者仅限于胸壁软组织或单根肋骨骨折；伤重者则可发生气胸、血胸、皮下或纵隔气肿、膈肌破裂。开放伤多为火器伤、刀剑刺伤等，如致伤物损破壁层胸膜（即穿透伤），也可形成血气胸。

一、肋骨骨折

肋骨共有 12 对，肋骨骨折常为闭合性损伤，以第 4~7 肋为多见。第 1~3 肋有锁骨和肩胛保护，第 7~10 肋不连接于胸骨，弹力较大，第 11~12 肋为浮动肋故骨折少见。护理常识：

（一）减轻疼痛

肋骨骨折的主要表现为疼痛，家属要多安慰病人，尽量分散其注意力，以减轻疼痛。必要时可建议医生给予止痛药物。对于闭合性单根肋骨骨折还可用宽胶布固定患侧胸壁 2~3 周以减轻呼吸运动时的疼痛，在用胶布固定时若发生皮肤过敏应停止使用。

（二）鼓励咳嗽、咯痰

肋骨骨折病人常因怕痛或怕骨折错位而不敢咳嗽、咯痰和深呼吸，使呼吸道分泌物不能排出，阻塞支气管而导致肺不张、肺部感染等，要鼓励病人咳嗽、排痰。并使其明白咳嗽、排痰不会影响骨折愈合及预后，以便主动配合，有效咳嗽、咯痰。

（三）预防感染

对于老年肋骨骨折病人，要口服抗生素以预防肺部感染，当痰液咯出困难时，亦可进行家庭雾化吸入。

二、气胸

气胸是由于利器或肋骨断端刺破胸膜、肺、支气管或食管后，空气进入胸膜腔所造成。胸部挤压伤引起支气管断裂，也可引起气胸。护理常识：

(一)现场急救

开放性气胸由于胸膜腔与外界相通，空气可随呼吸自由出入胸膜腔，使伤侧肺受压萎缩，健侧肺部分被压缩，不仅影响气体交换，也使静脉回流受到影响，很快产生循环障碍。因此，需立即用无菌加厚敷料封闭伤口，使其变为闭合性气胸，再送医院救治。

闭合性气胸，若进入胸膜腔的空气较少，则可逐渐吸收自行痊愈，若大量空气进入时，则需在医院行穿刺抽气或行胸腔闭式引流。

张力性气胸，由于伤口与胸膜腔呈活瓣通道，空气只能进入不能排出，使胸膜腔内压力不断增高，致肺受压及纵膈向健侧移位而出现极度呼吸困难。病人可因严重的呼吸，循环衰竭而死亡。因此，急救时应以最快的速度送往最近的医院行胸腔闭式引流或开胸探查。

当病人出现明显呼吸困难时，应首先检查口腔、咽喉内有无异物、血块、呕物堵塞，如有上述情况，应鼓励病人咳出，或立即用手掏出。

(二)心理护理

气胸无论是开放性、闭合性、张力性，都会存在不同程度的呼吸困难、气急、气短以及胸壁伤口等，病人易产生紧张、害怕、恐惧、焦虑等心理，特别是张力性气胸，病人常常会产生濒死感。此时，家属要首先保持镇静。不要受病人情绪的影响而惊慌失措，应尽力安慰、照顾病人，并协助医生、护士尽快采取急救措施，以挽救病人生命。

(三)胸腔闭式引流的护理

为了将胸腔内的空气引流出体外，医生通常会在病人的胸腔内放置一引流管连接闭式引流装置。在闭式引流的过程中，家属要注意病人翻身、活动时防止管道移位或脱落，不可将水封瓶提高至病人水平位而应保持在胸部水平下 60~100 厘米处，病人可采取半卧位，以利于引流及呼吸。

三、血胸

利器损伤胸部或骨折断端刺破肺、心脏及大血管或胸壁血管（胸廓内动脉或肋间血管）等均可引起胸内出血。护理常识：

1. 家庭看护人员对病人的创伤要给予正确的态度去理解、关心、爱护、帮助、安慰他们。消除顾虑，减轻心理紧张、害怕、焦虑、恐惧、负罪感等心理因素。

2. 积极配合手术治疗，尽快脱离危险期，保证手术成功。

3. 术后仍然要安置闭式引流瓶。

4. 呼吸道的清理和术后如何有效咳嗽：血胸病人常因起病突然，病情危重，手术迅速，对手术的心理准备不充分。因此应帮助病人满足一些生活需求，鼓励病人咳嗽、咳痰，清除呼吸道分泌物，以控制上呼吸道感染。每天给病人早、晚漱口或刷牙,保持口腔清洁。

有效咳嗽方法具体如下:

①用两手掌按压在病员手术侧的胸部,力度要适中,当病员吸气时两手放松,咳出时压紧胸部。这样,可以减少手术侧胸部震动的幅度,以减轻伤痛,有利于排痰,从而能减少肺部感染率。

②当能听见病员喉头痰鸣音,而咳不出痰时,可让病员稍稍休息,喝2—3口温开水后再咳,即可排出痰液。

③帮助病员咳嗽的同时,应鼓励病员大胆、勇敢、不要怕痛,并告诉病人咳嗽排痰的重要性、必要性,直至每次咳出痰为止。

5. 手术后恢复期、康复期的功能训练同气胸所述。出院后仍要定期复查,避免劳累过度,3 个月内不宜干重体力活。

第二节 脓 胸

胸膜腔内化脓性感染造成积脓,称为脓胸。脓胸分为急性和慢性两种。护理常识:

(一)心理准备与心理护理

急性脓胸对病人的心理威胁较大。明确诊断后,病人往往对疾病的认识程度深浅不同,表现出的心理状态也不同。由于起病急骤,病人缺乏思想准备,在家庭与社会生活中未了的事情太多,焦虑常是病人住院初期的主要症状,当听到要手术治疗时,恐惧、害怕(怕痛)等心理表现产生不遵医行为。如不能遵守术前、术中、术后的要求,而影响手术效果。所以,要求家属协助医护人员根据实际情况直接劝告、帮助、解释,消除焦虑、恐惧等心理。慢性脓胸的病人表现出有责怪医生医术不精而迁延成慢性脓胸;有的病人还自责、自罪,或迁怒家人。这些都是病人挫折反应的一种表现。这就要求家属耐心劝说,让病人正视现实疾病,抓紧当前机会,坚持治疗,完成疗程,面对事实,树立生存的观念,顽强与疾病做斗争,克服悲观情绪,为手术的成功做好心理准备。

(二)饮食护理

脓胸病人在手术前除了改善病人的一般情况要输血输液外,饮食上有较高的要求,术后进高蛋白质高热量、高维生素饮食,如大排骨、炒猪肝、炒鱼片、牛奶、豆浆、鸡蛋等。应针对病情和病人的口味,增进食欲,促进消化,达到真正增加营养的目的。

高热量饮食特点:高热量膳食需改变基本膳食内容和增加供应次数。例如早中晚三餐之外增加点心2~3次,即上午 10 时,下午 3 时或晚饭后 8 时各加点心 1

次。点心品种应根据病情及病人喜爱而定,如面包、蛋糕、饼干、馒头、饼、挂面、馄饨、牛奶、藕粉等选用。增加食品的数量应根据医生嘱咐而定。

高维生素饮食特点:机体许多生理过程不可缺少维生素,如果机体长期缺乏一种或几种维生素,会引起代谢失常,抵抗力减低,而导致疾病的发生。动物肝脏、鸡蛋、牛奶、奶油等含丰富维生素 A;动物肝脏富含硫胺、核黄素及尼克酸等;绿叶蔬菜及新鲜水果则富含维生素 C 等。

(三)脓胸其它护理同气胸、血胸所述

第三节 先天性心脏病

先天性心脏病是指胎儿在发育过程中,由于各种原因使心脏产生了先天性的畸形或缺损.其发生率约占婴儿的 0.9%。最常见的先天性心脏病有动脉导管未闭、房间隔缺损、室间隔缺损、肺动脉瓣狭窄、法鲁氏四联征和大血管错位。

1.为了提高下一代的健康水平和文化水平,优生是关键。孩子成长的先天条件即良好的遗传。因此应避免各种不良遗传因素如近亲结婚,妊娠期避免辐射、毒物的损害等。选择最佳生育年龄(一般妇女在 24～27 岁生育是比较合适的)。

2.如患儿出生后发现体重过轻、进食(吃奶)时呼吸困难、口唇发绀、发育迟缓、体重不增等异常表现应及早到医院就诊。

3.配合医生回顾妊娠前后的经过,尽快明确诊断。

4.对决定手术治疗的患儿首先要做好术前心理准备。各年龄段的儿童心理特点不同,5 至 6 岁以上儿童已颇懂事,知道自己患有心脏病,加上父母的娇养宠爱,会有不同的个性表现。有的性格内向,有自卑感,少言寡语;有的性情活泼,任性吵闹。绝大多数则唯恐影响他们的前程,均有迫切要求治疗的愿望,但对手术又十分害怕。性情活泼,好动顽皮的病儿在手术后一般能配合医疗和护理。而那些性格内向的病儿,往往术后反而表现得倔强,不配合。因此,术前作为家长应了解自己孩子的性格,提前一周左右告诉孩子手术的重要性和手术后应注意的事项,树立信心,战胜疾病。也可预先准备孩子喜欢的玩具、音乐,并以乐观情绪暗示病儿对美好生活的向往。

5.术后护理要点。①麻醉清醒后,病儿往往四肢乱动,要自己翻身,父母守候在旁时,必须控制其肢体恬动,以免各种导管脱落。清醒后常有呕吐,须注意随时清理口中的粘液和呕吐物,以免发生吸入性肺炎。②术后患儿心率常在 120 次/分以上,体温较高,常达 39℃,甚至达 40℃,其父母不必过于紧张,因为心率往往与体温平行升高有关,当体温高达 39℃以上时,心率也可达 130～150 次/分。一般术后 3～5 日体温即恢复正常,心率即随之恢复正常。应注意的是,如在施行低温体外循环术后 3~5 日,体温持续升高,并有发冷发热、多汗等表现,应随时告诉医生和护士,并及时处理,警惕有无肺部并发症、胸腔感染、切口感染等。③术后常须补液维持机体的酸碱平衡。特别是 6 岁以下幼儿,本身血容量较少,呕吐或出汗较多,可能出现脱水和酸碱平衡失调,因此术后常需补液,家属应协助医护人员准确记录 24 小时病儿的尿量以适当调整输液的量及速度。④术后应用强心药如洋地黄类药物,其使用方法根据病情而定,一定要遵照医嘱服药。⑤对全麻术后的病儿,应随时观察呼吸是否通畅,有无通气不足、呼吸困难、呼吸急促等表现。如发现呼吸道有痰声咯咯作响,说明痰液量较大,应立即清除,保持呼吸道通畅。病儿清醒后可改为半卧位。病儿咳嗽时家长轻轻按压病儿伤口以减轻疼痛,咳嗽间隙家长轻轻为病儿拍背以利痰液咳出。⑥帮助病儿活动手足,鼓励病儿早期下床活动。一般术后次晨即可拔除气管插管,48 小时后就能拔除胸腔引流管,送病儿入普通病室。术后第 3 天应鼓励病儿尽早在床上活动和下地活动。早期起床活动可防止肺部感染和血栓栓塞的发生,另外一方面还可以增加自信心,消除孤独感。⑦术后还应详细观察孩子的呼吸、脉搏、尿量以及有无浮肿的现象。

6. 恢复期护理:①饮食一般可用易消化普通饮食,但不要进食过饱,以免加重心脏负担。有浮肿时要限制食盐的摄入量;轻度浮肿、少尿的病儿,一般不必限制饮水量。由于病儿术前长期无盐或低盐饮食,食欲差、体质虚弱,因此要加强营养,尽快恢复体力。②恢复期的生活起居要有规律,动静结合,既不能在外边到处乱跑,也不必整天躺在床上。一定要保证充足睡眠,保持大便通畅,避免排便困难时用力增加腹压,加重心脏负担。如果超过两天未排便,应采取措施,外用开塞露一枚,使用前先将开塞露挤出几滴用手指轻轻在病儿肛门周围涂擦,起到润滑作用,避免开塞露插入肛门引起刺痛。缓慢挤入开塞露后先让病儿左侧卧位 3~5 分钟,起到充分软化粪便,刺激肠壁蠕动,以利粪便排出,也可用一些缓泻药帮助通便。③特别注意预防感冒,对先心病的孩子术前术后都应预防感冒,不要错误地认为无论天气冷热只要多穿衣服就可以预防感冒。穿着过多,易出汗,使毛孔全部张开,若经凉风,反而会感冒。室内空气每日用食醋熏蒸 1 小时,室内开窗通风半小时每日 2 次也可起到预防感冒。④出院后并不能说明先心病孩子的心功能完全恢复正常。不论是先天性或后天性心脏病,心脏手术后都须经过相当长时间,心功能才会逐渐恢复正常。出院后应嘱咐病儿逐步增加活动量,要动静结合,每天的活动强度只能是慢慢散步,在术后 3 个月内不可疲劳过度,以免发生心力衰竭。

先天性心脏病病儿在获根治后,发育增快,身高体重在 1~2 年内可较大增长,在此期间须加强营养。对术后病儿须定期复查,及时指导病儿的治疗和生活。

第四节　缩窄性心包炎

心包就象心脏的一件密封的外衣,紧紧地包裹着心脏。它分为脏层和壁层,两层之间有少量液体。心包的功能是保护心脏。最常见的心包炎,可以由细菌、病毒、结核、风湿等引起。缩窄性心包炎或称"粘连性心包炎",是由于化脓性或结核性心包炎治疗不理想引起的,它是一种慢性炎性疾病,是急性心包炎的后果。护理常识:

1. 无论是孩子还是成人得了心脏病,做为家长(家属)总是忧心忡忡,焦虑万分。家属们往往也表现出一副焦虑恐惧的面孔,这种情绪如果表露出,那就会造成病人的精神负担,加重病情。因此。家长和亲人们都应保持镇静,接受事实,做好病人的思想工作,鼓励病人不怕痛苦,要有战胜疾病的信心。

2. 对于病人的治疗,要按照医生的吩咐去做。心脏病是慢性病,有时需长期服药。病人及家属不可中途停药。详细观察病人的呼吸、脉搏、饮水及尿量,注意有无浮肿现象。要定期(每个月)上医院复查,遇有感染(如发热等不适)应及时治疗以免影响心脏功能。

3. 久病患者,因心脏长期受压缩,心功能较差,术前须用强心药(洋地黄)和利尿药(速尿),应严格按医嘱服用。要限制病人的活动量及坚持低盐饮食,控制心衰,待腹水减少,肝脾缩小,心功能改善后才考虑手术。术前要严格监督病人按时服药,给高蛋白饮食。

4. 术后心衰是常见的并发症。因此在输液、输血过程中一定要严格控制输液速度、输液量,避免过速超量。预防肺水肿。

5. 术后下床活动不宜过早,术后第 3 天开始床旁活动,术后 2 周内仍要限制活动量及坚持低盐饮食,为增加病人食欲可无盐酱油。一般采用易消化食物. 要保持大便通畅。术前要训练在床上排尿排便,避免术后不习惯床上排大小便,而造成便秘,加之用力后增加腹压,增加心脏负担,会产生不良后果。

6. 术后还要继续治疗及使用强心药和利尿药预防心衰,自己及家属应学会准确记录出入量。出院后还得定期复查血钾,如发现血钾含量降低应及时补钾。

7. 预防感冒。

第五节　心瓣膜疾病

心脏瓣膜的功能是维持心内血流的正确方向,即由心房流入心室及由心室流进大动脉。当瓣膜发生病变、或发生狭窄或闭锁不全,可导致血液循环的障碍,最后引起心功能不全。

风湿性心瓣膜病是急性风湿热引起心脏炎后遗留下来的以瓣膜病变为主的心脏病。侵犯部位多在二尖瓣和主动脉瓣,可发生狭窄或关闭不全,引起心功能不全。

风湿性心脏病是我国最常见的心脏病,约占各种心脏病的 40% ~ 50%。病人多为 20 ~ 40 岁青壮年,女性较男性多见。

当心脏瓣膜病变发生后,一般通过药物治疗尚可维持心脏功能的代偿能力达数年之久。一旦病情恶化,反复出现心衰,就需要手术治疗,扩张或修补瓣膜,甚至做瓣膜置换术。

一、二尖瓣狭窄

二尖瓣狭窄多为风湿热的后遗症。先天性二尖瓣狭窄罕见。本病多见于女性,往往是单纯性二尖瓣狭窄,轻度或中度患者可无症状或仅有轻微症状,可胜任一般体力活动。但到后期通常在风湿热 10 ~ 20 年后,病情发展较快,可出现呼吸困难,常在活动后出现。严重者不能平卧,须采取坐位。咳嗽时痰中带血,也可大口咯血或粉红色泡沫痰。表现为颈静脉怒张、肝大、下肢凹陷性水肿、全身水肿等。

二、二尖瓣闭锁不全

二尖瓣闭锁不全的主要病因是风湿热,女性较男性多见。其次为心肌缺血性病变、心肌梗塞或左心室壁瘤均可损害心脏收缩功能,造成二尖瓣急性闭锁不全;细菌性心内膜炎可引起瓣膜穿孔或在瓣叶上形成细菌性血栓;先天性二尖瓣脱垂。

三、主动脉瓣狭窄

风湿性主动脉瓣狭窄大多合并关闭不全或二尖瓣病变。老年病人的动脉粥样硬化累及主动脉瓣造成狭窄;细菌性心内膜炎后遗症,使主动脉瓣纤维性变,粘连狭窄;先天性主动脉瓣狭窄。主动脉瓣膜病变较少见,只占所有瓣膜病变的1/4。

四、主动脉瓣闭锁不全

主动脉瓣发生风湿性病变后,发生瓣膜增厚、硬化、缩短和畸形造成关闭不全。主动脉瓣关闭不全罕见,大部分是男性病人。

病人早期常感心悸,卧位时加重,在活动时常有窦性心动过速或室性早搏。由于心肌缺血及心脏撞击胸壁,可有心绞痛发作。病情加重时并发心衰,表现出张口喘气,呼吸急而快,端坐位、面色及口唇发绀等症状。病情加重时应做瓣膜置换术。

五、对心瓣膜病手术治疗的认识

心脏各瓣膜疾病都属于后天性心脏病,在小儿时期主要是靠药物治疗。但有两种瓣膜病,在小儿时期是可以做手术的。

一种是风湿性心脏病,可手术把开关失灵的心脏瓣膜加以修理,情况复杂的可以置换人工瓣膜,经临床实践,有较好的治疗效果。但是,小儿时期(包括青少年时期)经常容易发生链球菌感染,可以反复影响心脏,出现新的病情变化,使手术前功尽弃。由于心脏手术不能反复进行,如病情许可,等到成人(25 岁)以后再做手术,

家庭医生

可提高手术成功率。

另一种是"缩窄性心包炎"或称"粘连性心包炎",这是由于化脓性或结核性心包炎治疗不理想引起的。这种情况下应及早手术,彻底解放紧紧束缚的心脏,让其自由跳动,恢复心脏的收缩与舒张,才能保证血液循环正常运行,使孩子健康成长。

如何发现这些病证呢? 风湿性心瓣膜病是心瓣膜炎遗留的慢性瓣膜病,瓣膜在初次风湿病变至形成狭窄或关闭不全,一般需两年左右。有的临床症状在风湿热10~20年才出现。有风湿热病史的病人,应随时注意有无感冒表现:发热、咳嗽、咽痛、腰酸腿痛等症状,并及时治疗。如病人感到呼吸急促,气短,尤其是活动或做体力活时,表现出呼吸困难,甚至坐位呼吸、咳嗽、咳痰、痰中带血或大量咯血。或有声音嘶哑,吞食困难并咽喉痛疼有阻塞感时,或感到疲倦、无力,或出现心前区绞痛感,头晕、乏力等不适症状,说明瓣膜病加重,应立即送往医院检查、治疗。一旦确诊,应按医嘱住院治疗。

六、心瓣膜病的术前术后护理

(一)心理准备

风湿性心脏病病人在经受心脏手术后可能产生精神障碍。如出现大量幻觉、谵妄、烦躁不安、惊慌失措、情绪消沉,听力减退、不能立即回答别人问题. 有时怀疑和敌视所有的人,言语错乱,拒食等行为。这种情况一般出现在手术后的第10天到20天。因此,要求家属与陪护人要给予理解,不能与病人发生不愉快的行为,要关心他、帮助他,精神症状严重者报告医生对症处理。

病人常出现情绪低下、恐惧、担心手术后会有一系列的副作用,甚至认为手术是一种冒险,不相信手术能成功,并过分地注意目前的身体状况。总觉得病情更加严重,只有消极地等待死亡的到来。还有的病人会不信任医生,不信任医院诊断检查。在怀疑的精神状态下。产生忽视周围一切的心理。对这类病人,家长、亲人们都要想法鼓励病人树立信心,顽强地与疾病做斗争。可以预先与经历过手术的病人及家属交谈,听听他们的经验,以增加信心,配合治疗。

(二)术前准备

1.戒烟 对久病和病重且有长期吸烟习惯的病人,应耐心说服其戒烟。因为吸烟会增加支气管分泌(痰量增加),降低氧饱和度及增加血中碳氧血红蛋白,对手术及术后影响极大。

2.保持口腔卫生 要求病人早晚刷牙,并用消毒水漱口,以减少上呼吸道的致病细菌,如果发现有牙龈红肿、疼痛或口腔感染等疾病,应及时报告医生,并请口腔科医生会诊处理。

3.饮食 一般选用普通饮食,但不要进食过饱,以免加重心脏负担,有心力衰竭者更要注意。浮肿明显的病人要限制食盐的摄入量。由于病人长期吃无盐或低盐饮食会感觉胃口不好,全身无力,可适当增加营养。

4. 生活起居方面　要有规律,孩子要注意动与静的结合;对成人要注意适当散步及注意性生活不宜过度疲劳,以免增加心脏负担。

5. 有专人护理手术病人,术后第一个 24 小时,每两小时护士就会叫醒病人作深呼吸,咳嗽及改变体位,第 2 天或第 3 天每隔 4 小时下地活动,病人应积极配合。

6. 术前责任护士会教会病人如何有效地咳嗽、排痰、作深呼吸、翻身、坐起、床旁移步。例如术前用盛有温开水的杯子放入吸管向水杯内吹水泡的练习,做深呼吸训练,排痰训练。家属应协助病人做排痰训练,并学会正确的翻身方法,翻身时家属协助病人先向健侧位翻,边翻身边扶紧伤口,再将床头慢慢摇起30°角位,然后让病人双下肢慢慢移至床缘下,扶病人坐起。这些训练对术后预防肺不张及胸腔积液有重要意义。

7. 床旁移步及下地活动是术后十分重要的一项锻炼。病人在麻醉清醒后,就可开始臀部、躯干和四肢的轻度活动,目的是预防并发症。预防术侧肩关节强直及废用性萎缩,预防精神抑郁等。家属要配合帮助病人做好这项锻炼,鼓励病人用术侧手臂去拿东西、吃饭并自己坐起及躺下。

(三)术后护理

1. 术后可能会出现各种并发症,家属不要惊慌,应积极协助护士观察病情变化,以便及时处理。

2. 术后要安置胸腔闭式引流瓶。目的是使气液从胸膜腔内排出,并预防其反流,重建负压使肺复张,恢复肺功能,平衡压力预防纵隔移位及肺受压萎缩。胸腔闭式引流的护理同本章第 3 节胸部外科疾病常规护理。

3. 术后饮食要求。术前为病人补液是为了改善机体一般状况,术后输血输液是为了维持水、电解质、酸碱平衡。术后恢复期要加强营养物质的摄入,促进机体生长发育和新陈代谢。食高蛋白、高热量、高维生素饮食,食物应易消化、较柔软,利于消化和吸收。

4. 便秘给病人带来的痛苦很大,应保持大便通畅,避免增加腹压,避免增加心脏负担.保持大便通畅。

七、恢复期护理

心脏手术后都得经过相当长的时间,心功能才能恢复正常。出院后病人因逐渐增加活动量,术后 3 个月内不可过劳过累。换瓣术后的病人需要长时间服华福林等抗凝药物,保持凝血酶原时间指数为正常的50%,以防血栓栓塞。应用机械瓣的病员需终身抗凝治疗。应用生物瓣的病员仅需抗凝治疗半年左右,然后改服小剂量阿司匹林、潘生丁等抗血小板凝聚的药物。所以病人一定要按医嘱服药,家属要提醒病人每天是否按时、按量口服抗凝药或其他药物。定期来医院复检不可忽视,一般每月 1 次。

181

第十七章　神经外科常见疾病家庭护理

第一节　颅内压增高

颅内压是指颅内容物对颅腔所产生的压力。正常成人颅内压为 $0.785 \sim 1.766kPa(70 \sim 200mmH_2O)$。超过 $1.766kPa(200mmH_2O)$ 说明颅内压增高。

(一)降低颅内压

1. 抬高床头 $15° \sim 30°$。

2. 可进食的病人应减少饮水量或者不饮水。

3. 发热者可给温水擦浴。冰块放置头部,必要时应用药物,及时降温。

(二)防止颅内压增高

1. 及时清除呼吸道分泌物或呕吐物,痰液粘稠时给病人翻身拍背,必要时行雾化吸入,促进痰液咳出,保持呼吸道通畅,不能使病人颈部屈曲或胸部受压。

2. 避免剧烈咳嗽及用力排便,如有咳嗽可口服止咳药物。有便秘者多食粗纤维食物,如芹菜、搪菜,也可用缓泻剂,如口服番泻叶、麻仁丸,在一般通便法无效时,可戴手套掏出粪便。

(三)预防癫病发作

癫痫发作可加重脑缺氧和脑水肿,引起颅内压更加增高,再次诱发癫痫,形成恶性循环,使病人陷入癫痫持续状态。因此应给足量抗癫痫药物。癫痫发作时,应注意做好以下几点:

1. 立即扶病人躺在床上,防止摔伤、碰伤,解开病人衣领,不要强压抽搐的肢体,以防发生骨折。

2. 可用筷子或勺子缠上毛巾,放在上下牙齿之间,以免病人咬破舌头。

3. 立即注射苯巴比妥钠 $0.1 \sim 0.2g$,清醒后继续服用抗癫痫药物。

4. 一般癫痫发作持续几分钟可自行停止,如在短时间内频繁发作,发作间歇期仍昏迷不醒时,可考虑为癫痫持续状态,应及时送往医院抢救。

(四)脑疝的急救护理

脑疝是颅内压增高导致死亡的主要原因。如能及时发现并积极抢救,病人可获救并恢复良好。如果颅内压增高病人突然昏迷不醒,双侧瞳孔不等大时,应考虑脑疝的可能。

1. 立即快速静脉滴注 20% 甘露醇醇 250ml,于 30 分钟内输完。

2. 留置导尿管,观察尿液,了解脱水情况,如尿量多说明脱水效果好。

3. 保持呼吸道通畅,及时抽出痰液,观察呼吸次数(正常 16 ~ 20 次/分),瞳孔大小(正常 2 ~ 5mm)变化,如有异常及时告诉护士。

第二节 颅脑损伤

(一)脑震荡

脑震荡为轻度的原发性脑损伤,伤后意识短暂丧失,一般不超过半小时,清醒后有头痛、头昏,一周内逐渐好转,对受伤经过及伤前不能回忆。多数病人二周左右完全康复。

(二)脑挫裂伤

一般伤后立即出现意识障碍,可持续数小时或数月,主要取决于脑组织损伤的程度、范围,如严重时可出现偏瘫,失语。CT 检查有助于此病诊断。

治疗:消除脑水肿,降低颅内压,如有出血可给止血药物。

(三)颅内血肿

外伤后血肿压迫脑组织,引起颅内占位性病变。可分为硬膜外血肿和硬膜下血肿。

1. 硬膜外血肿 见于穹窿部线形骨折。症状取决于血肿的扩展,意识在经过典型的中间清醒期后,又出现昏迷。并逐渐加重,并可出现对侧肢体瘫痪。

治疗:CT 检查一旦确诊,立即手术,清除血肿。

2. 硬膜下血肿 常继发于对冲性脑挫裂伤或皮质静脉撕裂,原发昏迷时间长,中间清醒期不明显。

治疗:手术清除血肿。

(四)头皮损伤

头皮损伤是颅脑外伤中最多见的一种,其重要性不在于头皮损伤本身,而在于头皮损伤往往合并有不同程度的脑组织损伤。头皮分为五层,即表皮层、皮下层、帽状腱膜层、帽状腱膜下层及颅骨外膜层。

1. 擦伤 是表皮层的损伤。

2. 挫伤 损伤延及皮下层,可见皮下肿胀或有瘀血。

3. 裂伤 头皮组织断裂,深浅程度不一。

4. 头皮血肿根据出血部位不同,分为三种。

(1)皮下血肿,一般范围较小,质地坚硬。

(2)帽状腱膜下血肿,最为多见,可以蔓及全头,波动感明显。

(3)骨膜下血肿,常见于婴幼儿,局限于骨缝之间,质地较硬。

5.撕脱伤,大片头皮自帽状腱膜下撕脱,甚至整个头皮撕脱,多由于长辫卷入转动的机器中致伤。

治疗:①头皮损伤:出血不容易自止,多需手术缝合。②头皮表层易隐匿细菌,清创要彻底。③头皮血肿:一般要加压包扎,等其自行吸收。血肿巨大,且长时间不吸收者,可做穿刺,并加压包扎。④头皮有大片缺损者,可采用成形手术修复。

(五)颅骨骨折

颅骨骨折按部位分为颅盖骨折和颅底骨折两类:

1.颅盖骨折依骨折形态分为线形骨折、凹陷骨折和粉碎性骨折三种。

(1)线形骨折:骨折本身不需要特殊处理。

(2)凹陷骨折:在功能区时,可产生脑受压症状,若范围广泛可引起颅内压增高。除骨折凹陷不深入0.5cm或婴幼儿无脑受压症状者不需处理外,一般凹陷骨折均需施行手术整复。

(3)粉碎骨折:有多条骨折线相互交叉呈星形或不规则形。如骨片无错位或无凹陷,则不需手术,可按线形骨折处理。如骨片有明显陷入则应按凹陷骨折进行处理。

2.颅底骨折 一般都属于线形骨折,无需特殊处理,主要为预防感染,应用抗菌药物。有脑脊液鼻漏、耳漏者禁忌填塞,禁止擤鼻,减少喷嚏或咳嗽,保持耳道鼻孔清洁,但禁做冲洗。

(六)开放性颅脑损伤

开放性颅脑损伤在战争时多见,在平时可因头部直接遭受锐器或严重钝器打击而造成。根据损伤情况不同。分为:

1.切线伤 投射物以切线方向冲击头部,造成头皮、颅骨和脑组织沟槽状损伤。

2.盲管伤 投射物穿入颅内,并停留在盲管伤道的远端,有入口而无出口。

3.贯通伤 投射物贯穿颅腔,既有入口,又有出口。出口多较入口宽大,入口附近脑组织内及出口周围头皮内可有碎骨片。

治疗:皆需处理。应争取在48～72小时内进行清创,并力争一次彻底完成。糜烂坏死的脑组织应予以切除。手术前后应用大量抗菌药物,预防和控制感染。

护理常识:

1.保持呼吸道通畅 颅脑损伤的病人大部分都伴有意识障碍。呼吸道分泌物不能主动排除。病人头应偏向一侧,嘴里有血液、呕吐物时要及时掏出,防止流入呼吸道,引起严重的呼吸道梗阻。

2.抬高床头30°,减轻脑水肿,伤后24小时禁食。如有眼眶部损伤,眼分泌物增多,应及时清洗,眼睑闭合不全者,可用眼罩或小纱卷将眼睑暂时贴合,以防发生暴露性角膜炎。

3. 偏瘫护理　偏瘫的家庭护理特别重要。由于脑细胞没有再生能力,一旦发生局部脑组织软化,只能依靠正常的脑组织来代偿其功能,但这一代偿功能需要反复训练,而且早期进行功能锻炼还可防止瘫痪后的废用性肌肉萎缩,减少长期卧床引起的褥疮、坠积性肺炎、骨质疏松症等并发症,因此脑损伤后留有偏瘫的病人应及早进行功能锻炼。

对瘫痪肢体完全不能活动的病人,应先帮助其活动全身各个关节,每次 20 分钟,在活动后将关节置于功能位置,间隙期按摩瘫痪肢体。当瘫痪肢体有一定的活动能力之后,鼓励病人自己用力锻炼瘫痪肢体,每次 20 分钟,每天 6 次左右,活动进一步好转后,尽可能锻炼病人的日常生活能力,如穿衣、吃饭、入厕、洗漱等,开始可先在床上活动,病情好转后逐步下地活动,最终达到独立生活。在锻炼的过程中,应注意不要急躁,每次时间不可过长,以病人不感到疲劳为度,锻炼时应遵守循序渐进原则。一般来讲患者自己用力活动比别人帮助效果更好,因此。应尽量鼓励病人自己锻炼。

4. 心理护理　颅脑外伤重型伤员在神志恢复、体力逐渐好转后常因头痛、眩晕、记忆力减退而烦恼,脾气暴躁,家属应理解病人,告诉病人这些都是可以恢复的。并介绍同病室同样疾病病人良好恢复情况,使病人看到希望,积极配合治疗,早日恢复健康。

第三节　颅脑疾患

(一)颅内肿瘤

颅内肿瘤指颅腔内原发或继发的新生物。

症状:①颅内压增高症状:头痛、呕吐、视乳头水肿。②肿瘤压迫脑组织,使其功能障碍,不同部位肿瘤所产生的症状也不相同。

治疗:主要是手术切除肿瘤。

(二)颅内动脉瘤

颅内动脉瘤指颅内动脉的囊性膨出,小的动脉瘤可无症状,较大的可压迫邻近组织。破裂时可发生剧烈头痛、烦躁不安、恶心等,可出现蛛网膜下腔出血。

治疗:抓紧时间手术治疗。

(三)脑血管畸形

以动静脉畸形最为多见。

症状:癫痫发作、出血、头痛。

治疗:手术切除畸形血管。

185

（四）高血压脑出血

主要由高血压和动脉硬化所致。

症状：突然意识丧失，血压高、呼吸快、偏瘫、大小便失禁。

治疗：手术清除血肿。

（五）缺血性脑血管病

由脑血栓形成引起，导致动脉完全闭塞。

症状：偏瘫、偏身感觉障碍、失语、吞咽困难、咳呛。

治疗：行颅外—颅内动脉吻合手术。

护理常识：

（一）体位护理

病人手术后，应将床头抬高 15°～30°，以利颅内静脉回流，降低颅内压力，吞咽功能障碍者只能取侧卧位，以免口咽部分泌物误入气管。体积较大的脑瘤切除后，因颅腔内留有较大空隙，24 小时内保持健侧卧位，伤口朝上，以免脑和脑干突然移位，引起大脑上静脉断裂出血。

（二）营养护理

较大的脑手术或术后病人有恶心、呕吐者，术后可禁食 1～2 日。颅后凹手术或听神经瘤手术后，如因舌咽、迷走神经瘫痪导致病人饮水咳呛，吞咽困难者，术后禁止从口腔进食，采用鼻饲供给营养至吞咽困难恢复正常。术后长期昏迷的病人，采用鼻饲维持营养。

（三）偏瘫护理

颅内肿瘤、脑出血的病人术后有些留有偏瘫后遗症。术后应每 2 小时翻身一次，注意动作轻、稳、防止褥疮发生。偏瘫肢体功能锻炼同颅脑损伤护理。

（四）康复期护理

康复期主要是加强心理护理。对于术后恢复良好的病人，家属应鼓励其尽早自理生活，防止过分依赖别人，如自己刷牙、洗脸、入厕。对手术后恢复差的病人，家属不能着急，颅脑疾患术后有些病人康复需要一个漫长过程，应理解病人。等病人体力逐渐好转，回家休养后，恰当的安排好病人的生活、工作，让病人干些力所能及的事情，精神有所寄托，感觉自己还是一个有用的人，使病人的生活充实，心情愉快，对疾病的康复有重要意义。

第四节　脊髓疾病

（一）脊髓肿瘤

脊髓肿瘤为脊髓压迫症中最常见的原因之一，可分为：

1.髓内肿瘤常见为胶质瘤及脂肪瘤。好发于中年人,以胸段及颈段多见。发病过程缓慢,首先出现感觉障碍,后出现运动障碍。

2.硬脊膜脊髓外肿瘤好发于脊神经根的神经鞘瘤及神经纤维瘤,以胸段多见。早期刺激脊神经后根,引起沿根分布区的放射性疼痛。当神经根逐渐破坏时,疼痛区出现感觉障碍。晚期出现脊髓完全横贯性损害,表现为病变水平以下的肢体瘫痪,感觉障碍,植物神经功能紊乱及营养障碍。

3.硬脊膜外肿瘤以转移性肿瘤多见,多发生在颈部。表现为颈部的外在性肿瘤,在胸部表现为纵隔肿瘤,在腹部表现为腹膜后肿瘤。

治疗:手术切除肿瘤。

(二)脊髓损伤

1.闭合性脊髓损伤　由直接暴力或间接暴力引起,如为完全性脊髓损伤,损伤平面以下各种感觉均消失,大小便失禁,肢体瘫痪,为脊髓休克。经2~4周脊髓休克过后,损伤平面以下,肌张力增高,两下肢内收,腹肌收缩,但感觉、运动、大小便功能无恢复。如为不完全性脊髓损伤,在脊髓休克过后,可有部分感觉、运动、大小便功能恢复。

2.开放性脊髓损伤　包括刃器性脊髓损伤和火器性脊髓损伤。刃器伤为匕首、刺刀等致伤,由背部刺入椎管。火器性脊髓损伤主要包括枪弹伤和弹片伤两种。表现除与闭合性脊髓损伤相似外,休克发生率较高,有脑脊液或脊髓的碎块流出。

护理常识:

1.现场急救　脊髓损伤的病人大多突然发生,在急救和搬运脊髓损伤病人过程中,应特别注意不要因搬运不当而加重脊髓损伤。切忌一个人扛起病人,勿使病人仰卧在普通的软担架上,因为这样做,将使病人已屈曲的脊柱更增加屈曲度,已损伤的脊髓又增加新的损伤。正确的搬动方法,应由三人同时蹲在病人一侧,六只手将病人水平抬起,勿使受损部位屈曲,放在普通担架上面的木板上,送往医院。

2.褥疮预防和护理　脊髓损伤和脊髓肿瘤术后有些病人留有截瘫,应每2小时翻身一次,受压部位应进行按摩,保持皮肤清洁和干燥,尿湿的床单及时更换,褥子床单要平整,骨突出部位垫以海绵或气圈。褥疮一旦发生,早期局部涂紫药水、烧伤油,鹅颈灯局部照射,很快痊愈,如已形成深创面,应换药,创面进行理疗。

3.泌尿系感染预防　脊髓损伤的病人大多大小便失禁,都需留置导尿,每日用3%硼酸水冲洗膀胱两次,每日用新洁而灭棉球擦洗尿道口两次,留置导尿管每4小时打开排尿一次,使其形成反射性膀胱。病情稳定后,让病人早期离床活动,以减少泌尿系感染和尿路结石等并发症。

4.肢体挛缩防治　瘫痪肢体每日由家属运动3~4次,对脊髓不完全损伤的病人,让其自行运动锻炼,防止发生关节强直和肌肉挛缩。

5.康复期护理　病人出院后,家属要安排好其生活和工作,特别是截瘫的病人,心理护理特别重要。应多和病人谈心,了解其心理活动,使其心理向健康方向发展。

第十八章　骨科常见疾病家庭护理

　　成人骨骼共有 206 块,根据骨骼部位不同,分为头颅骨、躯干骨、上肢骨和下肢骨四部分。骨主要由骨质构成,外面包以骨膜,内部藏有骨髓。骨膜是骨表面的一层结缔组织,对骨的营养和新生起着重要作用。骨与关节对人体起着支持、运动和保护作用。骨科疾病的特点是发病突然,起病急,治疗和修复时间长,恢复慢,因此,耐心、细致的护理对骨科疾病的恢复起着至关重要的作用。

第一节　常见骨折

一、锁骨骨折

　　锁骨骨折多由于间接暴力所致,常见于跌倒时手掌或肩部着地而发生,骨折部位多在锁骨的中、外 1/3 交界处。护理常识:

　　1.同骨科病人常规护理

　　2.若为儿童患者,家长应帮助观察绷带的松紧度。并经常询问患儿患肢感觉,提醒患儿保持双肩后伸位。

　　3.功能锻炼

　　(1)全身锻炼,骨折后应接近正常活动,可做些力所能及的工作、家务。

　　(2)重点活动患侧肘腕关节,练习握拳运动。如握持健身球等。

　　(3)拆除固定后应重点练习患侧肩关节,可进行肩关节的旋转、内旋、外旋、上举等动作。

二、肱骨髁上骨折

　　肱骨髁上骨折多见于儿童,多因自高处跌落手着地时,外力传达到肘部所致。护理常识:

　　1.本病多见于儿童,在日常生活中家长应照看好小孩,防止意外跌伤事故的发生,以预防为主。

　　2.发生骨折后,家长不应惊慌,应将患肢临时固定后迅速送往医院处理。

　　3.儿童患者情绪不稳定,具有冲动性和易感性,易受周围环境影响。骨折后伤口的疼痛、活动受限,医院陌生的环境等多种因素,常使患儿极度恐惧,家长应配合医护人员安慰、鼓励患儿勇敢面对疾病。利用患儿感兴趣的书籍、玩具分散患儿注意力,使患儿尽快适应医院环境,主动接受活疗及护理。

4.肱骨髁上骨折处恰有正中神经及肱动脉经过,处理不当易合并神经、血管损伤。由于儿童患者对某些先兆表现表达不清,容易延误诊断,这就需要家长在护理过程中观察细致,经常询问患儿有无异常不适,及时发现问题。

(1)疼痛　骨折经复位后即可止痛,如果疼痛不止或加重,患儿持续哭闹,提示复位不满意或再移位,外固定过紧等。

(2)苍白　石膏固定后,肢体循环良好时则肢端温暖,颜色正常。若肢端苍白、青紫,提示动脉血供差或静脉回流受阻。

(3)无脉　长臂石膏托位于肢体的伸侧,屈侧则为绷带包扎部位,可触及脉博,应监测桡动脉博动,如不能触及脉博称无脉,多为屈曲过度所致。

(4)麻痹　石膏固定后如果手掌麻木或伸指困难或力弱,提示正中神经及桡神经损伤或受压。

5.功能锻炼　儿童患者本身注意力不够集中,且对医护人员的叮嘱不够重视,再加上怕痛,不敢活动。这就要求家长在护理中,指导、协助患儿进行正规功能锻炼。

(1)骨折后一到两周内应以全身及患侧腕关节、手指关节的活动为主,可让患儿握持乒乓球等进行练习。

(2)拆除固定后应以患肢肘、肩关节活动为主,刚开始,家长可协助活动。动作应轻柔,以不疼为度。后期,家长可在一边指导,让患儿主动练习,持之以恒,直到肢体功能完全恢复。

三、科雷氏骨折

科雷氏骨折即桡骨远端骨折,多发生于桡骨远端以上的 2.5 厘米处。本病多见于中、老年妇女,由于轻微跌倒,手掌扶地,致桡骨疏松部位骨折。护理常识:

1.本病多见于中、老年妇女,因为妇女到中年以后,骨质疏松的发病率很高。因此,应加强中老年妇女的健康保健,40 岁以上的妇女应常规补钙,平日多食用含钙高的食物。同时应加强体育锻炼,如练气功、太极拳、跳老年迪斯科等,经常活动筋骨,预防骨质疏松的发生。外出应小心,雨雪天最好不要单独外出,防止跌伤等意外发生。

2.功能锻炼

(1)外固定病人按相应外固定进行护理。

(2)如为小夹板固定者,伤后早期除过健侧及全身关节活动外,应早日进行患侧肘、腕关节的屈、伸活动,促进骨折早日愈合。

(3)如为石膏固定者,在固定期间应加强患侧的握拳运动。如握持健身球等,以锻炼局部肌肉,防止发生肌肉萎缩。

（4）拆除固定后恢复期应以患侧肘、腕关节的主动练习为主，并慢慢训练患肢的持重运动，但应注意循序渐进，不可操之过急。

四、股骨干骨折

股骨是全身最长，最粗的管状骨。下肢站立及行走时承受很大的压力，股骨周围肌肉最长、最厚，骨折后产生的短缩、成角畸形手法复位及外固定常达不到复位标准。股骨干骨折多由强大暴力所致，伤后应立即送往医院就诊。常规拍 X 线片明确诊断。股骨干下 1/3 骨折时易合并腘窝部神经、血管损伤。护理常识：

1．按骨科疾病常规护理。

2．本病多由强大暴力所致，且伤后卧床时间长，早期患者的恐惧心理比较严重。针对这一心理特点，家人应协助医护人员对病人进行疾病知识教育，明确告诉患者，经过正规治疗及护理，伤肢完全可以恢复行走功能。

3．股骨干骨折后，伤肢疼痛、肿胀严重，因此，伤后应保持病室安静，光线适宜，搬动病人时动作应轻柔。利用病人感兴趣的书籍、杂志、交谈等分散病人注意力。必要时经医护人员同意后可应用一些镇静止痛剂。

4．功能锻炼

（1）伤后即应开始全身锻炼，并尽量接近正常活动。在适应了制动肢体后，要逐渐增加活动量。利用床上的秋千架练习臂力，但注意坐起时，应小幅度慢慢坐起，防止秋千的摆动影响悬吊重量碰地或牵引绳出槽。

（2）股骨干骨折后最重要的合并症是膝关节功能障碍。成人膝关节的练习在固定期间应用一种骨科的特殊装置进行，医学上称之为托马氏副架，具体方法听从医护人员指导。

（3）儿童股骨干骨折一般应用皮牵引，持续 3 周后改用单侧髋人字石膏固定，固定 3 周。拆除固定后膝关节会僵直，家人应协助指导患儿练习屈膝活动，经 2 周即可恢复正常，不遗留后遗症。

（4）婴幼儿股骨干骨折，采用双腿垂直悬吊法，愈合快，膝关节功能自然恢复，无关节功能障碍。

（5）恢复期拆除固定后，应加强患肢的肌肉及膝髌关节功能锻炼，可采用足跟下蹲法锻炼股四头肌，同时进行膝髌关节的伸、屈活动。

骨折愈合后，患肢虽可持重及走路，但由临床愈合到骨性愈合期间，初期需持拐杖辅助步行，具体方法如下：

①三点步态　下地最初几日，患肢站立时可以落地试行持重，走路时，患肢抬离地面，屈膝位足悬空。双拐同时向前进，健肢抬离地随后迈至拐的前方落地持重，共三点着地，或双下肢同时迈步及落地。

②四点步态　继续双拐数日，患肢与健侧拐同时迈步落地后，健肢与患侧拐随后同步。共四点着地，患肢部分持重。

③单拐使用 健侧持单拐,步行时,体重偏于健肢及拐杖可减轻患肢负重,此时患肢大部分持重。

④手杖使用 必要时可短期使用,患肢已完全持重,个别病人使用手杖,一方面对病人来说有一种安全感,另一方面对周围环境有显示作用,防止误撞以免再发生骨折。家人在护理中应时刻提醒患者小心谨慎,因为患肢两年内很容易再次骨折,同时应避免让患者做重体力劳动,勿参加剧烈体育活动,外出应加强自我保护意识。

5. 去除固定后,患肢常表现为外观异常,肤色灰暗,汗毛长,肢体周径小,针孔周围留有伤疤,病人不易接受,特别是年轻女性。应安慰病人,告诉患者这只是一暂时现象,经过锻炼及饮食调养。很快就会恢复正常,不会永久遗留。

五、股骨颈骨折

股骨颈骨折是中、老年人最常见的损伤之一,病人平均年龄在 60 岁以上。不少老年人伤前即患有严重疾病,如高血压,糖尿病等,骨折后需较长时间恢复,易出现合并症,治疗复杂,愈后欠佳。常见于老年人遇到轻微外力,如平地滑倒、跌倒,下肢突然扭转所致。护理常识:

1. 本病是老年患者的常见损伤,因此,我们在日常生活中应加强对老年人进行健康宣教。步入中年以后,就应开始补充钙剂,调整饮食,多食用含钙高的食物,同时注意体育锻炼,保持心情愉快,防止骨质疏松。特别是高龄老人,应加强照顾,不单独外出,在家应穿防滑鞋,日常起居应格外小心。

2. 老年患者多疑、恐惧、孤独心理尤为严重,家人在护理时应配合医护人员,向患者讲述疾病知识,让病人做到心中有数,消除疑虑。同时应从生活上关心、休贴、爱护病人,儿女应多抽时间陪伴老人,减轻其孤独心理。

3. 功能锻炼

(1)伤后即应开始全身锻炼,老年人卧床时间过久,极易出现呼吸、泌尿系统感染,在卧床期间,家人应协助老人多坐起,练习深呼吸,有效咳嗽。鼓励老人多饮水,每日协助清洗会阴部,预防并发症。

(2)牵引固定期间,应每日由远心端近心端按摩患肢,并用温水擦洗,促进血液循环。

(3)伤后第二天就可开始练习足跟下蹬活动,舒缩股四头肌,防止肌肉萎缩,同时应主动活动足趾,进行背伸及趾屈运动。

(4)保守治疗或手术治疗内固定者,应保持患肢处于功能位,足尖向上,必要时用"T"夹板固定,预防足外旋。同时应避免侧卧、屈髋等动作。

(5)人工股骨头置换术后,患肢应避免内收及过屈位。术后 5 日到 1 周可开始下地,下地后应先在床边站立,然后缓慢行走,避免坐矮凳、沙发或盘腿,下地时,应有专人防护,防止跌倒。卧床时,两下肢间垫软枕,以防患肢内收。

4. 保守治疗期间,应定期行 X 线片检查,了解骨折愈合情况。一旦发生股骨头坏死,家人应动员病人尽早施行人工股骨头置换手术。

六、胫腓骨骨折

胫腓骨骨折系指胫骨平台以下至踝上的部位发生骨折。日常生活中比较多见,多易发生开放性骨折,以青壮年和儿童居多。多由直接暴力所致,如砸伤、挤压伤等。护理常识:

1. 同骨科疾病护理常规。

2. 功能锻炼

(1)骨折固定后 1 至 2 日,局部疼痛,肢端肿胀,骨折断端不稳定,可鼓励病人做足趾的自主活动,踝关节的背伸趾屈动作及肌肉的收缩活动。

(2)骨折固定后 1 到 2 周,局部疼痛消失,肿胀基本消退,骨痂开始生长,家人就可协助练习患肢的直腿抬高功作,并酌情扶持病人离床架双拐,作患肢不负重运动。

(3)骨折固定后 5 到 7 周,局部软组织恢复正常,大量骨痂形成,断端稳定,除继续进行患肢抬举动作外,可在家人陪护下进行患肢负重练习,但必须架双拐。

(4)骨折固定 8 周以后基本达到临床愈合。根据骨折愈合情况可逐渐由双拐过度到单拐并酌情弃拐步行。但在行走时,家人一定要小心看护,避免摔倒。房间内陈设应简单,地面不能有水滴,以防下床滑倒。

七、脊柱骨折

脊柱骨折可发生于颈、胸、腰椎,多因间接暴力所致,如塌方事故等,常造成椎体压缩或粉碎性骨折,严重时常合并关节突脱位或脊髓损伤。护理常识:

1. 伤后就要开始全身锻炼,练习除瘫痪肢体外的全身关节、肌肉。手术切开复位内固定者术后第三天就要开始进行直腿抬高运动,锻炼腰背部肌肉。

2. 恢复期应重点进行腰背肌训练。直至骨折完全愈合,肢体功能彻底恢复。

3. 在瘫痪肢体功能未恢复前,家人应坚持为病人进行肢体的按摩、热敷、擦浴等被动活动,1 日两次,1 次 30 分钟。

4. 对于短期内不能恢复的肢体瘫痪病人,应严格按截瘫病人的护理进行精心照顾,防止发生各种并发症。

八、骨盆骨折

骨盆骨折多由强大暴力所致,多见于挤压伤或撞击伤。一处骨折无移位,二处骨折就会产生移位,且易合并盆腔脏器损伤。护理常识:

1. 骨盆骨折病人多由强大暴力所致,伤后剧疼,活动受限,病人恐惧心理严重。家人在抢救现场及运送途中应保持镇静,不要慌乱,以免加重病人恐惧心理。

2. 骨盆骨折病人必须卧床休息 2 至 3 个月。由于骨盆骨折多见于青壮年人，因此，伤后卧床休息必然影响到正常工作及生活。病人常表现为焦虑，但过早下床会影响骨折部位正常愈合。所以，家人在护理病人时，应耐心向患者解释卧床的目的及意义，让病人明白卧床休息的重要性，从而自觉配合治疗。

3. 伤后卧床期间，家人应鼓励、协助病人进行全身关节及肌肉的功能锻炼，尽量干些力所能及的事情，比如梳头、洗脸等，有意识的活动四肢关节及肌肉，促进全身血液循环，促使骨折早日愈合。

第二节　常见脱位

一、肩关节脱位

肩关节的解剖特点是结构松，肱骨头大，与之相关节的肩胛骨关节盂相对窄小，外伤后易发生前脱位，占全身关节脱位的首位，多发生于成年人。护理常识：

1. 复位后悬吊固定期间，应进行全身各健康关节、肌肉的锻炼及活动。并经常有意识地进行患侧腕关节、手指关节的活动。

2. 去除悬吊带后，家人应协助患者主动训练受伤肩关节功能。如做上肢圆周运动，开始每次 5 分钟，每日两次，慢慢增加活动量，直至肩关节功能完全恢复。

二、桡骨小头半脱位

桡骨小头半脱位好发于 5 岁以下幼儿，又称牵拉肘，是小儿常见的损伤。常见于肘部受猛力牵拉，不慎用力过猛而致前臂旋转时发生。由于小儿肘部结构发育尚未成熟，桡骨小头发育不全，桡骨颈外的环状韧带松弛，致使桡骨小头不全脱出。护理常识：

1. 5 岁以下幼儿由于解剖生理关系，大人不慎极易造成桡骨小头半脱位。这就提醒广大家长在日常生活中切忌用力一手牵拉幼儿手臂，以预防为主。

2. 一旦发生桡骨小头半脱位，家长不要惊慌，应迅速送孩子去医院处理，在抱送途中，切忌碰撞受伤肢体，以免加重孩子疼痛。

3. 手法复位后，患侧肘关节很容易再次脱位，应将此种情况告知幼儿的老师及亲属，嘱咐他们在带孩子时不要牵拉患侧手臂，以免反复发作，形成习惯性脱位。

三、下颌关节脱位

下颌关节脱位多见于老年人或长期患慢性病者。在其呕吐或打哈欠时张口过大所致。护理常识：

1. 在日常生活中，老年人或长期患慢性疾病者张口时切忌用力过猛、张口过大,以免发生脱位。

2.手法复位后,两周内病人切忌咬食坚硬食物,避免张口过大,以防再次发生脱位,如果反复发作则会导致习惯性脱位。

四、髋关节脱位

髋关节结构稳固,周围有强大的韧带、肌肉保护。但当髋关节屈曲内收时,经受强大的暴力打击,作用力可沿大腿轴线向髋部传导,造成股骨头向后方脱位。

1.髋关节脱位多因强大外力所致,且伤后患髋疼痛,功能障碍,患者的疑残心理尤为严重。因此,家人应协助医护人员做好病人思想工作,消除病人疑虑,让患者了解病情及治疗。放松身心接受治疗及护理。

2.皮牵引期间除按总论牵引病人的护理外,家人应指导、协助病人进行正确功能锻炼,即固定期间每日定时活动足、踝关节,并作股四头肌舒缩活动。

3.解除牵引后,要继续卧床练习患肢足、踝关节及股四头肌舒缩活动2到3周,然后才能下床扶拐活动,伤后3个月患肢才可以逐渐负重活动。

第三节　骨与关节炎症

一、急性化脓性骨髓炎

急性化脓性骨髓炎是由化脓菌引起的骨组织的炎症。发病急、高热、肢体肿胀,与软组织炎症不易区分。本病的原发病灶常见于脓疱、齿龈脓肿、上呼吸道感染,细菌及其产生的毒素入血后,随血液循环到达局部抵抗力降低的骨组织,而引起局部的化脓性感染。护理常识:

1.本病常继发于原发病灶感染,在日常生活中,应注意积极治疗感冒、齿龈脓肿等疾病,做到以预防为主。

2.本病发病后常出现高热、寒战等急症,应按危重病人进行护理,家人应做好病人思想工作,安慰患者,鼓励病人树立战胜疾病的信心。

3.加强生活护理

(1)高热时家人应为病人准备清淡易消化饮食,多饮水。

(2)出汗多时及时擦干汗液,经常为病人更换内衣。

(3)制动肢体应衬垫适宜。预防局部压疮。

4.对于骨髓腔内放置硅胶管抗菌素冲洗的病人,家人在护理时应注意观察引流是否通畅,准确记录注入液量及流出液量。

5.急性炎症控制后,应指导、协助病人进行制动肢体的功能锻炼,防止肌肉萎缩。刚开始可进行肌肉舒缩活动。慢慢过渡到制动肢体的上、下关节活动,当病情稳定后,可酌情开始患肢负重活动,但应注意用力不可过猛,防止跌倒,发生病理性骨折。

二、急性化脓性关节炎

急性化脓性关节炎是由化脓菌引起的关节内的炎症。小儿发病率高,男孩多于女孩,髋关节为好发部位,其次为膝关节和肘关节。其原发病灶多为疖肿、中耳炎、上呼吸道感染等,细菌入血后,在关节处停留而致关节发生化脓性感染。护理常识:

1. 本病为继发性感染,在日常生活中,家庭成员如果患上呼吸道感染、疖肿、中耳炎等疾病,家人应督促彻底治疗,以预防为主。

2. 发病后,由于疼痛,患儿常哭闹,烦躁不安,极度的恐惧。父母应协助医护人员做好患儿思想工作,利用患儿感兴趣的玩具、书籍分散其注意力,必要时可应用一些镇静止痛剂,但必须经医护人员准许。

3. 做好幼儿生活护理,给患儿多饮水,保持孩子皮肤干燥、清洁,饮食应清淡、易消化,多吃新鲜蔬菜、水果。

4. 关节化脓感染后,关节腔内压力增高。易致玻璃样软骨坏死,且不易修复,而遗留永久性后遗症,危害儿童身、心健康。因此,广大家长遇到不明原因的高热。应及早带孩子去医院治疗、处理,做到早发现、早处理。

5. 疾病的恢复期,家长应协助患儿进行关节的功能锻炼,直至关节功能恢复正常。

三、骨与关节结核

骨关节结核为人型或牛型结核菌感染,属体内其他结核病灶的继发病变。原发病灶可能在肺、淋巴结及消化道,结核杆菌通过血液循环侵入骨、关节组织,也可能被纤维组织包围而呈静止状态,在全身抵抗力减弱时,病变发展,破坏骨和关节而出现临床表现。骨、关节结核好发于儿童及青少年,大部分年龄在 30 岁以下,以脊柱结核多见,其次为膝关节和髋关节结核。护理常识:

1. 骨关节结核多发生于 30 岁以下的青、壮年,发病后恢复慢,治疗时间长,严重影响青壮年生活及学习。应以预防为主,结核病属于呼吸道传播疾病,平日应加强传染病的预防工作。如果家中发现结核病人,应严格做好消毒隔离工作,在急性期,病人应进行隔离,禁止去公众场合,不随地吐痰,亲属好友探望病人时应戴口罩。

2. 抗结核药物的应用一定要正规、足量、坚持。家人应督促病人按时服药。并给病人讲明道理,说服病人按时、正规服药。

3. 结核病人应加强营养,提高机体抵抗力,家人应为患者准备高蛋白、高热量、高维生素饮食,多饮水,多吃新鲜蔬菜及水果。

4.肢体制动时应做好各种生活护理,加强全身锻炼,预防呼吸系统、泌尿系统并发症。如果脊柱结核导致截瘫时应按截瘫病人进行护理(护理方法见本章第二节)。

5.手术清除结核病灶前除按一般手术常规准备外,应注意以下几点。

(1)结核病人抵抗力很低,术前应加强营养,必要时可输血、输液改善病人体质。增强机体抗病能力。

(2)术前应正规应用有效抗结核药物2到4周,家人应配合医护人员说服病人正规用药。

(3)需要做颈椎病灶清扫术的病人,手术经口进入病灶,术前患者应配合医护人员进行口腔清洁3天,并接受广谱抗菌素咽部喷雾。

6.病灶清扫术后应严格卧床休息,同时继续使用抗结核药物.具体疗程及量应听从医护人员指导。

7.恢复期应进行正规功能锻炼,根据具体情况进行,直至骨、关节功能恢复。

第四节　骨肿瘤

一、常见的原发性良性骨肿瘤

骨良性肿瘤多见于青壮年,常见的有骨软骨瘤、内生软骨瘤和巨细胞瘤。其发病原因与多种因素有关。护理常识:

1.肿瘤病人不论是良性还是恶性,病人思想负担都很重,家人应协助医护人员对病人进行疾病知识教育,让患者明确肿瘤有良、恶性之分,消除病人疑虑。

2.对于需手术治疗的良性肿瘤病人,术前患肢应摆放于功能位,活动时要格外小心,忌用力过猛,以防发生病理性骨折。

3.术后患肢大多用石膏托固定止痛,制动期间应进行全身各健康关节、肌肉的活动。

4,恢复期应重点进行患肢功能锻炼,负重练习应循序渐近,不可操之过急。

二、常见原发性恶性骨肿瘤

原发性恶性骨肿瘤病好发于青少年及儿童,其发病原因与遗传等多种因素有关。护理常识:

1.心理护理

恶性骨肿瘤病人预后差、死亡率高,近年来采用联合化疗,病人的5年生存率有所提高。但化疗的毒、副作用对病人的身、心造成了严重的损害,因此,恶性肿瘤患者的心理护理特别重要。

(1)病人常表现出绝望,对周围一切漠不关心,表情淡漠,沉默不语。针对这一心理现状,家人应配合医护人员鼓励患者面对现实,诱导病人谈话,允许患者谈论焦虑,发泄心中郁闷情绪。同时介绍病人认识同类疗效好的病人,利用现身说法说服病人树立与疾病抗争的信心。勇敢、乐观面对疾病,配合治疗及护理。

(2)恶性肿瘤患者对自己的病情特别敏感,即使是儿童患者,也会很快从周围环境中了解自己的病情。实践证明,隐瞒真相反而会适得其反。因此,家人应与医护人员协商。将病情在适当时告诉病人,以便早日稳定病人情绪,更好配合治疗。

(3)化疗药物副作用大,病人常出现脱发、呕吐、厌食等反应,长期的身体不适会导致病人产生消极、厌世情绪。家人应合理安排亲朋好友前来探视,与患者谈心,给予精神支持与安慰,让病人树立战胜疾病的信心。

2. 化疗后毒副作用的护理

(1)厌食、恶心、呕吐:此种症状一般于化疗后 1 到 3 天出现,有时甚至能吐出胆汁,病人极度痛苦。少量多餐,鼓励患者进食。呕吐后及时清理污物,保持床单位清洁舒适。

(2)口腔溃疡:化疗后,病人常出现白细胞减少,抵抗力明显低下,极易出现口腔溃疡。因此,家人应每日检查病人并协助清洁口腔,进食前后漱口,鼓励病人多饮水。严重溃疡疼痛影响进食者,饭前可于溃疡面涂擦麻醉止痛剂。

(3)腹泻:化疗药物可致肠道功能紊乱。对于腹泻病人,家人应协助记录次数、量及性状。给患者准备清淡饮食,注意碗筷卫生。

(4)皮肤瘙痒、皮疹:化疗药物的毒性可损害皮肤,引起皮肤瘙痒、皮疹,家人在护理病人时应协助患者经常清洁皮肤,保持干燥、清洁,勤更换内衣,禁止病人用手搔抓。

(5)出血:化疗药物抑制骨髓造血功能,可引起机体凝血功能障碍。家人应提醒病人避免发生皮肤破损,让病人用软毛牙刷刷牙,禁止挖鼻孔,鼻腔干燥时可为病人滴石腊油润滑。

(6)脱发:化疗药物易致脱发,严重损害病人形象,给病人造成极大的心理负担。针对这种情况,在化疗时家人应协助说服病人剃光头,戴软帽保护头皮,以免化疗过程中不断脱发影响病人情绪。告诉病人脱发只是暂时的,停止化疗后就会长出新发。

3. 截肢术后病人的身心都会受到伤害,家人在做好心理护理的同时,应从生活上关心、体贴病人,温暖患者的身、心,让病人及早适应现状。在疾病恢复期,可考虑为病人装上假肢,恢复患者形象,为病人重新走入社会打好基础。

第五节　骨与关节其它疾病

一、颈椎病

颈椎病是椎间盘发生退行性病变引起的一系列症状。成年人随着年龄的增

家庭醫生

长,椎间盘组织会发生一系列的退行性病变,椎间盘脱水引起弹性减退。椎间盘变薄导致椎间隙变窄,压迫脊髓,发生截瘫。

1.本病多见于中、老年人,以长期伏案工作者居多。在日常生活中,长期从事伏案工作者应加强自我卫生保健,工作 1 到 2 小时应改变姿势休息 5 到 10 分钟,避免长时间保持一种姿势。另外,中老年人应加强体育锻炼,预防骨骼的退行性改变。

2.颈椎病发病后,颈肩部疼痛,头颈部活动受限,严重影响病人生活、工作质量,患者常出现程度不等的焦虑、烦躁情绪。针对这一心理特点,家人应协助病人安排好工作、生活事宜,指导病人放松身心,必要时可在医护人员指导下应用镇静、止痛剂,缓解疼痛,提高睡眠质量。

3.协助患者调整枕头高度,平卧时与肩同高,不可过高或过低,防止颈部屈曲。侧卧时与肩同宽,保持颈椎与腰椎在同一轴线上。

4.条件允许时可辅助理疗,无条件者在家中可由家人协助进行局部热敷,每日 1 到 2 次,每次 20 分钟,改善颈部血液循环.减轻局部疼痛。

5.疾病恢复期应主动加大头颈部活动范围,日常生活中一般活动仅为 30 度。在尽量屈、伸及旋转后,应在这个姿势停留数秒后再改变姿势向相反方向,另外应注意在日常活动时,头颈部体位变化不宜过快过猛。疾病发作期间禁止头后仰,避免头颈部急促转动。

二、腰椎间盘突出症

腰椎间盘突出症是腰部椎间盘外屡部分的纤维环破裂,内层部分的髓核向外突出,压迫椎管内的神经根,引起腰腿疼,多好发于下腰段。

1.椎间盘脱出症多见于青壮年人,以体力劳动者居多。因此,广大青壮年人在工作及外出时,应防止腰部猛烈转动,下蹲、弯腰时姿势要正确。以预防为主。

2.日常生活中,体重明显超标的肥胖者应注意减肥,以减轻腰椎负担,长期的超负荷载重会导致腰椎间盘脱出。

3.卧硬板床期间家人应做好病人的思想工作,安排好病人的饮食起居,让患者放心休息。

4.卧床期间,家人应协助病人进行全身关节、肌肉的主动活动,病情稳定后,可酌情做俯卧撑,仰卧起坐等活动,但应由少到多,由慢到快,禁止用力过猛。

5.在日常生活中,应保持良好的坐姿,坐姿不正确,天长日外,会使背柱生理性弯曲发生改变。此项工作应从幼儿开始抓起,教育幼儿养成良好的坐、站习惯。

三、断肢再植

肢体因外伤离断后,血液供应中断,各种组织随时间的延长,先后发生不同程度的变性,最后导致组织死亡。离断的肢体在尚未引起组织细胞不可逆变性前,用显微外科手术技巧,吻合离断的动静脉及其他组织,使肢体再恢复血供,使其成活并恢复功能,即为断肢再植。其病因多系外伤所致,刀斧等锐利器械所致的切割伤,伤面整齐,远端组织完好,再植较易获得成功。各种原因所致的碾压伤及撕裂性损伤,常伴有远端组织及血管床的损伤。再植术后成功率较前者低。

1. 肢体离断的病人恐惧心理比较严重。伤后,家人及现场抢救人员应保持镇静,忙而不乱,以免加重病人恐惧心理。

2. 现场急救时家人首先应注意病人的全身情况,尽快控制肢体近端出血。创面用清洁敷料包扎止血,如为大出血包扎止血失败者,可考虑应用止血带,但应用时应记录时间,转送医院途中要交班,每小时放松5分钟。离断的远端肢体应用清洁布类或无菌敷料包裹,如现场离医院较远或炎热季节,应将离断肢体保存在低温环境中,以减缓组织坏死,利于再植成活。具体方法是将肢体组织用清洁布类包好后,外套塑料袋,周围放置碎冰块。保持肢体干燥,切忌使用任何液体浸泡。

3. 经现场初步处理后,连同离断肢体迅速送往有条件进行肢体再植的医院,运送途中应密切观察伤员的全身情况和局部渗血情况。如有可能,应尽早电话通知准备转送的医院,以便做好准备,有利于争取时间进行抢救。

4. 断肢伤员出血较多,易致血容量不足,术前家人应协助医护人员正确估计失血量。严密观察病人神志、血压、脉搏变化,如出现异常,应及时报告医护人员。高位断肢伤员,家人还应协助观察尿量变化,防止发生急性肾功衰竭,危及生命。

5. 保持病室宽敞、通风、向阳。室内定期用乳酸熏蒸法或紫外线照射消毒。地板、家具用1∶1000的新洁尔灭擦洗。

6. 再植术后病人应进行特护,除过全身情况密切观察外,应严密注意局部血液循环情况,局部循环通畅是再植成活的关键。

(1)循环通畅的肢体应是:皮肤和指(趾)甲色泽红润,皱纹明显,指(趾)腹丰满,肢体远端动脉搏动明显。

(2)术后10天内每小时测皮温一次,以后逐渐延长间隔时间。测量时应测定健侧部位做为对照,一般术后24小时内,患肢温度高于健肢,以后与健肢相同或低1℃到2℃。如果局部皮温过低,提示血供差,应及时通知医护人员。

(3)术后患肢适当抬高,以利静脉回流,减轻肢体肿胀,病员入睡后家人应提高警惕,防止再植肢体移动位置,避免受压而引起血液循环障碍。

(4)术后再植肢体可用60到100瓦照明灯照射再植肢体。灯距为30到45厘米,室温保持25℃左右,以防止局部血管痉挛,使血管轻度扩张。烤灯一般用一周左右,在使用过程中家人应协助观察灯距及局部温度,防止局部灼伤。

7. 术后再植肢体应放置在无菌敷料上,遇有渗出应及时通知医护人员更换敷料,同时使用有效抗菌素,防止感染。

8. 再植术后应用抗凝药物时,家人应注意观察伤口及全身有无出血倾向,如发现渗血增多或全身有出血倾向应及时通知医护人员。

199

9. 再植术后家人应为病人准备高蛋白、高维生素、高热量饮食，多吃鸡、鱼、瘦肉、新鲜蔬菜水果，增强机体抵抗力，促使局部早日愈合。

10. 获得一个有功能的肢体是再植的目的。因此，再植术后理疗和功能锻炼起很重要的作用。术后神经功能未恢复前，肢体不能自主活动，此时微波照射、适当按摩伤肢、关节被动活动均可改善局部血液循环，防止关节僵硬，减轻肌肉萎缩和瘢痕粘连。家人在护理过程中可在医护人员指导下正确为病人进行理疗。神经功能恢复后，家人应鼓励病人进行自主活动。以促进肢体功能恢复。

（1）首先，家人应协助医护人员对病人进行健康教育，解释早期活动的重要性，让病人自觉配合。

（2）家人同医护人员一起为病人制定锻炼计划。自再植存活之日起，患肢保持功能位，绝对休息，但家人可帮病人进行按摩、理疗和健肢活动。3 到 4 周后，软组织已愈合，骨折固定满意者，未固定的关节可做被动及主动运动。当骨骼已愈合，去除固定后，家人在医护人员指导下正确协助病人作受累关节各方向的主动运动，进行系统的康复期功能训练，直至再植肢体功能最大限度恢复。

四、肩关节周围炎

肩痛是一种常见症状，很多疾病都可导致，如颈椎病等，但最常见的是肩关节周围组织的无菌性炎症，通常称为肩周炎，俗称漏肩风。此病好发于 50 岁左右的中、老年人。有的病人发病可能与受寒或外伤有关，大多发病是由肩关节周围组织、肌肉或神经病变所引起，亦可继发于治疗上肢骨折较长时期石膏固定或缺少上肢功能锻炼者。护理常识：

1. 本病多发于中老年病人，肩部疼痛常影响日常生活及行动，给病人造成极大痛苦，治疗也无特效方法，疗程长。因此，应以预防为主，这就提醒中、老年人应加强体育锻炼，避免肩部经常受寒冷刺激，做到防患于未然。

2. 本病发生后，治疗及护理主要是靠功能锻炼，平日患者可采用爬墙法或滑车法进行系统训练，循序渐近。爬墙法具体是患者靠墙侧身站立，以患侧手指逐步在墙上爬行，使肩关节外展运动逐步增加。滑车法则是在高处装一个滑车，用绳穿过，用手拉住绳的两端，用健侧拉起患侧的肢体进步锻炼。

3. 本病的锻炼及治疗是一个长期的过程.需要持之以恒，有耐心。在治疗过程中，家人应鼓励、支持病人循序渐进。切不可中途停止，前功尽弃。

第六节　手部外伤

手的解剖结构复杂，重要组织既多又小，排列又非常紧密。所以常见几种组织同时受伤,常见的手外伤有：

1.甲下血肿　指端受挤压伤后,组织内出血积聚于甲下时,称甲下血肿。

2.手部皮肤破损　手外伤时最常见的是手部皮肤破损。

3.手部肌腱损伤　每个手指都有伸肌腱和屈肌腱,使手指能够作伸、屈动作,手指肌腱损伤多见较大外力所致,如机器绞伤、重物压伤等。

4.手部骨与关节损伤　手部骨折和脱位非常多见,受伤后如果处理不当,对手的功能将产生严重影响,甚至残疾。

护理常识:

1.手的功能障碍及残缺,对劳动和工作、生活都有极大的影响,且手部外伤后,治疗及护理都有极大的难度。因此,在日常工作及生活中,应以预防为主,加强安全生产宣传,严格遵守操作规程,加强协作,尽量避免发生手外伤。

2.手外伤后,病人疼痛剧烈,严重影响日常生活,给生活造成极大不便。病人常表现极大的烦躁、焦虑,家人在护理病人时,应注意安排好日常起居,协助病人吃饭、穿衣、大小便,尽量方便病人。减轻其焦躁情绪,积极配合治疗。

3.手部外伤常同时合并其它器官及脏器的损伤,在现场抢救时,应先对病人进行初步检查,处理危及生命的损伤,伤手用现场清洁布类包扎,防止进一步损伤和污染。

4.手部肌腱损伤修复后,很容易与周围组织粘连。粘连后严重影响手指功能,这就要求在护理中应鼓励病人在修复术后48小时即开始进行主动屈伸锻炼,每天应坚持8小时以上,而且必须一个一个手指,一个一个关节进行。只有经过这种"苦练",才能取得好的疗效。

5.手部的肌腱、神经、骨头与有些皮肤伤损修复后,必须经过一定时间的功能锻炼,才能恢复手的功能,这就要求家人在病人伤后应协助医护人员做好病人思想工作,让患者了解功能锻炼的目的及重要性,从而主动进行,具体方法如下:

(1)每日主动屈、伸患侧手腕关节及指关节。例如握拳与放松。

(2)利用健手协助训练患侧指的每个关节。

(3)练习拇指桡侧外展、掌侧外展、对掌及对指动作。

(4)被动练习手指关节屈、伸,动作要轻柔,以不引起关节疼痛及肿胀为限。

(5)用捏握皮球和握力器训练手的握力。

(6)按摩皮肤瘢痕、修复后的肌腱、已麻痹的肌肉及虎口,以促进瘢痕吸收,减少肌肉萎缩,防止虎口挛缩。

(7)经常牵拉拇指,防止虎口挛缩和进行虎口开大动作。

(8)上述训练最好能将患手放置温水中进行,效果比较好,有条件时可辅助理疗。

第十九章　泌尿外科及男性生殖系统
常见疾病家庭护理

泌尿系统由肾脏、输尿管、膀胱及尿道组成。泌尿系统具有重要的生理功能：生成尿液，同时排出体内的代谢产物；调节水、电解质和酸碱平衡，维持人体内在环境的稳定；肾脏尚有分泌某些激素的内分泌功能。泌尿系统常见疾病有炎症、结石、梗阻、肿瘤等。

第一节　泌尿、男性生殖系统先天性畸形

一、多囊肾

本病为一种先天性疾病，由胚胎发育不良引起。本病还是一种遗传性疾病。有家族史，且常伴有其他脏器如肝、脾等囊肿。护理常识：

1. 及早发现及时治疗

（1）本病具有遗传性，当发现患有多囊肾后，应对子女进行有关检查，以便做到及早发现、及早防治并发症。

（2）发现患有多囊肾后，应对肝、脾、胰腺等脏器进行检查，确定是否合并有这些脏器的囊肿。

（3）尽量避免应用一些肾损害较明显的药物。

（4）感染及血尿常反复发生，需应用抗生素及止血药物。

2. 接受囊肿减压术

当医生建议囊肿减压手术治疗时，应予以考虑，因为手术可以帮助减轻囊肿对肾实质的压迫，从而延缓肾功能减退。

3. 晚期的治疗及护理

肾功能衰竭到了终末期，应及时接受血液透析或腹膜透析治疗，条件允许可选择肾移植术。

二、尿道下裂

该病是一种较多见的先天性畸形，为胚胎发育不良造成。护理常识：

1. 护理

尿道下裂是一种常见的先天性畸形。一旦发现孩子存在这种异常，不要过于担忧，及时带孩子就诊。

2.手术时机的选择

存在阴茎弯曲畸形的尿道下裂,其手术治疗分两部分进行。第一步行阴茎弯曲矫正术,该手术宜在学龄前进行,最迟不超过 10 ~ 12 岁。以免影响阴茎的发育。第二步行尿道成形术,一般在矫正术后半年进行。

3.术后护理

父母要帮助患儿配合手术治疗。尤其术后注意活动时不要使膀胱造瘘管打折、扭曲或脱出。不能在伤口愈合前从尿道排尿。

三、隐睾

胎儿生长时,睾丸自腹膜后腰部下降,经过腹股沟在第 9 个月或出生后短期内降入阴囊。睾丸若停止下降,即形成隐睾。隐睾的形成可能与先天性睾丸发育不全,胚胎期将睾丸向下牵引的索状引带异常或缺如以及母体缺乏足够的促性腺激素有关。护理常识:

1.及早发现

父母应注意观察孩子的阴囊并触摸两侧睾丸的位置,以助于及早发现隐睾。阴囊壁具有调节局部温度使其略低于体温的能力,以维持睾丸的正常机能。隐睾后睾丸受体温的影响。会发生一系列变化,成年后影响生育能力。所以对隐睾应及时发现,及时治疗。

2.隐睾宜及早治疗

位置不正常的睾丸发生肿瘤的机会远远大于正常时,故隐睾必须及早治疗。

四、包茎和包皮过长

包茎是包皮口狭窄或包皮与阴茎头粘连,使包皮不能上翻外露阴茎头。包皮过长是包皮覆盖于全部阴茎头和尿道口,但仍可上翻。护理常识:

2.临床表现

包茎过紧,阴茎头受阻,阴茎不能正常发育。包茎、包皮过长,易在包皮内产生包皮垢或包皮结石,所以容易发生感染。包皮垢的慢性刺激和阴茎头包皮炎的反复发作,常是引起阴茎癌的重要因素。严重的包茎可引起排尿困难。

1.日常护理

(1)小儿包皮过长是正常现象,青春期前阴茎头会逐渐外露。

(2)对于包皮过长但包皮口宽大易于上翻者,可不手术,但要经常翻开清洗,保持局部清洁,防止发生结石及感染。

2.术前护理

包皮过长,开口较小者常发生阴茎头包皮炎,需要手术。术前应使用 1∶5000 高锰酸钾溶液泡洗阴茎,并使用抗生素控制感染。

3.术后护理

包茎会影响阴茎的正常发育,应早期行包皮环切术,术后需应用抗生素防止感染。

4.嵌顿性包茎需紧急处理

嵌顿性包茎应立即就诊,由医生试行手法复位,手法复位失败,立即行包皮背侧狭窄环切开术。

5.早期施行包皮环切术具有重要意义

包皮垢的慢性刺激及阴茎头包皮炎的反复发作,常是引起阴茎癌的重要因素。早期施行包皮环切术,对预防阴茎癌具有一定意义。

第二节　泌尿系损伤

一、肾损伤

轻度肾损伤:指肾实质挫伤可形成肾瘀斑及包膜下血肿或表浅肾皮质裂伤形成肾周围血肿。

重度肾损伤:肾实质深度裂伤时引起广泛肾血肿,破入肾盏引起血尿、尿外渗;肾横断或碎裂时,可导致部分肾组织缺血。护理常识:

(一)症状的护理

受损伤后如出现血尿,腰腹部疼痛,尤其是伤者出现面色苍白、皮肤湿冷、脉搏快弱、精神紧张或烦躁等休克的表现时,应即刻送往医院抢救。

(二)手术治疗的护理

存在手术指征时,需立即手术。否则危及伤者的生命。术后的饮食、活动与一般外科手术后相同。

(三)非手术治疗的护理

1.非手术治疗的伤者需绝对卧床休息2～4周,生活需由专人照顾,协助其床上进饮食及大小便。待病情稳定,尿液检查正常后方可离床活动,但2～3个月内不参加体力活动,否则有再度出血的可能。

2.存在局部肿块的病人,医生会在其腹壁划出肿块的范围,然后观察。

3.将每次排出的尿液留取标本,注明时间,按次序排列,观察尿液的颜色。如尿色由淡转深,提示病情加重。如尿色由深转浅甚至血尿消失,则提示病情好转。

4.为了防止感染的发生,一般早期预防性地应用抗生素。

5.有疼痛等不适存在时,应与医护人员联系,医生在病情许可的情况下会给予止痛药物。

(四)心理护理

肾损伤往往由意外引起,伤者开始会表现出难以适从,卧床会令其焦虑不安并且担忧能否康复。伤者应尽快接受受伤的事实,并积极配合治疗。卧床期间可以读书、听收音机等消除紧张、着急的心情。家人及朋友应关心、体贴伤者,在生活上予以悉心的照料。

二、尿道损伤

男性尿道分为前后两部分,后尿道(前列腺部尿道及膜部尿道)位于盆腔内,前尿道(海绵体部尿道)位于会阴部。尿道损伤多发生于男性,女性尿道损伤很少见。护理常识:

(一)尽量减少受伤的机会

骑跨式下跌易损伤尿道,男性在日常生活中应避免易致尿道损伤的动作。家长应教育孩子注意安全,像骑在楼梯扶手上快速下滑是很容易导致尿道损伤的。

(二)伤后护理

1. 受伤后,尤其是当出现面色苍白、心悸、四肢冰冷等休克的表现时,应立即到医院,否则有延误治疗时机甚至失去抢救生命机会的可能。

2. 伤后频繁排尿会加重尿外渗,所以应避免自行排尿。由医生予以留置尿管或行耻骨上膀胱造瘘管引流尿液。

3. 留置尿管或耻骨上造瘘管须保持引流通畅,防止扭曲、打折、脱出。反复插导尿管会加重尿道损伤,严重者须行二次手术。

4. 合并骨盆骨折的伤者,需卧硬板床以利于骨折的愈合。

(三)尿道狭窄的护理

尿道损伤后常会并发尿道狭窄,需行尿道扩张术。尿道扩张时不需住院,扩张后休息1~2小时即可回家。扩张后注意多饮水。尿道狭窄常需接受数次扩张术方可解除狭窄,所以每次都应与医生预约下次就诊的时间并准时就诊。

第三节　泌尿、男性生殖系统肿瘤

一、肾癌

血尿、疼痛、肿块称为肾癌的"三联征"。血尿是早期表现,其特点是无痛性、间歇性、全程血尿。腰部疼痛多为钝痛,当有血块刺激输尿管时可引起肾绞痛即比较剧烈的疼痛。部分患者可不出现血尿、疼痛,而以腹内肿块就诊。肾癌除了上述表现外,常常还有发热、贫血、高血压等症状。护理常识:

(一)及早发现

定期体检,可以发现早期肾癌,及早手术,从而延长生存时间。因为出现症状时,肾癌已到了晚期,且多已发生转移,预后差。

(二)心理护理

肾癌病人会出现极度恐惧及悲观失望的心理,家人及亲友应在生活上予以照顾,精神上予以支持,帮助病人接受治疗,逐渐建立与病魔作斗争的信心。

(三)手术护理

根治性肾癌切除术是首选的治疗方案。术后应严密观察病人的体温、脉搏、呼吸及血压的变化,及时发现内出血及休克。如病人出现血压下降、面色苍白、心率快、脉搏弱等表现,提示有内出血或休克,应立即与医生联系。另外,还应注意伤口敷料有无大量的渗血渗液现象,保证伤口敷料干燥、清洁、以防止发生伤口感染。进行放疗或化疗的病人,应进高热量、高营养、易消化的饮食,改善机体的营养状况。并注意检查血象,当血小板降至 10 万/mm^3 以下,白细胞降至 3000 个/mm^3 时,应停止放疗或化疗。

(四)疼痛的护理

晚期已不能手术的病人,会出现难以忍受的疼痛,应给杜冷丁等以减轻病人的痛苦。

(五)定期复查

恶性肿瘤都存在复发的危险,术后恢复较好的病人出院后须定期到医院检查有无复发。

二、膀胱肿瘤

膀胱癌好发于 50~70 岁,男多于女。90% 的病人以肉眼血尿就诊,血尿的特点为无痛性、间歇性、全程肉眼血尿。尿频、尿急、尿痛等膀胱刺激症状常见于较晚期病例。肿瘤位于膀胱出口或膀胱内积存血块可引起排尿困难。晚期尚可见到下腹部肿块、贫血、浮肿、疼痛。

1. 减少或防止膀胱癌的发生

密切接触膀胱致癌物质的劳动者应加强劳动保护以减少或防止膀胱癌的发生。

2. 术前护理

拟行膀胱全切除术的病人,术前 3 日须进流质饮食,口服抗生素,并于术前 1 日晚及术晨进行清洁灌肠。

3. 术后护理

(1)膀胱全切除的病人尿流改道后对生活影响比较大。回肠膀胱术是隔离一段回肠作膀胱,输尿管吻合在这段回肠上。并自腹壁开口排出尿液。病人应学习并掌握腹壁尿袋的使用,并经常清洗腹壁开口周围的皮肤,为减轻尿液对皮肤的刺激,可涂抹氧化锌软膏。乙状结肠代膀胱术则是让尿液从肛门排出。而粪便由腹壁开口排出,病人同样需掌握腹壁粪袋的使用及注意开口周围皮肤的保护。

(2)病人在手术后,接着接受放疗、化疗,往往体质弱,抵抗力差,易于感染。所以应注意加强营养,不能进食时可通过静脉输入营养物质。注意预防感冒。

(3)膀胱癌切除后容易复发,2 年内复发率超过 50%。但复发仍可治愈。保留膀胱手术后的病人,应 3 个月作膀胱镜检一次,一年无复发者可适当延长复查时间。

三、阴茎癌

阴茎癌绝大多数发生于包茎或包皮过长的病人,是长期包皮垢积聚在包皮内刺激所引起。

开始为局部硬块或红斑、经久不愈的溃疡。典型的表现为包皮口或穿破包皮的菜花样改变,表面坏死、渗出物恶臭。常伴有附近淋巴结肿大。护理常识:

(一)心理护理

阴茎癌的病人常因忽略、害羞等原因而延误诊断和治疗。因此,男性如发现阴茎部位有异常时,应消除害羞等心理因素,及时就诊。

(二)术后护理

阴茎部分或全切除术后,应保持伤口敷料干燥,注意勿使尿液污染敷料,如不小心污染敷料,应及时更换,防止发生伤口感染。同时,预防性地应用抗生素预防感染。

第四节　泌尿、男性生殖系统感染

一、急性细菌性膀胱炎

多数为大肠杆菌感染,女性发病率明显高于男性,主要由于女性尿道短而直。男性常继发于其他病变如急性前列腺炎、前列腺增生、结石、尿道狭窄等。

1.该病与性交时摩擦或损伤有关。应注意会阴部的卫生及性交时防止损伤。性交后和次晨用力排尿,同时服用磺胺药或呋喃哩啶可预防膀胱炎。

2.多饮水可帮助缓解症状或预防发生。

3.口服碳酸氢钠碱化尿液可缓解膀胱痉挛。应用颠茄、阿托品、膀胱区热敷或热水坐浴也可解除膀胱痉挛,使尿频、尿急、尿痛症状缓解。

4.最好根据尿液细菌培养药物敏感试验结果选用抗生素。留取尿液做细菌培养时应注意最好留晨起第一次小便,用10%的新洁尔灭清洗会阴部主要为尿道口,然后解小便,弃去开始解出的小便,留取中段尿送检。

二、急性尿道炎

(一)淋菌性

本病是通过性交传播,由奈瑟淋病双球菌引起。表现为尿道口发痒、红肿及轻度刺痛。尿道口可流出脓性分泌物,排尿时有刺痛,晨起尿道外口常被分泌物粘住,双侧腹股沟可出现淋巴结肿大。根据不洁性交史及上述临床表现即可诊断。尿道分泌物涂片可见到淋病双球菌。可应用抗生素如菌必治、青霉素等治疗。护理常识:

(1)应避免不洁性行为。

(2)发病后勿过度精神紧张、恐惧。

(3)性伴侣应同时进行治疗。

(4)卧床休息,不要食用刺激性食物。

（5）治愈前停止性生活。

（6）避免反复发作，因有引起尿道狭窄的可能。

（7）该病被传染后，有 2～5 日潜伏期后发病。

（二）非淋菌性

本病病原体为沙眼衣原体或溶脲脲原体（支原体），通过性接触或同性恋传播。常表现为尿急、尿频、尿道发痒，可有少量尿道分泌物。根据症状及尿道分泌物涂片、培养予以诊断。应用抗生素如美满霉素、强力霉素等治疗。护理常识：

（1）避免不洁性行为。

（2）同时治疗性伙伴。

（3）自觉症状消失，无尿道分泌物为已治愈。

（4）该病潜伏期 1～5 周。

三、急性附睾炎

前列腺炎、长期留置尿管、前列腺切除术后、尿液经输精管逆流等均可引起急性附睾炎。

附睾肿胀，硬结，突感阴囊部疼痛，高热。可伴有睾丸肿胀、尿液混浊、膀胱炎症。护理常识：

需卧床休息，托起阴囊。热敷、热水坐浴可消肿止痛。暂时停止性生活，按医生要求服用抗生素。

第五节　上尿路结石

上尿路结石即指肾和输尿管结石。其主要表现为与活动有关的血尿和疼痛。血尿可以为肉眼血尿。但更为常见的是镜下血尿（即显微镜下血尿）。疼痛可以为钝痛或绞痛，典型的肾绞痛表现为突然发生的如刀割样疼痛，向下腹部、外阴部和大腿内侧放射，同时伴有面色苍白、大汗、恶心呕吐等症状。结石伴有感染时可有脓尿、尿频、尿痛及寒颤、发热等症状。双侧上尿路结石引起双侧完全梗阻或孤立肾（指一出生就只有一个肾脏）上尿路结石完全梗阻时可导致无尿，甚至肾功能衰竭。护理常识：

（一）心理护理

上尿路结石是一种常见病，目前已很少采用开放性手术治疗，结石患者不必存在过多的精神压力。

（二）尿路结石的预防

1. 大量饮水，增加尿量是预防结石形成和增大的最有效的方法。保持每天尿量在 2000ml 以上，睡前、半夜饮水。

2. 通过饮食调节可预防形成结石和使小结石不再长大以及预防结石复发。含钙结石应限制含钙、草酸成分丰富的食物。避免高动物蛋白、高糖和高动物脂肪饮食。牛奶、奶制品、精白面粉、巧克力、坚果含钙量高。浓茶、蕃茄、菠菜、芦笋等含草酸量高,避免或减少上述食物的食用。可以预防含钙结石的形成或复发。降低盐的食用量可帮助降低钙在尿液中的含量。尿酸结石不宜服用高嘌呤食物如动物内脏及快速减肥食品。

3.通过调节尿液 pH 值亦可预防和治疗结石。碱化尿液对尿酸和胱氨酸结石的预防和治疗有一定意义。酸化尿液有利于防止感染性结石的生长。

（三）尿路结石的护理

1.可根据结石的大小服用一些中西药物排石。

2.对于较小的结石,跑步、跳动有利于其排出。

3.结石的保守治疗或体外冲击波碎石后,应留每次小便于一容器内,观察有无结石排出。

4.肾绞痛时应用阿托品、杜冷丁、消炎痛、黄体酮等均能缓解。

第六节　肾结核

肾结核主要由肺结核、骨结核等结核病引起。当人体患肺结核、骨结核等结核病时,结核杆菌经过血液循环到达肾脏,引起肾结核。护理常识:

（一）一般护理

1.肾结核多发于 20 ~ 40 岁的青壮年,男性多于女性,90% 为单侧性。极少数发展为慢性肾功不全或出现膀胱挛缩。

2.肾结核常由身体其他部位的结核而致,所以确定肾结核后,需注意身体其他部位是否存在无症状的结核病。

3.同其他结核病一样,应注意休息,加强营养。

4.病人需了解手术治疗仅为治疗计划的一部分,一定要按医生的要求服用抗结核药物。

5.肾结核的及早发现及早治疗很重要,否则预后较差。

（二）服用抗结核药物的护理

非手术治疗及手术治疗前后均需服用抗结核药物。常用的抗结核药物有链霉素、异烟肼（又称雷米封）、对氨基水杨酸、利福平及乙胺丁醇等。抗结核药物毒副反应较重,如链霉素可引起口唇、手足麻木和听力下降甚至耳聋;异烟肼可使血清转氨酶升高,引起精神兴奋和周围神经炎;对氨基水杨酸有胃肠道反应引起恶心、食欲差。病人应了解这些毒副反应,在用药过程中如出现毒副反应的表现,立即告知医生。调整用药或用药物缓解毒副反应。

（三）心理护理

结核病是一慢性病,治疗过程较长,病人要有思想准备及树立信心接受长时间的治疗。

第七节　泌尿系梗阻

一、肾积水

尿液从肾盂排出受阻,造成肾内压力增高,肾盏肾盂扩张。肾实质萎缩,称为肾积水。肾积水可由尿路结石、结核、肿瘤等因素引起;或由邻近器官的肿瘤引起,由上述原因所导致的肾积水称为继发性肾积水。无明显的机械性梗阻。多由先天性畸形如输尿管异位开口等引起的肾积水称为原发性肾积水。护理常识:

(一)一般护理

1.正常妊娠期间轻度的肾、输尿管积水是一种生理状态,常发生在右侧。一般随妊娠的结束而自行恢复正常。

2.小儿的尿路感染可能与尿路的梗阻有关,应注意是否存在肾积水。

3.小儿腹部包块,特别是一般情况较好、包块的存在时间较长,应考虑肾积水的可能。

4.一般的肾积水,如肾功能未受严重的损害,在病因解除后可得以恢复。

5.少数肾积水的病人在对侧肾功能良好的情况下,需行肾切除术。

(二)肾造瘘管的护理

1.因存在肾积水而放置肾造瘘管的病人,应注意造瘘管是否通畅,如数小时没有尿液流出并感到腰胀,应及时与医生联系。带管回家的病人,应学习更换引流袋(即尿袋)的方法,1~2日更换1次引流袋。以防止感染的发生。

2.肾盂输尿管成形术后的肾造瘘管,需在关闭造瘘后不出现腰胀、发热时,才考虑拔除。

二、急性尿潴留

急性尿潴留是指尿液潴留在膀胱内,完全不能排出。引起尿潴留的病因很多,主要有以下三方面:(1)常见的泌尿系疾病如尿道结石,尿道损伤、尿道狭窄、前列腺增生、膀胱内大量血块等都可以引起急性尿潴留。(2)中枢和周围神经系统的损伤、炎症、肿瘤,腰麻和肛管直肠手术也可以引起急性尿潴溜。(3)各种松弛平滑肌的药物应用后及低钾血症和不习惯在尿上排尿的病人,也可引起急性尿潴溜。护理常识:

(一)心理护理

尿潴留病人比较痛苦,心情烦躁,家人应予以关心、同情及理解。

(二)针对病因的护理

1.腰麻及手术后不能排尿的病人,可通过让其听流水声或用温水冲洗会阴部诱导其排尿。或在腹部施以均匀轻柔的压力来促使排尿。还可以在下腹部放置热水袋.但应注意防止烫伤。

2.对于因不习惯在床上小便而引起尿潴瘤的病人,在病情允许的情况下,可协助其下床排尿。

(三)留置导尿及耻骨上造瘘的护理

1.膀胱高度膨胀的病人,经导尿后一次放出的尿液量应不超过 800～1000ml,否则易引起病人虚脱或血尿。

2.有留置尿管和耻骨上造瘘管的病人,应注意活动时勿使引流管脱出、扭曲或打折。不要轻易拔开导管及引流管的接头处,以免导致感染,应每日在无菌操作下更换引流袋。

3.带管回家的病人,病人或家属应掌握更换引流袋的无菌技术,回家后每日更换引流袋。

三、前列腺增生

前列腺增生为老年男性的常见病。目前病因尚不完全清楚.与随着年龄的增长体内的激素水平改变有关。护理常识:

(一)一般护理

1.男性自35岁以后前列腺即有不同程度的增生。50岁以后出现临床症状,所以50岁以上的男性有尿频、进行性排尿困难,须考虑有前列腺增生的可能,应及时就诊。

2.便秘、饮酒、寒冷、憋尿可诱使前列腺增生的病人出现急性尿潴留而紧急就诊。

3.前列腺增生长时间可导致肾积水及肾功能不全,因而应尽早积极治疗。

(二)术前护理

因前列腺增生患者多为老年男性,常合并有心肺疾病,术前应进行心肺功能的详细检查,吸烟者应停止吸烟。术后应注意输液输血速度不宜过快,量不要过多。

(三)术后护理

前列腺摘除术后的留置尿管要耐心细致地护理。防止血块堵塞,必要时应用生理盐水持续冲洗。

第八节 男性不育症

正常育龄夫妇生活在一起,有正常规律的性生活。如未采用避孕措施,一般在半年之内即可受孕。如果婚后一年或更长时间,女方不能怀孕,或者能怀孕但不能怀胎、分娩,统称不育。由男方原因所致的不育叫做男性不育。

1.婚后一年未怀孕者,夫妻双方均应到医院检查,不要总是认为是女方的原因。

2.当自己发现生殖功能异常时,应及时到医院检查。及早检查、及早治疗可以提高治愈率。一般人生殖系统患病后往往羞于启齿,迟迟不去医院就诊,使病情加重,延误了治疗时机,应该正确面对生殖系疾病,及时就诊。

3. 引起男性不育的原因很多,也较复杂。看病最好到有一定检测设备及技术力量雄厚的医院,找男性科医生。同时,男女双方都应该耐心地接受医生建议的检查及治疗。

4. 吸烟、酗酒可以引起性功能低下导致不育。所以不育者应戒烟戒酒。

5. 精神心理因素对性功能的影响是肯定的,应在生活中注意学会自己放松自己,对性生活应有一个健康正确的认识。在医生的指导下,治疗自身存在的心理问题。

第九节　肾脏移植术

肾脏移植是指将肾脏用手术方法移植到另一个体的某个部位。供给肾脏的人叫做供者,接受肾脏的人叫做受者。临床上经常进行的肾脏移植是将一个人的肾脏移植给另一个人,所以叫做同种异体肾移植。

肾脏移植是用于治疗终末期肾功能衰竭(即尿毒症)的一种方法。尿毒症为一临床综合症,可由慢性肾小球肾炎、慢性肾盂肾炎、高血压肾病、糖尿病肾病以及急性肾功能衰竭等疾病发展而来。由上述疾病以及多囊肾、孤立肾被误伤或切除等导致的尿毒症病人,如未同时患有活动性结核、消化性溃疡、恶性肿瘤、慢性呼吸衰竭、慢性难治疗感染或精神病. 都可以接受肾脏移植。

目前的肾脏移植手术已经发展到了比较成熟的阶段。一般不切除原肾,而将移植肾放于髂窝,移植肾动脉与髂内动脉端端(端侧)吻合,或与髂外动脉端侧吻合,移植肾静脉与髂外静脉端侧吻合,移植肾输尿管下端与膀胱吻合。

移植肾可来自活体或尸体,亲属供给肾脏可以提高手术的成功率及长期存活率。亲属指父母、兄弟姊妹、儿女,不包括配偶。接受肾脏移植的病人年龄大部分在 21～40 岁之间,但也有小到 9 岁,年长至 75 岁的。护理常识:

(一)术前护理

1. 要有心理上接受肾移植的准备。手术前病人往往都存在焦虑、恐惧的心理,盼望早日手术,同时又担心手术失败,担心费用等诸多问题。病人应消除紧张、恐惧、焦虑的心理。同时,亲属应多安慰及鼓励病人,使病人认识到肾移植后,他们就可以离开医院、离开透析机、重返工作岗位。病人也应认识到,过多的担心会影响吃饭、睡觉,使本来就高的血压更高,对手术产生不利的影响。

2. 尽最大努力改善营养不良状况。在饮食上,病人应限制水及盐的摄入量,这对控制高血压及预防心衰有很大的帮助。每天吃一些鸡蛋清、瘦肉等动物蛋白质,可以改善营养不良,应用促红细胞生成素,纠正贫血。这些努力可以提高病人对手术的耐受力,利于手术后的恢复。

3. 病人及家属应当积极配合医生,做好各项术前检查,如拍胸片、腹部片、心电图、查血型、HLA 定型等。完备的术前检查是手术成功的一个重要因素。

4.病人应在术前3日内洗澡、理发、剪指甲,以减少感染的机会。

5.护理人员会在手术前1日,给病人刮去手术部位的毛发并清洗。抽血送血库通知备血,通便灌肠。病人术前12小时禁止饮水、6小时禁食。

6.病人术后1周内不能下床活动,大小便要在床上进行,因此术前应练习床上大小便,避免术后发生便秘与尿潴留。

7.病人手术前如果存在咳嗽、咳痰,尿液细菌培养阳性等感染的征象,须应用抗生素治愈后再考虑手术。

(二)肾移植手术的自护及家庭护理

1.隔离期间护理

(1)肾移植的病人在移植手术结束后会立即被安置在特定的病室,由专人护理。这种特定的病室通常叫做隔离病室。病人进入隔离病室后一般2至3周后方可离开。病人手术后,无论在精神上还是生活上都期望得到家人的照顾,但是为了防止感染的发生,他们只能接触到医护人员。隔离并不意味着与家人完全失去联系,可以通过写便条、递送物品来联系。条件许可的情况下,可用对讲机、移动电话与家人谈话。

(2)病人在术后应暂时停止进饮食,肛门排气后首先吃米汤、面糊,无恶心、腹胀等不适后再吃稀面条、稀饭。3到5日后,可根据嗜好进食。但仍应注意勿食生、冷、硬、辣的食物以及不要吃得过饱。家属在为病人准备饮食的时候,应保证食物及餐具的清洁卫生。

(3)病人在禁饮食期间,应每天用3%硼酸水或朵贝氏液漱口4~5次,进食后应早、晚刷牙及饭后漱口,防止发生口腔感染。

(4)病人术后一般带有伤口引流管及留置尿管,应保持管道通畅。病人在活动及睡觉的时候,不要使这些管道打折、扭曲及滑脱。

(5)病人最好使用固定的水杯及餐具进饮食,正确记录水的出入量,从而估计每日的出入量是否平衡。

(6)出现疼痛、腹胀等不适时,应立刻告诉医护人员,以便得到及时的治疗,减轻痛苦。

(7)术后应进行适度的活动。一般提倡术后3日在床上翻身大约2小时1次;3日后坐起,加强床上活动;5日后开始床边活动;1周后下床活动。当然体质弱的病人可稍迟后再下床活动。病人在下床活动前,应适当地进行肺功能的锻炼,例如拿一杯水及一根管子进行吹气泡练习。

2.出院后护理

(1)药物方面

当一个人被移植了另一个肾脏的时候,免疫力就会千方百计地去打击、排斥这个不属于自己的东西,从而使移植肾不能正常韵工作甚至不能存活。针对这种情况,人们发现了一些药物叫做免疫抑制剂。目前,肾移植后经常服用的免疫抑制剂有强的松、环孢霉素A、硫唑嘌呤及骁悉。肾移植后须终生服用免疫抑制剂,应严格按照医生给予的剂量及种类按时服用,切勿自己随便更换药物种类,减少服药量或停药,否则会导致移植肾丧失功能。

(2) 预防感染

肾移植病人术后使用了大量的免疫抑制剂,抵抗力很低,特别容易感染,所以被放在隔离病房进行保护性的隔离。医护人员采取了一系列的措施防止他们感染。出院时,尽管免疫抑制剂的用量已经比较小,但是还是比正常人易于感染。病人可以通过做到以下几点来减少感染的机会。

①在各种传染病流行的季节,不去电影院、火车站、商场等公共场所。

②尽量不与生病的人接触。

③注意个人卫生,不吃生冷的食物。

④预防感冒,根据天气的变化增减衣服,流感发生时出门戴口罩。卧室每天用食醋薰蒸。

⑤不接种病毒疫苗。

⑥注意不要引起皮肤粘膜损伤。

⑦不养家禽、宠物。

⑧务必定期复查,合理应用免疫抑制剂。

(3) 饮食方面

饮食上无太大的限制,注意蛋白质的摄入量,维持相对稳定的体重,不宜食用和饮用刺激性的饮食如辛辣食物及咖啡、浓茶等。

(4) 工作及体育锻炼

肾移植术后肾功能正常,各方面康复后,可以恢复工作,以术后六个月为宜。适量的工作可使接受肾移植者增强自信心,精神愉快,提高生活质量。

肾移植后由于纠正了尿毒症引起的多种损害,食欲明显增加,加之激素的作用,常会在短期内增加体重。病人在注意加强营养的同时,也要控制体重的增加,以减轻肾脏的负担。同时,环孢霉素 A 为高度脂溶性,按体重服药,短期内体重过快的增加意味着药量的减少,有引起排斥反应的危险。

(5) 定期复查

肾移植后肾功能一般都能很快恢复,一个月左右时病人饮食起居基本自理,肾功能正常即出院。出院后一定要定时到医院复查,一般术后 3 个月内每隔两周复查一次,3 个月到半年每一个月复查一次。随着术后时间的延长,如无咳嗽、咳痰、发热、尿痛等感染的表现;或者无尿量突然明显减少、发热、血压升高、乏力、关节疼痛、移植肾肿胀并有压痛等急性排斥反应的表现,可逐渐延长复查的间隔时间。在条件允许的情况下,病人最好每天测量体重、体温、血压一次并记录,复查时携带这些记录供医生参考。如果出现感染、肝功能异常、急性排斥反应等异常情况时,应缩短复查的间隔时间,必要时住院诊治。

第二十章　小儿外科常见疾病家庭护理

小儿外科是临床医学中一个较新的学科。小儿外科从成人外科分出来,发展为一个独立的专业,这是由于小儿有其特殊的疾病和他们的病理生理特点而决定的,是从客观需要出发的。

小儿外科的工作范围包括从出生到 12 岁所有的外科问题,新生儿先天性畸形是小儿外科最独特的部分。要解决好这个年龄阶段全部外科疾病的预防、治疗和护理,家属必须了解小儿各年龄阶段的生长发育特点和生活、饮食要求,积极配合医护人员正确地选择手术时机,做好恰当的术前准备和术后护理工作,预防和消除可能发生的并发症,使病儿减轻痛苦,早日康复。

第一节　新生儿皮下坏疽

本病为新生儿期皮下组织的急性炎症,多发生于腰骶部、臀部,背部亦有发生。本病常见于新生儿出生后 1 周左右,北方地区多见,易在冬季发生。护理常识:

1. 保持室内清洁,每天要定时开窗通风,定期对居室进行消毒,如食醋熏蒸。
2. 尿、粪污染后应勤换尿布,尿布力求松软。
3. 定时更换婴儿卧位,防止局部长期受压而造成皮肤受损。
4. 避免闲杂人员进入婴儿居室,特别是有呼吸道感染者。
5. 注意保暖。

第二节　先天性肥厚性幽门狭窄

先天性肥厚性幽门狭窄是由于幽门环行肌层增生肥厚,使幽门管狭窄而引起的机械性梗阻,常引起剧烈呕吐。护理常识:

(一)术前护理

1. 掌握正确的喂养方法,避免因喂养不当而使婴儿发生呕吐。
2. 如婴儿出现反复呕吐,应及时就诊,防止营养不良的发生。

(二)术后护理

1. 严格掌握喂奶量,按需喂养。
2. 喂奶后抱起婴儿,驱散胃内积聚的气体,注意观察有无继续呕吐及呕吐的时

215

间。

3. 每日详细记录出入量,观察患儿进食情况。

4. 定期测量体重、身高,了解患儿的生长发育状况。

第三节 先天性巨结肠

先天性巨结肠是结肠远端及直肠缺乏神经节细胞的肠道发育畸形,缺乏神经节细胞的肠管呈痉挛性狭窄,其近端肠管扩张肥厚。临床主要表现为长期便秘,腹部膨隆,有低位肠梗阻症。护理常识:

(一) 术前准备

1. 家属应了解与本病有关的知识,配合医生做好择期手术的准备工作,消除恐惧、焦虑心理。

2. 学会运用虹吸灌肠法为患儿解除便秘,缓解腹胀。虹吸灌肠的方法:用温等渗盐水反复灌洗抽吸直到流出液不含粪汁,灌入液与流出液体的总量必须基本相等,以防大量液体滞留体内引起水中毒。一般肛管要插入 15cm 以上,灌洗液总量每次约为 100ml/kg,每日或隔日灌洗一次,应注意保暖防止肺炎。注入液流出不畅的原因有:①管口有阻塞;②肛管在肠腔内扭折;③肛管位置不当,要来回抽动肛管,调整肛管的位置,或按摩腹部以助排出灌洗液。如反复处理无效,拔出肛管检查有无粪便堵塞管腔。必要时更换肛管。

术前 1~2 周配合护理人员做好肠道准备,排尽积粪,防止术后发生腹腔或盆腔感染。

3. 给病儿易消化、少渣、高热量、高蛋白、高维生素食物或静脉补充,纠正营养不良。病儿如有严重营养不良、消瘦、低蛋白血症或贫血应予纠正,必要时输给全血或血浆,待症状改善后再施行手术。

4. 术前 2 天需肠道给药,作肠道灭菌准备,家属应配合护理人员按时、按量给患儿服药。

(二) 术后护理

1. 如患儿剧烈哭闹或烦躁不安,应及时与医护人员联系。

2. 妥善固定胃管,防止小儿抓脱。

3. 注意观察有无腹胀,有无排气、排便。小儿排气排便后才能拔除胃管,并开始进少量流质,进食后排便通畅,可改流质饮食为半流质。家属应协助医护人员做好患儿的工作,以免因进食不当引起腹胀或其它意外。

4. 术后有钳夹者,患儿取仰卧位,下肢略外展,家属应配合护理人员妥善固定体位,防止钳夹过早脱落。并应定期将患儿抱起,一方面可减轻患儿的焦虑,还可预防褥疮的发生。

5. 保持肛门口及其周围的清洁、干燥,每次便后用温水棉球清洗肛门周围。

6. 术后早期排便次数增加,每日可达 10 次左右,粪便较稀,每次排粪量少,内裤经常有污粪,应及时清洁,随时更换内裤。此种情况随着术后时间的延长逐渐好转,排便次数减少。

7.肠造瘘的护理

①出院前,家属应学会造瘘袋的使用。每2～3小时更换一次,保持局部的清洁、干燥。

②观察大便的颜色、量及性质。

③观察外置肠管的颜色,有无水肿及出血,如有异常,应及时复诊。

④使患儿保持安静,以防剧烈哭闹引起肠管脱出。

⑤给患儿补充营养,并定期到医院复查,为施行根治手术做好准备工作。

第四节　先天性直肠肛门畸形

先天性直肠肛门畸形是小儿常见的消化道畸形,发病率为 1/1000～1/5000。本病的死亡率虽在 2% 以下,但术后并发症如肛门失禁、肛门狭窄、瘘管复发颇为多见。护理常识:

(一)术前护理

1.若生后无胎粪排出或少量胎粪通过肛门周围其它部位排出,应立即检查肛门发育情况。如有异常,立即就诊。

2.注意保暖,防止呼吸道感染。

3.配合医护人员做好各种辅助检查及术前准备工作。

4.高位肠闭锁者,需留置胃管并保持其通畅,如胃管脱落、胃液流出不畅,应立即与护理人员联系,及时处理。

(二)术后护理

1.术后早期需静脉补液,家属应协助护理人员妥善固定患儿体位,防止针头脱出。

2.开始经口喂养后,应注意观察患儿有无腹胀及排便情况,如有异常。立即与医护人员取得联系。

3.每日用温水棉球为患儿擦澡,保持皮肤的清洁干燥。

4.及时更换尿布,清洗臀部,预防红臀发生。

5.定时翻身,取腹卧位或侧卧位,以促进肺部循环,防止肺炎。

6.经常抱起患儿,并对着患儿讲话,使患儿安静。

7.肛门成形的护理:注意观察肛门口有无出血、变色及水肿;保持肛门口及其周围清洁干燥,每次便后用温水棉球清洗肛门周围;必要时,术后 1～2 个月内定期来院扩肛。

8.肠造瘘的护理:见本章第三节先天性巨结肠术后护理。

第五节 急性肠套叠

肠套叠是指肠管的一部分及其相应的肠系膜套入邻近肠腔内的一种肠梗阻。本病是婴儿时期最常见的急腹症,多发于健康婴儿,以出生后 4~10 个月的婴儿最多见。男孩比女孩多 2~3 倍。春季发病率较高。护理常识:

1. 肥胖健康的婴儿忽然哭闹不安,在静止 10 分钟或数 10 分钟后再次哭闹,形成阵发性发作,同时伴有呕吐、便血,家长应带患儿立即到附近的大医院就诊,以免延误病情。

2. 在疾病未确诊前,避免应用镇静止痛剂。

3. 暂禁饮食。

4. 空气灌肠复位的护理:复位前需注射少量镇静剂及解痉剂,家属应配合医护人员,使患儿安静入睡。复位后需留院观察 12~24 小时。待患儿排便及一切正常后方可离开医院。

5. 手术治疗的护理

①肠套叠复位属急诊手术,家属应积极配合医护人员做好必要的化验检查及术前准备工作。

②耐心听取医护人员的解释,了解手术过程,消除恐惧心理。

③术后早期仍需静脉输液,注意妥善固定患儿体位,保持输液通畅,防止针头脱落。

④保持胃肠减压管通畅,防止扭曲、脱落,注意观察引流液的量及性质,如有异常应及时与医护人员联系。

⑤肠道排气、排便,胃肠减压管去除后方可进流质饮食,但应听从医护人员的指导,防止因进食过多而引起腹胀及其它不良反应。

⑥有肠造瘘者,按肠造瘘护理(见本章第三节先天性巨结肠术后护理)。

6. 术中手法复位者及空气灌肠复位者,均需定期去医院复查,预防肠套叠复发。

第六节 急性阑尾炎

急性阑尾炎为儿童常见的急腹症,可发生在任何年龄。新生儿阑尾炎偶见报道,多见于年龄较大的儿童。小儿 5 岁以上的发病率随年龄递增。婴幼儿阑尾炎发生较少,但误诊率高,穿孔率可,达 40%,并发症多。护理常识:

(一)一般护理

1. 患儿若有高热、腹痛、腹泻、呕吐等症状,应立即到医院就诊,排除阑尾炎。

2. 腹痛未确诊前,禁用任何止痛药。

3. 禁饮食。

（二）保守治疗的护理

密切观察病情变化，如炎性包块不断扩大。疼痛未见减轻，高热持续不退，中毒症状更趋严重，应积极配合医护人员，迅速做好术前准备，争取及早手术治疗。

（三）手术治疗的护理

1. 若患儿烦躁不安、啼哭. 要查明原因，及时处理，必要时与医护人员联系。

2. 病儿清醒后取半坐位，以利脓性渗液的引流，对于年龄较大的病儿，应鼓励并协助其早期下床活动。

3. 肠蠕动恢复，肛门排气后，即可饮水，逐渐改为流质、半流质到正常饮食。早期应少量多餐。

第七节　胆道闭锁

胆道闭锁使胆液不能流入肠腔，皮肤有黄疸，大便呈陶土色。发病率约为1：10,000～20,000。在我国及日本的发病率较西方国家为高。女性的发病率高于男性。护理常识：

（一）术前护理

1. 发现症状，及时就诊，早期手术，防止不可逆性肝硬化的发生。

2. 配合医护人员做好各种检查准备工作。

3. 术前每天需静脉输液，给予保肝治疗，术前2天开始应用抗生素防止胆道感染，家属需配合医护人员妥善固定体位，防止针头脱落。

4. 详细了解患儿目前的病情，对预后要有充分的思想准备。

（二）术后护理

1. 了解手术过程及肝硬化程度，消除不必要的顾虑。

2. 密切观察黄疸消退情况与粪便的色泽。

3. 有胆道外引流者，应注意保持引流管通畅，防止受压、扭曲。

4. 术后需给予支持、抗感染治疗，应保持静脉输液通畅。

5. 密切观察伤口愈合情况，防止伤口裂开或腹壁裂开。

第八节　先天性胆总管囊肿

此病又称先天性胆总管囊性扩张症。肝内、外均可发生梭形或球形的囊肿。囊肿的下端有狭窄，胆汁引流不畅，胆汁淤积。女性发病较男性为高，约4～5:1。护理常识：

与胆道闭锁的护理相同（见本章第七节）。

第九节　腹股沟疝

小儿腹股沟疝均是斜疝,在出生后不久即可出现,手术年龄多在 2 岁以内。护理常识:

(一) 术前护理

1.手术治疗腹股沟疝已相当安全.可不受年龄限制,系择期手术,家长可选择适当时机为宜。

2.患有严重疾病的小儿及早产儿宜暂缓手术。

3.使病儿保持安静,减少哭闹,防止疝脱出。有疝脱出时,应及时用手轻柔按摩疝块促使回复。

4.如患儿出现慢性咳嗽或便秘,应及时治疗,以免腹压增加使疝脱出。

6.注意保暖避免受凉,以便术后能顺利恢复。

(二) 术后护理

1.术后应将约 500 克重的小沙袋轻置于伤口上,12～24 小时取除。注意观察伤口有无渗血,如有异常,及时与医护人员联系。

2.使患儿保持适当的体位,以使腹壁松弛,减少张力为宜。

3.保持伤口敷料干燥,若有尿湿,应及时通知医护人员更换敷料,以免切口感染。

4.注意保暖,以防受凉而引起咳嗽。

5、多食粗纤维食物,以保持大便通畅,若有便秘,应请医护人员协助处理。

6.尽可能使病儿保持安静,减少活动量,一般 3 个月内不宜参加剧烈运动或过量活动。

附:钳闭性腹股沟疝

钳闭性腹股沟疝指腹腔脏器进入疝囊后不能自行复位而停留在疝囊内。这是小儿腹股沟疝常见的并发症。如未得到适当处理,可发生绞窄性肠梗阻造成严重后果。护理常识:

(一) 及时治疗

有可复性腹股沟疝的过去史,突然出现上述症状,应立即到附近的医院就诊。

(二) 手法复位的护理

1.复位前需给病儿适量镇静剂或安眠药,家属应协助医护人员尽可能使病儿保持安静,其腹肌自然松弛。

2.复位时取头低脚高仰卧位,家长应在医护人员的指导下妥善固定体位。

3.复位成功者,家长若暂不愿行疝修补术,应留院观察 24～48 小时,待肠功能恢复,小儿排气、排便后方可离开医院。

4.密切观察病情变化,如有血便、腹胀、腹肌紧张、发热或气腹,应立即剖腹探查。

（三）手术治疗的护理

1. 凡手法复位失败或不宜行手法复位者，应积极配合医护人员做好术前准备，及早手术。

2. 术后护理与疝修补术后护理相同。

3. 有肠坏死行肠切除者，术后应密切观察病情变化，注意有无腹胀及肠道排气的时间。妥善固定体位，保持静脉输液通畅，以保证营养的供给。待小儿肠功能恢复，排气排便后方可进食。

第十节　血管瘤

血管瘤是小儿最常见的先天性血管畸形，发病率约为 3%～8%。它可以出现在人体的各个部位，以皮肤、皮下组织最为多见，其次可见于口腔粘膜、肌肉。血管瘤绝大多数为良性，一般并无生命危险，但对功能，尤其对容貌有一定的影响。护理常识：

这里主要介绍脲素注射治疗血管瘤的护理。

（一）局部注射的护理

1. 充分暴露瘤体部位，妥善固定，使注射顺利进行，年龄较长的病儿，应做好其思想工作，取得病儿的合作。

2. 位于肢体部位的海绵状血管瘤，注射前需在近心端结扎静脉止血带，注射后5 分钟松开，是为了增加药液在血管瘤部位的停留时间。家长应协助医护人员向病儿耐心解释，取得其合作。

3. 注射后用消毒干棉球加压 5 分钟。避免出血及药液外溢，预防皮肤起泡。

4. 每次注药前先观察上次注射脲素后的反应，如果局部反应严重，肿胀明显，表面皮肤有破溃、大块结痂时应停止注射。

5. 如注射后局部皮肤破溃，溃疡形成，合并高热，应及时与医护人员取得联系。

6. 局部注射后，对位于肢体的大面积血管瘤，应加压包扎。

7. 面积较大的血管瘤需长期坚持治疗，家长应做好充分的思想准备。

（二）选择性动脉插管注射的护理

1. 按手术常规作好术前准备。

2. 妥善固定动脉插管，限制插管部位的剧烈活动，防止导管脱落。

3. 头面部的血管瘤，家长应在医护人员的指导下以手指压迫动脉分枝，控制药液流向。

4. 了解注射药物后的正常反应，消除紧张恐惧心理。

5. 保持导管通畅，防止血液反流阻塞管腔。

6. 当导管自行脱出动脉血管或被凝血块阻塞时，即需拔除导管，停止经导管注射脲素，一月后去医院复查。

第十一节　肾母细胞瘤

肾母细胞瘤又称肾胚胎瘤,是小儿泌尿系最常见的恶性肿瘤,最多见于 1~3 岁,90% 病例见于 7 岁以前。目前应用手术、放疗及化疗的综合治疗措施,使存活率高达 80% 以上。护理常识:

(一)手术治疗的护理

1.术前护理

(1)发现肿块,及时就诊。

(2)家长应了解疾病的发展过程及预后,消除紧张恐惧心理。

(3)积极配合医护人员作好各种术前准备工作,争取及早手术。

2.术后护理

(1)家长应了解手术过程及治疗计划,积极参与治疗过程。

(2)术后需给予抗感染,支持治疗,并需配合化疗,故应注意保护静脉。耐心做好病儿的思想工作,使其保持安静,防止针头脱落。

(3)注意饮食营养,鼓励进高蛋白、高热量、高维生素的饮食。多吃鸡蛋、牛奶、蔬菜、水果,饮鲜橘汁等。

(4)给病儿更多的关爱与体贴,经常抱起病儿,与其交谈,以减轻其恐惧。

(5)出院后,鼓励病儿参与同龄儿童的各种活动,使其身心正常发育。

(6)定期去医院复查。

(二)化疗与放疗的护理

1.家长应了解其治疗的目的及意义,坚持治疗。

2.了解化疗、放疗的副作用,在医护人员的指导下,给予对症处理。

3.要关心病儿的进食情况,加强营养,并补以大量维生素 B_{co}、B_6 及 C 等。对食欲减退者。应想法设法改变饭菜的种类及味道,注意其色泽,以刺激食欲,并应少量多餐。

4.鼓励病儿多饮水,必要时补液,以促进毒素排泄。

5.放疗前后半小时不可进食,以免形成条件反射性厌食。

6.每周查血象 1~2 次,注意白细胞和血小板的变化,如白细胞低于正常,血小板低于 5~8 万/mm^3,需暂停用药、照射,给予补血,增加营养。

7.化疗、放疗均可降低病儿的抵抗力,故应注意保暖,预防感冒及各种感染性疾病的发生。

8.注意口腔卫生,保持口腔清洁,以防口腔炎、溃疡形成。

9.保护皮肤,内衣宜柔软、宽大、吸水性强,保持腋下、腹股沟及会阴部清洁干燥,避免冷热刺激。有皮肤搔痒、斑丘疹、破溃感染者,应与医护人员联系,及时处理。

10.脱发是化疗过程中常见的副作用,应耐心给病儿解释,停药后头发还会再生。外出时让病儿带上帽子,避免不必要的心理伤害。

11. 定期去医院复查。

第十二节　畸胎瘤

畸胎瘤是一种真性肿瘤,它由不同于肿瘤生长部位的组织成分构成,多含有3个胚层的组织。本病以新生儿、婴儿较多见,也可发生于儿童。女性多于男性。护理常识:

(一)术前护理

1. 发现肿块,及时就诊。

2. 注意保暖,预防呼吸道感染。

3. 了解病情的发展及预后,消除紧张恐惧心理。

4. 骶尾部畸胎瘤应注意保护复盖肿块皮肤的完整性,预防皮肤溃破感染。

5. 积极配合医护人员做好各种术前检查、准备工作,争取早日手术。

(二)术后护理

1. 家长应了解手术过程及治疗计划,积极参与治疗过程。

2. 术后需静脉补液,给予支持,抗感染治疗,应妥善固定体位,保持静脉输液通畅,防止针头脱出。

3. 定时改变病儿体位,并经常将婴儿抱起,使病儿安静。

4. 骶尾部畸胎瘤术后应取俯卧位或侧卧位,创面最好暴露,大小便后,及时清洗外阴,以免粪便污染伤口。如切口用纱布覆盖,应保持敷料的清洁干燥,一但污染,应请医护人员及时更换。

5. 补充营养,以利病儿的康复。

6. 如为恶性畸胎瘤或组织学检查有恶性成分者,术后需联合化疗,按化疗护理(见肾母细胞瘤的护理)。

7. 不论良性或恶性畸胎瘤,出院后均需定期来院复查,因有恶变和复发的可能。

第二十一章 常见肿瘤家庭护理

肿瘤是一类常见而多发的疾病,尤其是恶性肿瘤发病率逐年增高,对人类生命健康威胁很大,成为仅次于心血管病的第二大致死原因。世界卫生组织(WHO)估计全球60亿人口中,每年因癌症死亡500余万人,每年新发癌症1000万人。关于癌症的病因、防治尚未得到彻底解决,但人们从谈癌色变已逐渐能较为正确对待。从过去只重视Ⅰ级预防找病因,发展到现在重视Ⅱ级预防即三早:早发现、早诊断、早治疗,从而取得肿瘤防治的新成绩,使部分肿瘤如乳腺癌、宫颈癌等治愈成为可能,其它肿瘤的5年、10年生存率也显著提高。这就使肿瘤病人的护理从医院延伸到家庭和社会,人们迫切需要了解家庭护理的方法和内容,提高肿瘤患者的生活质量。

第一节 食管癌

我国是食管癌高发国家,从20世纪40年代开始对食管癌施行开胸切除胸内吻合以来,现在手术切除率已达80%至95%,术后辅以放疗或化疗后5年生存率已达44%。

我国食管癌高发区在太行山区林县和大别山区、四川盆地北部,好发年龄50至69岁,男性多于女性。目前食管癌的病因尚未完全明了。护理常识:

(一)手术前护理

1.在吞咽允许的情况下,术前进富含营养的食物,以提高机体抵抗力。家属如有时间,可烹制病人喜欢的饮食送病房。

2.预防感染

每日早晚刷牙,饭后漱口,有食管梗阻者每日用温盐水冲洗食道两次,衣着合适,预防感冒。有上呼吸道感染时要积极治疗。

3.为适应术后改变进行术前练习

食管癌需开胸手术,术前要练习深吸气——憋气——呼气,正确的咳嗽、咯痰方法。练习床上大小便。

4.心理护理

肿瘤病人心理反应强烈,食管癌切除又是开胸大手术,术前一定要做好心理护理,家属和医护人员一起努力,帮助患者思想准备,放下包袱,轻装前进。

5.术前日下午服蓖麻油30ml或硫酸镁35g、复方甘露醇250ml导泻,术前12小时禁饮食。

6. 其它常规备皮(刮汗毛)、备血、皮肤过敏试验。术前晚要保证较好睡眠,必要时口服安定 5mg 或肌洼安定 10mg。

(二)手术当日护理

清晨洗漱后更换清洁衣服,病员服应贴身穿,寒冷时可在外加开口外套。

术前一小时家属要提前来病房,以减轻病人的恐惧反应。术前半小时置入双胃管(胃管和十二指肠营养管),留置尿管,注射术前针。测血压并记录于病历上。

手术室护士或工人接病人时查对姓名、年龄、性别,并将病历一同带往手术室。

(三)手术后护理

1. 按全麻术后常规护理

病人回病房搬到病床时动作稳,防止纵膈摆动。未清醒时平卧位头侧一边,每15 至 30 分钟测血压、脉搏、呼吸一次并记录,严密观察神志变化,并给吸氧每分钟3 至 4 升。全麻清醒后半卧位,无气短及呼吸困难可停止吸氧。清醒后血压、脉搏正常时再测量两次后停止测量,以后 3 目内每日 1 次。

2. 呼吸道感染的预防

未清醒时痰多不能排出应及时吸痰,清醒后告诉病人有效咳嗽、咯痰的重要性。协助按压伤口,方法是双手均匀按压,咳嗽时用力。常规雾化吸入,每日 1 次,雾化药物选用庆大霉素 8 万单位,地塞米松 5mg,α – 糜蛋白酶一支。

观察肺部呼吸音变化,合理使用抗生素。

3. 胸腔闭式引流的护理

胸腔闭式引流应装置正确,长玻璃或塑料管没于水面以下 2 至 3 厘米。管道妥善固定,过长不利于引流,过短不好翻身。正常波动幅度 3 至 6 厘米。床高应在60 厘米左右,一般半卧位,保持引流畅通,每两小时挤压一次,挤压时双手指交替挤捏,有堵塞时及时疏通。观察引流液的量和性质,如在 1 小时内超过 100 毫升,且色泽浓鲜,血色素超过 5%,表明有内出血,及时报告处理。胸腔闭式引流严禁抬高超过伤口,防止踢倒,家属不得随意分离引流器管道。一般于术后 48 至 72 小时拔除。

4. 鼻胃管接负压吸引器,引流器保持负压状态、低于伤口处挂置固定,每日记录引流性质及量,及早发现吻合口出血。正常胃液为咖啡色或黄褐色,有些也可为墨绿色,早期有少量血性液是正常的。胃管一般于术后 72 小时左右胃肠排气后,胃液日量少于 400 毫升时拔除。

5. 术后活动

术后 12 小时生命体征正常时可坐起活动,24 小时后可下床站起,逐渐走动增加活动量。注意不要将引流管拔脱。

6. 口腔护理

病人清醒后即可漱口,叮嘱病人不得咽下。第 2 天可以刷牙时注意牙齿各面刷到。口腔有感染时涂药保护创面。

7. 尿管护理

尿管于术后 24 小时内拔除,拔管前夹管等有尿意时开放,然后拔除。拔后催促病人尽早排尿,必要时听水声诱导。

8.十二指肠营养管的护理和病人饮食。

十二指肠营养管术前与胃管一起置入到胃内,术中分离后胃管留在胃内,十二指肠营养管牵拉到十二指肠,是食管癌病人术后的营养通道,是病人的生命线。首先要妥善固定营养管防脱出,体外一端包以无菌纱布或套上保护帽保护。营养管一般于术后14天左右拔除,拔管需经食管钡透证实吻合口愈合良好才能执行,拔管有阻力时不可强拉。

术后第一日、第二日输液2500毫升以上满足机体需要。

术后第二日从营养管试滴米汤500毫升,米汤要经过过滤,温度以入鼻段38℃~40℃为宜。有腹胀时停止。

术后第三日从营养管注入米汤、肉汤、菜汤1000毫升至1500毫升。并注意间隔时间在2小时以上。注意米汤稀稠适宜,肉汤去掉油脂,牛肉最佳,选用青菜、西红柿、胡萝卜等煮后过滤。肉菜汤可放八角,不得放辣椒、花椒,均放淡盐,有条件的家属可自己准备。液体量可适当减少至1 500至2000毫升。

术后第四日如无腹胀可从营养管注入2500毫升至3000毫升,停止输液或仅输注抗生素。

术后第六日开始口进清流汁少量,每次30至50毫升。1日可七八次,每两小时1次。但仍需从营养管注入多半以上。

第七日增加清流汁量为每次100至200毫升,减少营养管注入量在一半左右。

第八日后可在进流汁基础上进无渣流食,如豆腐脑少量、蒸蛋羹适量,但仍须营养管注入少量。

第九日进食龙须面碎末汤、薄面片、小米、大米粥等,停止营养臂注入。

第14日进食后无不适出现,钡透吻合口畅通愈合好,即可拔除营养管,拔管后仍须慢吃。

9.吻合口瘘症状的观察和预防

吻合口瘘是食管癌术后最严重的并发症,死亡率50%。一般发生于术后5至10天。表现为发热、气短,胸穿抽出混浊的食物残液。一旦确诊为吻合口瘘需胸腔闭式引流并冲洗,抗感染治疗,停止从口腔进流汁,继续营养管注入食物,保证营养。

吻合口瘘的预防:

(1)从口腔进食者要细嚼慢咽,少量多餐。

(2)提高吻合技术。

(四)放射治疗的护理

1.家人应放疗期间以软食、流食为主,进食速度要慢,食物温度适宜,不能太烫过冷,不加刺激性调味品,不喝碳酸饮料。

2.家属督促病人清洁口腔,每日餐后漱口刷牙,出现溃疡时及时涂金甘Ⅱ号、冰硼散或龙胆紫治疗。

3.放射性食管炎一般于放疗后1周出现,粘膜常充血、水肿、分泌物增多,嘱病人每次进食后饮淡盐水冲洗食管,必要时口服沙棘油或金甘Ⅱ号治疗食管粘膜溃疡。

4.观察病人有无呛咳、发热,注意血压脉搏变化,警惕食管气管瘘、食管穿孔、出血发生。当有食管气管瘘时病人饮水呛咳,有穿孔时疼痛、发热、呕血时及时止血治疗。

5.食管水肿后梗阻和穿孔气管瘘需行鼻饲和胃造瘘。鼻饲时注意间隔时间不少于2小时,每次300至500毫升,胃造瘘可给予混合流汁,浓度适当可大一点,用注食管注入,以保证营养。

(五)出院指导

出院后仍需较长一段时间少量多餐,逐渐增加量减少次数,禁止吃花生粒和核桃仁块。

餐后不宜平卧。进食不要过饱,进餐前先饮水数口预防呃逆。可从事力所能及的活动,如散步、下棋、扫地等,1个月后或不适时复查。

(六)食管癌的预防

1.避免进食过快、过烫。

2.少食粗糙及质硬食物。

3.避免饮用浓茶、烈酒、大量摄入辣椒蒜醋等刺激性食物。

4.戒烟

5.多吃富含营养的动物,植物蛋白质,必需脂肪酸要充足。

6.蔬菜、水果要新鲜无污染。

7.积极治疗食管良性病变。

8.禁止食用霉变食物,少食腌制品。

9.补充区域缺乏的微量元素铁、锌、硒等。

第二节 肺 癌

来源于肺支气管粘膜、腺体的上皮细胞的恶性肿瘤叫支气管肺癌,也称肺癌。肺癌多见于中老年,男性多于女性。护理常识:

(一)术前护理

1.立即停止吸烟

以减少对肺的刺激减少术后咳嗽、咯痰。

2.练习深呼吸

每日两次,每次20分钟。具体方法是:

闭口——用鼻深吸气——鼓腹——张口呼气——收腹。

3.预防感冒

衣着薄厚适宜、注意保暖。

4.有上呼吸道感染者应用抗生素治疗。

5.术前3天开始每日刷牙两次,每次刷牙后用盐水漱口,以免口腔中致病菌全麻插管时带入肺内。

6.其它准备按术前常规执行。

(二)术后护理

1.防止纵膈摆动和气管偏移

搬动时轻稳,床上活动时缓慢,避免"进发式"咳嗽。全肺切除术后闭式引流暂夹闭。当气管偏移时开放,开放时医护人员必须在旁、调整至气管居中时继续夹闭。

气管偏移的判断:

用右手食指和无名指腹按在锁骨两内小头上,中指在两侧手指中央上下移动触摸气管,偏离中线时为气管偏移。

气管偏移提示纵膈双侧胸腔内压力失衡,发现后应注意胸腔闭式引流有无堵塞或患侧肺膨胀欠佳,给予及时处理。

2.感染的预防和护理

(1)术后前几日居住在病床较少的重病室,病室限制家属探视,每日用紫外线照射半小时或用食醋200毫升加热熏。病室要通风良好。

(2)雾化吸入每日3次,雾化药物选用庆大霉素或其它如化痰药、地塞米松等。

(3)告诉病人有效咳嗽,咯痰不仅有利于咯出痰液,还有扩张肺的功能。

(4)病人咯痰时协助按压伤口,疼痛影响病人咯痰时口服或肌肉注射止痛剂。

(5)合理应用抗生素,注意药物的半衰期。

3.并发症的预防

肺癌术后较为常见的并发症有心血管并发症、肺不张、胸腔积液。

(1)观察血压、脉搏、心率变化,发现异常时进一步检查诊断和对症治疗。心率、脉搏大于100次/分并有心慌者及时检查处理,有房颤、室颤及时治疗给药吸氧等。

(2)多进饮食,减少输液以免增加心脏负担。协助病人咯痰咳嗽,预防肺不张、胸腔积液。

(3)使用止痛剂,减少疼痛刺激。

(4)保证睡眠。减少噪音,尽早关灯。

4.胸腔闭式引流的护理见食管癌术后护理。

(三)肺癌化疗病人的护理

1.心理支持

肺癌除手术外,化疗是另外一种较为有效的治疗方法。病人对化疗往往较为恐惧,担心化疗反应重,家属和医护人员要共同支持关心病人,告诉病人化疗的必要性和重要性,使病人积极接受治疗。主动参与抗癌斗争。

2.饮食护理

每次化疗都可能引起恶心、呕吐、厌食,家人要为患者准备富含营养、味道鲜美的食物,给予易消化的普食、流食,餐后宜户外活动。

3.保证休息

充足的睡眠对化疗病人非常重要,如在病房要减少探视,限制陪人数,室温适合,注意早关灯早就寝,使病人休息得到保障。

4.预防感染

化疗后白细胞、红细胞下降,病人抵抗力弱,病室每日食醋熏蒸或紫外线灯照射半小时,衣服薄厚适宜,预防感冒,出现感染及时治疗。

(四)肺癌放疗病人的护理

1.衣服薄厚随气候变化及时增减,防止感冒。

2.病人有发热时及时口服或肌注退热药,出汗后及时换内衣,保持干燥舒适。咳嗽剧烈时给口服棕色合剂、联邦止咳露、卡立宁等止咳化痰药。

3.病人咯血时头侧向一边,头低位,利于血块排出,及时清理口腔及呼吸道积血,迅速应用止血药静脉滴注。

4.密切观察病人有无脑转移症状,如头痛、呕吐、意识改变。警惕气胸发生,如出现胸痛、气短、紫绀时及时处理。

5.保持放射野皮肤清洁,防止破伤和刺激,局部发炎红肿时涂药保护。

第三节　胃　癌

胃癌在我国发病率很高,死亡率在各种恶性肿瘤中居第一位。胃癌好发年龄在 40 至 60 岁,男性多于女性。护理常识:

(一)术前护理

1.依病情给予高蛋白、高维生素、高热量饮食,改善营养状况提高机体抵抗力。

2.必要时纠正水电解质紊乱和酸碱平衡失调。

3.幽门梗阻者提前 3 天洗胃,注意要用高渗盐水才能减轻粘膜水肿。

4.肠道准备　术前 1 日下午口服蓖麻油 30 毫升或口服硫酸镁 35 克、复方甘露醇 250 毫升,晚饭吃易消化少渣流食,如稀饭、牛奶、面糊,并多饮水。

术前晚给清洁灌肠。

5.其它按术前常规准备。

(二)手术后护理

1.按硬膜外麻醉后常规护理。去枕平卧 6 小时,每 15 至 30 分钟测血压、脉搏、呼吸 1 次,4 次正常后每 2 小时 1 次,3 次正常后每日 1 次,两日后停止。

2.保持引流管畅通。

腹腔引流器每 2 小时挤压一次,有堵塞时及时疏通,引流袋低于伤口位置,记录引流液的性质和量,3 天后每日引流量少于 10 毫升即可拔除引流管。

3.鼻胃管的护理见本章第六节食管癌术后护理。

4.饮食护理

胃全切除术后饮食同食管癌病人,需营养管注入。其余手术后第 4 天排气后可进少量清流汁饮食,每次 100 毫升,间隔 2 小时。

第 5 天每次可进清流汁饮食 200 毫升,每 2 小时一次。

第 6 天后开始进流食,每次不超过 300 毫升,中间间隔可饮水。每日 7 次左右。

第 7 至 8 日进半流食,如软面条、蛋羹,一次量不能超过 400 毫升,少食多餐。

第 9 天开始进软食,如软米饭、馍片适量。

5. 禁饮食期间注意口腔卫生,每日协患者刷牙。

6. 餐后不要立即平卧,预防十二指肠返流。

第四节　大肠癌

大肠癌包括结肠、直肠癌,是我国最常见的十大恶性肿瘤之一。好发年龄在 40 岁至 59 岁,男性多于女性。护理常识:

(一)术前护理

1. 心理护理

由于距肛门小于 7 厘米的直肠癌需行乙状结肠外置,还有肿块过大不能切除的病人,许多病人对大便改道难以接受。医护人员、病人家属要针对病人顾虑,耐心解释,手术后经过一段条件反射培养,肠外置口大便是可以控制的,外出时使用粪袋不影响活动。也可通过请老病人做现身说法,消除病人疑虑,帮助患者树立抗病信心。

2. 改善营养状况,纠正水电解质平衡紊乱。

大肠癌病人因排便异常常有营养不良和贫血,需要给输液和增加饮食营养,纠正电解质和酸碱失衡。必要时输血纠正贫血。

在肠道准备时水分丢失多,一定要多饮水,必要时随时输液补充。

3. 肠道准备

(1)术前 3 天进少渣流食。

(2)提前 3 天开始每日服酚酞 2 片,每日两次。或蕃泻叶 5 克每日泡茶饮。给庆大霉素 8 万单位,甲硝唑 0.4 口服 1 日 3 次,减少肠道细菌。

(3)术前 1 日上午开始口服硫酸镁 35 克,然后再饮 20% 复方甘露醇 250 毫升,并多饮水。

下午依据病人大便次数、量酌情再给蓖麻油 30ml 口服并多饮水。

午餐即开始进无渣流食,如米汤、藕粉、牛奶、豆浆、菜汤,饮糖水、淡盐水。

晚餐同样选无渣清流汁,多饮水。

晚 10 点以后禁饮食。直至手术。

(4)术前晚和术日晨给肥皂水灌肠,至大便为清水后再灌肠一次。

(二)术日晨准备

除继续清洁灌肠,还有以下准备:

1. 更衣

灌肠结束后洗漱更衣,病员服贴身穿。

2. 术前半小时置入胃管和尿管。

注意尿管要粗型的,以便术中操作触摸膀胱。

(三)手术后护理

1. 手术后按硬外麻醉后常规护理。

2. 注意腹会阴联后切除后会阴部伤口的渗血情况和会阴部引流的出血量。血色新鲜引流量多时给止血处理。

3. 保持胃肠减压通畅,减轻肠内张力。告诉病人有外置口时,排气的判断方法是感到有气体自外置口逸出。胃管一般 48 小时拔除。

4. 尿管的护理

直肠癌手术后要观察尿管引出尿液有无血性成分,术后第 2 天开始夹闭尿管,隔 3 小时放尿一次,或于尿憋时开放,然后继续夹闭。经锻炼后 3 至 5 天拔除。

5. 会阴部伤口的护理

术后第 3 至 4 天拔除会阴部引流后开始"PP"粉坐浴。坐浴时选择广口较深的搪瓷盆,高锰酸钾少许化在温开水中呈淡桃红色,然后坐在盆上熏洗。使会阴伤口浸泡半小时,一日两次,至伤口愈合为止。坐浴后内裤垫卫生巾保护伤口,渗湿后及时更换。

6. 结肠外置口的护理

(1)保持外置口局部清洁、干燥,如有渗出及时更换敷料。

(2)外置口排便后及时清理,并用淡盐水清洗干争。局部皮肤如被浸蚀发红,涂氧化锌软膏保护。外置口外翻水肿时用高渗盐水纱布外敷。有气味时服炭粉每日 2 克。

(3)大便量多较难管理时,可在外置口罩肛袋,大便直接流入肛袋、每日可卸下肛袋清洗消毒。消毒一般用开水煮沸消毒,捞出凉干涂滑石粉少许。如为一次性肛袋则更为方便,只需便袋积满时及时放出或更换新便袋。

(4)注意培养新的条件反射,如每日清晨饮凉开水一杯促排便,或于大便流出时放音乐,强化记忆后一放音乐便会排便。

(5)饮食护理

①定时饮水进餐,水果、蔬菜量应适宜。

②忌食生冷硬食物,少食辛辣刺激性食物和致泻性食物。

(四)出院后家庭护理

1. 继续进行条件反射训练。以尽可能控制排便。

2. 外置口外翻时卧床休息,出现水肿及时敷以盐水纱布,便秘时戴手套掏出和使用润滑剂。

3. 生活规律、定时进餐,定时休息和活动。

4. 外置口内缩时及时就诊。

5. 定期 3 个月复查。

第五节 原发性肝癌

肝癌治疗早期选手术治疗,不能手术者采用液氮冷冻治疗、激光气化、肝动脉灌注化疗药、栓塞治疗。护理常识:

(一)手术前护理

1.术前做好病人思想工作,主动配合治疗,取得较好治疗效果。

2.术前进高蛋白、高热量、高维生素、低脂肪的饮食,以提高机体对手术耐受力。

3.术前3天服庆大霉素8万单位加甲硝唑0.4口服1日3次,减少肠道内细菌的生长。预防术后血氨升高。

(二)手术后护理

1.术后在恢复室专人护理,按硬膜外麻醉常规护理,密切观察病情,警惕出血和休克。

2.吸氧3~5升/分,持续24小时以上,使肝功能尽快恢复。

3.注意引流管畅通,引流袋低于伤口20厘米挂置,每2小时挤压一次,观察量和性质变化。

4.静脉输液,依病情需要将抗生素、止血剂、保肝药物依次输入。

5.及时复查肝功能、电解质和血常规变化。

(三)介入化疗术的护理

1.治疗前告诉病人动脉插管化疗的意义,取得病人的配合。

2.泵内注药时注意无菌操作,防止污染。

3.了解各化疗药的特点按次序注药。

4.注意给药后的不良反应。

当病人恶心、呕吐时给胃复安、恩丹西酮注射。红细胞、白细胞、血小板减少时给生物制剂升白素或输血纠正。

5.鼓励病人多进富含营养易消化的流食,提高抵抗力。

6.如病人出现肝区疼痛、面色苍白、脉搏加快、血压下降等肝破裂症状时应及时报告处理。

7.对腹水、下肢水肿者抬高患肢,协助病人翻身擦浴,家属要协助病人日常生活,防止褥疮发生。

8.注意不要擦伤皮肤,衣服柔软,勤换内衣。

9.动脉插管处加压包扎制动24小时,防止出血。

第六节　乳腺癌

乳腺癌是危害妇女健康的恶性肿瘤,占女性恶性肿瘤的第二位。女性发病率是男性的 100 倍。好发年龄在 40～50 岁,近年来有年轻化的趋势。护理常识:

(一)术前护理

1.心理护理

给病人讲解乳腺切除和腋窝淋巴结清扫的必要性,安慰患者,使病人解除形体改变带来的生活顾虑,正确面对治疗。

2.其它同常规准备

(二)术后护理

1.按硬膜外术后常规观察血压、脉搏变化。

2.伤口压砂袋 48 小时以上,同时患肢内屈夹紧腋窝伤口,注意皮下血肿形成和积气,发现后及时处理。

3.胸壁引流管的护理

胸壁引流一般有两个,乳腺切除后皮下的引流管接负压吸引,腋窝淋巴结清扫后的皮下引流管一般接引流袋。如手术为改良根治,一般术后只有一个引流管,接负压吸引器。

(1)妥善固定

伤口、并将引流管接头处连接好。

(2)负压引流保持负压状态,引流袋低于伤口挂置。

(3)引流管有血凝块堵塞时及时疏通。

(4)记录引流物的性质和量、正常每日不超过 200 毫升,并逐日减少。

(5)胸壁引流管于 48 小时后拔除。拔管后注意皮下积气和积血,发现后及时处理。

4.患肢功能锻炼

患肢功能锻炼是乳腺癌根治和改良根治术后护理的关键内容。

(1)术后第 1 日手指握拳活动,每小时 5 次。

(2)术后第 2 日手腕屈伸活动。

(3)术后第 3 日肘部屈伸,锻炼时腋窝仍需夹紧。

(4)第 4 日胸壁引流拔除后患肢可抬起活动。即开始患肢爬墙活动、摇绳活动等。

患肢爬墙活动:双手伸展,手掌贴墙活动,以患肢所能达到的最高点开始,每日抬高 5 公分,第 2 日再缓慢抬高。抬高时不能急躁,每日 4、5 次,每次抬高 1 至 2 公分。

患肢摇绳活动:绳子一端拴在门把手、床栏上,患肢手拿起另一端绳子摇动,由慢及快,每日 3 至 5 次,每次数分钟,向两个方向摇动。

摸耳朵和梳头活动:患肢先从同侧耳垂开始,然后耳尖,直至对侧耳尖、耳垂。患肢拿梳子梳头,从同侧开始,然后头顶,最后对侧。

通过锻炼两周后病人生活基本能自理,如梳洗、吃饭、上厕所。一个月后可以从事简单家务劳动,如扫地、做饭。使患者回到生活中去,回到家庭和社会中去。

(三)乳腺癌放射治疗家庭护理

1. 皮肤反应护理

乳腺癌放疗一般在术后不久进行,由于伤口切除范围大,缺乏皮下组织营养,易发生溃疡和坏死。所以应每日轻轻洗净局部,出现皮肤红肿、干裂时及时涂羊毛脂或氢化考的松治疗,不能撕掉干皮。

2. 放射性肺炎的预防和护理

乳腺癌放疗易引起放射性肺炎,常气短、干咳、发热、咳嗽,应给予吸氧和抗感染治疗,用药有效后应坚持数日再停止。同时要预防感冒。

(四)乳腺癌化学治疗病人的护理

1. 保护血管,防止漏药于皮下,血管轮流输液,每晚热敷化疗血管局部,预防静脉炎发生。

2. 出现恶心、呕吐时给肌注胃复安20mg或静滴恩丹西酮8mg对症治疗,必要时给安定肌注镇静,入睡后恶心、呕吐会减轻。

(五)出院指导

1. 继续锻炼患肢功能。

2. 教会病人出院后自检。每日起床或休息前照镜子,注意乳腺轮廓改变,再用手触摸有无肿块,对侧乳腺和腋下也是自检范围。发现肿块后及时就诊。

3. 定期1个月、3个月、半年复查。

4. 遵医嘱继续治疗。如术后病检两个以上淋巴结有转移,需放射治疗。化疗也要按时进行。激素合成拮抗药三苯氧胺每日3次,每次10mg,坚持服用3年左右。

第七节 甲状腺腺瘤

甲状腺腺瘤是甲状腺的一种良性肿瘤,多见于40岁以下的中、青年妇女,病史较长,腺瘤可为单发或多发。单个腺瘤常位于甲状腺的腺叶内,圆形而活动,质地坚韧,可随吞咽上下移动。多发腺瘤常常侵犯整个甲状腺,多数两侧不对称,呈结节性肿大。护理常识:

(一)尽早手术

甲状腺腺瘤早期或较小时常常无明显自觉症状,可能不被病人所重视,更不愿进行手术治疗。但由于甲状腺腺瘤有癌变的可能,特别是单发腺瘤,癌变率较高。因此,病人家属应了解这一常识,及时进行手术。

（二）充分的术前准备

甲状腺腺瘤手术非急诊手术，可根据自身情况选择适宜的手术时间，如春、秋两季气候适宜，不易发生感染；对于吸烟者，术前应戒烟1～2周并练习深呼吸以扩大肺活量，避免术后因用力咳痰而发生伤口出血等问题；练习手术时的头颈过伸体位，以便术中很好配合。其方法为仰卧位，两腿伸直，双肩部垫枕，头向后仰，下颌角与耳垂的连线与地面垂直，双臂放在身体两侧，每日两次，每次保持上述体位半小时。

（三）术后观察及护理

术后伤口压砂袋，颈部制动12小时以上。

术后6小时无呕吐可给予温、冷的流食。少量慢咽，防止呛咳，注意观察呼吸情况，发现异常及时与医生、护士联系，以便及时处理，如有伤口渗血。亦要及时通知医生、护士进行换药，以免压迫呼吸道引起呼吸困难。若术后痰多不易咳出，可行雾化吸入。

（四）出院指导

甲状腺腺瘤术后有复发的可能，特别是单纯的腺瘤搞除术，故术后应定期到医院进行复查，一般3个月复查一次为宜。如为腺叶切除术后需坚持服用甲状腺素片一年左右。

第八节　甲状腺癌

甲状腺癌是来自于甲状腺的恶性肿瘤，其发病原因不甚明了，年龄从10岁以下儿童至八旬老人，均有发生。护理常识：

（一）术前护理

1. 按全麻手术准备。注意预防感冒，练习有效咳痰。

2. 心理护理

甲状腺癌治疗远期效果好，病人应消除疑虑，争取规范治疗。

3. 手术范围大者要练习压迫患侧颈动脉。每次数分钟，逐渐增长时间。

4. 保证术前睡眠。

（二）术后护理

1. 按全麻病人术后护理。取平卧位，观察血压、脉搏、呼吸变化每15至30分钟一次；清醒后如生命体征正常可停止测量血压、脉搏、呼吸，并改为半坐卧位。

2. 颈部伤口护理

伤口压砂袋24小时以上，注意伤口渗血，出血多时及时更换敷料。

3. 饮食护理

术后6小时可饮水少量，注意有饮水呛咳时停止。无不适时可进温凉流食，以减少伤口渗血。

4.预防呼吸困难和窒息

多发生于术后 48 小时内,常见原因除出血压迫气管外、还有手术刺激喉头水肿,气管塌陷。痰多不能咯出应及时吸痰,吸氧 3 升/分以上,必要时行气管切开。

气管切开术后护理:

(1)每两小时更换气管内管一次。并滴入庆大霉素液和 α - 糜蛋白酶液湿润化痰。

(2)气管切开内管换出后要清洗,进行煮沸消毒,换前用生理盐水冲洗。

(3)保持呼吸道通畅,及时吸痰。

(4)气管切开口雾化吸入,1 日两次,

(5)拔管一般在 10 天以后,经堵管锻炼 3 天无气短后才能拔除。

5.饮水呛咳和声音嘶哑的护理

饮水呛咳者每次饮水量要少,逐步适应后再进食少量,一般 1 周左右可好转。

声音嘶哑是喉返神经暂时损伤引起,一般经针灸、理疗后 3 至 6 月内逐渐恢复。也有因神经挫伤不能恢复。

(三)出院后家庭护理

1.终生服用甲状腺素片,每日 40mg～80mg。

2.不急躁、不暴怒,家属不与病人呕气。

3.定期复查。3 个月、半年、一年各复查一次。

4.发现局部肿块及时就诊。

第九节　子宫癌

子宫癌症是严重威胁妇女健康的疾病,占妇女恶性肿瘤的第一位。其发病以 40 至 49 岁年龄组最高。护理常识:

(一)术前护理

1.手术前 1 周,每日冲洗阴道,预防感染。有感染时冲洗后用甲硝唑消炎。

2.术前 1 日下午服蓖麻油 30ml 或其它泻药,术前晚清洁灌肠。

3.术前心理护理

术中照射前告诉病人手术有关情况,使病人了解手术中放射治疗的意义,解除病人担心的各种疑虑,积极配合准备。

(二)术后护理

1.按硬膜外麻醉术后护理

平卧 6 小时,观察血压、脉搏、呼吸变化,每 15 至 30 分钟一次,6 小时正常后停止,并改低坡半卧位。

2.观察出血

观察阴道有无流血,伤口有无渗出,及时更换敷料和会阴垫,出血多时及时处理。

3. 保持外阴清洁

每日用 1:1000 新洁尔灭消毒外阴,每日两次。

4. 尿管的护理

尿管一般于术后 48 小时拔除,拔管前定时夹闭锻炼,拔管后督促病人小便。

5. 术中照射病人要观察排便情况

术中照射有直肠放疗后反应,应注意大便是否稀溏、次数和量,必要时补液支持和给肠道消炎药,也可运用中药调整。

6. 饮食护理

术后第 2 日即可进流食,无腹胀可改半流食,进富含营养的食物可满足机体需要,促进病人恢复。

(三)放射治疗病人的护理

1. 体外照射病人的家庭护理

(1)每日阴道冲洗一次。发现分泌物异常要引起注意,如有金黄色葡萄球菌和绿脓杆菌感染时与他人冲洗要隔开,并给宫颈局部涂抗生素消炎。

(2)注意阴道是否流血,少量出血时服三七粉或云南白药等止血药,量多时静脉滴入止血药,局部填塞纱布或凡士林纱布,24 小时后取出填塞,注意是否出血。

(3)保护照射皮肤,病人要穿柔软的内裤,局部皮肤脱屑时不能撕剥,不能用肥皂擦洗,禁止粘贴胶布,不能热敷,以免加重皮肤反应。

(4)出现腹泻、大便下坠时不要当成普通痢疾,这是直肠炎(放射性)的表现,除服用止泻药外,还可用直肠栓剂或用氢氧化铝凝胶灌肠,有便血时同时服用止血药。

(5)病人出现恶心、呕吐、乏力、头晕、食欲下降时,可给对症服用胃复安、胃酶合剂、生血宝等药物。当红细胞、白细胞、血小板低于正常值时,给输血、输入脂肪乳、氨基酸,肌注或皮下注射升白素、白细胞介素－Ⅱ等。

(6)饮食以易消化少渣流食半流食为主,如牛奶、豆浆、鸡蛋、肉末等。

2. 腔内照射的家庭护理

(1)上铯前当时排空膀胱、盐水灌肠一次,阴道冲洗后填无菌纱布。

(2)上铯后卧床休息,可翻身,但不能坐起活动,卧床排便,倒便盆时注意有无铯脱落,防止遗失。

(3)催促病人排尿。如排尿困难给诱导,并向内下压迫填塞纱布,超过 4 小时仍不排尿需留置导尿至下铯。

(4)体温升高时若超过 39℃ 并出现腹痛时,疑为盆腔炎症。需取出放射源。

(5)出血量多时,及时报告医护人员,给止血治疗。

(6)下铯后认真冲洗阴道,局部对症治疗。

(四)出院时家庭护理指导

1. 对需要继续放疗病人,出院前学会阴道冲洗方法,准备好阴道冲洗器械。

2. 放疗期间和术后一个月不能性交。

3. 出院后定期随诊

许多不适如放射性膀胱炎、直肠炎有时较长时间才出现,若有症状应及时就诊。

第十节　胰头癌

胰腺肿瘤有 3/4 以上发生于胰头部,故称胰头癌。胰头癌恶性程度高,发展迅速,多数患者发现时已属晚期,预后较差。护理常识:

(一)术后护理

1.保持引流管畅通。引流袋低于伤口挂置,每 1 至 2 小时挤压一次。并记录引流的量和性质。

2.半卧位,床头高 45 度左右,有利于引流,可减轻疼痛。

3.伤口用腹带保护,防止裂开,增加静脉营养。

4.若为胰腺全切,补液时要按医嘱加入胰岛素。注意呼吸气味和意识,警惕酮症酸中毒发生。

5.排气后无腹胀痛,可先进清流汁少量,如米汤、菜汤等,少食油腻食物。

(二)放射治疗和化疗的护理

1.疼痛护理

胰腺癌的疼痛给病人带来很大痛苦,常常难以忍受,使病人失去生活信心。这时需要口服美施康定、美菲康、肌注或皮下注射度冷丁等。保持病床平整,卧位舒适,通过交谈,听音乐分散注意力,以减轻病人疼痛感。

2.心理护理

肿瘤对病人是无法避免的,但心理压力通过调整可以减轻。在生活中家属应处处呵护病人,从饮食、活动生活中一点点小事上为病人着想,护理人员应以和蔼的态度对待患者,医师应以良好的医术医德治疗挽救病人,使患者精神愉悦,积极参与到治疗中去。

3.皮肤护理

胰头癌严重黄疸时皮肤搔痒,千万不能挠破,否则会引发感染。不小心擦破时注意止血。放射治疗皮肤脱屑不能撕脱,衣着宽松柔软。

4.饮食护理

胰头癌本身会引起恶心、纳差,放疗、化疗后消化道反应会加重,减轻后可给病人进蛋羹、水果等易消化富含营养的食物。恶心、呕吐严重时可对症给胃复安肌注、安定肌注。消化不良时可给口服助消化药物。

第二十二章 妇科常见疾病家庭护理

第一节 月经期疾病

一、月经期卫生保健

月经期保健对妇女的一生非常重要,它是防止月经不调和妇科疾病的有效措施。保健知识是每个妇女在青春期就应该掌握的。

1.要保持外阴部清洁。月经带应彻底清洁,并于日光下曝晒消毒。由于月经期经血由子宫内经宫颈、阴道排出,经血是细菌良好的培养基,大量繁殖的细菌可经开放的宫颈口进入子宫、输卵管乃至盆腔结缔组织,而引起子宫内膜炎、输卵管炎及盆腔炎等感染性疾病,严重影响妇女的身心健康。

2.经期应避免接触冷水、洗冷水浴,因冷刺激可使卵巢功能紊乱,而导致各种月经不调。忌盆浴、坐浴及阴道冲洗、手术、阴道检查,因阴道本身生理条件下就是一个多种细菌滋生的环境,易导致逆行感染。

3.经期应禁止性生活,这是有效防止经阴道逆行性感染的措施。

4.经期应注意休息,防止过度劳累,避免剧烈体育锻炼,饮食宜清淡,避免辛辣及刺激性食物。

二、月经有关的证候群及家庭护理

(一)月经期水肿

Sweemey 发现在他研究的一组妇女中,30%妇女月经期体重增加 1.35 公斤或以上,偶尔,体重也可增加更多。

这种体重增加外在表现为脸部、眼睑、脚踝,甚至小腿不同程度的浮肿。月经将完毕或干净后有尿频,浮肿迅速消失。水肿从月经前 12 天开始,但不伴有任何其他内分泌紊乱症状。

(1)轻度经期水肿,可不予任何治疗和护理措施。

(2)严重水肿者,应于月经未来潮前 10~14 天开始限制钠盐的摄入。

(3)减少保持直立位性体位的时间,睡眠时可抬高头部和下肢,以达到有利体液回流的目的。

(4)必要时,可口服小剂量利尿剂如安体舒通、双克等。

（二）经前期不适

经前期不适，是周期性的经前发生不适，而于行经开始后即消失的征候群。表现为：在行经前10天左右可有疲倦、头痛、背酸、盆腔不适、感情激动、痉挛性腹痛、溃疡性口腔炎、乳房胀痛、阴道分泌物增多等症状，当月经来潮时，便突然消失。护理常识：

（1）保持充足的睡眠。减轻体力劳动和脑力劳动的持续时间，注意情绪的调整。

（2）饮食宜清淡，宜含丰富的维生素B族，可使症状减轻。

（3）使用药物调节体内的内分泌不平衡现象，可在经前期10天左右，隔日肌注黄体酮50mg直至月经来潮，连用3个月。

（4）为减轻水肿，可限制水和钠盐的摄入，并可口服小剂量利尿剂。

（三）异位月经

异位月经指和月经相符合的，生殖器以外的出血。最常见的出血部位是鼻粘膜，表现为鼻出血，也可为出现在身体其它器官和部位的出血。如：脐孔、外耳造、眼睑、胃肠、乳腺皮肤等。护理常识：

（1）症状较轻的妇女，出血较少，不需特殊处理。较严重的妇女可采用局部填塞或压迫止血，可通过静脉给止血药物。也可局部用云南白药、凝血酶等。

（2）使用睾丸酮，以对抗雌激素的作用，减少出血。

（四）周期性月经间疼痛及出血

此症与卵巢排卵有关。表现为两次月经期间感轻度下腹疼痛，部位偏左或偏右，可能很轻微，也可能呈痛经样，持续数小时到2～3天不等。可有或无出血，出血量较少，少于月经量。护理常识：

（1）周期性月经间疼痛最好不用内分泌治疗，可以通过休息、局部热敷等措施缓解，严重时可用简单的止痛药如水杨酸、可待因等。

（2）消除多次疼痛所致的期待性紧张情绪，分散注意力，适当活动。

（五）月经及更年期头痛

月经及更年期头痛是指当月经来潮时，经常发生头痛，此病常考虑为是内分泌因素所致。

（1）注意经前期充足的休息，减少紧张情绪，减少脑力活动时间。

（2）应用雌激素常能明显消除或减轻头痛，可给予雌激素0.5～1mg于睡眠前服用。

（六）月经癫痫

月经时癫痫发作并不少见，常表现为神志不清、吐白沫、吸舌、抽搐等。护理常识：

抽搐发作时，应防止外伤的发生。预防抽搐复发，可于月经前口服小剂量镇静剂，如安定、苯巴比妥等。

三、功能失调性子宫出血

功能失调性子宫出血是妇科常见病。它是由于调节生殖的神经内分泌机制失常引起异常子宫出血,而全身及内外生殖器官无器质性病变的存在,简称功血。

功血可发生于月经初潮至绝经间的任何年龄,50%发生于绝经期前。育龄期占30%。护理常识:

1. 功血妇女常因出血较多而致贫血。因此应注意加强营养,改善全身情况,纠正贫血。饭食中应注意含铁剂、维生素C和蛋白质,贫血严重时需输血。

2. 功血属于中医学的崩漏,崩漏失血后气血两亏,故应服用中药益气健脾,疏肝理气,活血化瘀,补气养血等。可服用六味地黄汤,八珍汤,十全大补汤等中药调理。止血常用益母草、仙鹤草、旱苦草、侧柏炭、黄草炭、地榆炭等效果甚佳。

3. 出血期间应避免过度劳累及剧烈运动,保证充分的休息,流血时间长者应给予抗生素预防感染。

4. 若出血期间,妇女出现失血过多而出现面色苍白,脉搏加快,血压下降等应立即就医,防止失血过多而致休克,危及生命。

5. 妇女应养成良好的生活习惯,规律作息时间,减少外界不良刺激,排除焦虑、恐惧、忧伤等不良情绪影响。保持健康的生理和心理状态,有效预防功血的发生。

四、闭经

闭经是妇科疾病中常见症状,系指女性年满18周岁,月经尚未来潮或月经来潮后停止6个月以上者。闭经又可分为生理性的和病理性两大类。青春前期、妊娠期、哺乳期以及绝经后的月经不来潮均属生理现象。病理性闭经的原因是多方面的,包括原发性闭经和继发性闭经。前者指已到性成熟期的妇女,月经仍无来潮者,后者指曾经建立了正常周期,但以后因某种原因而月经停止6个月以上者。护理常识:

1. 加强体育锻炼 通过体育锻炼,发挥人体内的积极因素,促使机体恢复正常生理功能从而达到调节月经的目的,恢复正常月经周期。如气功、拳术、按摩、推拿等主动或被动的运动。通过坚持不懈的身体锻炼,使整个机体从衰弱转化为健康,以期达到扶助正气、调节平衡的目的。

2. 加强营养 不少女性为保持苗条的体型而强制节食,导致营养不良而闭经。因此,对此类闭经妇女,应增加营养,进食高热量、多种维生素、矿物质的食品。对体重过重的肥胖妇女饮食则需低热量,富含维生素和矿物质,保持每半个月体重可减轻0.5kg直至标准体重。当体重减到一定程度时,月经便可恢复正常。

3. 精神疗法 精神疗法对闭经患者有一定的作用。一般在情绪上、精神上比较紧张的妇女易患闭经,通过解释和鼓励往往可减轻部分患者的症状,并能解决闭经妇女的各种异常感觉。如假孕时感腹部膨大、胎动等。解决各种思想问题包括对月经、性生活、生育等态度。因惊骇、烦恼、怕孕等精神紧张引起闭经者,必须先解除紧张所致的精神负担,辅以小剂量镇静剂,可收到明显效果。对发育异常而引起闭经的妇女,应明确告知产生闭经的原因,指明闭经对健康无多大影响,以期减轻不必要的思想顾虑。

4.对于因不规律生活、环境变迁或气候改变而引起的闭经,因其不影响妇女健康,待逐渐习惯适应后,月经便可恢复正常。不必焦虑,不可过度使用药物治疗。

5.因长期服用避孕药物而引起闭经的妇女,停服避孕药后,多数妇女可于停药后数月恢复正常月经来潮。

6.因服用药物如酚噻嗪、利血平等引起闭经者应立即停药,即可恢复正常月经。

7.尽量减少接触放射性的物质如钴、铅等。

五、经前期紧张综合症

在过去,有的学者称经前期紧张综合症为经前期紧张。经前期紧张综合症指妇女在月经前期出现生理、心理以及行为方面的改变。其发生率为50%,仅有10%的妇女症状严重,需要治疗。好发年龄为30~40岁的妇女。

经前期紧张综合症不仅使妇女有不适的自身感觉而且导致严重的社会后果,因此值得引起人们的注意。在家庭和社会生活中,处于此期的妇女,并未意识到情绪而导致的行为偏激,又未加适当治疗,而导致家庭悲剧和社会关系失调。青年人若未加注意及适当治疗,则可能导致犯罪行为。护理常识:

经前期紧张综合症的护理着重在于心理护理方面。由于经前期紧张综合症的妇女在精神情绪各个方面都有明显改变,所以心理护理应在其药物治疗之前首先采用。

1.要使妇女了解自我,懂得经前期紧张综合症是妇女的一种常见症状,可以通过有效的自我调整安全度过。

2.家庭成员和社会成员应广泛了解妇女的生理特点,对此期妇女予以同情、关心、支持并可给予适当的心理安慰和疏导,特别是家庭成员,如丈夫、子女应创造和谐、安定的家庭气氛,以助妇女顺利度过此期。

3.此期妇女应有意识地转移注意力。例如:可以做一些自己喜欢的事情,合理安排好工作,尽量调整自己情绪等。

4.可以少量多次地吃一些甜食,以防低血糖,从某种程度上可以改善精神及情绪状态。保证充足的睡眠,并进行适当的体育锻炼,使精神松弛,心情舒畅。

5.对于精神、情绪症状严重者可服用镇静剂消除精神紧张、焦虑。常服舒乐安定1mg,口服1日两次:苯巴比妥0.03mg,1日3次口服。若以抑郁为主的妇女,可适当使用锂剂,对于过分紧张者可使用催眠疗法,收效更佳。

六、原发性痛经

在医学界,痛经是指在行经前后或经期出现的下腹疼痛、腹坠、腰酸或其它不适。多数症状较轻,不影响生活和工作,无需特殊治疗。少数(10%~15%)症状严重,以致不能进行正常的生活和工作,并需采取适当的药物和心理治疗。

原发性痛经不同于继发性痛经之处在于无生殖器官性病变。而继发性痛经常有盆腔器质性疾病,例如:盆腔炎、子宫内膜异位症或宫颈狭窄等,且多发于30岁以上的妇女。护理常识：

如果您是一位青春期少女，并且有上述的症状及相关的易感因素,痛经的诊断基本可确定。但如果您是一位已婚妇女,在确定诊断之前,应该去看医生排除可能的器质性疾病。

痛经是生理、心理、社会、文化等诸多因素综合作用的结果,因此对其治疗护理应首先从心理护理开始。

1. 应该纠正对月经的错误认识。由于经期有很多的不便和注意事项,很多女性认为月经是一件令人感到讨厌的事情。再加上月经期的疼痛,则使许多女性在月经来潮之前精神紧张、恐惧、焦虑等。若是如此,您应该走进图书馆,去翻阅一些有关女性生理方面的书籍,了解月经是女性正常的生理现象,痛经和经期不适是一种生理反应,勿需焦虑、抑郁。

2. 已知痛经的发生是一种多因素综合作用的结果,这时,需要重新审视自己。可以通过自我审视,也可以通过他人审视,最好能二者结合来确认自己是否存在如抑郁、恐惧、焦虑等不良情绪及长期的紧张和进取心强等因素。这时需要有意识的进行自我放松疗法。可以通过阅读一些喜欢的书籍、散文、诗歌等,也可以听一些轻音乐来调解自我,还可以采用按摩的形式来进行全身心的放松,如若允许还可去温泉进行短期的治疗等。

3. "忍痛割爱",为了身体健康,如有不良嗜好,如饮酒、吸烟等,为了身体健康,必须戒除。

4. 调整饮食　饮食要有营养,在经期要避免辛辣、冷刺激及大量运动等。

5. 减轻疼痛　可以采用下腹部热敷减轻疼痛。注意休息,严重的痛经,需采取药物治疗,主要为镇痛、镇静和解痉药物。镇痛的药物可用杜冷丁、吗啡等,由于此类药物易成瘾,因而应尽量少用。镇静药物常用安定 2.5mgl 日 1 次口服。解痉药物可用阿托品 0.5mg 肌注 1 日 3 次,也可以用复方阿司匹林 0.1mg,1 日 3 次口服。口服避孕药物可抑制排卵,适用于要求避孕的痛经妇女。

第二节　女性生殖系统炎症

一、滴虫性阴道炎

滴虫性阴道炎是妇女常见的阴道炎症性疾病。它是由阴道毛滴虫感染引起。

阴道毛道滴虫是以其滋养体形式感染人体的。滋养体的抵抗力强,在 0.6% 的肥皂水中可存活 2.5 小时,在未干的阴道分泌物中可存活 1 天。其最适宜生存的 pH 值为 5~6,当 pH 低于 4.5 时可抑制其生长繁殖。

滴虫可以通过性交引起感染,也可以通过接触滴虫携带者或患者的浴具。特别是浴盆,也可以是游泳池、坐便器等物品间接感染。偶可因妇科检查器械未经严格消毒而感染。

滴虫不仅寄生于阴道、子宫颈管内,亦可寄生于尿道下部、男性前列腺等处。

滴虫性阴道炎多发于育龄期妇女,而青春期前和绝经期妇女则很少患此病,原因在于,此期妇女的卵巢功能较差,雌激素水平低下,阴道上皮内糖原贮存较少,而滴虫是以阴道上皮细胞内的糖原为能量的,故不适宜于滴虫的繁殖。

滴虫性阴道炎临床主要症状是白带增多,呈黄色或黄绿色,有泡沫,伴腥臭味及外阴搔痒。感染尿道时可引起尿频、尿痛,甚至血尿。

滴虫性阴道炎的治疗包括全身治疗和局部治疗。全身治疗可口服甲硝唑,1日3次,7日为1疗程。局部治疗可阴道放甲硝唑,睡前放入,10日为1疗程,效果较好,但孕期禁用。护理常识:

1.注意个人卫生　使用淋浴时应避免使用共同浴盆、浴具,取消公共场所的坐式马桶,对游泳场所的人群进行严格的健康检查,妇科医疗器械应严格消毒。

2.防止重复感染　对内裤、毛巾、浴巾等物品应煮沸消毒5~10分钟以便杀灭病原体。用八四消毒液擦拭浴缸、坐便器等物品,防止感染。对于已婚妇女,应检查男方的前列腺液有无滴虫,若为阳性,双方应同时治疗,以确保彻底治愈。

3.坚持治疗　因滴虫性阴道炎常于月经后易复发,患者也易于症状减轻后自行停药,而不易彻底治愈,因此。夫妇双方应坚持服药及定期检查,以确保彻底治愈。若服药期间出现食欲减退、恶心、呕吐等症状,可根据情况适当减量。对于出现头痛、皮疹、白细胞减少者应立即停药。对哺乳期妇女禁用甲硝唑,因此药在体内代谢后经乳汁排出而影响婴幼儿健康。

4.按时复查　滴虫性阴道炎的治愈标准为经全身和局部治疗后,连续3次于月经后复查白带均无滴虫感染。有些妇女由于工作忙时间少、就医不便、怕麻烦等原因,常常于症状消失后,仅复查一次或不复查等原因而导致滴虫性阴道炎未能彻底治愈,反复发作。

二、霉菌性阴道炎

霉菌性阴道炎是由感染白色念株菌而引起的。发病率在妇女各种阴道炎症中仅次于滴虫性阴道炎,严重影响着妇女的工作和健康,必须及时发现,积极治疗。

白色念株菌适宜于酸性环境下生长、繁殖。育龄期妇女卵巢功能良好,雌激素水平高,在此生理条件下,阴道上皮细胞内储存的大量糖原,在阴道乳酸杆菌的作用下分解为乳酸,适宜念株菌繁殖,因此在10%的非孕妇女和30%的孕妇阴道中可检出此菌。

霉菌性阴道炎主要表现为外阴搔痒、灼痛、严重者可坐卧不宁。感染尿道可有尿频、尿痛。白带增多呈白色稠厚豆渣样。

治疗主要是应用抗霉菌的抗菌素。可用达克宁栓阴道放药,7日为1疗程。口服制霉菌素,新近应甩斯皮仁诺口服,效果较好。护理常识:

1.注意个人卫生,由于白色念株菌可存在于人的口腔、肠道、阴道粘膜皱襞及男性生殖器的包皮内等,因此,白色念株菌的感染可以通过自体感染.即可通过寄生于肠道的细菌,经肛门感染阴道,也可以通过性交感染。因此,要注意个人卫生,已婚妇女应注意夫妇双方的性卫生。勤换内裤,对用过的内裤、盆、毛巾等物品应用开水烫洗,以防止交叉感染。同时应积极治疗肠道霉菌感染。

对于有外阴、阴道灼痛的妇女,可每晚用温水清洗外阴。不但可保持外阴清洁,同时可减轻外阴不适感。

2. 阴道内放药应放入阴道深部,一般应于晚上睡前放药,以防止药物掉出而影响治疗效果,放药前应彻底地清洗双手,以防其它细菌感染而加重病情。

3. 由于霉菌适宜于生存在阴道酸性环境中,因此,可用2%~4%的碳酸氢钠每日晨作阴道冲洗,以改变阴道的酸碱度,不利于霉菌的生长、繁殖而达到治疗的目的。

4. 由于霉菌性阴道炎好发于患有糖尿病者、孕妇、长期大量使用广谱抗菌素、肾上腺皮质激素、口服避孕药的妇女。因此,对于反复感染霉菌的妇女应积极查血糖、尿糖,积极治疗糖尿病。在疾病允许的情况下停用广谱抗菌素、激素及避孕药,以达到彻底治愈、防止复发的目的。

5. 用药要足剂量、足疗程。同时应于治疗后反复多次检查白带。若检查再次为阳性者,应继续治疗一疗程,口服杀菌药物和局部阴道放药可联合应用。

6. 由于霉菌感染多发于体质虚弱、免疫力低下、B族维生素缺乏的妇女。因此,妇女应增加维生素的摄入,同时应加强锻炼,增强体质,以提高免疫力,也是有效预防霉菌感染的措施。

三、老年性阴道炎

老年性阴道炎又称萎缩性阴道炎。多见于绝经后的妇女,也可见于卵巢切除术后及哺乳期妇女,其发病原因不是外界细菌的感染,而是阴道自净和防御机能的减弱。

老年性阴道炎的主要症状是阴道分泌物增多,呈淡黄色,有时呈水样,甚至为血性,严重时可为脓性,有腥臭味。可有外阴搔痒、阴道干涩、灼痛,病变累及尿道、膀胱时可出现尿频、尿急、尿痛等症状。

治疗主要是应用抗菌素如甲硝唑或氟哌酸全身或局部应用。炎症较重者可小剂量的雌激素局部应用。护理常识:

1. 保持外阴清洁,必要时可每晚清洗外阴,并备专用毛巾,定时暴晒毛巾及用物,防止并减少感染机会。

2. 老年性阴道炎好发于绝经期、哺乳期妇女。此期妇女的卵巢功能衰退,雌激素水平下降,阴道上皮内糖原含量骤减,阴道上皮萎缩,粘膜变薄,并呈偏碱性环境,使阴道抵抗力降低,而易于受外来细菌的侵袭而发病。为增强阴道粘膜的抵抗力和自然防御作用,可用1%乳酸、0.5%醋酸、1/5000高锰酸钾冲洗阴道。

3. 在使用雌激素过程中,特别是口服雌激素,停药后可能出现少量出血,在排除其它疾病后,可不予处理。对于乳癌、子宫内膜癌的患者应禁用雌激素。

4. 对于绝经后妇女,出现老年性阴道炎症状者,因绝经后是妇女恶性肿瘤的高发期,应排除其它疾病后方可给予治疗,以免延误病情,必要时应定期检查。

5.适当锻炼,增强体质,饮食宜富营养及丰富的维生素,特别是维生素 A 和维生素 B。

四、子宫颈炎

子宫颈炎是妇科疾病中最常见的疾病之一。其与妇女宫颈癌的发生具有一定的相关性。因此应引起妇女的重视,必须及时治疗。子宫颈炎多发生于产后感染、流产后感染或手术损伤宫颈等情况下,且常与滴虫、霉菌的感染同时存在。慢性宫颈炎,多在急性宫颈炎之后发生。亦可由于分娩以及难产手术,流产时的扩宫、刮宫或其它手术操作所引起官颈裂伤所造成。

宫颈炎的临床症状主要为白带增多,呈乳白色、淡黄色或脓性,稠粘呈豆渣样;可有少量阴道流血;若出现腰酸腰痛,可能合并有炎症向周围组织扩散,有的妇女表现下腹胀及尿频等症状。

宫颈炎的治疗应首先排除宫颈癌的可能后,方可行局部治疗。常采用的方法有物理疗法(包括电熨法、激光、冷冻疗法)效果较为肯定,适用于慢性宫颈炎,宫颈糜烂者;药物疗法适用子宫颈炎,常用甲哨唑、先锋 B(头孢唑啉钠)等全身应用。护理常识:

1.预防　首先应于流产后或产褥期严格预防感染。若有感染征兆,应及时治疗,防止感染扩散。其次,妇产科医生应避免于分娩时、人工流产时器械损伤宫颈,若有损伤应及时缝合并严格控制感染。妇女应定期做妇科检查,及早发现,及时治疗。

2.激光、冷冻治疗的相应护理

宫颈炎、宫颈糜烂的激光、冷冻治疗应排除急性生殖器炎症后,于月经干净后3~7日内进行。术后4~8周内应禁止性生活、盆浴和阴道冲洗。因此期宫颈创面尚未完全愈合,容易继发感染及大量出血。

激光和冷冻治疗后常出现一些副作用,这是创面愈合的一个过程,勿需过度紧张。

(1)阴道分泌物增多　冷冻治疗后4~6小时开始。阴道便有水样分泌物,3~4天分泌量达高峰,每天流出约200~300ml 液体,无异味,可持续一个月,待宫颈痂皮脱落后,水样分泌物便减少,痊愈后即消失。

(2)自觉体弱乏力　由于阴道分泌物过多,体内蛋白质及钾盐丢失,而引起头晕、乏力、倦怠等,此时可补充蛋白质,如奶、蛋之类食品,补充钾盐,可进食水果如橘子、橙子之类水果。

(3)出血　在冷冻治疗后分泌物中带有少量血性液体,也可呈新鲜血液,此为宫颈冷冻处痂皮脱落,小血管破裂所致。可有少量活动性出血,而少有大量出血不止。若出血量较多,超过月经量时应及时就医。

(4)潮红　在冷冻治疗时,绝大多数妇女可感颜面有不同程度的发红、发热。冷冻治疗后稍休息,此现象便会消失,而无不良影响。

(5)轻度下腹痛　冷冻时或冷冻后,有少数妇女可感下腹轻微疼痛,可能因冷冻治疗刺激子宫收缩而引起,治疗结束后不久便可消失。

五、子宫内膜炎

子宫内膜炎是妇科常见病,多发病。临床上以月经过多、经期紊乱及白带增多,呈脓性或脓血性,伴下腹部有重坠感、钝痛感为主要症状也可有全身症状如畏寒、发热等。护理常识:

1. 卧床休息,取半卧位,使炎症局限化,并有利于宫腔内分泌物的引流;下腹部热敷,可以促进炎症吸收,并可达到止痛的作用。疼痛重者,可酌情给予止痛剂。

2. 供给足够的营养与水分。饮食应给易消化、高热量及高蛋白富含多种维生素的半流饮食,不能进食者,应从静脉补充营养及水分,防止水、电解质及酸碱平衡紊乱。

3. 加强锻炼,增强机体的免疫力,加强保健,医务人员应严格执行各项无菌操作。

4. 子宫颈癌放疗后,常会引起严重的子宫内膜炎,特别是子宫内膜已有慢性炎症时,放疗可使炎症急性化。因此,放疗前后应严格控制宫腔内的感染灶。保持宫颈管通畅。

5. 人工流产术和产后应注意阴道流血的性状、气味,若有腐臭味应积极检查,控制炎症,防止扩散。

6. 流产、宫颈电烙术后应避免过早的性生活、高压阴道灌洗,以防止行感染。

7. 已存在炎症者,应避免多次做盆腔检查及宫腔内操作,以免造成炎症扩散。

8. 保持大便通畅,每日必须排便。必要时可给予小剂量缓泻剂,如酚酞、番泻叶口服等,因其可以减轻盆腔充血,并有利于体内毒素的排泻,但不宜用硫酸镁等强泻剂。

六、外阴瘙痒

外阴瘙痒是多种妇科疾病和全身疾病的一种外在表现,多见于中年妇女。瘙痒严重时,可使妇女坐卧不宁。以致影响生活和工作。护理常识:

1. 精神紧张是引起外阴瘙痒的主要原因之一,过度疲劳、妊娠期及经前期外阴充血也可引起瘙痒症状。所以合理安排生活,劳逸结合,解除精神紧张、焦虑、抑郁等不良情绪,可有效减轻外阴瘙痒的程度。

2. 注意经期卫生,防止经血、汗液、尿液等长期刺激外阴,保持外阴清洁、干燥。瘙痒时勿用手瘙抓,清洗外阴时勿用化学洗剂、肥皂、热水烫洗,此法只会加重瘙痒。而正确的方法应用清水洗外阴部。

3. 饮食宜清淡,禁忌辛辣食物及过敏性食物,应戒烟、戒酒,饮食中应富含维生素及矿物质。

4. 衣着特别是内裤宜用棉质、透气性好的物品,而不宜穿化纤质内裤,内衣应宽松而不宜过紧。

5. 对于感染引起的瘙痒,除用药物抗感染外,内裤、毛巾等物品应煮沸消毒,防止重复及交叉感染。

6. 由于阴虱而引起瘙痒者,应灭虱并剃净阴毛。

七、盆腔炎

盆腔炎是妇女的常见病和多发病,严重影响妇女的身心健康。近年来,随着妇女保健知识和妇科手术无菌技术的提高,发病率已有所下降。

盆腔炎是指发生于女性内生殖器及其周围结缔组织的炎症,包括输卵管炎、卵巢炎、附件炎和阴道周围组织的炎症。膀胱周围炎及直肠周围炎也包括在内。护理常识:

1. 卧床休息,取半卧位,使炎症分泌物聚集在盆腔最低部位,有利于炎症局限化,若形成脓肿,也便于从阴道后穹窿穿刺排脓。

2. 适当锻炼,增强体质,劳逸结合,提高机体免疫力。

3. 高热者应予高热量、高蛋白、富含维生素的饮食,应适当补充液体、电解质,以纠正机体的失水及酸碱紊乱。便秘者可用盐水或肥皂水灌肠。

4. 产后或流产后,宫腔内残留有胎盘、胎膜时必须在有效控制感染的情况,清除宫腔残留物。手术应预防性的应用足量抗生素。阴道流血时间过长者应在积极寻找原因的同时预防感染的发生。

5. 在宫腔操作术前,应积极控制盆腔和生殖道的炎症,应用 1/1000 的新洁尔灭行阴道灌洗 3~5 次。阴道灌洗时勿使压力过大,防止逆行性感染的发生或使已有炎症扩散。

6. 若妇女患有阑尾炎、腹膜炎及盆腔内其它脏器的炎症时,应及时治疗,防止炎症扩散,蔓延而致引起盆腔炎。

7. 注意经期卫生,避免经期性交。因经期宫腔内膜剥脱面有扩张的血管和凝血块,为细菌滋生的良好的培养基,月经期机体的抵抗力下降容易致细菌感染。所以,要严格作好经期的卫生保健,是预防盆腔炎的有效措施。

8. 采用超短波透热、温热水阴道灌洗等物理疗法,促进盆腔的血液循环,有利于炎症的吸收,消散。也可用金刚腾中药保留灌肠,每晚 1 次,收效较好。

第三节　女性生殖系统肿瘤

一、子宫肌瘤

子宫肌瘤又称子宫平滑肌瘤,是生育年龄妇女生殖器中最常见的良性肿瘤。青春期前很少见,绝经后也很少见,以 35~45 岁发病率最高,因很多患者无症状或因肌瘤很小,临床不易发现,因此,妇女的子宫肌瘤的实际发病率远较临床统计数字要高得多。

子宫肌瘤发病原因到目前为止还未完全明了,但雌激素在子宫肌瘤的发生中起着重要作用。

子宫肌瘤的主要临床表现是月经的改变,经期延长,经量增多,也可为不规则的阴道流血,甚至可有大出血休克者。此症状主要是粘膜下肌瘤的临床表现。壁间肌瘤或浆膜下肌瘤可无月经改变,偶可自己触及腹部肿块。肌瘤较大时可压迫膀胱和直肠而引起相应的症状。

子宫肌瘤的治疗以手术为主,根据妇女的年龄和生育要求而采取不同的手术疗法。药物治疗效果不佳。较小的肌瘤无症状者应定期随访。护理常识:

1. 妇女进入30岁以后,应定期进行妇科检查,每半年一次。以便早期发现子宫肌瘤。若出现月经改变者应及时就医,以便及早发现及时治疗,防止发生贫血、感染等并发症。

2. 不论采取何种治疗方法,其均以全身状况的改善为基础。因此应增加营养,改善机体的机能状态。

3. 解除因知识缺乏而造成对手术的恐惧。许多妇女认为,切除子宫后便会失去女性特征,影响性生活,而拖延治疗和手术。实质上,这种看法是完全不正确的,女性特征的维持主要是由卵巢分泌的雌、孕激素起作用的,并不会因为切除子宫而丧失女性特征。

4. 在子宫切除术后1个月内应禁止性生活,3个月内应尽量减少性生活次数,3个月后则对性生活无特殊影响和限制。

5. 术后应注意外阴部要保持清洁,防止阴道残端缝合部的感染以及缝合口裂开而致的大出血。必要时可阴道放药预防感染。常用甲硝唑0.2g临睡前放入。

二、宫颈癌

子宫颈癌是最常见的妇科恶性肿瘤之一。本病的发病率有明显的地理差异。近40年来,因普及阴道脱落细胞防癌涂片检查,宫颈癌的发病率已明显下降,死亡率也随之下降。

宫颈癌的病因至今尚未完全明了,但国外资料认为其发病与早婚、性生活紊乱、性生活过早、早年分娩、密产、多产、经济状况、种族和地理环境等因素有关。

早期宫颈癌常无症状,患者一旦出现症状,常表现为阴道流血。早期可为少量接触性出血,晚期可表现大量阴道流血;其次为阴道排液,量多,呈白色或血性,稀薄水样,有腥臭。晚期可有病灶波及盆腔结缔织及周围脏器而引起的一系列症状。

宫颈癌的治疗,根据分期不同采取不同的手术方法,辅以放疗。放疗包括腔内放射治疗和腔外放射治疗。护理常识:

1. 预防　提倡晚婚、少育,注意性卫生,是减少宫颈癌发病率的有效措施。

2. 已婚妇女应定期进行防癌普查,每1~2年检查1次,特别对于绝经前后妇女、月经异常和性交后出血者,应警惕生殖道癌的可能,及时就医,做到早发现、早诊断、早治疗。

3. 宫颈癌治疗后需定期复查,观察疗效,及早发现复发病灶。复发时间多在治疗后一年内,因此最初每月复查1次,连续3个月,以后则每3个月1次,一年后每半年1次,第3年后每年1次或函询,若再次出现症状时,应及时就医。

4. 手术前后应加强营养。改善全身状况,以便能耐受手术创伤和防止术后感染的发生。饮食中应增加蛋白质的摄入如奶、蛋、肉类等。

5.放疗前后可并发直肠炎、膀胱炎，一般停止放疗和抗生素的使用短期内多能自愈。晚期反应多于1～3年出现，主要是直肠溃疡、狭窄、血尿，严重者可出现直肠阴道瘘、膀胱阴道瘘等严重并发症。因此，医务人务应严格确定放置放射源，避免放疗过量，严格控制照射量，积极治疗并发症。

6.上镭前后护理　腔内镭照射主要是有效控制宫颈原发癌及其邻近部位的癌灶，包括宫体、穹窿与阴道上部的肿瘤及其宫旁组织。上镭前一日灌肠排空大便，以免镭疗过程中排便和变动体位使镭移位，避免直肠前壁靠近镭源而易受不必要照射。上镭前排空膀胱，作阴道冲洗。上镭后病人应绝对卧床，严密观察生命体征，若连续二次体温超过3℃或持续在38℃以上，下腹部有明显压痛，应立即下镭，以免炎症扩散。

上镭期间应留置导尿，不能随意变动体位，以防镭置器移位。

三、滋养细胞疾病

妊娠滋养细胞疾病是一组来源于胎盘绒毛滋养细胞的疾病，主要包括葡萄胎、侵蚀性葡萄胎和绒毛膜癌，三者之间有一定的联系。良性葡萄胎可能延续发展为侵蚀性葡萄胎至绒癌。绒癌除了上述途径恶化而来外，也可直接发生于葡萄胎、足月妊娠和宫外孕。

良性葡萄胎的临床症状主要为停经后阴道流血。伴有水泡状组织排出，腹痛，子宫增大而软；侵蚀性葡萄胎则主要表现为不规则阴道流血，可伴有肺、脑、阴道的转移灶；绒癌的临床表现也是阴道流血、腹痛及转移灶的相应症状。

妊娠滋养细胞疾病以化学治疗为主，手术治疗为辅。滋养细胞肿瘤对化疗药物敏感，很少耐药。护理常识：

1.坚持随访复查　良性葡萄胎的定期复查极为重要，可早期发现持续性或转移性滋养细胞疾病。葡萄胎清除后每周1次作HCG定量测定，直至正常水平。开始3个月内每周复查1次，此后3个月内半月复查1次，然后每月1次持续半年，第2年起改为每半年1次，共随访2年。随访内容除监测HCG外，应注意有无阴道异常流血、咳嗽、咯血及其他转移灶症状，并作妇科检查、盆腔B超、胸部检查。

侵蚀性葡萄胎和绒癌应坚持随访。第1年内每月随访1次，1年后每3个月随访1次，持续3年后改为每年1次至5年，此后每2年1次，随访内容同良性葡萄胎。

2.葡萄胎处理后应避孕1～2年，宫用阴茎套或阴道隔膜。宫内节育器可混淆子宫出血原因，含有雌激素的避孕药有促进滋养细胞生长作用，因此不宜应用。

3.化疗的护理

(1)树立战胜疾病的信心，解除思想顾虑，坚持治疗。临床实践证明，滋养细胞疾病经规律化疗后，其治愈和生存率均非常高。

(2)常用的化疗药物都有胃肠道副反应，导致病人体质虚弱，严重呕吐者可致水电解质平衡紊乱。因此化疗前后应改善全身的营养状况，饮食应营养丰富，富含矿物质、各种维生素、蛋白质，化疗期间应注意液体及电解质的补充。

（3）由于化疗药物是按体重计算剂量，故在开始化疗第1日空腹、排空大小便、穿最少量衣服的条件下测体重，以便按实际体重准确计算每日的用药剂量。每日所用的药物必须全部输入，防止实际进入体内的药量不足。

（4）化疗多需数个疗程，同时由于化疗药物对血管有巨大的破坏作用，因此，应注意保护血管。化疗期间严防药物滴入皮下，若发生化疗药物漏出于皮下则应立即用晋鲁卡因局部封闭，否则可引起局部皮下坏死的严重后果。

（5）化疗期间，由于抵抗力低下，应尽量避免外出，防止呼吸道、口腔、肠道的继发感染。因此，外出时应戴口罩，做好室内的空气消毒。饮食宜清淡、卫生，防止发生腹泻等感染情况。勤漱口，可用多贝氏液、盐水嗽口，保持口腔卫生，防止霉菌感染。若发生口腔感染，可用制霉菌素局部涂抹。

（6）保持外阴清洁，每日用1/1000新洁尔灭冲洗外阴1～2次防止感染。

四、卵巢肿瘤

卵巢肿瘤是女性生殖器官常见肿瘤之一，卵巢体积虽小，但组织复杂，含有多胚层残留组织，可发生多种组织形态的肿瘤，是全身各脏器肿瘤类型最多的部位。

卵巢肿瘤有良性、恶性及交界性的肿瘤。由于卵巢位于盆腔深部，发生肿瘤时不能及时地察觉，等到自己发觉而就医时，恶性肿瘤多已近晚期。随着宫颈癌和子宫内膜癌诊断和治疗的进展，卵巢恶性肿瘤已成为严重威胁妇女健康的一种肿瘤。护理常识：

（一）心理护理

卵巢良性肿瘤经手术治疗后，即可达到彻底治愈的目的，对于有生育要求的妇女，行肿瘤单纯剥除术，尽可能保留多的甚至完整的卵巢组织，不会影响生育能力。所以，妇女应解除思想压力，以积极、乐观的心情去迎接手术，进行术后锻炼。卵巢恶性肿瘤的治疗。近年来由于化疗药物的进一步改进，放疗效果也有极大的提高，因此，卵巢恶性肿瘤的10年、20年存活率极高，甚至有完全治愈者。许多国外报道，精神疗法在肿瘤的治疗中起着一定的作用，所以，恶性卵巢肿瘤的妇女应树立战胜疾病的信心，保持良好的精神状态，而不应悲观失望。

（二）预防

由于卵巢肿瘤的病因不明，因此很难作到有效的预防。同时，由于卵巢恶性肿瘤不易早期发现，一经发现，肿瘤已非早期，而肿瘤的早发现、早治疗却是影响肿瘤预后的关键所在。因此，30岁以上妇女，至少每年应进行一次妇科检查。年龄在50岁以上，有卵巢癌家族史、先天性生殖腺发育不全、单身妇女、不孕症、绝经后出现子宫出血等高危妇女，应每半年检查一次，并配合B超、CA,25、AFP的检测，则早期发现率更高。必要时，高危妇女宜口服避孕药预防。

（三）预防高危因素

避免高胆固醇饮食，多食高蛋白、富含维生素A的饮食。高危妇女若发现卵巢增大，应及时处理。乳癌和胃肠癌患者，治疗后也应严密观察。

（四）化疗的毒性反应和护理措施

卵巢癌常用的化疗药物，其治疗量与中毒量十分接近，安全系数小。不仅对增殖较快的瘤细胞有灭活作用,对正常组织亦有伤害,如骨髓、消化道、泌尿、性腺、皮肤、粘膜和毛囊等。

(1)骨髓抑制反应及护理

更生霉素、氮芥、氨甲喋呤和 5 巯基瞟呤常有严重的骨髓抑制反应,其中以烷化剂如氮芥的骨髓抑作用最强。常先出现白细胞减少,继发血小板减少或贫血,若白细胞少于 $4 \times 10^9/L$、血小板少于 $50 \times 10^9/L$ 时,则表示毒性反应以达重度,极易继发感染、出血,此时应立即停药 1 周。

①加强支持疗法,严格执行各项消毒隔离制度。必要时,可让病人进层流室,防止继发感染。

②每天应饭后漱口,喷喉 1 天 2 次,外出应戴口罩防止呼吸道感染。

③每天洗头洗澡,发现发肤感染灶应及时处理,防止引发全身感染而难以控制。

④预防性地应用抗生素,同时应防止因大量使用抗生素而导致的菌群失调,发生真菌感染。

⑤注意观察有无出血倾向,如皮肤的出血点、阴道流血、鼻衄等情况。若发现以上症状应及时治疗。

⑥血小板严重减少者,可输成分血如白细胞悬液、血小板悬液。

⑦加强营养。注意休息。

(2)消化系统的反应及护理

消化系统副反应常表现为食欲不振、恶心、呕吐或腹泻。烷化剂和抗癌抗生素的反应,多限于上消化道如口腔炎;抗代谢药物可波及全消化道,5 - 氟脲嘧啶和氨甲喋呤常于疗程 1 周左右出现频繁腹泻,若 1 日 5 次以上或有血性腹泻,即为危重信号,应立即停药。大剂量时可引起剥脱性肠炎。若并发感染,易造成死亡。因此在给化疗药物之前 30 分钟,可给安定镇静,胃复安止吐治疗,减轻呕吐症状。有口腔溃疡者可用 2% 利多卡因,地塞米松 5mg,庆大 8 单位制成喷剂喷喉、喷口腔粘膜,饭后用多贝氏液、双氧水或盐水漱口,有口腔溃疡并发感染者,可局部涂金甘Ⅱ号滴剂、制霉菌素水剂。若呕吐物或大便中带血者,应注意有发生应激性胃溃疡,或原有溃疡穿孔的可能,及早就医。腹泻时,应给清淡、少油脂饮食,严重时应禁食,补充水分和电解质。

(3)肝脏反应及护理

肝脏反应可出现于应用苯丁酸氮芥、环磷酰胺、6 - 巯基嘌呤、氨甲喋呤、更生霉素或 L - 门冬酰胺酶时,主要表现在肝功中谷丙转氨酶值升高,严重时可有黄疸或腹水出现。首先,出现肝功损害时,应立即停用化疗药物,并进行保肝治疗,可口服维生素 C、肌苷,静脉用强力宁点滴,同时应停服其他加重肝脏功能的药物,注意休息。

(4)肾脏反应及护理

大量应用氨甲喋呤、更生霉素、顺铂、环磷酰胺可出现尿频、血尿等。严重得可出现尿毒症。可用黄嘌呤氧化酶、别漂呤醇、糖皮质激素、利尿剂和碳酸氢钠等碱性药物治疗,同时应大量饮水。

（5）心血管反应及护理

阿霉素可产生积累性心肌炎，烷化剂可引起血压升高，氮芥对血管特别有刺激作用，可致静脉炎。因此，在用此类药物前，应全身检查心血管系统的变化。给药中应严密注意，防止药物漏出血管外。若发生，应及时用普鲁卡因局部封闭，冷敷后1小时再热敷，防止局部组织坏死的发生。

（6）肺病变反应

博来霉素、更生霉素可引起肺炎和肺硬化症，表现为紫绀、呼吸困难，因此在用药过程中应密切观察。若出现症状，立即使用糖皮质激素治疗，采用停药、吸氧等措施及时救治。

（7）中枢神经系统毒性反应

应用长春新碱时，可出现精神抑郁、感觉异常、腱反射消失、运动失调、周围神经炎等不良反应。秋水仙碱则可引起末稍神经损伤，出现四肢麻木，严重时可有颅神经损伤症状，如昏迷、抽搐等。L—门冬酰胺可引起意识障碍、神经紊乱，预防的主要措施就是要严密观察，若感四肢感觉异常，末稍疼痛、麻木、抽搐时，应立即停药，同时可使用维生素 B_{12}。

（8）其它反应

几乎抗癌药物均有脱发反应。以环磷酰胺和阿霉素最为明显，其次为长春新碱。但一般于停药3个月，即可有软发新生，不须特殊治疗。此外，化疗时可有皮肤色素沉着及皮疹、皮炎的发生，此时给予对症治疗即可，如使用扑尔敏、皮康霜、肾上腺皮质激素等。但应避免过分瘙抓皮肤，造成皮损而增加感染机会。

第四节　女性生殖器官损伤性疾病

正常子宫位于盆腔中部，其前有膀胱，后有直肠，下方接阴道。由于骨盆底有坚韧的肌肉和筋膜支托，子宫两侧及后方又有韧带与骨盆壁相连，站立时，子宫呈前倾前屈位。子宫纵轴与阴道纵轴部呈 90°～100°交角，即便腹压增加时，宫颈外口仍位于坐骨棘水平以上，子宫不致沿阴道方向下垂。

但当女性生殖器包括盆底肌和筋膜及子宫韧带因损伤而发生撕裂，或因其他原因导致张力减低时，子宫及其相邻的膀胱和直肠均可发生移位，临床上分别称为子宫脱垂、膀胱膨出和直肠膨出。

除上述情况外，若女性生殖器官因损伤而与其相邻的泌尿道或肠管相通时，则可形成尿瘘或粪瘘。

一、膀胱膨出和直肠膨出

膀胱膨出和直肠膨出又称阴道前后壁膨出。膀胱底部和尿道紧贴阴道前壁。阴道前壁的支持组织主要是耻骨、膀胱、子宫颈筋膜，而阴道周围筋膜向上与围绕宫颈的筋膜连接，且与主韧带相会合，宫颈两侧的膀胱宫颈韧带对维持膀胱的正常位置也起重要作用。分娩时，若上述筋膜、韧带过度伸展或撕裂，产褥期又过早参加体力劳动,致使阴道支持组织不能恢复正常,膀胱及与其紧连的阴道前壁上2/3段可向下膨出,即形成膀胱膨出。严重时,可出现尿道膨出。

直肠阴道间的筋膜以及耻骨尾骨肌纤维,由于长期受压而过度伸展或撕裂,导致直肠前壁似一盲袋向阴道后壁凸出,即为直肠膨出,或由于长期便秘,排便时用力向下屏气以及年迈体衰可以加剧膨出的程度。护理常识:

1. 在分娩时,产妇在宫口未开全时避免过度向下屏气;对于有头盆不称、第二产程延长的产妇,医生应及时处理;宫口已开全时应及时行会阴切开,必要时以手术助产来结束分娩。以上措施,即为有效防止盆底肌、筋膜和韧带的长期受压,以致缺血坏死和断裂的发生,防止产后发生阴道前后壁的膨出。

2. 产褥期应加强营养、休息,避免过劳。防止过早地参加体力劳动,减少使用蹲位和长期直立位的机会。并积极进行产后锻炼,促进盆底肌及筋膜张力的恢复。

3。长期便秘者,应注意改变饮食习惯。饮食中应增加纤维素类食物和水分摄入量。防止排便时用力屏气而加重阴道前后壁膨出的程度。便秘严重时,可口服小剂量缓泻剂如酚酞、番泻叶等。

4. 对于因会阴撕裂而致的直肠膨出者,应于产后积极行会阴裂伤修补术。术前1周饮食改为流食或半流饮食,同时行阴道准备3~5天,用1/1000的新洁尔灭阴道灌洗,每晚用1/5000高锰酸钾坐浴1周。术后应保留尿管3~7日,饮食仍为流食,以保证大便呈糊状。术后应每日用新洁尔灭擦洗会阴部,防止伤口感染而致手术失败,拆线后应定时每晚用1/5000高锰酸钾溶液坐浴半月。

5. 对年老体弱而致盆底肌张力松弛者,应加强锻炼,特别是每晚应做肛门的舒缩锻炼,加强盆底肌、筋膜张力。

6. 对于有自觉症状但因其他慢性病不宜手术者,可用消毒球状纱布或用子宫托放入阴道以缓解症状,但必须日间放置,夜间取出,以免继发感染或因异物长期压迫而致尿瘘、粪瘘的发生。子宫托应每晚放入1/1000的新洁尔灭溶液中浸泡消毒,纱布球应煮沸消毒。

7. 对于有尿失禁者,应勤换内裤,保持干燥,以防止细菌滋生,而继发泌尿系感染。

二、子宫脱垂

子宫脱垂是危害妇女身体健康,影响妇女劳动力的一种妇科常见病、多发病。在我国农村尤为多见。近年来,由于妇女保健工作的广泛开展,发生率明显下降。

子宫脱垂的发病有多种因素,较为复杂。正确认识子宫脱垂的发病原因,对子宫脱垂的预防和临床治疗均有积极的指导作用。护理常识:

(一)子宫托的使用疗法

(1)放托,先排净大小便,将手洗净,取蹲位,两腿分开,一手握托柄,使托盘呈倾斜位进入阴道口内,然后将托柄边内推,边向前旋转,直至托盘达宫颈为止。放妥后,托柄弯度朝前,正对耻骨后面。

(2)取托,以手指捏住托柄,上、下、左、右轻摇动,待负压消除后,向后外方牵拉,即可使子宫托自阴道内滑出。

（3）注意事项

①应选择大小适当的子宫托以放置后达到既不脱出又无不适感为度。

②子宫托应在每晨起床后放入，睡前取出，并洗净放置于清洁杯内，以备翌晨再用。久置不取可发生托嵌顿，甚至引起坏死性尿瘘和粪瘘。

③放托者应每 3~6 个月复查 1 次。

④对于宫颈或阴道壁有炎症和溃疡者均不宜使用，经期和妊娠期停用。

（二）预防

（1）加强锻炼，增强体质。

（2）加强妇女的劳动保护。

（3）积极做好计划生育工作。分娩损伤为发生子宫脱垂的重要原因之一。分娩次数的减少，盆底和尿道损伤的机会必然就少。积极做好计划生育工作，为预防子宫脱垂的重要措施。

（4）加强孕产期的卫生保健。产前应按期进行检查，矫正胎位异常，预防难产的发生。分娩时应合理指导产妇用力，防止过分使用腹压造成盆底组织撕伤。处理好难产，严格掌握产钳及胎头吸引操作技术。加强产褥期的保健，产褥期应经常排空膀胱，由于胀大的膀胱，可妨碍子宫的复旧和位置复原。产后应适当的离床活动，并应避免过度的体力活动，尤其避免加重腹压的体力劳动和蹲位工作。

（5）防治慢性气管炎

长期咳嗽，会使腹腔内压力经常增加，是发生子宫脱垂的因素之一，因此对患慢性支气管炎的妇女，应积极加强防治。

（6）加强肛提肌的锻炼

肛提肌锻炼适应于盆底肌松弛的妇女和更年期、老年期妇女、压力性尿失禁、有夜晚遗尿的儿童、产褥期妇女等。肛提肌的锻炼须每日规则进行，有意识地收缩肛门括约肌，每次使肛提肌收缩 3 秒钟，然后放松 3 秒钟，如此反复持续 10 分钟，每日早、中、晚各锻炼 3、4 次，坚持进行，效果显著。

（7）养成规律大便的习惯。

养成定时大便习惯，多食含有纤维的食物，以防便秘的发生。

（8）注意更年期的身心健康，加强营养。

第五节　不孕症

不孕症是指育龄夫妇婚后 2 年，有正常性生活，未采取任何避孕措施，而未怀孕者。由于不孕症的原因比较复杂，有男性因素，约占 40%，女性因素的占 60%，因此，不孕症的治疗也比较困难，应针对不孕症的原因，有的放矢。护理常识：

1. 首先，双方都应增强体质，纠正营养不良的状况，注意饮食，营养均衡摄入。男性应戒烟、戒酒以及成瘾的药物，防止因长期摄入烟、酒、药物而影响正常精子的发育。

2. 掌握性知识。通过测量基础体温，学会预测排卵。基础体温的测定应于每天清晨醒后未作任何活动，舌下测体温5分钟，将所得结果绘成曲线，注意睡眠时间保持在6~8小时左右。除记录体温外，还应纪录性生活日期、有无感冒、发热、情绪波动、睡眠不佳、月经期下腹痛、阴道点滴出血、白带增多等情况。若有排卵，基础体温为双相型，排卵期前体温在低水平，排卵后体温较排卵前高0.3℃~0.5℃，直到月经来潮前降至最低水平。

通过测量基础体温，可了解卵巢有无排卵，选择合适日期性交，可增加受孕机会。应于排卵前2~3日或排卵后24小时之内性交，但性交次数宜适度。

3.解除精神紧张　有的妇女阴道有先天性畸形或处女膜闭锁、坚韧、狭窄都能使性交发生困难。有时可因心理作用，而对性生活产生恐惧、精神紧张而发生阴道痉挛。所以应在性交前通过调情、抚摸等缓解精神紧张，身心放松，可有效防止阴道痉挛而致的性交困难。

4.男性儿童在青少年期易感染腮腺炎、流感、肠伤寒等疾病，而易并发睾丸炎，致成年后不能产生精子而造成不孕，因此，在青少年时应注意预防感染上述疾病。若感染，则应积极治疗，防止并发症。

5.夫妻双方应积极预防和治疗内外生殖器炎症。女性应预防和治疗滴虫性阴道炎、霉菌性阴道炎。在炎症时，大量白细胞积聚于阴道粘膜，吞噬、杀灭细菌的同时，可消耗精液中存在的能量物质，从而降低了精子活力，缩短其生存时间而影响受孕。慢性子宫颈糜烂、子宫内膜炎，可产生浓稠性的粘液，阻挠精子进入子宫造成不孕;流产、刮宫术或宫腔操作手术，应严格控制感染，防止引起输卵管、卵巢、盆腔结缔组织的炎症，而造成不孕。控制感染应用抗生素应足剂量、足疗程，最好根据药敏试验选用敏感抗生素。

男性应积极治疗淋病，防止因淋病双球菌感染而造成输精管的阻塞，而不能排出精子造成不孕。同时，对男性的慢性前列腺炎、鼻炎、肾盂肾炎也应积极治疗，防止其影响精子的发育。

6.积极治疗全身性的代谢性疾病，如甲亢甲低都可影响月经和排卵而导致不孕。

7.因宫颈息肉、肿瘤、子宫内膜异位症而致宫颈管狭窄，妨碍精子的正常运行并伴出血、感染者，应作息肉摘除，肿瘤切除术。

8.已有输卵管炎症造成阻塞不通者，可口服活血化瘀的中药。同时进行超短波，透热离子透入等物理疗法。促进局部的血液循环，消除水肿，缓解组织粘连，易于卵子和受精卵的结合与运行。可在医生帮助下进行输卵管内注射药液，用地塞米松5mg、庆大霉素4万单位加于20ml生理盐水中，以20kPa压力，每分钟1ml速度缓慢注入。有减轻局部充血、水肿，抑制纤维组织形成，可达到溶解和软化粘连的目的。此治疗应于月经干净后2~3日开始，每周2次，直到排卵期，连用2~3个周期。

9.人工授精　是用人工方法将男性精液注入女性生殖道(宫颈管内或子宫腔内)，使女性妊娠的一种方法。根据精液来源不同，分为丈夫精液人工授精和供精者精液人工授精。前者用于男性功能障碍(阳萎、尿道下裂)、女方宫颈管狭窄、宫颈粘液有抗精子抗体、精子不易穿过的患者。后者适用于男方无精子症或男方携带不良遗传因子(白血病、血友病等)的患者。

人工授精和正常妊娠过程基本相同,无须特殊处理。

10. 体外授精与胚泡移植的护理。

体外授精与胚泡移植即试管婴儿。其过程为从妇女体内取出卵子,放入试管中培养一段时间,后与精子受精,发育成 8~16 个细胞胚泡时再移植到妇女子宫内使其着床发育成胎儿,其整个过程要求技术和设备较高。主要适用于输卵管因素所致不孕者。

胚泡移植后,妇女应严格卧床休息 24 小时,其后 3~4 日限制活动;移植后第 14 日作 p—HCG 测定,以了解孕卵是否着床。若妊娠成功,应加强妊娠期监护。

第六节　阴道灌洗的方法

正常阴道内有细菌,炎症时细菌繁殖加快,甚至有真菌、滴虫。因此经腹子宫切除术、阴道及会阴部手术、宫腔操作手术、流产、引产手术时,手术前必须进行阴道灌洗,以减少手术感染机会。

(一)阴道灌洗的适应证与禁忌症

1. 各类妇科手术前,都应行阴道灌洗,常用溶液为 1/1000 的新洁尔灭,术前灌洗 3~5 次为宜。

2. 各类阴道炎的治疗。霉菌性阴道炎常用 2%~4% 碳酸氢钠溶液,滴虫性阴道炎常用 1/1000 的新洁尔灭和 1/1000 的醋酸、乳酸溶液。

3. 有阴道流血者禁忌阴道灌洗,防止灌洗液经开放的宫颈口流入宫腔造成感染。

(二)阴道灌洗的方法

1. 将灌洗筒与胶管煮沸消毒后,盛入灌洗溶液,温度以 36℃~40℃为宜,灌洗头煮沸消毒后放入弯盘内,连同各类物品准备好。

2. 妇女取屈膝仰卧位,床上铺治疗巾,臀下放便盆。

3. 将灌洗桶上的橡皮管接上灌洗头,排出管内气体,先以灌洗液冲洗外阴部,然后将灌洗头插入阴道内 6~8cm,以 5~10 分钟内流量 100ml 的速度灌洗,上下左右移动灌洗头,特别注意洗净后穹窿及阴道皱襞。

4. 溶液将流尽时,用止血钳夹住皮管,将灌洗头向下压,便阴遭内液体流出,拔出灌洗头。

5. 用窥阴器扩开阴道,擦净阴道内积液,并用干棉球擦净外阴部。

第二十三章　计划生育与护理

从 70 年代起,党和政府把计划生育确定为我国的一项基本国策,提倡一对夫妇只生一个孩子,提倡夫妇双方采取节育措施。

计划生育就是将人类生育有计划地科学地加以控制。使多生者能够少生,不孕者能够生育。目的在于控制人口数量,提高人口素质,促进整个社会的发展。

第一节　女性绝育

绝育是通过人工方法,阻断精子与卵子的结合,达到不孕目的。绝育分男性和女性绝育 2 种,男性通常采取输精管结扎术,女性绝育方法包括输卵管结扎术、输卵管电灼术以及非手术的输卵管粘堵术等。也可采用可逆性的女性绝育方法,包括输卵管伞端和卵巢包埋术及硅胶橡胶圈或输卵管夹的应用,此法可以随时复孕。目前较为普遍的绝育法为输卵管结扎。护理常识:

1. 少数妇女由于绝育术前、术中或术后受某些不良思想刺激,或由于思想顾虑较大,手术后产生某些不适症状,以致并发神经官能症、下腹痛、严重失眠、纳差、极度消瘦等症状,一般药物治疗无效。因此,手术前后给患者作好思想工作,让其了解绝育术的有关知识,消除思想顾虑,愉快地接受手术,切勿硬性强迫。

2. 多数绝育术后妇女可出现月经偏多,可能与手术时损伤输卵管系膜下血管、影响卵巢血液供应有关,现改用系膜内输卵管切除近端包埋术,可使月经过多的发生率明显减少。

3. 绝育术后常并发慢性附件炎症、输卵管积水、输卵管积脓、附件炎性肿块及间质性输卵管炎等。过度疲劳、性生活、妇科检查等可引起急性发作。因此,应注意休息,减少房事,尽量避免急性感染发作。此外,可用中药保留灌肠。每日 1 次,20 天为 1 疗程,重复 2～4 疗程。也可用金钢藤保留灌肠,7 日为 1 疗程,重复 2～4 疗程,效果较好。也可采用超短波透热疗法、红外线照射理疗等。理疗须于抗炎治疗缓解症状后,稳定一个阶段后方可应用,否则,易激惹炎症扩散、蔓延、复发。

家庭健康宝典

家庭医生

家庭护理篇

第二节 男性节育

1. 避孕套

避孕套是一种用法简单方便的避孕措施,对男女身体均无影响。

2. 输精管节扎术

该法是通过结扎和切断输精管以阻断精子输出通路的一种男性永久性节育方法。这种方法比较简便,而且避孕效果可靠。

3. 输精管注射绝育术

此法不是通过手术阻断精子的输出通路,而是通过穿刺输精管,用注射器快速注入医用胶50g或石炭酸504混合剂液在输精管内很快凝固,阻塞了输精管,使精子不能再输出,从而达到避孕目的。这种方法比输精管结扎术更简便,创伤小,但同样有效。护理常识:

1. 接受输精管注射绝育术者必须是已婚男子,已有孩子,且夫妻双方都同意者。

2. 有些人不适合输精管节扎术。如患有严重的神经官能症,出血倾向体质或其他器官的严重急慢性疾病,以及前列腺、睾丸、附睾、阴囊有炎症者。

3. 准备接受输精管结扎术者,事先应充分了解输精管结扎术的有关知识。如结扎的部位,方法,结扎后对性功能会不会产生影响,并且取得妻子的同意和支持。术后出现性功能低下,大多数与术前知识不足,勉强接受以及未取得妻子的同意,事后妻子埋怨有关。

4. 术前洗澡,更换干净衣裤,预防术后感染。特别注意用肥皂水清洗外阴部,剔除阴毛后用1/1000温热新洁尔灭溶液浸洗阴囊、阴茎5分钟。

5. 输精管结扎术较简便,手术时间短,在术中应放松,不必过于紧张。

6. 术后注意伤口局部覆盖的纱布渗血渗液情况,若渗出较多时,应通知医务人员,以便得到及时的止血。

7. 术后当日可回家,一周内应注意休息,避免剧烈活动、洗澡及性生活。

8. 询问医生术中是否使用杀精子药物。如未用,术后应至少采用其他避孕措施2个月,待做精液检查无精子后,方可停止使用其他避孕措施。

第二十四章　产科常见疾病家庭护理

第一节　妊娠期护理

一、产前检查

产前检查的目的是为了预防和治疗妊娠并发症,及时纠正异常胎位或发现异常胎心音,并可对孕妇进行必要的卫生指导,以保证孕妇、胎儿、新生儿的安全和健康。

(一)产前检查的时间

从确诊早孕时开始,应在孕 12 周内建立围生期保健卡,并作全面体检,于妊娠第 20 周进行全面产科检查,以后定期复查。孕 28 周以前,每 4 周检查 1 次;孕 28 周以后,每 2 周检查 1 次;孕 36 周以后,每周检查 1 次,共做产前检查 9 次。若发现异常情况,应酌情增加检查次数。

(二)推算预产期

从末次月经第 1 日算起,月份减 3 或加 9,日数加 7(农历日数加 15),即为预产期(EDC)。例如末次月经为 1998 年 8 月 8 日,其预产期为 1999 年 5 月 15 日。若末次月经日期记不清,或于哺乳期怀孕,则可根据早孕反应时间、首次胎动时间、子宫底高度或胎儿大小等来估计预产期。

二、腹部检查

孕妇排尿后仰卧于检查床上,头部稍垫高,露出腹部,双腿略屈稍分开,使腹部放松。检查看站茌孕妇右侧进行操作。

1.视诊　注意腹形及大小,腹部有无妊娠纹、手术瘢痕及水肿等。对腹部过大、子宫底过高者,应考虑双胎、羊水过多或巨大儿的可能;对腹部过小、子宫底过低者,应考虑胎儿宫内发育迟缓(IUGR)、孕周推算错误等;腹部两侧向外膨出、子宫底位置较低者,横位可能性大;腹部向前突出(尖腹、多见于初产妇)或向下悬垂(悬垂腹多见于经产妇),应考虑骨盆狭窄的可能。

2.触诊　注意腹壁肌肉的紧张度,羊水的多少及子宫肌的敏感程度。随后运用四步触诊法检查子宫大小、胎产式、胎先露、胎方位及胎先露部是否衔接。在作前三步手法时,检查者面向孕妇,作第四步手法时,检查者则应面向孕妇足端。

第一步:检查者双手置于子宫底部,摸清子宫底高度,估计胎儿大小与妊娠月份是否相等。然后以双手指腹相对轻推,判断子宫底部的胎儿部分,如为胎头则硬而圆且有浮球感,如为胎臀则软而宽且形状不规则。

第二步:检查者两手分别置于腹部左右侧,一手固定,另一手轻轻深按检查,两手交替,仔细分辩胎背及胎儿四肢的位置。平坦饱满者为胎背;大小不等、结节状、易变形的是胎儿四肢。

第三步:检查者右手的拇指与其余四指分开。置于耻骨联合上方,握住先露部,进一步查清是胎头还是胎臀。并左右推动以确定是否衔接。如先露部仍浮动,表示未入盆;若已衔接,则不能被推动。

第四步:检查者两手分别置于胎先露部的两侧,轻轻深按,再一次核对胎先露,并确定先露部的入盆程度。

3.听诊　胎心音在靠近胎背上方的孕妇腹壁上听得最清楚,音响似钟表的"滴答"声,正常胎心率 120～160 次/分。妊娠 24 周前,胎心音多在脐下正中线处听到;28 周后应根据胎位,在不同部位听取。头先露在母腹脐下两侧听取;臀先露在母腹脐上两侧听取;横位在脐周围听取。

三、孕期卫生指导

(一)饮食营养

由于胎儿生长发育的需要,孕妇要有足够的营养。

1.饮食要均衡,适量增加食品的种类和数量,以易消化吸收、清淡为宜,避免刺激性食物。不吃未煮熟及有可能被弓形体污染的肉食。

2.每天吃鸡蛋 2～3 个,适量吃肉食,如鸡、鱼等,以补充蛋白质。

3.研究表明,孕妇体内缺乏叶酸和维生素,胎儿发生神经管畸形的危险性增加,因此,孕妇应补充叶酸和多种维生素,同时,应多吃豆类,新鲜蔬菜和水果,充分补充钙、铁等。

4.应吃普通米、面,适量增加小米,有助于维生素 B 等的补充。

5.一般不限盐,但孕后期不宜吃过咸的食物,以免水肿加剧。

6.多晒太阳,促进钙的吸收。

(二)活动与休息

孕妇应保持心情舒畅,避免过度劳累。多休息,每日应有 8 小时的睡眠,中午应增加 1～2 小时的休息。室内保持空气流通,室内温度不宜过冷或过热,特别是孕早期和孕晚期,应避免到人多的地方,如舞厅、卡拉 OK 厅等公共场所。可参加日常工作和劳动,但对接触射线或化学物品者应尽可能调离工作岗位。妊娠后期应避免重体力劳动,避免上夜班及长时间站立操作或过于紧张的工作,每日坚持户外活动,如散步,但避免剧烈运动,如跑、跳、骑马等。不应在颠簸的道路上骑自行车,避免长途旅行,以防流产或早产。

(三)清洁卫生

孕妇汗腺、皮脂腺分泌旺盛。应勤洗澡,勤换衣,以淋浴为宜。淋浴时水温不宜过高或过低,避免盆浴,以防污水进入阴道,造成感染。

(四)便秘的预防

孕期由于肠蠕动减弱以及全身运动量减少,孕妇易发生便秘,故孕妇应多吃蔬菜和水果,养成定时排便的习惯。便秘发生后,只能用缓泻剂如开塞露、果导片等;不宜用强泻剂,以免引起子宫收缩诱发早产。

(五)乳房、乳头护理

孕5个月起,每日用肥皂水和温水清洗乳头1次,擦除乳头上积聚的分泌物干痂,并涂一层油脂,可增加皮肤的坚韧度,以防产后哺乳时发生乳头皲裂。乳头凹陷者,可经常用手向外牵拉以纠正之,以免新生儿吸吮困难。

(六)用药问题

孕期应慎用药,因为有些药物可以通过胎盘而进入胎体内发生毒害作用,特别是孕早期,若用药,必须考虑是否影响胚胎发育及致畸作用。孕早期慎用抗早孕反应药物、保胎药或各种抗感染药、肾上腺皮质激素类药、抗癫痫药、抗代谢药、抗癌药、抗糖尿病药物,这些药物都有致畸作用。孕期用药应考虑对新生儿的影响,故孕妇如因某种疾病必须用药,应在妇产科医师指导下应用。

(七)饮酒及吸烟问题

孕期饮酒可导致酒精中毒综合征的发生,严重者可造成先天性心脏病等畸形;吸烟对胎儿亦有不良影响,胎儿宫内发育迟缓的原因之一为吸烟,故孕妇应忌烟酒,而且远离吸烟人群,以防烟雾中的一氧化碳、烟碱等氧化物伤害胎儿。孕妇也不能接触猫、狗等动物。

(八)感染

孕妇感染可造成流产;病毒感染可致胎儿畸形;性病感染除导致早产、流产、死产外,还可感染新生儿,如新生儿淋球菌性结膜炎。因此,孕早期应尽量不去公共场所,预防发生此类疾病。孕期应早晚刷牙,保持口腔清洁。减少由口腔不洁而引起的感染。

(九)衣着

孕妇衣着应宽大、柔软、寒暖适宜,不宜用窄紧的腰带及袜带,以免影响胎儿活动而造成胎位异常及影响血液循环。孕妇不宜穿高跟鞋,应着轻便宽大的平跟鞋。

(十)性生活

实验证明,性欲高潮达15分钟,就会引起子宫收缩。故孕早期及孕晚期应避免性生活,以防早产、流产、胎膜早破及感染等,有流产及早产史者,整个孕期应注意节制性生活。

(十一)心理咨询

孕妇应心情舒畅、愉快,不宜激动、恼怒。

(十二)自我监测胎动

胎动是胎儿在子宫腔内的活动,是表示子宫内生命存在的象征。正常情况下胎动为每小时 3 ~ 5 次。孕 30 周后,每日早、中、晚各数胎动 1 小时,正常 12 小时胎动数不可少于 10 次,若少于 10 次,应考虑胎儿缺氧,需及时采取措施。

(十三)胎教

创造一个优美的环境,给胎儿一个良好的刺激,促进胎儿脑发育,为儿童智力发展打好基础。用轻松愉快的音乐进行胎教,可使孕妇心情舒畅,也可促进胎儿发育,应选一些孕妇喜欢的乐曲,音量不宜过强。

(十四)产妇及新生儿用物准备

婴儿衣服应选用柔软、吸水性强、透气性好、便于洗涤的纯棉织品。衣服应宽大,衣缝应在外面,防止摩擦婴儿皮肤,不宜用纽扣。尿布要柔软、洁净,数量足够更换。产妇应备卫生巾、卫生纸、合适的衣服、乳罩、小毛巾等。

三、孕期常见症状及处理

(一)消化道症状

孕早期烧心、恶心者给予维生素 B_6 苯巴比妥钠等;消化不良者给予维生素 B_1 10mg,酵母片 2 ~ 3 片及胃蛋白酶合剂 10ml,每日 3 次口服;也可用开胃健脾理气的中药。

(二)下肢肌肉痉挛

常发生于小腿腓肠肌部,孕后期多见,常于夜间发作。服用钙片 2 片,鱼肝油丸 1 丸、维生素 E5 ~ 10mg,每日 3 次口服。痉挛发作时,将腿伸直,局部按摩。

(三)下肢水肿

妊娠后期出现轻度下肢水肿,休息后消退,属生理现象。若水肿明显,休息后不消退,应考虑妊娠高血压综合征或其它疾病,进一步检查,治疗。此外,妊娠晚期取左侧卧位休息,有利于减轻生理性水肿。

(四)贫血

妊娠期对铁的需要量增加。但靠饮食补充不足时,应补充铁剂、维生素 C 等。含铁量丰富的食物有禽畜肝、血、蛋黄、黑木耳等。

第二节 分娩期护理

分娩是指妊娠 28 周末以后的胎儿及其附属物,从临产发动至全部排出的过程。妊娠 28 周末至 37 周末以前分娩者,称为早产;妊娠 37 周末至 42 周末以前分娩者称足月产;妊娠 42 周末及以后分娩者称过期产。

一、决定分娩的三因素

决定分娩的三因素是产力、产道和胎儿,若三因素正常又相互协调,分娩能顺利进行;否则,会造成难产。

(一)产力

产力是将胎儿及其附属物从子宫内逼出的力量,包括子宫收缩力、腹肌和膈肌收缩力以及肛提肌收缩力。其中子宫收缩力是分娩的主要力量,贯穿于分娩的全过程,膈肌、腹肌、肛提肌收缩力是辅助力,官口开全后,协助子宫收缩力完成分娩。

(二)产道

产道是胎儿娩出的通道,包括骨产道和软产道两部分。

(三)胎儿

胎儿能否顺利通过,除产力、产道外,还取决于胎位、胎儿大小及有无畸形,如横位、胎儿过大、脑积水等易引起难产。

二、分娩的临床经过

(一)分娩先兆

1.假阵缩　分娩尚未发动,孕妇出现时间长短不等的"假阵缩"。特点是持续时间短且不恒定,间歇时间长且不规律,宫缩强度不增加,常在夜间出现而于清晨消失;子宫颈口不扩张,先露不下降。一般镇静剂能使其抑制,此属于正常生理现象,不宜紧张。

2.见红　在分娩开始前24～48小时,因宫颈内口附近的胎膜与子宫壁分离,毛细血管破裂,引起少量出血。血液与子宫颈粘液相混而排出,称见红。这是分娩即将开始的比较可靠的指标。此时,孕妇应做好即将分娩的准备,调节好心态,了解三产程的经过,不要紧张、焦虑,密切和医护人员配合,顺利分娩。

(二)临产诊断

临产开始的主要标志为有规律且逐渐增强的子宫收缩,伴子宫颈口逐渐扩张和胎先露部下降。规律宫缩的特点:持续30秒或以上,间歇5～6分钟左右的子宫收缩。

(三)产程分期

分娩全过程是从规律宫缩开始至胎儿胎盘娩出为止,称总产程。一般将总产程划分为三个产程:

1.第一产程(宫颈扩张期)是从规律宫缩开始到宫颈口开全为止。初产妇需12～16小时,经产妇需6～8小时。

2.第二产程(胎儿娩出期)从宫颈口开全到胎儿娩出。初产妇需1～2小时,经产妇一般数分钟即可完成。

3.第三产程(胎盘娩出期)从胎儿娩出到胎盘娩出,约需5～15分钟,不超过30分钟。

三、分娩期护理

(一)心理护理

有规律宫缩时即刻住院,不要焦虑。医务人员要热情接待产妇,关心、体贴她们,做好解释工作,消除恐惧心理。

(二)疼痛的护理

产妇运用自我暗示等方法,转移注意力,间接减轻疼痛、焦虑,并指导作深呼吸动作。

(三)一般护理

1. 测体温、脉博、呼吸 1日2次,异常者1日4次。按医嘱测血压。

2. 每4~6小时在宫缩间歇时测血压1次。高血压者按医嘱增加测量次数,并予以记录。

3. 胎位异常或有合并症者,应左侧卧位休息。胎头已入盆而宫缩不强,未破膜者,可在室内活动。若初产妇宫口已开大4cm,亦以左侧卧位。卧床待产。

4. 饮食 鼓励孕妇少量多次进食,吃高热量易消化食物,按需饮水,摄入足够的水分。个别呕吐者,需静脉输液。

5. 大小便 分娩初期如无特殊情况,应予以灌肠。临产后2~4小时小便1次,防止膀胱充盈而影响胎头下降和子宫收缩。若小便不能自解,先诱导。失败后再在消毒情况下导尿,注意尿量和尿色。

第三节　正常产褥的护理

从胎盘娩出至产妇全身各器官(除乳腺外)恢复或接近正常未孕状态的一段时期,称为产褥期,一般为6周。

一、心理护理

分娩结束后,产妇在精疲力尽之余,有的因欣喜、兴奋、激动而影响休息,此时应将产妇置于环境舒适的休息室,适当限制亲友探望,保证充分睡眠,以恢复体力;有的则因难产,新生儿异常及产后出血等而精神抑郁。新生儿有异常的母亲则担忧婴儿的安危或对婴儿见面的期待,此时更要热情,关心她们,使她们保持心情愉快,应将新生儿情况详细告知家属,酌情或暂缓告知产妇,使其情绪安定,待其能初步适应婴儿病情时予以探视治疗中的婴儿;对难产或剖宫产的产妇,应特别做好产后护理、饮食和活动的解释及指导。

二、一般护理

(一)基础护理

测体温、脉搏、呼吸,1日2次,产后3~4日因乳胀可有低热,但均不超过38℃;脉搏增快、呼吸增加均应查找原因。

（二）饮食护理

饮食应富于营养,给予高蛋白、高维生素、清淡易消化的汤汁食物,多吃蔬菜、水果及补充多种微量元素等,少量多餐。忌烟酒、辛辣等刺激性食物。

（三）产后活动和锻炼

自然分娩的产妇,产后 6～12 小时内起床稍事活动,产后第 2 日可在室内随意走动,并可做产后保健操。行会阴侧切或行剖宫产者,可于第 2 日起床稍事活动,拆线后亦可做产后保健操,产后保健操包括:

1. 呼吸运动 平卧,双手置于身体两侧,吸气时扩胸收腹,两臂慢慢高举至床头,呼气时手臂和胸腹肌复原。

2. 抬头运动 平卧,双手托头部,利用腹肌收缩力前屈颈部,使颈部接触胸部,重复数次。

3. 屈腿运动 仰卧位,双臂置体侧,双腿屈起使大腿尽力靠近腹部,然后复原。

4. 缩肛运动 仰卧屈膝,有节奏地抬高臀部,并做模拟排便的缩肛动作。训练骨盆底肌肉的功能。

5. 俯卧屈膝运动 双臂弯曲枕于头下,腿向上弯曲,放平,有节奏地运动,一般在产后 10 天开始,可预防子宫后位。

（四）产后大小便观察

产后 4 小时应排尿,对产后 6 小时未能自解小便者,应采取措施协助排尿,如让产妇听流水声,必要时导尿并留置 24 小时。产妇因腹壁肌肉松弛,肠蠕动减弱和会阴部疼痛,常发生便秘,故应多吃蔬菜、水果,若产后 48 小时无大便,可口服缓泻剂如番泻叶、果导片等或局部用开塞露。

（五）产妇个人卫生

产妇出汗多,应勤擦洗,勤换内衣、内裤及床单。衣着温暖适宜。冬天预防着凉,夏天预防中暑。饭前便后洗手。

三、产科护理

（一）产后 2 小时内的常规观察

产后 2 小时内易发生严重并发症,故需严密观察产妇阴道流血情况、子宫收缩情况。若宫缩乏力应按摩子宫并肌注缩宫素等子宫收缩药物。

（二）注意子宫复旧和恶露情况

1. 每日应在同一时间测量子宫底高度,以了解子宫复旧情况,检查前产妇应排空膀胱,并且按摩子宫使其收缩后再测量。

2. 产后随子宫蜕膜,特别是胎盘附着处蜕膜的脱落。含有出血、坏死蜕膜组织等物经阴道排出,称为恶露,可分为 3 种:血性恶露,色鲜红,含大量血液和少量胎膜、胎脂及坏死蜕膜组织;浆性恶露,色淡红,似浆液,内含少量血液,而有较多的坏死蜕膜组织,子宫颈粘液和细菌;白色恶露,粘稠,色较白,含大量白细胞,坏死退化蜕膜,表皮细胞及细菌等。

在观察子宫复旧的同时,还应观察恶露的量、色、性质及气味。正常恶露有血腥味,但不臭,持续4~6周。血性恶露持续3日,逐渐转为浆性,约2周后转为白色恶露,持续2~3周干净。若恶露增多、色红且持续时间延长,可能为子宫复旧不良,应给予缩宫素;若恶露有腐臭味且子宫有压痛,系合并感染应给予抗生素。

(三)外阴护理

保持外阴清洁干燥,用0.2‰新洁尔灭溶液冲洗或擦洗外阴,每日2~3次,拭干后放消毒会阴垫。会阴水肿者用50%硫酸镁液湿热敷,每日2次,每次15分钟。会阴部有缝线者,除常规冲洗外,大便后随时冲洗。会阴伤口红肿者,可用周林频谱仪照射,促进愈合。若有感染,可给抗生素,提前拆线引流或行扩创处理,向健侧卧位。正常伤口3~5日拆线。

(四)乳房护理

1. 哺乳指导

世界卫生组织提倡母乳喂养,产后30分钟即开始哺乳,约3~5分钟。主要是通过吸吮动作刺激泌乳,以后逐渐延长至15~20分钟。坚持按需哺乳,即乳房胀或婴儿哭时都可随时喂奶。每次哺乳前,用温开水擦洗乳房和乳头并洗手;哺乳时母婴都应选择最舒适的位置,母亲一手轻轻托起婴儿臀部,让婴儿头部自然靠在母亲肘上呈一直线,做到婴儿胸贴母亲胸,婴儿腹贴母亲腹部,婴儿的下颌贴母亲乳房,鼻尖对乳头,将乳头和大部分乳晕均应放在婴儿舌头上方,用另一手扶托并挤压乳房,协助乳汁外溢,注意不可让乳房堵住婴儿鼻孔;哺乳后应将婴儿抱起轻轻拍背1~2分钟,排出胃内空气以防吐奶。当母亲乳房胀而婴儿仍睡不醒时,可轻捏婴儿耳垂部唤醒或用一手拇指轻搬婴儿下颏部使其张口,趁机将乳头和大部分乳晕放入婴儿舌上方,然后,活动乳房,刺激婴儿,使其吸吮。哺乳期以一年为宜。

2. 乳房异常情况的护理

(1)乳房胀痛　产后尽早哺乳,并且,每次哺乳尽可能吸空乳房。哺乳前热敷乳房,疏通乳腺管,两次哺乳间冷敷乳房。减少局部充血。婴儿吸吮力不足时,可借助吸奶器吸引或手法挤奶,吸空乳房,也可服中药散结通乳,芒硝敷散硬结。手法挤奶方法如下:产妇坐于方凳上,操作者应站在产妇背后,先用双手按摩乳房1~2分钟,然后手顺着乳腺管走向用手压住乳晕向外下方用力,挤出奶液。注意。压住乳晕的手不可移动,以防乳晕处皮肤受损。

(2)乳头皲裂　多发生于初产妇或哺乳方法不正确者。轻者可继续哺乳,每次哺乳后挤出少量乳汁涂到乳头上,暂时暴露或干燥乳汁,起到修复表皮的功能;或哺乳后在乳头上涂10%复方安息香酸酊或蓖麻油铋糊剂(由碳酸铋和蓖麻油各等分组成),于下次哺乳前洗净。皲裂严重者应暂停哺乳,将乳汁挤出,用小匙喂养婴儿。并涂以上药物。

(3)乳头平坦　哺乳前产妇应取舒适的坐位姿势。湿热敷乳房3~5分钟,同时按摩乳房以引起排乳反射,挤出一些乳汁,继而捻转乳头引起立乳反射。这样,乳晕和乳头易被婴儿含吮,使其形成一个吸吮成功的"长乳头"。哺乳时,应先吸吮平坦乳头,此时吸力力强,易吸住乳头和乳晕。婴儿应取怀抱或侧卧式哺乳,以利固定吸吮部位。暂时吸吮失败者,严禁用橡皮乳头代替或喂代乳品,产妇应每天将乳汁挤出用小匙喂养婴儿,并同时继续纠正乳头和训练婴儿吸吮乳头的口腔动作。

(4)乳汁不足 指导产妇正确的哺乳方法,定时哺乳并将乳汁吸尽;同时保持精神愉快,充足睡眠;适当调节饮食。多喝营养丰富的汤汁.并可选用催乳中药或针刺膻中、外关、少泽穴等方法促使乳汁分泌。

(5)退奶 因病或其他原因不宜哺乳者,应尽早退奶。可用炒麦芽60g,水煎当茶饮,芒硝120g分装两布袋内,敷于两侧乳房并包扎,待湿硬时更换;并限制汤类食物,用胸带紧束胸部,停止吸奶,挤奶。

四、计划生育

产褥期内严禁性生活,产后6周应采取避孕措施。不哺乳者,可用药物避孕,哺乳者选用工具避孕。要求绝育者可在产后24小时内行输卵管结扎术。

五、产后检查

产妇应于产后42天去医院作产后健康检查,观察盆腔内生殖器是否已恢复正常,了解婴儿及产妇的健康状况和哺乳情况,并给予及时指导,对原有妊娠并发症或合并症者进行复查,帮助选择避孕方法等。

第四节　妊娠病理及护理

一、流产

流产是指妊娠于28周末以前终止,胎儿体重在1000克以下者。流产发生于12周末以前者为早期流产;发生于12周末至28周末以前者为晚期流产。流产有自然流产和人工流产之分。护理常识:

1.心理护理 首先安定患者情绪,家属更应保持镇静,给病人以安慰、支持,解除其紧张及焦虑心情。对失去胎儿,有自责、自卑、内疚的患者,家属应做好病人的心理护理。

2.流产保胎,必须绝对卧床,禁止性生活及不必要的妇科检查;加强营养,补充各种维生素等。习惯性流产保胎期必须超过以往流产发生的孕周时间。

3.严密观察病情 注意阴道流血及腹痛情况,并保留会阴垫。先兆流产者,经保胎后如腹痛加重或流血增多,表示病情发展,应及时到医院就诊。习惯性流产而行子宫内口缝扎术者,术后应定期复查,并在预产期前提早入院待产;缝合后有流产征象,治疗失败时,应及时到医院就诊。

4.防治感染 保持外阴清洁,每日用0.1‰新洁而灭液清洗。并使用消毒会阴垫。流血时间较长者,遵照医嘱使用抗感染类药物。流产感染者,取半坐卧位,且便后随时清洗外阴。

5.出院保健指导

(1)保持外阴清洁,流产后禁盆浴2周,禁性生活1月,以防止感染。

(2)增加营养,纠正贫血,增强机体抵抗力。

(3)注意阴道流血,流产清宫术后如阴道流血多于月经量,半月后仍淋漓不尽,甚至有发烧、腹痛等,应及时到医院就诊。

(4)无子女者,再次受孕至少在半年以后。

二、早产

妊娠在28周末至37周末以前结束者,称为早产。

病因为孕妇本身合并急慢性疾病、子宫畸形、妊娠高血压综合征等;前置胎盘、胎盘早剥、胎膜早破、羊水过多、多胎等均可致早产的发生。临床表现与足月产相似,表现为不规则宫缩,少量阴道流血,下腹坠胀等;如合并胎膜早破,妊娠往往不能继续,有早产表现时,应及时就诊。护理常识:

1. 心理护理　孕妇常有恐惧、紧张心理,应稳定其情绪,安慰、解释使其配合,积极治疗。如早产已难免,应耐心开导、安慰孕妇,使其尽快摆脱忧虑心情。

2. 产科护理

(1)绝对卧床休息,取左侧卧位。

(2)保胎中注意宫缩,阴道流血、胎膜破裂等情况,及时就诊。

(3)做好外阴部清洁护理。

3. 出院保健指导　无子女者,至少半年后方可再孕,再孕时必须加强产前检查及卫生保健。针对第一次早产的原因,积极防治,以免再次发生早产。

三、异位妊娠

孕卵在子宫体腔外着床发育者称为异位妊娠,亦称宫外孕。以输卵管妊娠多见。根据病情缓急一般分为急性和陈旧性宫外孕两种。

急性宫外孕　停经一段时间后出现阴道流血,腹痛为患者就诊时的最主要症状。宫外孕破裂后,剧烈腹痛和大量出血,出现面色苍白、脉搏细速、血压下降等休克现象。

陈旧性宫外孕　腹痛减轻,阴道不规则出血、低热、肿块机化变硬,常与周围组织粘连。

若宫外孕已破裂,应立刻手术。护理常识:

1. 心理护理　及时就诊,向患者本人及家属做好思想工作,讲清病情及处理方案,安定患者情绪,解除其紧张及焦虑心情。

2. 在暂时观察过程中,必须绝对卧床,避免更换体位,以免引起或诱发活动性大出血,因随时有手术的可能,故暂禁食。

3. 注意外阴清洁,禁盆浴及性生活1个月。再次受孕至少在半年以后。增加营养,增强抵抗力。

四、妊娠剧吐

少数孕妇早孕反应严重,恶心、呕吐频繁,不能进食,以至影响其身体健康。其

至威胁生命者,称为妊娠剧吐。护理常识:

1.心理护理　主动关心、安慰、支持患者,了解其思想状况,解除思想顾虑,讲清病情,树立战胜疾病的信心,主动配合治疗,争取早日康复;利用暗示疗法,转移注意力,间接减轻症状。

2.置患者于安静、舒适、清洁、通风的房间,保证充分休息和睡眠,消除一切可能引起呕吐的因素,待病情好转后,鼓励下床活动。

3.饮食　轻症患者,应少量多餐。每2小时进少量清淡易消化食物,禁食油炸、高脂肪、味道过浓的食物。牛奶亦不宜饮用。重症患者需住院治疗,暂禁食24~48小时,纠正水、电解质紊乱,静脉补液,同时用镇静、止吐药物,止吐后试进清淡、富含营养的流质食物,少量多餐。如经治疗无效或病情恶化,应及时终止妊娠。

五、妊娠高血压综合征

妊娠高血压综合征(简称妊高征)为妊娠特有的全身性疾病,多发生于妊娠20周以后。主要特征为高血压、蛋白尿和水肿。重症患者则出现头晕、眼花、恶心、呕吐,甚至出现抽搐、昏迷等。护理常识:

1.心理护理　孕妇对自身的高血压、头痛、头晕等症状非常恐惧、紧张,应给予安慰,耐心解释,态度亲切、体贴,解除其焦虑、恐惧心理。同时避免一切不良刺激,如不恰当的语言交谈等。

2.加强产前检查。

3.一般护理

(1)休息　中、重度者绝对卧床休息。病室保持安静、整洁,取左侧卧位。

(2)注意血压的变化,按医嘱每日定时测血压2~4次,定时送检尿常规及尿蛋白,每隔1~2日测体重一次。

4.密切观察病情变化,随时注意有无头晕、眼花等自觉症状,一旦发现,及时报告医师。

5.注意药物不良反应。

(1)应用硫酸镁注意事项:

①肌肉注射必须做深部注射,以免注射过浅后,局部出现硬结,不易吸收,加重疼痛和感染的发生。出现硬结时,可热敷局部,促进消散和吸收。

②每次用药前均应检测:膝反射必须存在;呼吸每分钟不少于16次;尿量每小时不少于25ml。发现异常应立即停药,及时处理。

③用药前应备好具解毒作用的钙剂。

(2)应用冬眠合剂注意事项用药后患者应绝对卧床,防止起床后发生体位性低血压,发生摔倒意外。

6.产后护理　产后应卧床休息,保持环境安静,减少探视干扰。产后1周,尤以产后24小时内,仍应注意病情及血压变化,防止产后子痫的发生,发生先兆,立即报告大夫。重症患者产后不宜喂奶,待病情稳定后开始喂哺。按医嘱产后使用缩宫素,以助子宫收缩,防止产后出血,同时预防感染,血压稳定后方可出院。保持外阴部清洁干燥。

7. 子痫护理

(1)将患者置于暗室,空气流通、新鲜,保持环境安静,避免一切声、光刺激;诊治、护理操作集中进行,动作轻柔,避免再次引起抽搐。

(2)禁食 病人在未完全清醒时应禁食、禁水,不给口服药物。抽搐后暂时清醒者亦不宜进食。

(3)防止损伤,应加床档,防止抽搐时坠地受伤;用开口器或纱布包裹的压舌板,置于上下白齿之间,防止抽搐时唇舌咬伤;抽搐时切勿强行按压病人肢体,以免发生骨折。

(4)注意呼吸道通畅,昏迷者取平卧位,头偏向一侧,取出假牙,随时吸出呼吸道分泌物及呕吐物。

(5)吸氧。

(6)留置导尿,准确记录尿量及性状、液体量等。

(7)生命体征监测 每小时测血压 1 次,每 4 小时测体温、脉搏、呼吸各 1 次。并观察记录抽搐次数,持续及间歇时间、昏迷时间。

(8)注意产兆:昏迷者有阵发性躁动不安时,往往已有子宫收缩。抽搐可促进子宫收缩的产生,加速产程进展,故必须密切观察产程进展,防止胎儿突然娩出,以致措手不及。

8. 做好避孕指导,嘱咐严格避孕。对无子女者,再次妊娠应在半年以后,受孕后需加强孕期检查。

六、妊娠晚期出血性疾病

妊娠晚期出血性疾病包括前置,胎盘和胎盘早期剥离,是妊娠期严重危及母儿生命的并发症。

(一)前置胎盘

胎盘正常附着处在子宫体部的后壁、前壁或侧壁,如果胎盘附着于子宫下段或覆盖在子宫颈内口处,位置低于胎儿的先露部,称为前置胎盘。

(二)胎盘早期剥离

妊娠 20 周后或分娩期,正常位置的胎盘在胎儿娩出前部分或全部从子宫壁剥离,称为胎盘早期剥离,简称胎盘早剥。护理常识:

1. 心理护理 应高度体贴,关心患者,在语言及态度上给予支持,消除恐惧、紧张心理,讲明治疗方案,尽力使其镇静,积极配合,对治疗充满信心。对失去胎儿及切除子宫有自卑、伤感情绪者,应理解其心情,听其诉说,同时,家属应做好耐心劝导工作。使其得到精神上的支托而得以安慰,及早恢复正常心态。

2. 期待疗法期间的护理

(1)绝对卧床休息,以防活动而引起大出血,做好床边护理,如作 B 型超声等检查时,必须用推车护送前往。

(2)密切观察病情变化

①注意生命体征 定时测体温、脉搏、呼吸、血压,注意休克早期症状如面色苍

白、皮肤湿冷,脉搏细数有无出现。

②重视患者主诉如头晕、头疼、胎动异常等,及时与大夫联系。

③观察腹痛性质、程度;注意子宫高度,了解内出血情况;保留会阴垫,以估计阴道出血量及凝血功能情况;对胎盘早剥者,应密切观察是否有血不凝现象,注意播散性血管内凝血的发生。

④观察宫缩、胎心,若发现异常,立即吸氧,并与大夫联系。

⑤密切观察尿量,注意因失血过多而引起肾功能衰竭。

(3)产后护理及出院指导

①继续休息。

②注意生命体征。

⑧注意并发症的发生。

④增加营养,纠正贫血,保持心情舒畅,增强机体抵抗力。

⑤防止感染,保持外阴部清洁,遵医嘱按时服用抗生素。

⑥剖宫产术后 2 年方可再孕,半年内不能行人工流产,1 月内禁性生活。

⑦出院后 42 天门诊复查。

七、双胎妊娠

一次妊娠有两个或两个以上胎儿者,称为多胎妊娠,其中以双胎妊娠最为多见。

1. 心理护理　多数孕妇对怀双胎既喜又忧,应给予具体指导,解除其忧虑,并嘱其做好思想准备,积极配合医疗和护理,顺利渡过妊娠、分娩和产褥期。

2. 妊娠期护理

应定期产前检查,加强高危监护。增加营养,补充蛋白质、铁、钙、磷及多种维生素和必需脂肪酸,以利胎儿生长发育和保证孕妇自身健康。妊娠晚期应避免过度劳累,30 周后须多卧床休息,可以预防早产。

3. 产后护理及保健指导

(1)密切观察阴道流血,子宫复旧情况。

(2)多休息,保证睡眠充足;加强营养,尽快纠正贫血,恢复机体状况;保持愉快情绪,多饮汤汁,禁辛辣等刺激性食物,使乳汁充足。

(3)双胎婴儿较小,注意保暖,母乳不足者,可增添代乳品喂养。

(4)产后 1 个月禁性生活,保持外阴部清洁,产后 42 天门诊复查。

八、过期妊娠

妊娠达到或超过 42 周,称为过期妊娠。明确诊断后应及时终止妊娠。如宫颈已成熟,胎盘功能减退、胎儿宫内窘迫等异常情况出现时,立即行剖宫产术。护理常识:

1. 心理护理　有些孕妇及家属认为"瓜熟自然就蒂落",故对过期妊娠无所谓,不愿接受人工终止妊娠的方法。有的十分焦虑,担心过期妊娠对胎儿有不利影响,急于要求终止妊娠。孕妇应听从医务人员指导,改善不良情绪解除心理负担。过期妊娠有可能导致难产,影响胎儿,应做好心理准备,万一胎儿有损,不宜过度悲伤,尤其是产妇,以免影响自身健康。

2. 产后护理及卫生指导

(1)观察阴道出血及子宫复旧情况,注意恶露情况。

(2)保持外阴清洁,预防感染。

(3)增加营养,多饮汤汁食物,如鸡汤、鱼汤等。新生儿注意保暖。

(4)产后 42 天门诊复查,禁止性生活 1 月,半年内不宜再孕。

九、母儿血型不合

母儿血型不合主要是孕妇和胎儿之间血型不合而产生的同族血型免疫疾病。母儿血型不合,主要有 ABO 血型不合和 Rh 血型不合两大类。ABO 血型不合较多见,病情轻,危害性较小,常被忽视;Rh 血型不合在我国较少见,但病情重,常致胎儿宫内死亡或新生儿核黄疸。护理常识:

1. 心理护理　孕妇多有烦躁、焦虑等心理,尤其是有过死胎、死产史和新生儿不成活史的孕妇,思想负担更重。她们害怕此次妊娠失败,担心腹中的小生命以及自身的处境(如膝下无子女,旁人的鄙夷态度等)而会更加不安。家属应注意言行,不要给本就多疑的病人再加压力,努力帮助病人恢复正常心态,保持愉快、乐观的心情,消除一切不利因素,争取使此次妊娠及分娩均顺利。

2. 孕期护理

(1)根据产科医师的建议,按时吃药、治疗,以提高胎儿的抵抗力,如可在孕 24 周、30 周及 33 周左右各进行 10 天的综合治疗,包括 25% 葡萄糖 40ml 加维生素 C1000mg,每日静推 1 次;每日吸氧 3 次,每次 20 分钟;并在预产期前 2 周开始口服苯巴比妥钠 30mg,每日 3 次,可加强胎儿肝细胞葡萄糖醛酸与胆红素的结合能力,从而减少新生儿核黄疸的发生。

(2)严密观察病情及自我监测胎动,在妊娠 36 周以后遇下列情况可考虑终止妊娠:①Rh 血型不合抗体效价达 1:32 以上,或 ABO 血型不合抗体效价达 1:512 以上;②过去有死胎史,尤其是有新生儿死于溶血病者;③孕妇感胎动异常;④作羊膜腔穿刺,羊水呈深黄色或胆红素含量升高者。

3. 产时护理

与医务人员配合,争取自然分娩,避免用麻醉药及镇静剂,以减少新生儿窒息的机会。

4. 新生儿护理

主要是依据病情,其主要症状和体征为水肿、黄疸、贫血和肝脾肿大,但在临床上最先表现出的大多都是黄疸,故新生儿出生后,护理时需注意:

(1)初产 1～2 天内,要特别注意黄疸出现的时间及胆红素升高的速度,采取预防措施,如早开奶、勤喂养。多吃多排而促进胆红素尽快从肠道排出,阻止胆红素在肠道的再吸收。

(2)产后 2～7 天,重点观察患儿的精神及反应。出现异常,及时处理,及早预防核黄疸的发生和积极治疗核黄疸。核黄疸表现为嗜睡,肌张力下降,吸吮反射消失、脑性尖叫、抽搐、角弓反张及发热等。预防核黄疸可采用：①药物可加速胆红素的正常代谢和排泄，或阻止胆红素在肠道的再吸收，如口服茵陈退黄冲剂；②光照疗法能变更胆红素的排泄途径；⑧换血疗法可机械地除去胆红素、致敏的红细胞和抗体。

（3）光照疗法简便易行，效果理想，临床上多用。光照时以波长 425～475mu 的蓝光较好，故又叫蓝光治疗。可用 20 瓦或 40 瓦的蓝色荧光灯管 8～10 只，灯管距患儿皮肤 35cm，患儿裸卧于蓝光箱内，戴不透光的黑色眼罩，外阴部用尿布包裹。监测患儿体温和呼吸，使体温保持在 36℃～37.5℃之间；补充足够的水分；勤换尿布，并给臀部涂鞣酸软膏，预防臀红；注意安全，防止烫伤、擦伤，并经常更换体位；若有静脉输液，加强观察，防止液体外漏。照射的婴儿，大多烦躁哭闹，必要时可使用苯巴比妥钠等镇静剂，用量要谨慎。照射停止移出蓝光箱的婴儿大多都好睡，此时仍应 2～3 小时喂哺 1 次，吃饱喝足即多吃多排，促进胆红素分解的水溶性产物快速排出，以防黄疸再次反跳，巩固蓝光疗效。

（4）换血疗法的指征

①产前诊断已明确，新生儿出生时已有严重的贫血、水肿、肝脾肿大；②经中西医方法治疗，动态观察胆红素继续上升接近 308μmol/L 即 18mg% 者。

十、高危妊娠

在妊娠期有某种病理因素或致病因素可能危害孕妇、胎儿与新生儿或导致难产者，称为高危妊娠。护理常识：

1. 心理护理　高危孕妇可分为两类：一类是有明显的焦虑、恐惧心理，需要安慰、关心、理解她们，家属应详细了解其病情及预防措施、注意事项，协助患者配合治疗。另一类是处于高危孕妇的危险境地而自己都浑然不知者，仍然乐观地认为"我和其他人一样，女人都要生孩子的，这是正常的等等"，其家属应详细了解病情的严重性及再循序渐进讲清引起重视，采取积极的预防措施，惊而不乱，掌握自我护理技术，医患配合，齐心协力，争取最好的治疗效果。

2. 孕期护理

（1）休息　必要时卧床休息，宜取左侧卧位，可改善胎盘循环，使胎儿的营养物质及氧气的供给得到保证。每日在保证充足睡眠之余，中午再增加 1～2 小时的睡眠。卧房的光线宜暗，空气新鲜，安静舒适，整洁卫生。

（2）增加营养　在无禁忌的情况下，应食高热量、高蛋白、易消化的饮食，并补充足够的维生素及铁、钙等微量元素，必要时静脉滴注葡萄糖和多种氨基酸，应多吃新鲜蔬菜、水果，适量的粗粮如豆类、小米等。

（3）提高胎儿对缺氧的耐受力　每日给 1 次 10% 葡萄糖 500ml 加维生素 C2g，静脉滴注，5～7 天为 1 疗程，休息 3 天之后可重复使用；同时间断吸氧，每日 2～3 次。每次 30 分钟。

（4）预防早产　加强产前检查及咨询，针对各种可能发生早产的危险因素，采取不同的预防措施。

（5）适时终止妊娠　当继续妊娠将威胁母儿的健康和安全时，应考虑终止妊娠。根据病情,宫颈成熟度、胎龄、子宫底高度、胎动及胎心率的变化,选择终止妊娠的时间和方法。当引产后产程进展缓慢,有潜在危险因素存在时,应及时改用刮宫产终止妊娠。

(6)促进胎肺成熟 对需终止妊娠而胎儿成熟度较差者,可根据医嘱,在终止妊娠前用地塞米松等肾上腺皮质激素加速胎肺成熟。用法为地塞米松 4～5mg 肌注,每日 3 次,连用 2 日。

3.产时护理

(1)监测胎儿及产程 临产后,即用胎儿电子监测仪严密监测胎心率及产程进展情况,以便及早发现异常;产程中及时给氧,如发现有胎儿宫内窘迫,立即报告大夫并积极进行纠正、抢救;若产程不能在短时间内结束者,一经决定施行剖宫产,应在尽可能短的时间内做好一切准备。

(2)准备好抢救新生儿的所需用物,如气管插管,给氧系统抢救物品等。

第五节 妊娠合并症的护理

一、妊娠合并心脏病

妊娠合并心脏病是产科领域内的重要问题之一,为孕产妇的主要死亡因素之一。以风湿性心脏病最为多见,心脏病孕妇主要死亡原因是心力衰竭和感染。护理常识:

1.心理护理 孕妇多有焦虑、恐惧心理,这不仅加重病情,还会影响治疗效果及胎儿生长发育,所以要关心孕妇,在告知病情严重性的同时,并明确说明可以治疗及预防各种危险情况的发生,取得孕妇的信任和合作。医务人员在病人面前应沉着、冷静;操作时动作轻柔、细心、诚恳,并教会病人及家属自我护理技术,如数脉搏、呼吸、胎动等,若有异常,及时来院就诊,争取最好的治疗效果。

2.未妊娠时,应先征求产科医生意见,根据情况决定是否妊娠。心功能 Ⅰ～Ⅱ 级者一般可以妊娠,Ⅲ～Ⅳ 级者均不宜妊娠,不宜妊娠者应严格避孕或做绝育手术。

3.妊娠期 不宜妊娠者如已受孕则应在孕 12 周以前做人工流产。宜妊娠者妊娠时,应注意减轻心脏负担,预防发生心力衰竭等并发症。

(1)充分休息,避免情绪激动。保持环境安静,空气清新。每日至少睡眠 10 小时,中午卧床休息 1 小时,取左侧卧位。各种治疗应集中进行。适当限制体力活动。

(2)增加营养,摄取高蛋白、高热量、低碳水化合物、易消化、清淡饮食,补充足够的维生素和铁及含铁较多的食物。如豆制品、瘦肉,纠正贫血,亦应补充其他矿物质。孕 16 周后,限制食盐摄入,每日不超过 4～5 克。忌烟酒。

(3)及早控制感染 衣服冷暖适宜,预防上呼吸道感染。孕期任何手术或创伤均应及早应用抗生素预防感染。

（4）加强孕期保健。严禁性生活，保持会阴部清洁，预防感染及早产。酌情增加产前检查次数，孕20周以前每2周1次，孕20周以后每周1次，并增加内科检查次数，以了解心功能代偿情况。产前检查发现心功能Ⅲ级以上者，均应住院治疗，先天性心脏病紫绀型者应于预产期前2周住院待产，二尖瓣狭窄病员即使未出现症状，亦应干预产期前1周住院待产。

（5）预防便秘，禁忌灌肠。

（6）间断吸氧，每日2~3次，每次20~30分钟，提高血氧含量；或持续吸氧，必要时半坐卧位。

（7）严密观察产科情况　有无阴道流血、子宫收缩、腹痛、胎心音及胎动异常，如有随时入院就诊。

4.分娩期　除非有产科指征或心脏负担加重等，需行剖宫产术者。原则上经阴道分娩。预防感染。常规给予抗生素，防治心力衰竭，适当使用镇静剂或强心贰类药物，并密切观察药物的不良反应。

5.产后及出院保健指导

（1）产后24小时内应绝对卧床休息，产后3天内应密切观察心功能情况，适当延长住院时间。分娩后至少观察2周方可出院。

（2）继续预防感染，按医嘱应用抗生素。每日冲洗外阴，用无菌会阴垫，保持外阴清洁。

（3）严密观察伤口、子宫复旧、恶露及乳房情况。心功能Ⅲ~Ⅳ级者不宜哺乳，心功能Ⅰ~Ⅱ级者可哺乳，但应避免过度疲劳及乳房胀痛。

（4）加强营养，按医嘱给予药物，改善心脏功能。

（5）病情稳定而需绝育者，一般在产后1周左右施行输卵管结扎术。未行绝育手术者应严格避孕，心功能Ⅲ级以上者力劝绝育。

（6）出院后仍应定期检查。

二、妊娠合并急性病毒性肝炎

病毒性肝炎是严重危害人类健康的传染病，病原体有甲型、乙型、非甲非乙型、丁型等肝炎病毒。妊娠期间尤易感染，是一种比较严重的妊娠合并症。护理常识：

（1）心理护理　孕妇及家属应了解肝炎与母婴的相互影响和利害关系，以及隔离对他人及社会的重要意义。住院期间，孕妇应入住隔离病房、隔离的待产室或产房。医护工作者及家属应主动关心与及时解决其生活需要，态度和蔼、体贴，语言温柔，想方设法转移其注意力，间接减轻宫缩的疼痛，消除其紧张、恐惧的心理及不适感。尽量多陪伴孕、产妇，消除其因隔离而引起的孤独和自卑心理。

（2）常规护理　分娩后4~6小时自解小便1次，新生儿不宜哺乳，所有用物经严格消毒，落实避孕措施；制订治疗及休养计划，坚持到治愈，以防转变为慢性肝炎；保持外阴部清洁、干燥，预防感染；常规测体温、脉搏、呼吸及预防出血等。

三、妊娠合并糖尿病

妊娠合并糖尿病对母儿的危害很大，自从胰岛素问世以来，围产儿的死亡率由

6%左右下降至3%,但由于孕妇糖尿病的临床过程比较复杂,至今母婴的死亡率仍较高,必须重视。护理常识:

1. 心理护理　当医生告知患者受孕之时,患者首先可能表现出一种无法言表的欢悦,随之略有平静之后,又有可能陷入一种"预期性茫然或焦虑、恐惧及担忧"状态。考虑将要出现的新问题而产生心理压力,如担心胎儿的生长发育,是否有畸胎的发生,担心自己的身体状况是否能安全渡过妊娠期、是否能顺利分娩,新生儿的健康与智力等问题常使孕妇性格烦躁、心神不定、人际关系紧张等,此时,周围的人应表现出极大的耐心,理解、同情患者,并安抚、劝导患者,使之保持愉快心情,增强信心,学会自我护理技术如妊娠时自数胎动及定期测定尿糖等,随时与医师联系。

2. 妊娠指导　未妊娠时,应先征求产科及内科医师的意见,根据情况决定是否妊娠。糖尿病患者如已有严重的心血管病史、肾功能减退或眼底有增生性视网膜炎者,则应严格避孕,不宜妊娠,如已妊娠,则应早日终止。器质性病变较轻或控制较好可继续妊娠者,孕期应密切随访,积极控制糖尿病,使血糖控制在6.11～7.77mmol/L(110～140mg/dl)之间。

(1)控制饮食　每日热卡以125kJ/kg(30kcal/kg)体重计算,并给以维生素、钙及铁荆,适当限制食盐及含糖量高的食物的摄入,多食蔬菜、水果及黄豆类食品。专家建议饮食调配为主食约250～300克/天、荤菜150克/天、蔬菜250～500克/天,食油30～40克/天。如饮食控制能使血糖维持在6.11～7.77mmol/L(110～140mg/dl)之间而孕妇又无饥饿感,则为理想,否则需用药物治疗。

(2)药物治疗　磺脲类降糖药可引起胎儿畸形及导致胎儿低血糖死亡,不宜用。一般选择胰岛素。孕妇胰岛素的用量为非孕时的一倍,餐前半小时注射,每日3～4次,以后视餐前尿糖反应增减药物的用量。

3. 及早预防及控制感染　衣服冷暖适宜,预防呼吸道感染;饮食卫生。预防消化道感染;谨慎性生活,保持会阴部清洁;发现有感染征象时,及时预防及控制。

4. 加强孕期保健　适当增加产前检查次数;及时与内科医师和产科医师联系;妊娠晚期自我监测胎动;保持心情愉快,增加休息等。糖尿病孕妇最好在妊娠35周左右住院,在严密监护下待产,终止妊娠一般以37周左右为宜,但如果在待产过程中有任何危险因素出现时,应立即终止妊娠。大多都采用剖宫产,注意剖宫产前3小时停止应用胰岛素,以防新生儿发生低血糖血症,分娩后由于胎盘排出,抗胰岛素的激素迅速下降,故产后24小时内,胰岛素的用量约为原用量的一半,第2天以后为原用量的2/3左右。

5. 新生儿的护理　糖尿病患者的新生儿抵抗力弱,故不论体重大小,都应按早产儿处理及护理,如常规保暖,保护性隔离,预防感染和出血等。糖尿病患者的新生儿又易发生反应性低血糖,故产后20分钟开始,定期喂服50%葡萄糖液。若发生震颤或抽搐,可能由低钙血症所引起,立即给予葡萄糖酸钙。

6. 其它护理同正常产褥护理。

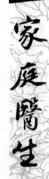

四、妊娠合并肾炎

(一)妊娠合并慢性肾炎

1. 妊娠期泌尿系统的改变

妊娠期,X线摄片检查发现,肾脏的长度增加约1cm,同时伴有肾盏、肾盂及输尿管的扩张。

妊娠期肾功能最明显的改变是肾小球滤过率及有效肾血流量增加30%～50%,但孕期尿素氮及肌酐的产生改变不多,故妊娠期血中尿素氮及肌酐的含量相对下降,因此非孕时为正常值的尿素氮和肌酐的含量,而在妊娠时即为不正常,故妊娠期尿素氮>4.64mmo/L或肌酐>61.88μmol/L均表示肾功能有损害。

2. 妊娠与慢性肾炎的关系

(1)一般认为妊娠能使已有的慢性肾炎加重,而且妊娠的某些合并症也会加重肾脏病变的程度,如果孕前已有较严重的慢性肾炎,则孕期往往病情恶化。

(2)慢性肾炎对胎儿及孕妇的影响

视肾炎的程度而异,如在病早期,仅有蛋白尿、无高血压、血清肌酐不超过132.6μmol/L(或1.5mg%)者,则对母儿的影响较小;但慢性肾炎的病程长者,可致胎儿宫内发育迟缓甚至宫内死亡及流产、死产,死胎率增高。

3. 妊娠指导

(1)以血清尿素氮及肌酐水平为处理根据。慢性肾炎在孕前肌酐>265.2μmol/L(3mg%)或尿素氮>10.71mmol/L(30mg%),则妊娠大多中途流产或成为死胎,且对孕妇的危险很大,不宜妊娠,如已妊娠,则应及时终止。

如肌酐水平<132.6μmol/L,在孕期不升高,可继续妊娠。

(2)妊娠后半期应住院治疗,监测肾功能的改变,一旦发现肾功能不断恶化时,亦应终止妊娠。妊娠33周以后,胎儿已有存活的可能,如遇严重胎盘功能减退,应及时行剖宫产,同时行绝育手术。

(二)妊娠合并急性肾盂肾炎

急性肾盂肾炎是妊娠期常见的一种并发症,发病率占0.5%～8%。

1. 妊娠期易患肾盂肾炎的因素

由于妊娠期雌、孕激素的分泌增加,使输尿管、肾盂、肾盏及膀胱的肌层肥厚,扩张而蠕动减弱;膨大的子宫压迫盆腔内输尿管而形成机械性梗阻(因子宫常向右旋转,故右侧输尿管扩张及扭曲更显著),这些均可致尿液引流不畅;女性尿道短,尿道口与肛门靠近,故易于感染,细菌沿尿道上行或经血液循环及淋巴管引起感染;再加上孕期尿液中葡萄糖、氨基酸等营养物质增多,有利于细菌生长;孕期或产后导尿,也是重要的诱发因素。

2. 肾盂肾炎对妊娠的影响

急性肾盂肾炎的热证状可引起流产、早产,在妊娠早期还可使胎儿神经管发育障碍,使无脑儿的发生率远较正常妊娠者高。

3. 护理指导

（1）开展卫生宣教工作，做好妇幼卫生。妊娠期妇女更应注意外阴部卫生；易引起下尿路感染的妇女，须设法清除病灶，特别注意保持阴部清洁。

（2）卧床休息，左、右侧轮流侧卧以减少子宫对输尿管的压迫，使尿液引流通畅。

（3）多饮水，使尿量保持在 2000ml/日以上。

（4）应用抗菌药物注意事项。

用于尿道感染的抗菌药物，均能通过胎盘而影响胎儿，故用药时应注意，如四环素可引起胎儿肝坏死；氯霉素易发生胎儿灰色综合征；磺胺药有致畸和引起核黄疸危险的可能，故孕早期和妊娠后两周内均不宜用磺胺药。

（5）其它护理同正常妊娠。

五、妊娠合并贫血

贫血是妊娠期最常见的一种并发症。妊娠期血容量增加，而其中血浆增加比红细胞增加相对为多，因之血液稀释，故孕妇贫血的诊断标准相对降低，当红细胞计数在 350 万/mm^3 或血红蛋白在 6.2mmol/L（10g/100ml）以下，或红细胞压积在 30% 以下时，才诊断为贫血。最常见者为缺铁性贫血，较少见者为巨幼红细胞性贫血，再生障碍性贫血极为少见。

（一）妊娠合并缺铁性贫血

妊娠以后，血容量增加，其中血浆增加多于红细胞增多，血液稀释；胎儿生长需铁；胎盘的发育需铁；分娩时失血需补铁，而每日饮食中含铁仅 10～15mg，吸收 10% 左右。妊娠后半期，虽然铁的吸收率可达 40%，但仍不能满足需要，故孕妇易患缺铁性贫血。

（1）预防　孕前应积极治疗失血的疾病，如月经过多、钩虫病等；做好计划生育，避免生育过多；孕期增加营养，并补铁。一般主张妊娠 4 个月以后，每日应用 100～200mg 二价铁，即可达到预防的目的。

（2）孕妇重度贫血时，易引起贫血性心脏病，故应按心脏病时护理；贫血也降低了抵抗力，易发生感染，故要预防感染。

（二）妊娠合并巨幼红细胞性贫血

巨幼红细胞性贫血是因缺乏叶酸和/或维生素 B$_{12}$，致脱氧核糖核酸合成障碍，其特点是大红细胞性贫血，骨髓内出现巨幼红细胞系列。此病多见于妊娠后半期，贫血程度均较严重。兼有食欲减退、消化不良、呕吐、腹泻、舌炎等症状，低热、水肿、脾肿大、表情淡漠也常见。

1. 妊娠与巨幼红细胞性贫血的相互关系

孕期巨幼红细胞性贫血大多数因缺乏叶酸引起，脱氧核糖核酸合成障碍致细胞核成熟延缓，核分裂受阻，而胞浆内成分的合成影响不大，故核与胞质发育不一致，成为巨幼红细胞，这些异常的红细胞较正常的红细胞寿命短，过早死亡，故产生贫血。

妊娠时叶酸缺乏的原因：①需要量增加，正常人每天需叶酸 50～100μg，妊娠

279

时增加到 150~300μg,不论母体是否缺乏叶酸,胎儿按需量照常摄取;②摄入减少,妊娠时胃酸分泌减少。胃肠蠕动减弱,影响叶酸的摄入,新鲜蔬菜及动物蛋白摄入不足者,更易缺乏;③排出增加,孕期肾小管重吸收减少,使尿中叶酸的排出量增加。

重度贫血者,可引起流产、早产、胎儿发育不良或死胎。

2.防治

孕期注意营养,多吃新鲜蔬菜。

妊娠晚期每日口服叶酸 5mg 作为预防,如发生本病,则可口服叶酸 5~10mg,3次/日,同时补充铁剂。

(三)妊娠合并再生障碍性贫血

目前认为妊娠不是再障的病因,但妊娠可能使病情加剧。再障的主要病理特征是红骨髓容量不足,致使造血功能低下或衰竭,表现为全血细胞减少,其危险是出血及感染。

再障的患者,应该避孕。如果已怀孕,在 3 个月以内者,应做好输血准备,再给予人工流产;孕 4 个月以上,则可考虑继续妊娠,可采取少量多次输血、高蛋白饮食及足够的维生素等支持治疗,使血红蛋白维持在 3.72mmol/L 以上。非孕再障时的大剂量雄激素治疗,孕期不宜采用。

分娩方式尽量争取阴道分娩。如有产科指征需作剖宫产者,最好将子宫一并切除。以免产后出血、感染。不论是否手术,临产后即应给抗生素预防感染。

第六节 异常分娩及护理

决定分娩的三因素,产力、产道和胎儿,其中一个或一个以上因素异常都可影响分娩进展,造成分娩异常或称难产。护理常识:

(一)心理护理

向孕产妇讲解异常分娩的原因及处理方法。解答疑问,取得理解并配合医护工作,建立良好的医患关系。多陪伴孕产妇。用各种方式表示对其支持和鼓励,减轻心理压力。

加强孕期保健,保持孕妇有适当的营养和生理卫生习惯,了解分娩及妊娠的生理知识,尤其是初产妇和高龄初产妇更应重视,消除恐惧和忧虑。孕期慢性危险因素所致的高危情况,应予积极有效的处理。当发现头盆不称、胎先露异常等时,应尽早制订分娩计划。

(二)加强产时监护

待产环境应舒适安静,或有轻松愉快的音乐陪伴,空气流通,消除一切不良因素,特别是待产妇之间的相互干扰,医护人员态度应和蔼、认真、体贴、严禁语言中透露出的不耐烦或其他不负责任的言论,陪伴在产妇身边,消除其紧张情绪,产妇进食量应足,以防因摄入量不足而影响全身状态。产妇确实疲倦时,可给予镇静、保证足够休息后可望恢复正常的子宫收缩,及时排空膀胱和直肠,可给温肥皂水灌肠,并注意监测胎心音,宫缩情况及宫口扩张情况。

(三)预防对母儿的影响

1.随时评估产程的进展情况,如产道异常、胎儿异常并伴有过强子宫收缩时,应警惕子宫先兆破裂等征象。

2.产道异常、胎位异常、胎儿异常均易引起胎膜早破和脐带脱垂,故分娩开始,产妇即应卧床休息,一旦胎膜破裂,即刻听胎心,观察羊水情况,抬高臀部,并记录。

(四)预防感染

产程长及破膜12小时以上者,按医嘱给予抗生素。保持外阴清洁、干燥。严格无菌操作。产后4~6小时解小便,并观察子宫复旧情况,定时测体温、鼓励产妇早日下床作适当活动。

(五)预防产后出血

胎肩娩出后,立即给缩宫素;胎盘娩出后,按摩子宫底促进收缩,并教会产妇按摩;产后在产房观察2小时,监测血压,脉搏、阴道出血量等。

第七节　分娩期并发症及护理

一、胎膜早破

临产前破膜者为胎膜早破。是围产儿死亡的常见原因之一,可引起早产、感染及脐带脱垂。胎膜破裂后,脐带脱出子宫颈口或阴道口外,称脐带脱垂。脐带脱垂后,因脐带受压、血循环受阻,导致胎儿窒迫,甚至死亡,严重威胁胎儿生命。

胎膜早破主要表现为孕妇突然感觉有不能控制的阴道流液,量多少不一,流液持续时间不同。护理常识:

1.破膜后,即应卧床休息,抬高臀部,防止脐带脱垂。

2.孕妇心情放松,不宜紧张,入院就诊。

3.妊娠已足月破膜者,观察10小时尚未临产,应予以引产。有产科指征者,可考虑剖腹产。离预产期尚远,迫切要求保胎者,应绝对卧床休息,抬高臀部或左侧卧位,预防感染,并用促胎儿成熟药物。严密观察,适当延长孕期。如发现感染,立即终止妊娠。破膜后应尽量少做肛门、阴道检查。破膜超过12小时未分娩者,给予抗生素预防感染。

4.保持会阴部清洁。

5.破膜后,密切观察胎心音、胎动情况、阴道排液性状,发现异常,及时与大夫联系。

二、产后出血

胎儿娩出后24小时内,出血量达到或超过500ml,或从接产起至胎儿娩出后2

小时累积失血量达到或超过 400ml,称为产后出血。多发生在产后 2 小时内,是引起产妇死亡的重要原因。护理常识:

1.心理护理 陪伴产妇身旁,耐心听其诉说不舒感,对所进行的抢救操作予以解释;找出出血原因后,告知产妇,使其镇静。

2.产前准备 详细了解病史和检查情况,凡存在产后出血可能的产妇,都应做好各种准备,如输液、备血等。

3.分娩期应关心产妇情绪、休息、饮食,防止体力过度消耗,产后注意观察子宫收缩复旧及阴道出血情况。产后 4～6 小时必须解小便 1 次。

4.预防感染 操作时严格执行无菌技术。每日冲洗会阴伤口,保持会阴部清洁,并注意会阴伤口清洁。每日测体温 4 次。按医嘱给予抗生素并定时送检血液等化验单。

三、子宫破裂

子宫体部或子宫下段发生破裂称为子宫破裂,多发生在阻塞性分娩、不适当难产手术或原有的子宫切口,个别发生在后期妊娠,是产科最严重的并发症之一。护理常识:

1.心理护理 态度和蔼,陪伴产妇,尽量满足产妇的各项合理要求,耐心解释产妇提出的各种问题,消除产妇的紧张、恐惧心理。一旦出现子宫先兆破裂迹象时,医护人员应保持镇静、操作认真、动作敏捷,一方面,让产妇明白医护人员技术熟练。得到安慰,减轻恐惧;另一方面医护密切配合,争取抢救时间。对失去胎儿者,劝说其尽快恢复情绪,尤其是家属及爱人,必须鼓励、支持病人,一往情深,不能表现出丝毫的异样。对切除子宫者,应讲解有关的科普知识,使其消除会影响性生活及改变自己女性特征的担心和顾虑。

2.疼痛的护理 多陪伴产妇,告知产妇即刻施行手术,会从根本上解除疼痛,使其知情同意;指导产妇缓慢而有节律的深呼吸,或利用暗示心理,如:"我不痛"等自我安慰的语言调动其潜在意识而间接地减轻疼痛或转移其注意力而减轻疼痛;允许产妇喊叫或诉说疼痛的感受,并耐心听取,表示理解和同情,并给以安慰;在不违反原则的情况下,可以允许家属陪伴产妇,消除产妇的孤独或恐惧心理。

3.宣传妇女保健知识,避免忽略性难产的发生,有剖宫产或子宫切开手术史者应住院分娩。宣传计划生育,提倡优生优育,防止因生育过多或多次刮宫而引起的子宫肌纤维变性。

4.加强产前检查,检查中及时发现并纠正异常胎位,指导具有潜在难产因素的孕妇提早住院待产,并严密监测胎心音和胎动。

5.密切观察产程及病人的反应,尤其是在宫缩期大声呼叫而突然安静下来者,要警惕子宫先兆破裂的可能性;若发现病理性缩复环仍可确诊为子宫先兆破裂,即应紧急处理。切忌滥用缩宫素,及时处理各种异常情况,阴道助产手术要按规程操作。

6.抢救休克与预防感染 取去枕平卧位或头低位,头偏向一侧,保持呼吸道通畅;注意保暖、吸氧;迅速建立静脉通路及做好术前准备(备皮、配血、皮试、留置导尿等）；严密监测血压、脉搏、呼吸及尿量。按医嘱给予抗生素预防感染。

7. 产科常规护理同正常产褥的护理。

四、羊水栓塞

羊水栓塞是指在分娩过程中、中期妊娠流产或钳刮术时，羊水进入母血循环，引起肺栓塞、休克、弥散性血管内凝血、急性肾功能衰竭等一系列严重症状的综合征，是严重的分娩并发症，是产妇的主要死亡原因之一。护理常识：

1. 心理护理　病人感到极度痛苦，同时恐惧、害怕，应有人陪伴在产妇身旁安慰之；各级抢救人员应沉着冷静，使各项操作及时、迅速、准确到位，消除各种不利因素，争分夺秒，争取最好的抢救效果。

2. 改善呼吸状态

（1）半坐位或抬高头肩部卧式，加压给氧，必要时行气管插管或气管切开。改善脑缺氧及通气；有肺水肿时，可用止血带轮流结扎四肢，阻断静脉血回流；或使用呼吸机，维持有效的呼吸节律。

（2）准确、迅速按医嘱给予各种药物治疗。

（3）严格观察呼吸、血压、脉搏、尿量及尿质等，并详细纪录。

3. 抗休克护理

（1）根据病情建立 2～3 个静脉通路，穿刺时宜用粗针头，按医嘱给予抢救用药。

（2）必要时行腔静脉插管，测量中心静脉压及插管取血标本检验、输液。

（3）留置导尿，测每小时尿量并送检。

（4）发病时如正在输注催产素应立即停止。

4. 密切观察子宫收缩及阴道流血情况，必要时，做好应急切除子宫的术前准备。

5. 预防感染。

五、胎儿宫内窘迫

胎儿在宫内有缺氧现象危及胎儿健康和生命者称为胎儿宫内窘迫。胎儿宫内窘迫多发生在临产过程，也可发生在孕期。发生在临产过程中者可以是孕期者的延续和加重。护理常识：

1. 心理护理　安慰孕产妇，减少其紧张、恐惧、焦虑心理，使其安静，减少耗氧量及不利的神经系统的影响。

2. 其它护理

①产妇吸氧，提高胎儿血氧供给量。

②左侧卧位，改善子宫胎盘的血液供应。

③药物治疗　给二联药物即 50% 葡萄糖液 80～100ml，维生素 C 0.5～1.0g 静脉推注，增加胎儿组织对缺氧的耐受力；胎儿宫内缺氧而存在酸中毒，应按医嘱给产妇碱性药物。

④结束分娩　经以上处理未能好转者，应迅速结束分娩，酌情行阴道助娩术或

剖宫产术。做好新生儿复苏及抢救准备。

⑤孕期胎儿窘迫　应加强监护,增加营养,左侧卧位,多休息,间歇吸氧,以最大限度地使胎盘供血良好,延长孕期周数,提高新生儿成活率。

第八节　剖宫产术后的护理

剖宫产术是经腹切开子宫取出已达成活胎儿的手术。护理常识:

(一)心理护理

告知病人剖宫产术后的注意事项,给予安慰和详细、耐心的解释,消除其紧张和对伤口愈合等情况的担心。做好相应的生活护理。

(二)准备好病床单元及各种抢救物品

如铺好麻醉床,床单、中单清洁,竖枕头于床头。中单上垫以消毒卫生纸或卫生巾,置输液架于床边;床头柜上备抢救盘,盘内有气管镜、血压计、听诊器、沙袋、开口器、压舌板及床旁置吸引器等。

(三)常规护理

术后去枕平卧6~8小时,头偏向一侧;伤口压沙袋4~6小时,并观察伤口有无渗血,渗液和伤口敷料是否干燥;麻醉作用消失后,患者感到伤口疼痛,可根据医嘱给予杜冷丁止痛;各种护理应集中进行,尽量少打扰病人;呕吐时,用弯盘承接,给温水漱口,无需特殊处理。

(四)严密观察病情变化

监测体温、脉搏、呼吸和血压;保持尿管通畅观察尿量,术后留置导尿管24小时;观察阴道流血及子宫收缩情况;记录出入量。

(五)预防并发症

消除病人术后怕痛的思想顾虑,鼓励其勤翻身和早下床活动,术后24小时后即可下地作轻微活动,以防腹腔脏器粘连,有利于恶露排出及尽早排气。术后及时指导产妇哺乳,若无禁忌证术后半小时即可哺乳,早吸吮有利于子宫收缩及刺激泌乳。

(六)饮食

术后暂禁饮食,排气后可进食营养丰富、高热量、高维生素、易消化的流质或半流质饮食,忌辛辣刺激性食物,预防便秘。

(七)产后一般护理同产褥期护理。

第九节 产褥感染的护理

产褥感染系分娩与产褥期因生殖道受致病菌的感染,引起局部或全身的炎症变化,又称产褥热。产褥病率是指产后 24 小时后的 10 天内体温连续 2 次达到或超过 38℃(按标准方法用口表,每天测量 4 次)。产褥病率的原因以产褥感染为主,但还包括生殖道以外的原因,如泌尿道感染、乳腺炎等,故二者含义不同。护理常识:

1. 卧位　产妇取半坐卧位,卧床休息,以利恶露引流及炎症局限,并注意子宫复旧情况。

2. 饮食　保证营养摄入,给予高热量、易消化、含丰富维生素的半流质饮食;食欲不佳者应静脉输液,并鼓励病人多饮水。

3. 预防感染　产妇所用便盆尤需严格隔离,保持会阴部清洁,每日用0.1%苯扎溴铵擦洗 2 次,用消毒会阴垫;勤换会阴垫,保持会阴部干燥,观察恶露量、性质、气味及子宫收缩、压痛情况。

4. 心理安慰　同情、关心、安慰产妇,并减轻疼痛。

5. 常规护理　每 4 小时测体温、脉搏 1 次,体温在 39℃ 以上者给予物理降温,并注意口腔卫生。

6. 引流情况　有引流者,必须保持引流通畅。对于下肢血栓性静脉炎需抬高患肢,局部保暖,湿热敷,以增加血液回流。促进血循环,减轻肿胀,急性期过后,指导和帮助病人逐渐增加活动。

第二十五章 儿科常见疾病家庭护理

第一节 新生儿脐炎

脐炎是一种急性蜂窝组织炎,大多由于金黄色葡萄球菌、大肠杆菌、溶血性链球菌等侵染脐部所致。脐炎多发生于新生儿。护理常识:

新生儿脐残端一般需7天左右方可干燥脱落,脱落后如果护理不当,极易受到细菌感染,成为细菌繁殖场所,所以应保持脐带残端的清洁、干燥,以免细菌繁殖,具体处理办法应视脐部情况而定,如脐窝处有红、肿、分泌物发黄等现象,可用消毒棉签蘸75%的酒精清除分泌物,然后涂以0.2%碘酊或1%紫药水,涂完后注意用无菌纱布包扎,纱布要松紧适宜,不可过松、过紧或移位,如包扎纱布被擦浴水或大小便污染,应及时更换,如果发现脐带根部有白色脓性分泌物,有臭味,可能发生脐炎,应立即送医院诊治。

第二节 新生儿脓疱病

脓疱病又称黄水疮,是新生儿夏天较为常见的一种皮肤病,主要因皮肤不清洁被细菌污染所致。表现为周围无红晕的薄壁水脓疱为特点的金黄色葡萄球菌感染,发病急骤,传染性强。护理常识:

脓疱是一种接触性传染病,发现患儿时要及时隔离,避免与别的小儿接触,病儿用的毛巾、脸盆、浴盆要与其他人分开,衣服,尿布被单应经过消毒灭菌处理,可放在水里煮沸10分钟,病儿用具要固定专用,病儿要经常洗澡,勤换衣,保持清洁卫生,预防感染。

在脓疱刚出现时,要及时挑破,使里面的液体彻底排出,方法是用一根缝衣针,放在火上烧一下,凉后用它将脓疱挑破,再用消毒棉花将里边液体吸干,然后涂紫药水,脓疱周围的正常皮肤每2~3个小时用50%酒精涂抹,切忌用未消毒的针或手指随便弄破脓疱,以免造成感染。对于结痂的部位,要先用1:1000的高锰酸钾水冲洗后,再揭去痂皮,然后涂紫药水,使用其它药物时,应遵医嘱使用,不可盲目用药,病情的恢复关键在于护理是否得当,消毒是否彻底,如果能做到用品消毒,护理得当,勤换衣物、尿布,再配合用药,您的孩子会很快好转,切忌让患儿乱抓,乱搓,及时给患儿修剪指甲,洗手,避免穿硬质摩擦性的衣服,尿布要柔软舒适。

第三节 新生儿硬肿症

新生儿硬肿症多发于寒冷季节,在未成熟儿中发病率高,以皮肤、皮下脂肪组织硬化、水肿为特点,同时伴有嗜睡拒乳等全身症状,以早产、窒息、感染的新生儿最为常见,是引起新生儿死亡的重要疾病。护理常识:

(一)复温

低体温持续时间过长,病情易于恶化,故首要措施为积极复温,保温方法灵活多变、因地制宜,一般采用逐渐复温法,不可升温过急,首先将室内温度调至26℃~28℃(可通过家用空调、暖气、取暖炉来调节),对吃奶好,哭声大,体温在36℃轻症患者可采用温水浴后将患儿放入预暖的衣被中包裹,周围放置热水袋或放在铺有电热毯的暖床上,重症患者应在采取以上保温措施的同时送医院治疗。

(二)做好保护性隔离

重症患儿抵抗力低下,如护理不当易诱发感染,引起肺炎、肺出血等严重并发症,所以母亲与孩子接触前后应洗手,戴口罩,病室应定期消毒,勤擦洗防止皮肤感染,勤翻身防止发生坠积性肺炎及褥疮。

在采取复温、预防感染的同时应积极与医院取得联系,争取进一步治疗,不要延误病情。

第四节 新生儿啼哭

常言道啼哭是新生儿成长过程中的伴奏乐,这句话说明了啼哭是婴儿最常见的一种现象,但新生儿啼哭则是有多种意义的,有的啼哭是生理本能的反映,有的啼哭则是一种疾病的征兆,做为孩子的父母,每当听到啼哭声时,首先应想一想孩子为什么哭,是属于正常现象还是异常现象,然后用心去观察啼哭的性质、时间、伴随症状。

一、疾病特点

(一)生理性啼哭

一般哭声强度不大,比较婉转有力,持续时间短,有节奏,初起哭声不太紧迫,渐渐哭声加剧。一旦家长抱起,喂奶或者换掉已潮湿的尿布后就会停止。

(二)病理性啼哭

病理性啼哭呈长时间剧烈啼哭,哭声尖锐刺耳,无节奏,并伴有烦躁不安,面色青紫,声音嘶哑,不愿让人接触、拒奶等。

二、几种不同情况啼哭的特点

(一)不舒服时啼哭

可因被褥过热、过冷,尿布潮湿,臀部糜烂引起,起初声音大随后逐渐变小,并全身躁动不安,过热时呈面色潮红,眼角分泌物增多,过冷时呈四肢冰凉,面色苍白。尿布潮湿时及时换掉尿布,臀部糜烂时给清洁,涂上滑石粉及鞣酸软膏,小儿哭声就会停止。

(二)饥饿时哭

因喂养不当所致,如奶水过份稀释,晚间喂奶次数太少,间隔时间过长,或机械的限制食量形成需要和供应发生矛盾,或因母亲奶量不足或母亲乳头凹陷,吸吮困难引起。啼哭多发生在进食前或午夜后,声音开始高而急然后慢慢变低,稍时停顿而后又从头来一遍,哭声表现更高、更急,并伴有觅食动作,如果给予喂奶,哭声即停。

(三)不良习惯啼哭

有的婴儿喜欢让大人抱,每当躺下就哭,抱起来就停止,这就是不良习惯造成的啼哭。

(四)佝偻病时哭

大多自 2～3 月开始夜间啼哭,易惊、多汗,易激惹。

(五)消化不良时哭

由于食入奶量过多,消化能力不足引起腹胀、腹痛,小儿哭啼不安。

三、家庭治疗与护理

对于无原因的啼哭,可让他哭一会儿,哭可增加孩子的肺活量,有利于孩子的生长,不要一哭就抱,养成不良习惯。对于因尿布潮湿引起的啼哭,应及时更换尿布,对冷热不适引起的啼哭可根据气候给予调整衣被,对饥饿引起的啼哭,家长要寻找饥饿原因,请教有关专家的喂养问题,使孩子吃饱吃足。对于不同于上述情况的啼哭,家长要注意观察,查看全身,看看有无异常,如家长无法找出原因应上医院查看,以免延误病情。

第五节　新生儿黄疸

新生儿黄疸是新生儿时期血清胆红素浓度升高引起的皮肤、巩膜及粘膜被黄染的症状。护理常识:

1. 黄疸观察内容

(1)黄疸的皮肤观察

家长应在自然灯光下观察小儿的巩膜、皮肤颜色,不要在白炽灯下观察,以免产生误差。

（2）大便颜色观察

患儿的大便色泽观察可以帮助家长及医务人员判断黄疸的类型。一般深黄色大便，提示血中红细胞破坏过多，胆红素过多；大便由黄白色渐呈黄，提示肝脏功能不正常，灰色大便说明胆道被堵塞。

2. 家长早期在自然光线下如果发现婴儿皮肤黄染，应首先采取早喂奶喂糖水以保证热量摄入，促进肠蠕动使体内过多的胆红素排出，防止其吸收，从而减轻黄疸程度。

3. 在医生指导下服用磺胺等药物改变肠道环境，建立肠道菌群，分解肠中胆红素，增加胆红素的排出，达到减轻黄疸的目的。

4. 如疑为母乳性黄疸，家长应根据医生的指示暂停母乳喂养，当暂停母乳喂养期间，母亲应定时用吸奶器吸出乳汁，以保证乳汁分泌，新生儿黄疸消退后继续喂养。

5. 发现黄疸后家长应及时送医院请医生治疗，决不要延误病情。

第六节　新生儿败血症

新生儿败血症是指新生儿期，细菌侵入血液循环并在其中生长繁殖，产生毒素所造成的全身感染。护理常识：

新生儿败血症是可以预防的，所以只有从预防做起，才能大大降低发病率。

1. 要保持新生儿清洁卫生，每日洗澡后观察皮肤粘膜有无红肿、糜烂，勤换尿布防止细菌通过逆行感染引起败血症。

2. 脐部要保持清洁干燥，观察脐窝有无渗液、分泌物，如果有分泌物渗出，局部涂75%酒精，每次洗澡后先包扎脐带再扑粉，防止爽身粉扑入脐窝对局部造成刺激、感染。

3. 新生儿口腔粘膜柔嫩，切勿擦洗以免擦破口腔粘膜造成感染；新生儿上腭中线上有黄色小点称为马牙，是上皮细胞堆积而成，属正常生理现象，不可随意挑破，防止引起败血症。

4. 提倡母乳喂养，因初乳中含在丰富的抗感染因子，能够预防败血症。

5. 母亲患有乳腺炎或其它感染性疾病时应暂停喂奶，达到切断细菌来源的目的。

败血症是一种起病急进展快的感染性疾病，严重者可危及生命，如果家长发现患儿精神差，哭声弱，体温不稳定甚至不吃、不动、不哭，则有可能患了新生儿败血症，应及时送医院治疗，不可在家盲目处理。

第七节　鹅口疮

1.用消毒棉签蘸2%～5%碳酸氢钠溶液,轻轻擦洗口腔,然后用制霉菌素甘油10万单位/次,加水1～2毫升涂患处,每日3～4次。因霉菌菌丝植入较深,所以,在白色斑膜消炎后,继续涂药数天,以防复发,同时口服维生素 B_2 。

2.供给足够的营养、温度适宜的流质饮食,避免刺激性食物,以免损伤口腔粘膜,多饮水,维持机体代谢,减少细菌繁殖,清洁口腔。疼痛明显,影响进食者,进食前局部涂2%的地卡因止痛。

3.母乳喂养的孩子,在喂奶前,母亲应先洗净双手,然后用温水清洗乳头。婴幼儿吃奶用的奶具,先用2%碳酸氢钠溶液浸泡,然后煮沸消毒。为小儿进食后漱口或喂水,清洁口腔。

4.对于病情重、高烧、病程长的患儿,可口服制霉菌素,每次5～10万单位,每日4次,或去医院就诊,不要滥用抗生素。

5.做好口腔卫生保健,进食后漱口或喂少量水,避免过硬、过热食物损伤口腔粘膜。小儿用的奶具、食具、玩具应定期清洗消毒,哺乳妇女应勤换衬衣,喂奶时应清洗乳头。

6.增强机体抵抗力,及时治疗复发病。

第八节　疱疹性口炎

疱疹性口炎是由疱疹性病毒引起的疾病,婴幼儿发病较多,传染性强,通过飞沫传播,常引起小流行。护理常识:

1.清洁口腔,用3%过氧化氢溶液或0.1%雷凡奴尔溶液清洗溃疡面,清除分泌物及腐败组织,可减少继续感染,利于溃疡愈合。清洗口腔每日2～4次,以每次饭后1小时左右为宜,动作应轻、快、准,以免引起呕吐,清洗后用棉签擦去余液再涂药。患处涂2.5%～5%金霉素甘油,每日2～3次,也可选用疱疹净或西瓜霜喷剂涂患处,伴口唇干裂者可涂抗生素软膏,同时口服维生素 B_1 、 B_2 、C 等片剂。

2.供给足够的营养、温度适宜的流质饮食,避食用刺激性食物,防止损伤口腔粘膜,少食多餐,多吃蔬菜、水果、多饮水,保持口腔清洁,疼痛明显,影响进食者,进食前涂2%地卡因止痛。

3.母乳喂养的孩子,在喂奶前,母亲应先洗净双手,然后用温开水擦洗乳头。奶具、食具、玩具要定期清毒。

4.病情重者,可用吗啉胍,每天每公斤体重6～10毫克,分3次口服,若合并细菌感染,同时服用抗生素或去医院就诊。

5.增强机体抵抗力,积极治疗复发病。

第九节 蛲虫病

患蛲虫病的小儿粪便中可见到蠕动的白色小线虫为蛲虫。蛲虫生活在人的小肠下段和大肠,雌雄蛲虫交尾后,就会沿消化道下行,当小儿在夜间熟睡时,由于肛门括约肌比白天松弛,雌虫就会爬到肛门周围去产卵,一次可产数条或十条,刺激皮肤产生奇痒,影响患儿的睡眠,所以,患儿常用手搔抓肛门皮肤。护理常识:

杜绝感染,蛲虫寿命仅 20~30 天,如在一个月内不感染,蛲虫病能够自愈。

1. 注意个人卫生 勤剪指甲,饭前便后要洗手,纠正吮手和啃指甲的坏习惯,注意饮食卫生,生吃瓜果、蔬菜要洗烫,给小儿不要穿开裆裤,既保护外阴,又防止孩子用手抓肛门,早晨用热水洗肛门,换下的内裤先用开水烫,然后再洗。勤晒被褥,在阳光下暴晒每次不少于 3~4 小时,可杀死虫卵。

2. 讲究环境卫生,家庭打扫卫生采用湿法清扫,防止虫卵随尘土飞扬,室内用具、玩具、桌椅要用消毒水擦拭。

3. 用药护理 常用的药物有甲苯咪唑,咀嚼片 1 次服下或混悬液 5 毫升 1 次服下,必要时两周后重复一次。史克肠虫清,剂量为 100 毫克,1 次服下。枸橼酸哌吡嗪,剂量为每天每公斤体重 50~60 毫克,早晚分 2 次服,一天总量不超过 2 克,连服 7~10 天,以后每周服药 2 天,剂量同上,其服四周,防止再感染。每次便后或每晚睡前用热水洗肛门,将蛲虫软膏挤入肛门少许,既止痒,又防止自体感染。或用 2% 百降汞、10% 磺胺软膏、10% 氯化锌软膏涂肛门周围皮肤。服药后要定期复查。

第十节 急性上呼吸道感染

急性上呼吸道感染,俗称"感冒"。就是指鼻、咽、喉等部位的炎症。引起感冒的病原体主要为鼻病毒、合胞病毒、副流感病毒、流感病毒、腺病毒等。病毒感染后可并发细菌感染,主要细菌是链球菌、流感嗜血杆菌等。当机体抵抗力降低,气候突变,保暖不当,空气污染等都可诱发上呼吸道感染。护理常识:

(一)家庭护理

1. 居室空气新鲜流通,室温在 18℃~22℃ 之间,避免冷空气、烟尘及对呼吸道有刺激的气体,以免加重咳嗽症状。保证给患儿多饮水,患儿的衣服、包被薄厚、松紧适宜,以利于散热。

2. 降低体温:正常体温在 36℃~37℃ 之间,急性上呼吸道感染的患儿常有体温升高。体温过高时,可引起惊厥,曾有高热惊厥史者更应注意及时降温,尽早预防,使体温控制在 38℃ 以下。最方便的降温方法是:

(1)酒精擦浴,详见上篇第七章第三节。

（2）温水擦浴，用27℃～37℃温水擦拭患儿全身皮肤。具体操作方法同酒精擦浴法。温水擦浴可很快将患儿的皮肤温度传导发散，同时，皮肤接受冷刺激后，可使毛细血管收缩，继而又扩张，擦浴时又可用拭拍手法刺激血管被动扩张，因而促进热的发散。

3. 保持鼻腔通畅：因小儿鼻粘膜娇嫩，血管丰富，炎症时充血、水肿、分泌物增多，易造成鼻塞，通气不畅。应及时清理鼻腔分泌物，减轻鼻塞。用0.5%的麻黄素溶液滴鼻，每次1滴，可使扩张的鼻粘膜血管收缩，消除鼻塞。一般在哺乳前5～10分钟使用，以保证进食时鼻腔通畅，必要时每日3～4次，不宜频繁使用，以免产生耐受。患儿鼻塞流涕时，对于会擤鼻涕的患儿教其擤完一侧，再擤另一侧，不可两侧同时擤鼻涕，以免因擤鼻涕时经咽鼓管侵入中耳内发生中耳炎。

4. 咽痛：含服消炎喉片、板兰根冲剂，银翘散等。

5. 饮食：应给患儿富于营养，易消化，又少油腻的食物及水果。

6. 皮肤护理：出汗多者应注意勤换衣被，以减少汗液的刺激。

7. 病情观察：一般病程3～5天，若高热持续不退，精神不好，出现耳痛，淋巴结肿大，拒食，吞咽困难，咳嗽加重，呼吸困难等及时去医院诊治。

（二）康复期护理

1. 居室环境阳光充足，空气新鲜，避免污染。

2. 加强锻炼，增强体质，合理喂养，积极预防营养不良、佝偻病等。

3. 气候骤变时应及时增减衣服，上呼吸道感染流行季节应注意隔离。

第十一节 急性支气管炎

急性支气管炎即气管和支气管同时发炎，是婴幼儿时期常见的一种呼吸道感染性疾病，全年均可发生，冬季寒冷时发病率较高。常继发于上呼吸道感染，也可为麻疹、百日咳、伤寒等传染病的一种早期表现。护理常识：

（一）家庭护理

1. 居室温度不要太高、太干燥。饮食要清淡，易消化。卧位要经常调换，或抱起轻拍后背，使呼吸道分泌物易于排出。

2. 发热者，多饮白开水，采用温水擦浴或酒精擦浴等方法使体温降至正常。

3. 咳嗽者，选用小儿联邦止咳露或美可糖浆。每次2～5毫升，每日3次，痰多者服用氯化铵1/2～1片/次，每日3次。或棕色合剂1毫升/（岁·次），每日3次。

4. 控制感染，病毒感染者，用抗病毒冲剂。继发细菌感染者同时用阿莫西林、阿莫仙、再林、利菌沙、青霉素等。必要时及早去医院治疗。

（二）康复期护理

1. 积极预防上呼吸道感染，防止有害气体、粉尘的刺激，是预防支气管炎的有效措施。

2. 在疾病发生前应用流感疫苗，用鼻腔喷雾的方法进行免疫，可有效降低支气管炎的发病率。

3.药物预防①用食醋消毒法预防,每立米空间用2～10毫升食醋,用微火煎熏1小时,挥发到空气中的食醋分子有杀灭多种病毒的的作用,从而控制或切断流感的流行;②干扰素具有广谱抗病毒的作用,对预防和早期治疗病毒性上感均有一定的效果;③口服维生素C预防,每次100毫克,每日3次,有预防普通感冒的作用;④三氮唑核苷,为新合成的抗病毒制剂,具有抗病毒谱广、毒性小、作用强的特点,可在医生指导下使用。

第十二节 慢性支气管炎

慢性支气管炎指反复多次的呼吸道感染,病程超过两年,每年发作时间超过两个月。临床上以咳嗽、咳痰或伴有喘息及反复发作为特点。慢性支气管炎常与慢性鼻窦炎、扁桃体炎、原发性或继发性呼吸道纤毛功能异常有关系。小儿机体抵抗力差,易受病毒的侵袭继发感染,刺激性烟雾、被动吸烟、粉尘及大气污染均可损害呼吸道粘膜的防御功能而引起炎症。也可继发于腺病毒肺炎,麻疹肺炎,毛细支气管炎之后,气候寒冷,过敏等均可引起。护理常识:

(一)家庭护理

1.本病的发生与季节有关,秋、冬季室内外温差较大发病率高。居室温度要适宜,空气新鲜,外出活动应注意保暖,防止感冒,平时可服用黄芪制剂等。已感冒者可用板蓝根冲剂、小儿咽扁冲剂、维C银翘片,也可用双黄连口服液。

2.饮食宜清淡,多食新鲜蔬菜(如白菜、油菜、菠菜、萝卜、胡萝卜、西红柿、黄瓜、冬瓜等)及黄豆和豆制品。蔬菜中含多种维生素和无机盐,具有清痰,去火,通便等功能;黄豆及豆制品中含人体需要的优质蛋白,可补充慢性气管炎对机体造成的营养损耗。慢性支气管炎患儿咳嗽日久不愈,耗伤正气,多选用具有健脾、益肺、补肾、理气、化痰的食物,如猪、牛、羊肺脏、橘子、梨、百合、大枣、莲子、杏仁、核桃、蜂蜜等有助于增强体质,改善症状。不吃刺激性食物,如辣椒、胡椒、蒜、葱、韭菜等辛辣之物均能刺激呼吸气道使症状加重,忌食海腥油腻之品。

3.慢性支气管炎急性发作者,应尽早去医院治疗,以防疾病进一步发展。

(二)康复期护理

1.加强营养,增强体格锻炼,预防感冒,对于季节气候变化,要及时增减衣服,疑有对鱼、虾、蛋清等过敏者,要减少食用。

2.对鼻窦炎、扁桃体炎,要进行根治。小儿肺炎咳嗽症状消失,病变组织不一定已痊愈,不可自行中断治疗,以免病情反复。需根据胸部X线复查的结果,决定是否中止治疗或继续治疗。

3.慢性支气管炎夏季发病较少,可去看中医,采取"冬病夏治"。

第十三节　哮喘性支气管炎

哮喘性支气管炎,多发生在 3 岁以下的小儿,临床以咳嗽、喘息为主要症状。可反复发作,少数发展为支气管哮喘,随年龄增长,大多数可缓解。

(一)家庭护理

1.设置舒适的环境:居室空气新鲜流通,温度保持在 18℃～20℃,湿度以 60% 为宜,保持安静,避免烟尘、强烈声光及刺激性气体。

2.饮食:供给足够的营养,喘息发作期间可少食多餐,以免一次吃得太饱影响呼吸,注意给患儿喂水或劝其饮水。

3.控制感染:若查血常规,白细胞总数正常或偏低者,为病毒感染,用抗病毒药如病毒合剂、病毒唑口服,每天 4 次。白细胞升高,说明存在细菌感染,选用抗菌素类药,如阿英西林冲荆,阿莫仙,再林等半袋 1 袋/次,每日 3 次口服,或肌肉注射青霉素 2.5～5 万单位/千克体重,每日分两次注射,严重时,尽早去医院治疗。

4.止咳、平喘、排痰:轻度气喘者,可口服氨茶碱 4～6 毫克/公斤体重·每次,每日 3 次。喘息较重者应去医院治疗。咳嗽重、痰稠者,用止咳化痰的药物如,氯化铵 1/3～1/2 片·每日 3 次。棕色合剂 1 毫升/1 岁,每日 3 次等,也可为患儿变换体位。拍背,促进排痰。频繁干咳影响休息时,可给非那更 0.5～1 毫克/千克体重口服,以镇静止咳。

5.解除焦虑:由于咳嗽、喘息、呼吸困难等使患儿产生焦虑,焦虑可加重呼吸困难,家长给患儿以安慰、抚摸、拥抱,消除其紧张心理,使之有安全感,喘息发作时使患儿取半坐位或最舒适的体位。

(二)康复期护理

1.防止呼吸道感染,居室应空气新鲜,避免污染。

2.合理喂养,进行室外锻炼。

3.气温变化时及时增减衣服,呼吸道疾病流行季节注意隔离。

4.避免诱因:如果此病发作与特异体质有关,采取减少接触病原的措施。延缓添加能发生变态反应的辅食如蛋清、鱼、虾等。

5.发作时家长不要惊慌,使患儿保持最舒适体位,避免影响呼吸。

第十四节　尿路感染

尿路感染是由于细菌直接侵入尿路而引起的感染。婴幼儿多见,女婴多于男婴。护理常识:

(一)家庭护理

1.降温:体温超过 38.5℃以上时应给物理降温,温水擦浴或 30% 酒精擦浴,必要时给予药物降温。

2. 多饮水,使尿量增多,有利于冲洗尿道。减少细菌在尿道停留时间,不利于细菌生长,并能促进细菌毒素和炎性分泌物排出。

3. 保持外阴部清洁,每日冲洗外阴部 1~2 次。

4. 控制感染:在医生指导下用药,呋喃旦啶对大肠杆菌有较强的抑制作用,剂量为每日 5~10 毫克/公斤体重,分 3 次口服。也可用氟哌酸口服,疗程 7 天。效果不佳时选用庆大霉素、氨苄青霉素、先锋霉素。

5. 卧床休息:尿路感染急性期需卧床休息,休息可降低新陈代谢,减少代谢产物,减轻肾脏负担。家人协助患儿生活护理,让患儿能很好休息,早日康复。

6. 观察病情:①4 小时测 1 次体温,退热处置 1 小时后测体温,观察体温有无骤降,大量出汗,虚脱等,如出现时,注意保温,饮热水。②仔细观察口腔粘膜有无溃疡。如有溃疡,则是长期应用抗菌素导致口腔菌群失调所致,家长不必紧张,可在医生指导下局部用药,如局部涂冰硼散、碳酸氢钠等。③尿急、尿频、尿痛是本病诊断的主要临床依据,家长应详尽观察孩子的小便次数有无增多、小便时有无哭闹、有无尿急等发生,如果有,应及时向医生反映,以便尽早得到治疗。

(二)康复期护理

1. 婴儿勤换尿布,幼儿不穿开裆裤,女婴更不应穿开裆裤。便后清洗臀部,保持清洁卫生,女婴经常清洗外阴部,清洗时必须从前向后清洗或擦洗,以免引起感染。

2. 根治蛲虫病,减少感染,减少局部刺激。

3. 治疗上呼吸道感染、肺炎、败血症等疾病,防止细菌通过血循环侵入泌尿道引起感染。

第十五节　营养性缺铁性贫血

营养性缺铁性贫血是由于体内贮存铁缺乏,致使血红蛋白合成减少而引起的一种低色素小细胞性贫血。是小儿贫血中最常见的一种,多发生于 6 个月至 2 岁小儿。护理常识:

(一)家庭护理

1. 加强营养,供给铁剂,提倡母乳喂养。母乳中铁的吸收率约 50%。按时添加含铁丰富的动物性食物如瘦肉、肝、蛋黄等,其中的铁属血红素铁,吸收率较高,约为 10%~25%。

2. 纠正厌食状态:贫血患儿多有厌食,对儿童要鼓励进食,注意饮食的色、香、味等,以增加小儿的食欲,在饭前不要让孩子过于疲劳的活动和不愉快的情绪刺激,对婴幼儿应耐心喂养,纠正小儿不良的饮食习惯,按时、合理的添加辅食,必要时用助消化药物如胃蛋白酶等以增进食欲促进消化。

3. 铁剂的使用:常用硫酸亚铁(含铁 20%)口服。不能口服时用右旋糖酐铁深部肌肉注射,注意不良反应。口服剂量一般为每次 1.5~2 毫克/公斤,每日 3 次,服用时先用半量逐渐增至全量。一般服用至血红蛋白达到正常后 2 个月停服。服用铁剂应在两餐之间,并从小剂量开始逐渐增加,虽铁剂在空腹时吸收较好,但对胃粘膜有刺激,最好与稀盐酸合剂、维生素 C 同服,有利吸收,铁剂不宜与牛奶、茶水、钙片同服。服用铁剂要经常刷牙,因牙齿可发黑,大便也可发黑,停药后可恢复正常。

4.疗效观察:定期到医院复查铁剂治疗是否有效,主要观察网织红细胞变化,用药 3~4 天后网织红细胞数升高,7~10 天达高峰,2~3 周后下降至正常,是早期观察铁剂疗效的可靠指标。

5.保持口腔清洁:鼓励患儿多饮水,可清洁口腔,服用铁剂药液时,可用吸管直接送到舌根部,避免与牙齿舌面接触。服药后要多饮水或刷牙。

6.预防感染:贫血患儿免疫力较差,易并发感染,居室空气应新鲜,避免到公共场所人群集中的地方去,注意与感染患儿隔离。保持皮肤清洁,应勤洗澡和更换内衣。贫血症轻时不必限制活动。

(二)康复期护理

1.合理喂养,提倡母乳喂养。按时添加含铁丰富的食物,管理好儿童的膳食,注意食物品种搭配,纠正偏食习惯。

2.预防性服药:对早产儿、未成熟儿从出生后 2 个月开始应服铁剂预防,每天给硫酸亚铁 0.05~0.075 克/千克体重,亦可给含有铁剂的强化食品,预防营养性缺铁性贫血。

第十六节　小儿肥胖症

肥胖症是营养过剩引起的一种营养紊乱性疾病,它的特点是机体脂肪含量过多而致体重过高。如体重超过标准体重 20%~30% 为轻度肥胖,30%~50% 为中度肥胖,超过 50% 为肥胖,超过正常 10%~20% 为超重。护理常识:

肥胖治疗需要长期坚持,如果父母和孩子都肥胖,要注意改变全家饮食。

(一)饮食

根据患儿以往的膳食热能摄入水平和膳食结构,逐步减少原有总热能直到预期的体重下降值出现为止。轻度肥胖以每月减轻体重 0.5~1.0 千克,中、重度肥胖以每周减轻体重 0.5~1.0 千克为宜。蛋白质要保证正常供给量,脂肪量要适当限制,以不超过正常脂肪供热比。碳水化合物是能量主要来源,膳食纤维不予限制,热量少、体积大的蔬菜如芹菜、笋、萝卜等多选用,淀粉类蔬菜如土豆、白薯要加以限制。多吃柑橘、梨子、草莓、含糖低的水果。每日三餐或少量多餐为宜,一般体重降至标准体重的 110%,即可停止膳食限制,维持总能量于正常水平,防止回复到不正常的原有膳食水平或模式。

（二）运动和体格锻炼

合理的膳食管理配合适当的运动会使体重下降更快。体格锻炼要有规律,长期坚持而不间断,如游泳、散步、打太极拳、打乒乓球等。

（三）集体活动

独生子女假期多参加集体活动,避免在家里看电视,活动少,多吃东西,使多余的热能转变成脂肪贮藏在体内而加重肥胖。

（四）厌食剂的使用

应在医生指导下应用。

（五）增强自信心

对减肥效果不理想,特别是有遗传倾向父母也肥胖者,孩子往往对减胖失去信心,家长对孩子进行安慰,即便是肥胖,生活还是很有乐趣的。较大的孩子能够配合治疗,只要坚持治疗减少饮食,肥胖可以得到控制。

第十七节　厌食症

食欲减弱,厌倦进食,这种饮食状态,叫厌食。如果厌食持续时间较长,影响小儿身高、体重的正常增长,称为厌食症。护理常识:

疾病引起的厌食症,去除原发病,厌食就自然消除。非疾病因素引起的厌食症,家长应耐心管理,找出原因进行护理。

（一）有规律的进餐

小儿正餐包括早餐、中餐、午后点心和晚餐,三餐一点形成规律,零食放在餐后或两餐之间,少量供给,不能代替正餐。避免影响食欲。

（二）食物品种合理分配

防止挑食和偏食,挑食和偏食影响小儿从多种食物中摄取机体所需的营养,孩子喜欢吃的饭菜要适当限制,过食损伤肠胃。荤、素、粗、细、干、稀合理搭配,肉类、蛋类、乳制品、豆类含有丰富脂肪和蛋白质,使胃排空缓慢,到吃饭时没有食欲,粗粮、蔬菜、水果吃得少,消化道内纤维素少,可引起便秘。多食橘子可出现"上火"。多食梨易伤胃,多食柿子可出现便秘,因此,饮食种类应合理分配,任何食品都不可过量,否则影响食欲。

（三）适当限制甜食和冷饮

夏季,品种繁多,花样奇异的各式冷饮,吸引众多的儿童,甜食和冷饮,影响消化液分泌,降低消化功能,饱腹作用强,影响正常进餐,应在餐后 1 小时或两餐之间适量供给。

（四）食品制作方式符合小儿年龄特点

开始添加辅食的孩子,饭菜应做得细、软、烂,适合该年龄段孩子的消化特点。

较大的儿童,即可吃成人饭菜,制做时注意色、香、昧、形状,增强新鲜感,以提高孩子就餐兴趣。

(五)改善进餐环境

进餐时不能过多干涉,强迫孩子,避免在饭桌上争吵,让孩子专心吃饭,保证小儿心情愉快的和家人共进餐,以增进食欲。

(六)培养良好生活习惯

保证孩子能够有充足的睡眠时间,适量的活动,养成定时排便的习惯。

第十八节　小儿便秘

便秘指排便次数减少,每2~3天或更长时间一次。无规律性,粪质干硬,常伴有排便困难。新生儿通常在生后24小时内排胎便,如果超过36小时未排胎便叫新生儿便秘。正常情况下食物经过胃肠道消化吸收,剩下的残渣,经过24~48小时排出体外,正常排便间隔时间一般不超过48小时。有些孩子平时2~3天排便一次,大便质软,已形成规律,应属正常现象。因此,主要以大便性质来判断是否便秘。护理常识:

1. 养成定时排便习惯,一般按排在饭后,坐盆或入厕排便。

2. 安排适量的活动,可促进肠蠕动而促进粪便排出。

3. 改善饮食结构,增加纤维素含量,多吃芹菜、白菜、水果、玉米、高粱等。吃牛奶的孩子,牛奶中糖含量占8%,可软化大便,及时添加辅食,平时吃蜂蜜、番茄汁、果汁、菜汤等有滑肠作用。挑食、偏食的孩子,设法提高食欲,逐渐增加营养,刺激排便。

4. 腹部按摩,用单或双手的食、中、无名指重叠在左下腹乙状结肠部深深按下,由近心端向远心端作环状按摩,以刺激肠蠕动,帮助排便。

5. 使用通便剂、开塞露、甘油栓等,可软化粪便。润滑肠壁,刺激肠蠕动而促进排便。

(1)开塞露制剂,是用50%甘油或少量山梨醇制成,装在塑料胶壳内。小儿用量每次10毫升,使用时剪去封口端,挤出少许液体润滑开口处,使小儿左侧卧位,轻轻插入肛门后将药液挤入直肠内,保留5~10分钟后排便。

(2)甘油栓是用甘油明胶制成的栓剂。使用时手垫纱布或戴指套,捏住栓剂底部,轻轻插入肛门至直肠内,保留5~10分钟后再排便。效果不佳时,可在医生指导下,使用缓泻荆。同时及时治疗结肠、肛门疾病。

第十九节　急性肾炎

急性肾炎又称为急性肾小球肾炎,多见于3~8岁小儿,临床上以水肿、少尿、血尿、高血压为主要临床表现。绝大多数的急性肾炎属于急性链球菌感染后肾炎，多为自限过程，病程6个月到1年。护理常识：

一旦发生链球菌感染，应及时彻底治疗，彻底清除感染病灶，一般给青霉素7~10天治疗。同时进行尿常规检查，尽早发现肾炎，采取相应措施。急性肾炎急性期，严重病例，应在医院住院治疗，病情稳定，恢复期的患儿可在家庭护理。

(一)休息

疾病早期要卧床休息，一般卧床休息1~2周；待水肿消退，血压下降，肉眼血尿消失后可在室内轻微活动，随症状、尿量的好转，可逐渐增加活动量，待2~3个月后若尿常规恢复正常。血沉恢复正常可以上学，但不要参加体育活动；尿液阿迪氏计数检查正常后，可以恢复到健康时的正常生活。

(二)限制水、钠盐的摄入

急性期1~2周内，食物中钠盐每日1~2克，水肿消退后每日给3~5克钠盐。水肿严重，尿少者，也应限制水的摄入，每日水的摄入量等于前一天液体排出量加500毫升。有氮质血症时，每日蛋白质摄入量应少于0.5克/千克体重。

(三)利尿

凡经限制水、盐入量后，水肿、少尿仍很明显或有高血压、全身循环充血者应给予利尿剂，可用双氢克尿塞，每日2~3毫克/千克体重，注射时每次1毫克/千克体重，每日1~2次。

(四)腰部保温

腰部保温可促进血液循环，解除肾血管痉挛，增加肾血流量，增加尿量，减轻水肿。

(五)定期测体重，准确记录出入量

每周测体重2次，准确记录24小时液体出入量，了解水肿增减情况和治疗效果。

(六)定期检查尿常规

每周取清晨尿2次，进行尿常规检查，以了解病情是否好转。

(七)饮食管理

根据患儿平时饮食特点，在坚持肾炎急性期的饮食原则下，满足患儿要求，可给高糖，高维生素，适量脂肪的低盐饮食。

尿素氮明显增加时限制蛋白质摄入。待水肿消退，血压恢复正常后，由低盐饮食过渡到普通饮食。有肾功能衰竭时，限制蛋白质，禁食含钾高的食物。

(八)休养环境

为患儿创造一个良好的休养环境，居室阳光充足。空气新鲜，室温应保持在20℃~22℃之间，室温不宜过凉。因为过凉可致肾小动脉发生反射性痉挛而影响肾功能。

（九）心理护理

　　肾脏疾病病程迁延不愈，家长在精神上、经济上都有较大的负担，年长儿有思想顾虑，怕疾病转为慢性，耽误学业，怕活动受限等，家长应配合医护人员，充满信心、耐心、亲切地去接触患儿，体贴、关心患儿，耐心讲解病情，使其明确急性肾炎如经过系统治疗，大部分可以痊愈，很少转为慢性，以消除患儿紧张心理，积极配合治疗。

第二十六章　传染性疾病家庭护理

第一节　流行性感冒

流行性感冒是由流感病毒引起的呼吸道传染病,简称流感。护理常识:

1. 住室保持适当的温度,以18℃～20℃为宜。年老体弱及婴幼儿应在22℃～24℃。湿度在50%～60%(市售的温湿度表可用来测量)双向空调更易调节温度。

2. 保持住室空气新鲜。可采取开窗通风的方法,但要避免风直接吹在病人身上而加重感冒。每日通风两次,每次15～20分钟。也可使用换气扇。

3. 病人与其他家庭成员隔离,分室而居,最好住单人房间,防止飞沫传播。隔离至退热后2天。

4. 照料病人时应戴口罩,对病人呼吸道分泌物,如痰、鼻涕等用漂白粉消毒。痰1份加干漂白粉2份搅匀置2小时(加盖)后倒掉,或将痰盛入纸杯内焚烧。

5. 对体温超过39℃的高热病人,必须卧床休息,随时观察体温变化,并采取物理降温的方法,酒精擦浴及温水擦浴均可。酒精的浓度为25%～30%,温度30℃左右,用小毛巾蘸取酒精,在皮肤上边擦边按摩,直至皮肤发红。腋窝、腘窝、手心等大血管丰富处可多停留些时间,以增强降温效果。胸前区、腹部、后项为禁擦区域,擦浴时要及时盖被及穿衣,防止感冒。擦浴前头置冰袋,脚置热水袋。擦浴后撤去热水袋。半小时后测体温,若降至正常,即撤去冰袋。经物理降温后体温仍高者,可采取药物降温,常用的口服药有阿司匹林、消炎痛等,肌肉注射常用柴胡注射液。使用药物降温要注意观察出汗情况,出汗多,应及时更衣,防止感冒加重。同时,观察病人的一般情况,如精神状态、脉律、脉率、倾听病人主诉,防止虚脱。

6. 饮食应给予富于营养、易消化的清淡饮食,如菜汤、粥、果汁等。应鼓励病人多饮水,既可减轻症状,缩短病程,也可防止并发症。

7. 如有高热不退、脓痰、呼吸困难、咳嗽等,应及时就诊。

8. 有流感病人居住的室内空气应进行消毒,最简便的办法是食醋熏蒸法,具体作法:每立方米5～10毫升食醋加热水1～2倍,闭门加热熏蒸到食醋蒸发完为止。患者的衣、被洗净后日光曝晒。

9. 为预防流感,在流感流行期间。暂停聚会,出门戴口罩,暂不探亲访友,以切断传播途径。

10. 预防流感,还可进行预防接种。我国目前主要采用流感病毒减毒活疫苗。对老人、婴幼儿、孕妇、严重慢性病和免疫抑制剂治疗者有保护作用。

第三节 麻　疹

麻疹是由麻疹病毒引起的具有高度传染性的急性呼吸道疾病。护理常识：

1.单纯性麻疹病人一般不需住院治疗,可住在家里。

2.隔离　把病人安置在单人房间(婴幼儿可由母亲陪伴),隔离至出疹后五天。劝告易感儿不得进屋探视,以免传播。家中尽量不要接待来客,有呼吸道感染的人更要避免和病人接触,以减少病人潜在性感染的机会。

3.环境适宜　房间保持安静、清洁、卫生、温暖,室温以20℃左右为宜,避免忽冷忽热,相对湿度维持在50%～60%,可间断进行蒸汽喷雾。空气要保持新鲜,流通,避免冷风直接吹向病人。室内光线柔和,要防止光对患者眼睛的刺激,遇日光直射时,可使用深色窗帘。晚间室内照明也不宜过强,加用适当灯罩使光线柔和,尽可能使病人有一个舒适的环境。

4.饮食护理　麻疹多见于婴幼儿,病程较长,饮食中应注意补充维生素A、B、C、D,应根据病情及年龄,给予母乳或混合喂养,流质或半流质。饮食应富于营养且易于消化,如豆浆、米汁、牛奶、藕粉、稀饭及面条等。对明显腹胀及消化不良者,可暂时只给米汁及脱脂奶避免油腻或含有刺激性调料,切勿人为的"忌口"。麻疹病人的水份补充很重要,在不影响患者休息的情况下,应随时给予果汁、开水。因患者多有呛咳现象,饮水更易诱发,故应少量多次喂给。皮疹逐渐隐退时,饮食也逐渐恢复正常。脱水、不能进食或饮食过少者,应予以静脉补液。

5.皮肤护理　保持床褥整洁、干燥、平整,盖被应轻软,衣着应宽松舒适,勤换内衣,切忌紧衣厚被"捂汗发疹",大小便后及时清洗臀部,更换尿布,保持肛门及外阴清洁。腹泻者应在每次便后清洗肛门和会阴部并擦干,局部可撒布滑石粉或痱子粉。出疹期间宜保持皮肤温暖潮湿或微汗为宜。对皮肤灼热无汗,高热及皮疹迟迟不出者,应进行温水擦浴以促进皮肤血液循环,增加机体散热,有助于皮疹的透发,擦浴的水温宜在40℃～45℃间,边擦浴边擦干盖好,注意保暖,防止受凉。疹盛时及疹退后患者常有皮肤瘙痒,故应剪短指甲,防止抓伤皮肤。皮痒者可擦以炉甘石洗剂。疹退后若皮肤干燥,可涂以油类或液状石蜡润滑皮肤。

6.五官护理

①眼睛护理　每日用生理盐水冲洗双眼2～3次。冲洗液需略微加温使之与患者的体温相当,每次冲洗须将分泌物洗净,必要时事先涂眼膏滋润后再冲洗。两眼应分别冲洗,勿使冲洗液流入同侧外耳道或对侧眼部,日间每次冲洗后滴入0.25%氯霉素眼药水2～3滴(每眼);晚间冲洗后可用抗菌素眼膏涂入眼内,发现患者有角膜干燥或夜盲现象等,可用鱼肝油滴眼,并与氯霉素眼药水交替使用,同时口服浓缩鱼肝油滴剂或鱼肝油丸。

②耳的护理　麻疹患儿在前驱期便应注意避免平卧哺喂,服药时切忌捏鼻强喂。洗脸、擦浴时避免污水流入外耳道。

③鼻的护理　患麻疹时,鼻腔分泌物多,且常形成干痂,阻塞鼻道。故应随时

清除鼻腔的分泌物,对已形成的鼻痂则需用温水或油类滋润后清除,动作应轻柔,避免强行取出。对鼻腔粘膜充血肿胀显著而妨碍通气者,可滴入 0.5%~1% 麻黄素,每日 3~4 次。

④口腔护理　每日用温水或朵贝氏液彻底清洗口腔 2~3 次,每次进食后用温水清洁口腔,口唇或口角干裂者,涂以甘油,口腔粘膜溃疡者,先清洗后涂麦迪霉素甘油。并发鹅口疮者,涂制霉菌素药膏。

7. 高热护理　每 4 小时测量体温 1 次,必要时 1 小时 1 次。物理降温忌用酒精擦浴,不可用冰敷,以微温的湿毛巾敷于额部。出疹期高热一般不需退热,以免影响皮疹透发,热度在 39.5℃ 以上者,可酌情给少量退热剂口服,以使体温略降为宜。

8. 用新鲜的芫荽洗净煎水,抹洗四肢、胸、背,有助于皮疹透发。

9. 如出现皮疹透发不好、出疹不顺利或持续高热不退、咳嗽加重、鼻翼煽动,发绀等,应立即就诊。

10. 预防在麻疹流行期间避免易感儿互相串门或去公共场所。为保护易感人群,可进行麻疹疫苗预防接种。

第四节　水　痘

水痘是由水痘—带状疱疹病毒引起的急性呼吸道传染病。护理常识:

1. 一般水痘患儿应进行家庭隔离,病情较重或有并发症者需要住院隔离,隔离至全部疱疹干燥结痂为止。

2. 患者住单人房间,每日 1~2 次通风换气。每次 15~30 分钟。呼吸道分泌物吐入纸痰杯内焚烧.衣服被褥日光曝晒 6 小时消毒。

3. 发热期应卧床休息,给予充足的水分和易消化的流质、半流质饮食如米汤、粥等,高热可给予退热剂。

4. 皮肤护理　保持手、口腔及皮肤清洁。修剪指甲,防止抓破皮肤,必要时戴手套。皮肤瘙痒者可口服抗组织胺药物或涂炉甘石洗剂。疱疹破裂处可涂 1% 龙胆紫。忌用肾上腺皮质激素,因其可使皮疹泛化,病情加重,甚至造成死亡。阴部的疱疹破溃后形成了溃疡,应随时保持局部干燥,避免大小便浸渍,每次大小便后清洗局部,用棉签醮干溃疡部位并涂药。

5. 易感者在接触病人 72 小时内肌肉注射带状疱疹高价免疫球蛋白 5 毫升,有预防功效。

第五节　流行性腮腺炎

流行性腮腺炎是腮腺炎病毒引起的急性呼吸道传染病。

1. 单纯型腮腺炎病人,不需住院治疗,家庭隔离即可,隔离期限自发病开始至腮腺消肿和症状消失为止,一般不少于 10 天。

2. 病人应有良好的休养环境,安静,保持室空内气流通,定时通冈换气。发热期及有并发症者,均应卧床休息,热退及轻症者可允许在室内活动,但适当限制活动量,不可劳累。

3. 饮食要合理,给予富有营养且易消化的半流质或软饭,如稀饭、面汤、面条等,不可给予酸、辣、甜味及硬而干燥的食物,以免加剧腺体疼痛。

4. 保持口腔清洁。经常用朵贝尔氏溶液或温盐水漱口,不会漱口的幼儿,除饭后行口腔护理外,应帮助多饮水。

5. 体温超过 39℃以上者,可采取头部冷敷、温水或酒精擦浴(方法同第二节流感高热的护理),或给服适当退热剂,鼓励病人多饮水。

6. 腮腺局部疼痛给予如意金黄散或青黛调醋敷局部,每日 1 次。疼痛重者,腮肿局部间歇冷敷。

7. 病人用过的食具、毛巾等应予煮沸 10 分钟,患者用过的被褥及玩具等,可置于日光下曝晒 4~6 小时。

8. 患者若突然出现高热、寒颤、睾丸肿大胀痛、阴囊皮肤水肿即怀疑有睾丸炎。脑膜脑炎的先兆症状为高热、剧烈头痛、嗜睡等,出现上述并发症的先兆,应立即到医院就诊。

第六节 病毒性肝炎

病毒性肝炎是由肝炎病毒引起的全身性疾病,而以肝脏病变为主。护理常识:

(一)急性轻症和恢复期病人的护理

1. 家中隔离 甲、戊型肝炎病人应做到分餐制,食具、用具、衣被单独使用,注意做到坚持便后餐前洗手。乙、丙、丁型肝炎病人家中应做好生活接触隔离,食具、剃须刀、盥洗用品应单独使用,防止唾液、血液和其他排泄物污染环境。

2. 消毒房屋门、窗、地面、玩具用 2%过氧乙酸喷雾;食具、洗漱用具除用上述消毒液浸泡外,还可煮沸消毒,时间为 15~20 分钟。食具还可用家用高压锅消毒。衣服、被褥、钱币等用福尔马林(每立方米 100 毫升)熏蒸,密闭 12~24 小时;厕所、垃圾须用 3%漂白粉上清液喷雾,便具用药液浸泡 1 小时;呕吐物、排泄物加漂白粉干粉按 1:5 搅均匀,静置 2 小时后倒掉,残余食物煮沸 10~20 分钟后倒掉。护理病人后要用 0.2%过氧乙酸溶液泡手 2 分钟后在流动水下冲洗干净。

3. 心理护理 病员要正确对待隔离,自觉配合。家庭成员应理解患者的处境,多帮助照顾,多安慰,鼓励其树立信心,增加生活的勇气和战胜疾病的信心、夫妻间应多谅解,使对方心情愉快,情绪稳定。

4. 饮食 既要保证充足的热量,营养丰富,又要避免饮食过多而加重肝脏负担。急性期早期给予低脂肪、高糖、高维生素与高蛋白饮食,以半流食、流食为宜;

黄疸期食欲好转,有些患者食欲亢进,应限制患者主食,限制肉类及蛋类数量;恢复期给普通饮食,但要注意不可暴饮暴食,注意饮食卫生,保持大便通畅。

5. 休息 急性期应卧床休息,在此期间允许起床洗漱,大小便,但不宜淋浴,症状改善后逐渐下床活动,以不感到疲劳为度。恢复期患者症状基本消失,可适当增加活动量,活动仍以不感到疲劳为度,如散步,打太极拳或做气功。休息是肝炎病人恢复及保养的一个重要手段,所以应学会积极休息。戊型肝炎病人治愈半年以上者可以参加剧烈活动,乙型肝炎病人虽自觉症状消失,肝功正常,但不能认为已痊愈,必须要使乙肝表面抗原转阴后,在随访两年以上无变化者,才可如正常人一样活动。

6. 禁止饮酒吸烟,以免加重肝脏负担。

7. 恢复后的病人应定期门诊复查 1 ~ 2 年。

8. 预防接种 注射甲肝疫苗可预防甲型肝炎,注射乙肝疫苗或乙型肝炎免疫球蛋白可预防乙型肝炎。

9. 乙肝、丙肝病人不得献血。

(二)慢性肝炎病人的家庭护理

1. 病人应适当休息. 采取动静结合疗养措施,忌长时间看书、看电视。慢性重症病人以静养为主;慢性轻症病人可适当从事力所能及的轻型工作。症状消失,肝功正常 3 个月以上者可恢复原工作,但仍需随访 1 ~ 2 年。

2. 合理营养,适当增加蛋白质摄入,每日 100 克左右。根据病人具体情况增减,如鱼类、奶类、瘦肉、以及各种豆制品,应做到动植物蛋白搭配均衡,从而保证不同氨基酸摄入;避免摄入高热量,防止脂肪肝、糖尿病。重症肝炎病人宜低蛋白饮食,以防加重病情,忌烟酒。肝硬化病人饮食原则为高热量、高蛋白、高碳水化合物、丰富维生素、适量微量元素,少盐少渣易消化,少量多餐,避免坚硬、高纤维食物,如鱼刺、骨头等,以防消化道出血。

3. 慢性肝炎病人用药应遵医嘱,不宜自行用药,避免使用对肝脏有损害的药物,如碘胺类、冬眠灵、利福平、巴比妥类及氨类等。用药宜少而精,加强自我疗养。

4. 使病人保持良好心理状态,正确对待疾病,增强战胜疾病的信心,家庭成员应多照顾患者的生活。病人应正确对待所患的疾病。心情开朗,避免生气和情绪波动。

5. 家中做好隔离消毒,方法同急性期护理。

6. 预防各种感染,根据气候变化增减衣服,注意起居及个人卫生,预防其他传染病及肝炎病毒的混合感染。

7. 急性肝炎或慢性肝炎活动期,应绝对禁止性生活,以免加重病情及传染给他人,患肝炎的妇女应避免服用避孕药。对急性肝炎恢复期和慢性肝炎稳定期,性生活应节制,并以使用避孕套为佳,以防传染。

8. 定期门诊复查。1 ~ 3 个月检查 1 次,还应以自我感觉为主,坚持长期合理治疗。

9. 如出现高度乏力,生活难以自理,食欲不振、腹胀、浮肿、出血、尿少、神志反常应及时就诊。

第七节　肾综合征出血热

肾综合征出血热又称流行性出血热,简写 HFRS,是由肾综合征出血热病毒引起的自然疫源性疾病。护理常识:

（一）一般护理

1. 树立战胜疾病的信心,克服消极悲观心理,积极配合治疗和护理。

2. 隔离至急性症状消失为止,接触病人的血液、尿液或标本容器后,应用肥皂水刷洗双手,护理者皮肤破损时应戴手套。

（二）分期护理

1. 发热期　患者应卧床休息。每 4 小时测 1 次体温,必要时加测,高热者要谨慎处理,可行温水擦浴(方法同本章第二节流感的高热护理),但要避免用酒精擦浴,防止皮下出血加重。药物降温要密切观察病人血压,每半小时测一次,以防虚脱。鼓励病人多饮水,以达到补充水分和降温目的。给病人高热量,高维生素富有营养易消化的流食或半流食,如粥、菜汤、肉汤等。

2. 低血压期　患者绝对卧床休息,每 15～30 分钟监测血压、脉搏、呼吸一次,使病人的血压维持在正常范围内。患者不可下床小便或坐起,血压低者将病人头及脚各抬高 15 度以利静脉回流,注意保暖。血压未纠正时,不可搬动。

3. 少尿期　严格注意记录出入量,保证合理治疗,入量包括输液、输血、饮水等,出量包括尿量、呕吐量、排泄量、引流量等。尿少时应限制进液量,口渴可漱口,避免进食含钾高的食物如香蕉、桔子汁、苹果等,保持口腔清洁,饭后漱口,刷牙动作轻柔,以防引起出血。

4. 多尿期　仍以卧床休息为主,但可下床作轻微活动。饮食上应注意逐渐增加营养,如鸡汤、鱼汤等,从流食逐渐过渡到正常饮食。本期仍应注意出入水量,做为治疗的参考依据。

5. 恢复期　饮食已基本恢复正常,要注意饮食卫生,不可暴饮暴食,病人可适当活动但要注意休息,避免过多活动和情绪激动。一般要休养 1～3 个月才可恢复正常活动。

（三）预防

灭鼠防鼠是预防本病的关键,搞好环境卫生,保管好粮食及食品,不吃被鼠排泄物污染食物,皮肤伤口及时包扎,避免污染伤口。住室及环境定期喷洒敌敌畏灭螨,也可进行预防接种,注射出血热疫苗。

家庭護理篇

第八节　狂犬病

狂犬病是由狂犬病毒侵犯神经系统引起的急性传染病,也称"恐水症"。护理常识:

家庭护理应做好预防工作

1. 管理传染源　对犬管理,可捕杀野犬,管理免疫家犬,病死动物应予以焚烧或深埋处理。

2. 切断传播途径　病人、病兽的分泌物与被污染的环境应彻底消毒,以每立方米8毫升的过氧乙酸溶液喷雾,唾液口咽分泌物用纸盆装后焚烧或用等量10%~20%漂白粉乳剂,作用2~4小时,食具煮沸10分钟。不要饲养狗、猫等宠物。如被可疑动物咬伤,应立即彻底清理伤口,以20%肥皂水或0.1%新洁尔灭冲洗伤口至少半小时(两者不可合用),并挤出污血,尔后用70%酒精擦洗及浓碘酒复涂拭,伤口一般不予缝合或包扎。伤口周围及底部可注射免疫血清,同时酌情使用破伤风抗毒素或抗菌素。

3. 保护易感人群　可注射狂犬疫苗,咬伤重者可使用狂犬病免疫血清。

第九节　流行性乙型脑炎

流行性乙型脑炎简称乙脑,是由乙脑病毒引起的,以中枢神经系统病变为主的急性传染病。护理常识:

(一)隔离病人至体温正常

接触病人的血液、尿液、唾液等体液要戴手套,若手碰到血液体液要立即洗手,避免碰伤皮肤,病室应有防蚊设备,必要时喷洒灭害灵、敌百虫,或用艾叶烟茎及青蒿晒干后点燃,关闭门窗熏杀。

(二)切断传播途径

大力开展灭蚊、防蚊活动。冬春季以消灭越冬蚊为主,夏秋季以消灭成蚊及蚊虫滋生地为主。卧室挂蚊帐,门窗有纱门、纱窗,室内放一瓶开口的啤酒,也可起到灭蚊作用。

(三)保护易感人群

对易感人群接种乙脑疫苗。

(四)恢复期应注意功能训练

1. 吞咽障碍　采取鼻饲及喂食。喂食时宜用糊状流质,如藕粉、稀饭等,注意不食用含颗粒、带渣、带粒食品,不断变化品种以满足病人喜好。应细心而又耐心地了解病人张口闭口、咀嚼及吞咽的规律,使用各种方法喂食。

2.语言障碍　对单纯失语者,应象教养婴幼儿那样,耐心地自单音节字教起逐步练习绶音,如:"啊"、"妈"等,或叫病人的名字,播放病人过去熟悉及喜欢的音乐,引起病人的回忆。通过反复启发诱导,逐渐锻炼其发言功能。对伴有痴呆者,经常以动作表情示意,配合针刺治疗,进行耐心训练。

3.肢体瘫痪　根据瘫痪情况,采用按摩、被动运动(即由他人协助)和自主运动等步骤进行锻炼。按摩及被动运动的用力大小以病人可以耐受为条件,由轻到重。由小到大,逐渐增加。按摩的手法可采用按抚法、揉捏法、压法、叩打法及震颤法,兴奋肌肉主要用拇指揉捏法,即用一手或两手拇指,施以环行揉捏,其方向先向上,后向下,主要用于四肢,腰背及大腿部位用掌揉捏法,掌叩法,每次局部按摩 5 ~ 10 分钟,全身按摩以 30 分钟为宜,如能在热水浴或局部湿热敷后进行按摩则效果更好。病人静卧时,应尽量使肢体保持在功能位置。平卧位时为防止足下垂,应使脚尖朝上,脚与腿是 90 度弯曲,宜用夹板将病人足踝部固定于功能位置,手中置棉棒,拇指与其他四肢分开呈抓握状。被动运动包括肢体的伸屈、外展、内收及旋转等动作,关节强直者可先在温水浴盆中或湿热敷时开始被动运动。病人有一定主动运动者,应尽量鼓励其行自主锻炼,运动由小到大,由少到多,时间由短到长,循序渐进。根据不同年龄可选择不同的辅助器具及医疗体育用品,在床上或下地进行各种锻炼活动。婴幼儿应多抱,久卧的患者应先改用坐姿,再逐渐练习站立及行走。进行训练要有耐心,鼓励病人的积极性,注意安全,逐日增加运动量。

4.精神异常　病人居住的室间应除去刀、剪、绳子等物以防自伤,需有人陪伴,按时服药。

第十节　流行性脑脊髓膜炎

流行性脑脊髓炎(简称流脑),是由脑膜炎球菌引,起的化脓性脑膜炎。护理常识:

1. 凡是病人出现高热、寒战、头痛剧烈伴喷射状呕吐,应及时到医院就诊。

2. 隔离病人至症状消失后 3 天,但不少于发病后 7 天,病人用过的被褥应在日光下曝晒 4 ~ 6 小时,煮沸 15 ~ 30 分钟,居室开窗通风。接触病人戴口罩,口鼻分泌物装入纸盒内焚烧,家具用 3% 漂白粉澄清液擦拭,皮肤瘀点瘀斑破溃后,局部要换药。接触破溃皮肤后要用肥皂在流水下冲洗干净或浸泡于消毒溶液中。

3. 流行期间搞好环境及个人卫生,住室常开窗通风,减少不必要的集会,外出戴口罩。

4. 预防接种可用流脑菌苗。预防可服用磺胺嘧啶(SD),成人每日 2 克,小儿酌减,分 2 次服,连服 3 天,同服等量苏打,每日饮水 2000 毫升以上,保证尿量每日 1000 毫升,以防止磺胺结晶出现,而损害肾脏。

第十一节 伤 寒

伤寒是由伤寒杆菌引起舯急性消化道传染病。护理常识:

1. 伤寒病人需住院治疗,进入恢复期方可出院。居室安静、清洁卫生,保持室内空气新鲜,经常开窗通风换气,患者卧床休息,帮助重病人翻身,按摩受压部位,增加血液循环,防止褥疮发生。

2. 饮食 疾病初期,病人的饮食以稀的流质饮食为主,如果汁、米汤、菜汤等,应少食多餐,避免用产气食物,如糖及牛奶,如果病情不重,发热不高,可以吃些无渣的软饭,如面包、饼干、挂面、嫩鸡蛋等,热退后5天改用少渣软食如面条、米粥、豆腐。病程第3~4周,食欲好转,想吃各种各样的东西,这时对病人的饮食要格外注意,可以给高热量、高营养的饮食,应以细软少渣为原则,如豆腐、蛋羹、软饭等,不可吃芹菜、韭菜等残渣过多的蔬菜,不可暴食暴饮,忌生、硬,以免引发肠穿孔或肠出血等并发症。

3. 养成饭前便后洗手的良好习惯,不吃不洁食物。不饮用生水、生奶等。

4. 病人的食具、便器单独使用,每天煮沸消毒10~30分钟,或用0.2%八四消毒液浸泡20~30分钟。衣被应经常清洗,并曝晒6小时或煮沸30分钟。

5. 高热的护理同流感。

6. 对恢复期病人不应放松警惕,注意观察病情,病人应有人陪伴,特别是小儿及年老者病人出现腹痛及腹泻时应立即就诊。

7. 督促病人每周作粪便培养1次,连续2次阴性,可解除隔离。

8. 养成良好的个人卫生习惯及饮食习惯,及早隔离及治疗病人。对流行地区的人群应进行伤寒菌苗预防接种。

第十二节 细菌性痢疾

细菌性痢疾,简称菌痢,是由痢疾杆菌引起的一种急性肠道传染病。护理常识:

(一)一般护理

1. 早期发现病人,及时隔离,彻底治疗是控制菌痢的重要措施。养成良好的个人卫生习惯,特别要把住"病从口入关",做到四不吃,即不吃生冷蔬菜;不吃不洁瓜果;不吃腐烂变质食物;不吃未经处理的剩饭剩菜。同时要做到勤剪指甲,养成饭前便后洗手的良好习惯。加强体育锻炼,增强体质,增加营养,提高人体抗病能力。

2. 急性菌痢或慢性菌痢,不住院治疗也可,但要做好隔离,隔离期限为连续二次大便培养阴性后解除隔离。

3. 在急性期给予低脂流食,如米汁、藕粉、脱脂奶等,少量多餐。病情好转后改为半流食,如米粥、面条等,忌食多渣、多油或有刺激性食物及瓜果桃梨、雪糕等生冷食物,供给足够的水,鼓励病人饮糖盐水,并注意饮食和饮水卫生。粪便正常后逐渐恢复正常饮食。

4.做好家庭隔离,病人住单人房间,食具、便具、卧具单独使用。食具每天煮沸消毒20分钟左右,大便用10% ~20%漂白粉乳剂搅匀,加盖静置2小时后再倒。便器用3%漂白粉澄清液浸泡1小时或用八四消毒液浸泡30分钟,地面用0.5% ~1.5%漂白粉澄清液每天擦洗1次。勤换床单、内衣,洗后暴晒6小时或煮沸消毒30分钟。

5.室内有防蝇设备,饭前、便后洗手,手触摸可疑污染物后一定要用肥皂、流水将手洗干净。

6.对高热病人,应采取物理降温的方法(擦浴方法同见本章第二节流感高热之护理),使用药物降温要注意观察出汗情况,防止虚脱。患者腹痛剧烈,腹部置热水袋热敷可缓解疼痛并向病人解释腹痛是该病的临床表现之一,以减轻紧张恐惧心理,缓解疼痛。

(二)特殊菌痢病人的护理

1.对婴幼儿菌痢患者应保持皮肤清洁干燥,勤换尿布。每次大便后,宜用温水清洗臀部及会阴,并外扑滑石粉,预防尿布疹及臀部感染。勤翻身,特别是对营养不良患儿,避免褥疮发生。呕吐频繁患儿应侧卧,防止呕吐物误吸引起窒息,同时要常擦洗颈部,避免颈部糜烂。按时喂水或口服补液用的含盐溶液,每次接触患儿要洗手,母乳喂养者,可继续哺母乳,暂停辅食。哺乳时间由每次5~7分钟,逐渐增加到10分钟以上。人喂养者可先喂米汤,如有条件可用脱脂奶或酸牛奶。对较大婴儿可兼顾过去饮食习惯,给其他易消化食品,如米糊、稀粥、面食等。

2.妊娠期患菌痢时,由于频繁腹泻、下坠,不仅可导致营养缺乏,而且可致腹压增高,刺激子宫则易引起流产或早产。因此必须绝对卧床休息,尽可能平卧排便,避免蹲便或站立过久,应尽快控制症状。妊娠期安全而有效的抗菌药物,应首推黄连素,乳酸菌素及痢特灵等。

3.老年人患菌痢后应保持被褥清洁干燥、床铺平整、无渣屑,每次大便后清洗臀部,并保持局部干燥,勤翻身每2小时1次,对特别消瘦的老人在骨突部垫棉软垫,防止褥疮发生。

第十三节 白 喉

白喉是由白喉杆菌引起的呼吸道传染病。护理常识:

1.白喉病人应严密隔离,隔离至症状消失,隔天1次,连续2次咽拭子培养阴性,或症状消失后14天。

2.护理病人应穿隔离衣,戴口罩,皮肤破损者应戴手套。

3.居室安静,温湿度适宜,空气新鲜,病室每天空气消毒1次。

4.患者卧床休息,尽量避免活动,保证足够的睡眠时间,避免精神过度兴奋,防止心衰发生。

5.保持口腔清洁卫生,可给予高热量含丰富维生素的食物,软腭麻痹未恢复者,按鼻饲护理,唾液、痰液不可咽下,以防吸入性肺炎及窒息。每周更换鼻饲管一次,食物以流质为主,富有营养,如牛奶、肉菜汤等,每日4~6次灌注。每次不超过200毫升,间隔时间不少于2小时,温度38℃~40℃。灌入药片时应将药片碾研成粉末。每次喂食前应检查胃管是否在胃内,可用注射器抽吸见有胃液流出,或将管端置于盛水的碗中无气泡溢出。

6.注意观察病情变化。如有胸闷、心慌、气短应立即就诊,如喉白喉病人有呼吸困难严重,躁动不安,出汗,出现"三凹征"时,应立即报告医生,准备气管切开。

7.居室消毒时在患者离开室间或隔离后,空气用紫外线照射40分钟或用乳酸熏蒸,衣物进行日光曝晒或煮沸,家具用0.2%8~4消毒液擦拭,患者痰具可进行煮沸10分钟,也可将痰吐入纸杯后焚烧。

8.及时发现和隔离治疗病人,为保护易感人群应进行预防接种,常用白喉、百日咳、破伤风三联混合制剂。

第十四节　百日咳

百日咳是由百日咳杆菌所致的小儿急性呼吸道传染病。护理常识:

1.消毒隔离　一般患儿不需住院治疗。将患儿安置在单人房间(婴幼儿可由母亲陪伴),隔离至病后4周或出现痉咳后3周。照料病人时需戴口罩,劝告易感儿童不得进屋探视。以免传播,家中尽量不要接待来客。以减少潜在感染的机会,对患儿的痰液可置纸盒内焚烧,衣服、被褥、玩具可置阳光下曝晒1~2小时。

2.环境适宜　保持房间清洁,安静,阳光充足,空气新鲜,温湿度适宜,避免冷风及烟熏。天气好时,多行户外活动,分散其注意力,减少阵咳的次数。

3.休息　保证患儿充足的睡眠,患儿痰稠,痉咳频繁者,给蒸汽或雾化吸入,以稀化痰液。止咳祛痰剂应按医嘱服用。如夜间痉咳频繁,可酌情给安定。

4.饮食　给予富营养、易消化、较粘稠的食物,如牛奶粥、米粥、菜泥、蒸鸡蛋及肉糊等,应少量多餐,喂食时不要过急,以免呕吐。若饭后呕吐,应及时清理呕吐物,洗脸、漱口,休息片刻后,再行补喂。

5.保持五官清洁　及时清理眼屎,呕吐后用生理盐水漱口,如发现舌带溃疡,可用2%过氧化氢溶液或2%硼酸液洗净溃疡面,再涂以1%龙胆紫或冰硼散。

6.预防　多采用百日咳,破伤风,白喉三联制剂。

第十五节　猩红热

猩红热是乙型溶血性链球菌引起的急性呼吸道传染病。

潜伏期 1 ～ 12 天,一般 2 ～ 5 天。起病急、高热、头痛、咽痛、呕吐及全身不适等,咽部及扁桃体充血红肿,软腭粘膜充血。病初 3 ～ 4 天后,舌乳头红肿突出称"杨梅舌"。发热后第 2 天开始出疹,皮疹为弥漫性充血发红,如针头大小。始于耳后、颈部,很快扩展至胸背腹及上肢,24 小时左右迅速波及全身。病人面部潮红但无皮疹,口鼻周围苍白,称"口周苍白圈"。病后第一周末开始脱屑,程度及早晚与病情轻重相一致。面、颈及躯干部常为糠状脱皮,手掌、足底见大片脱皮,历时 1 ～ 4 周。

1. 隔离期限　病情轻者可在家隔离,不需住院治疗,隔离至症状消失后 1 周或连续 3 天咽拭子培养阴性。

2. 消毒　患者住单人房间,每日 1 ～ 2 次通风换气,每次 15 ～ 30 分钟,或用紫外线照射 40 分钟进行空气消毒,病人鼻咽分泌物须以 2% ～ 3% 氯胺或漂白粉澄清液消毒,被病人分泌物所污染的物品,如食具、玩具、书籍、衣服被褥等应随时消毒,可分别采用消毒液浸泡、擦拭、蒸煮或日光曝晒等,接触病人应戴口罩。

3. 皮肤护理　保持皮肤清洁,可用温水清洗皮肤(禁用肥皂水)。衣被勤洗换,将患儿指甲剪短,劝告不要抓破皮肤。脱皮不完全时,可用消毒剪刀修剪,不可用手撕,以免撕破出血,引起感染,瘙痒较重者,可用炉甘石洗剂涂搽局部,或扑止痒粉。

4. 饮食　给营养丰富、富含大量维生素、且易消化的饮食,流食、半流食均可,如牛奶、蛋汤、菜粥、肉汤等,应鼓励进食。必要时给予帮助。

5. 对症护理　体温过高时给予物理降温,可行头部冷敷,温水擦浴(擦浴方法见本章第二节流感高热护理)。体温仍高者,按医嘱服用解热止痛剂,忌用冷水或酒精擦浴。

6. 观察病情　每周送尿常规二次,如有异常及出现眼睑浮肿,高热不退应及时就诊。

7. 预防　流行期间不带儿童去公共场所,外出戴口罩,发现咽炎者立即隔离治疗。

第十六节　斑疹伤寒

斑疹伤寒是由立克次氏体引起的传染病,分流行性斑疹伤寒与地方性斑病伤寒。流行性斑疹伤寒是由普氏立克次氏体以人虱为传播媒介;地方性斑疹伤寒是由莫氏立克次氏体以鼠蚤为媒介引起的急性传染病。两者临床表现相似,但地方性斑疹伤寒一般病情较轻。护理常识:

1. 轻型病人可建立家庭病床进行隔离治疗。患者应住进单人房间,房间清洁、卫生。地方性斑疹伤寒病人要灭鼠灭蚤。

2. 彻底灭虱,剃发(如不剃发应药物灭虱)、剃毛、洗澡、更衣,剃下的毛发应予以烧毁,换下的衣服及被褥应煮沸或药物灭虱。10 天后应重复检查一次,必要时需重复灭虱。彻底灭虱,体温正常 12 天后解除隔离。

3. 病人应注意休息,增加营养,给高热量、高蛋白的流食或半流饮食,如牛奶、菜汤、肉汤等,补充水分,鼓励患者多饮水。每天 3000 毫升。

4.注意出疹的日期和特点,注意皮肤护理,保持衣服、被褥清洁和干燥,保持皮肤清洁,防止皮肤损伤或抓破。

5.注意观察病情变化,高热时应绝对卧床休息,用温水擦浴或冰袋置于头部物理降温,忌用酒精擦浴。如果病人高热不退,有明显头痛及全身疼痛,应及时就诊。

6.服药期间应注意观察药物毒副作用,如胃肠道反应、腹泻、恶心、呕吐,查血象各系细胞减少,过敏反应有皮疹、药疹等。

7.对接触者要彻底灭虱外,严密观察 14 天。加强个人卫生,勤理发、洗头、换洗衣服、被褥和床单,彻底消灭虱子。在流行地区对感染机会较多的人进行斑疹伤寒疫苗接种。

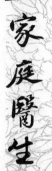

家庭健康宝典

家庭医生

家庭护理篇

第二十七章　眼科常见疾病家庭护理

眼睛是人体最重要的感觉器官,能够看见时人们才能安全和独立地从事日常生活。明亮的眼睛也是人们进行沟通交流和学习的一个重要组成部分。眼睛又称为视觉器官,其结构非常精细,机能复杂而重要。眼睛又是易受感染和外伤的部位。因为视觉的敏锐与否直接影响着人的生活、工作和学习的能力,所以视觉的损害也是一个很重要的健康问题。引起眼病的原因有感染、外伤、全身疾病或身体其它器官病变所引起的眼部病变。由于人类寿命的延长,老年人逐渐增多。老年人常患的一些疾病如白内障、青光眼等眼病也越来越多,白内障已成为首位致盲眼病,预防眼病和眼外伤的发生,应早期发现和识别眼病、积极治疗眼病和眼外伤可有效地减少视觉损害。

第一节　麦粒肿

麦粒肿是由细菌感染引起的眼睑腺体急性化脓性炎症,是一种常见的眼病。俗称"针眼"。麦粒肿又分内麦粒肿和外麦粒肿。护理常识:

1.患病早期可行眼局部湿热敷,目的是湿热敷可促进局部血液循环,有助于炎症消散。应注意使用热敷垫或干净的毛巾,温度不宜过高,防止烫伤局部皮肤。

2.养成良好的卫生习惯,不用脏手或不干净的毛巾揉眼。

3.不可用手挤压排脓,以免炎症扩散。

4.按时服药和滴眼药水,滴眼药水前要洗手。

5.注意营养,多吃一些富有营养易消化的食物,少吃或不吃刺激性强的如姜、蒜、辣椒等食物。

6.保持大便通畅。香蕉和蜂蜜可预防便秘。

7.必要时应卧床休息。

第二节　睑缘炎

睑缘炎,俗称烂眼边,是发生在眼睑边缘皮肤、毛囊及腺体的一种慢性炎症,是一种常见的外眼病。分为鳞屑性、溃疡性和眦部睑缘炎三种。护理常识:

1.每日用3%硼酸水或生理盐水清洗眼睑部,并用湿棉签擦去分泌物。

2.饮食宜食熟、软、易消化的食品,忌烟、酒、辛、辣、炸、烤等食物。

3.注意眼部卫生,不用脏手揉眼睛。

4.避免烟尘风沙刺激眼睛。外出时可戴眼镜保护眼睛。

5.加强营养和适当的锻炼身体,增强体质,能够消除引起睑缘炎的诱因。

第三节　传染性结膜炎

传染性结膜炎,俗称红眼病,是一种急性传染性眼结膜炎,多见于春秋季节。红眼病是通过接触患病者用过的毛巾、脸盆、水龙头、门把以及其它公共物品等而传染的眼病。通常一人患病就可造成一个家庭感染患病。护理常识:

1.冲洗眼睛前用消毒棉签擦净眼睑缘上的眼分泌物。冲洗水的温度应接近室温,这样可使患眼舒适。

2.为了避免强光刺激引起的不适,应在光线较暗的房间内休息。若需外出时可戴墨镜遮光。

3.不要看书、看电视,尽量减少双眼用力机会,应多休息。可根据个人兴趣,听收音机、广播,减轻寂寞,增加知觉刺激。

4.用过的洗脸用具、手帕等物品要消毒,家庭可用煮沸消毒法。不与其他人共用洗脸毛巾和脸盆,避免传染给他人。

5.因眼睛的分泌物具有很强的接触传染性,所以在分泌物多时最好不要外出。尽量不到公共场所如游泳池、影剧院、商店等地方去,防止传染他人。

6.不能用敷料、手巾等遮盖患眼。因为遮盖后,眼分泌物不能排出,同时又增加眼局部的温度和湿度,有利于细菌或病毒繁殖,加重病情。

7.每次滴眼药前须将眼分泌物擦洗干净,以提高疗效。

8.注意眼部卫生,不用不干净的毛巾擦眼部的分泌物,以免加重感染。

9.要勤洗手,不用脏手揉眼睛。

10.饮食以清淡为宜,最好不要饮酒。

第四节　沙　眼

沙眼为形象名称,是因为患者跟睑结膜粗糙不平形似砂粒故名沙眼。沙眼是由沙眼衣原体引起的慢性传染性结膜角膜的炎症。护理常识:

1.居住环境要清洁卫生。

2.要养成良好的个人卫生习惯,应勤洗澡、理发、更换衣服,勤洗手,勤剪指甲,不用手揉眼睛。

3.不与其他人共用洗脸毛巾、脸盆和手帕等。家中洗脸水和毛巾等也不宜合用,避免接触传染。

4.坚持按时滴眼药水。因为沙眼病期持续时间较长,坚持点眼药水很重要。

开口后的眼药水不能放置时间过久,一般在 5~6 天时间用完。时间过久药物会逐渐失效,也易受细菌污染。

第五节　角膜炎

角膜俗称"黑眼珠",是眼球前部的透明部分。角膜直接与外界接触易受到损伤。角膜炎是各种原因引起的角膜炎症反应通称为角膜炎。护理常识:

1.眼部护理

(1)患病早期,可用湿热毛巾进行患眼局部热敷,以减轻刺激症状,促进炎症吸收。出现前房积脓时禁用热敷,避免感染扩散。热敷时水的温度不能超过 50℃,防止烫伤局部皮肤组织。

(2)不用不洁的手巾等擦眼部分泌物,以免加重感染。

(3)不与其他人共用脸盆、毛巾等洗脸用具,避免传染给他人。

(4)不用手揉擦患眼,勿碰伤患眼以预防角膜发生穿孔。

(5)避免强光刺激,使眼部疼痛加剧。宜在光线较暗的房间内休息。需外出时可戴墨镜遮光保护眼睛。

2.滴眼药注意事项

(1)角膜炎患者要同时滴多种眼药水,应分次先后滴入。滴一种眼药水后,闭眼 3~5 分钟,再滴入第二种眼药。每次滴 1~2 滴,避免眼药水外流而影响疗效。

(2)滴眼药时,不要用手压迫眼球,避免引起角膜穿孔。

(3)应先滴入眼药水,后涂上眼药膏。

3.饮食

宜多食含维生素 A 丰富的食物,如动物肝、红萝卜等食物。

4.由于角膜本身无血管,代偿能力低下,角膜发炎后,常常会反复发作,患者易产生悲观、失望心理。家人要给予关心和鼓励,消除不良心理,保障正常的饮食、睡眠和休息。

5.适当地锻炼身体,增强机体的抗病能力,可预防感冒发生,也有利于疾病的恢复。

第六节　青光眼

青光眼是眼内压异常升高而导致视力逐渐丧失的一种眼病。护理常识:

一般来说,青光眼不能被治愈,但能被控制。一旦确诊得了青光眼,就需要经常的、终生的护理。

1.按医嘱用药

(1)按医嘱有规律地应用药物,如早晨醒来、就餐后、入睡时,不要忘记用药。

"每日4次"指每24小时用药4次,通常是在上午8点,中午12点,下午6点和入睡时。"每日2次"指每12小时1次,如在上午8点和晚上8点各1次。

(2)知道所用的每种药的名称和剂量,掌握用药的方法和最佳用药时间,如滴眼药水法。

(3)了解所用每一种药物可能出现的副作用,如口服醋氮酰胺后如出现手足麻木、恶心、乏力、头晕等药物副作用时,应及时告知医生。

(4)青光眼患者禁用散瞳剂如阿托品、新福林、托品酰胺等。慎用安定、颠茄酊类药物,以免引起眼压升高。

2.预防眼内压升高

(1)在医生指导下用药。

(2)尽量做到不饮酒,不喝浓茶和咖啡。有些人会因酒、浓茶、咖啡而引起眼内压增高。

(3)避免患上呼吸道感染,因为咳嗽、打喷嚏能导致眼内压升高。

(4)不暴饮暴食,因一次性大量饮水,可使血容量急剧增加,而使眼压升高。

(5)保持大便通畅,避免排便用力。因用力使腹压上升,而引起眼压升高。

(6)避免弯腰和提举重物。但散步、登山、打网球等活动都有助于保持健康,对青光眼患者有益。

(7)避免穿紧身衣,衣领不宜过紧。

(8)不可到黑暗的地方,不在光线过暗的地方久留,因会使瞳孔放大产生不适和引起眼压升高。

3.眼睛的保护

(1)预防眼睛受到意外损伤,术后一段时间夜间睡眠时可戴上眼罩保护眼睛,防止不小心抓伤眼睛。注意术后不要揉擦眼睛和用力挤眼。

(2)保持眼部清洁,术后不用脏手或不洁手巾擦眼睛,洗澡时避免眼内进脏水。

(3)注意观察眼睛的任何异常变化并及时告知眼科医生。如过度刺激感、流泪、看东西模糊、眼分泌物多、头痛、夜晚灯光周围有光晕、眼前有黑影等。

(4)定期到医院复查眼睛。包括查视力、眼内压、视野、眼底的神经检查,做到早发现早治疗。

(5)看电视、阅读或任何其它视觉活动都不会损伤眼睛,但不能时间过长。

4.保持乐观情绪,避免过度兴奋和生气。能有效地预防青光眼急性发作。

5.当身体患有其它疾病去医院就诊时,应告知医生你患青光眼和正在服用或者滴用某种药物,可防止使用一些诱发青光眼发作的药物。

第七节　白内障

白内障指正常透明的晶体变混浊而导致看东西模糊不清的一种眼病。护理常识:

1.由于患白内障后视力减退,看东西模糊不清,容易在行走时跌倒和撞伤,生活上应给予必要的协助,保障安全,防止意外损伤。

(1)减少患者生活空间内的障碍物,避免跌倒和撞伤。

(2)不要单独外出活动。

(3)必要时家属协助患者进行日常生活。

(4)烈日下活动要戴墨镜,避免强光刺激。

(5)定期去医院检查,选择合适的时间安排手术治疗。

2. 准备接受手术

(1)饮食,进一些高蛋白、高维生素等营养丰富的食物,保证充分的营养,提高身体的抵抗力和组织的修复能力。

(2)保持大便通畅,预防便秘。

(3)避免患上呼吸道感染,如引起咳嗽、打喷嚏可影响手术。有感冒、咳嗽、打喷嚏时应先治疗,待症状消失后才能手术。

(4)术前应戒烟。一般手术前两周须开始戒烟。

(5)术前要保证充足的睡眠,以增进食欲,提高身体的抗病力。

3. 手术后护理

术后护理目标是预防眼内压升高,预防眼球内出血,预防感染和预防伤口裂开。

(1)术后当日应安静卧床休息,减少头部的活动。若有呕吐时,应卧向健侧,避免呕吐物污染伤口。

(2)避免咳嗽、打喷嚏。患者休息的房间内应禁止吸烟。不要吃辣椒等刺激性强的食物,避免发生呛咳。

(3)尽量不要低头、弯腰,如拾取地上的物品、系鞋带等动作。

(4)保持大便通畅,避免排便时用力。

(5)饮食:术后初期吃易消化纤维素多的食物如香蕉可防止便秘。恢复期宜吃高营养的饮食,以增加身体的抵抗力,使伤口更快愈合。禁食海鲜、羊肉、香菜等食物,这类食物可提高机体的应激性,加重术后炎症反应程度。

(6)按时用药,坚持滴眼药。

(7)避免碰撞患眼,不要揉擦患眼和用力挤眼。术后一段时间,夜间睡觉应戴眼罩保护眼睛,防止抓伤。

(8)术后手术眼如有疼痛、异物感、流泪、脓性分泌物、视力减退等情况时,应立即告诉医生,这些表现提示可能有严重的并发症。

(9)活动:术后前3天尽量减少活动,5天后即可从事日常活动。人工晶体植入术后,3个月内避免低头动作和重体力劳动,防止晶体脱位。

(10)行白内障囊外摘除术后3个月,当眼球前面伤口愈合后应到医院验光,配戴白内障眼镜。

(11)人工晶体植入术后,患者可在某个距离内有很好的视力,若要看书、写字、阅读仍需配戴阅读眼镜。因为人工晶体没有自动调节能力。

(12)定期到医院复查很重要。术后应每周复查一次,连续3个月。

第八节　视网膜脱离

视网膜组织学上分十层,内九层为视网膜神经上皮层,外层为视网膜色素上皮层。视网膜脱离是指视网膜色素上皮层和视网膜神经上皮层的分离。护理常识:

(一)术前护理

1.一旦发现视网膜脱离,应立即卧床休息。限制日常活动,禁止用力如咳嗽、提重物等。这样可使脱离减轻或暂时平复,防止脱离范围扩大。

2.用纱布包扎双眼,尽量避免眼球转动。因为看东西时眼球转动,可使网膜脱离加重。

3.患者的卧位因视网膜脱离的部位而定。如眼底正中央脱离应采取平躺姿势;如果稍下方脱离,应取半坐卧位;如果右跟颞侧或左眼鼻侧脱离,应采取右侧卧位;如果是左眼颞侧或右眼鼻侧脱离,应采取左侧卧位。卧位的目的是使脱离处位于最下方,使跟球加压于脱离处。医生和护士会指导患者采取哪一种卧位。

4.术前应戒烟和预防感冒,避免术中咳嗽引起手术意外。

5.保持稳定情绪,充足的睡眠和正常食欲,使身体处于最佳状态接受手术,有利于术后恢复。

(二)术后护理

1.术后一般卧床休息 5～7 天,只须固定头部,减少头部活动,防止视网膜再次脱离。四肢及身体的其它部位可活动,如手脚的各关节运动,手臂、腿部肌肉的等长运动,这样可以防止卧床不动而引起的合并症如静脉血栓形成等同题发生。但应注意,不要用力。

2.注意保护术眼。不揉擦眼睛。夜间睡眠时应戴上眼罩保护眼睛,防止碰伤。

3.避免用力,如用力排便、低头拾取地上的物品、咳嗽和打喷嚏。若用力后眼睛出现剧烈疼痛时应立即告诉医生。

4.在医生指导下正确使用眼药。一般术后一段时间内点阿托品眼药水和预防发炎的眼药如 5% 可的松,0.25% 氯霉素眼药水。

5.术后取掉包扎眼睛的敷料后,戴上小孔镜 3 个月,限制眼球转动,防止网膜再次脱离。

6.术后半年内避免碰撞头部、眼睛,避免重体力劳动。终身不要参加剧烈运动如踢足球、打篮球等身体剧烈碰撞的运动,防止发生再次脱离。

7.定期到医院进行复查。若再次出现眼前漂浮点,复视(看东西有重影),眼前视野有闪光、有固定的黑影,视力下降等现象,应立即卧床休息,限制活动,并尽快就医。这些表现说明视网膜没有完全复位或出现了新的脱离。

第九节　眼外伤

眼外伤是由锐器及钝器或化学物质等所致的眼睛损伤,统称为眼外伤,是一种常见的眼病。由于眼睛的构造很精细且很脆弱,虽然只受轻微的外伤,也可能导致严重的视力减退,给伤者带来痛苦和生活上的困难。但许多眼外伤,若能得到及时适当的治疗和护理常可挽救其视力,否则可导致失明。护理常识:

1. 遇到化学性烧伤时,切勿急着送病人去医院,应就近取水,自来水或清洁的河水均可,立即冲洗掉眼内的腐蚀物,减轻其对眼球组织的损害。冲洗方法,在自来水下,拨开眼睑,冲洗眼球及结膜囊,或将面部浸入水中作瞬目动作,以稀释和清除有害的化学物质。

2. 眼部受伤后一旦出现视力急剧下降,应立即去有眼科设备的医院就诊,以利于及时处理挽救视力。

3. 灰尘、煤屑和小昆虫等被吹入眼内后,不要用手揉眼,应轻闭双眼,有时随着眼泪分泌,异物就会被冲出来。若异物还在眼内,千万不要自行挑除,应去医院除去异物,以免造成角膜损伤。

4. 受伤后不能用手揉眼和挤压眼睛,避免眼睛进一步受伤。

5. 锐器刺伤眼球后,尽量避免低头动作,勿用手压迫眼球,防止眼内容物脱出。有眼内容物脱出时,不要强行将其塞入眼内,避免引起眼内感染。

6. 不要做任何会增加眼内压的动作,如低头、全身用力、咳嗽和跳动等动作。

7. 预防感染,按医嘱滴抗生素眼药水和涂抗生素眼膏,并注意操作前洗手。按时服用抗生素药物。注意眼部卫生,不用不洁的手巾等擦受伤眼。

8. 心理护理

眼外伤一般发生很突然,且可能导致严重的视力障碍。多数伤者易产生焦虑、害怕和恐惧心理,家属应给予关怀和支持,帮助伤者减轻不良心理反应,增加战胜疾病的信心和面对现实的勇气。

9. 注意非受伤眼的视力变化,若非受伤眼出现不明原因的视力下降、充血和疼痛,可能发生了交感性眼炎,应及时就诊处理。

10. 行眼球摘除术后,应坚持戴合适的义眼,防止结膜囊缩窄畸形,使义眼脱出影响美观。

第十节　近视眼

一般来讲,近视眼指眼睛在看 5 米以远物体时,在无调节状态下外来的平行光线在视网膜前聚焦,在视网膜上则为焦点后的模糊影像,即远距离物体不能清晰地在视网膜上成像,出现远视力下降,近视力正常的现象,这种屈光状态为近视眼。

护理常识：

1. 注意用眼卫生：教育青少年从小要养成良好的用眼卫生习惯，阅读时姿势要端正，眼与阅读物相距30～35厘米，不能歪着头、躺着或走路乘车看书。阅读时照明光线要充分，不应在暗处或阳光直射下看书。看书、看电视、玩游戏机或使用电脑时，应每隔40～60分钟休息一会儿，并向户外远处看。避免长时间使眼睛处于近视状态。

2. 家里的书桌应放在外面无遮挡物的窗前，便于阅读休息时视远。台灯应放在左前方，光线要柔和，位置以不直接照射眼睛为宜。电视机距离眼睛最好在3米以上。

3. 青少年期功课重、作业多和现行的考试制度等诸多因素，使青少年户外活动明显减少，长期处于近视状态，家长要鼓励孩子多做室外活动，使孩子每天有更多机会脱离视近环境。

4. 注意眼睛保健，坚持每天做眼保健操。还应锻炼身体，增强体质，注意营养，使眼睛和全身均发育正常。

5. 出现视力下降时应及时到医院检查和治疗。

6. 高度近视眼者还应注意如下事项：

（1）避免剧烈、冲击性头部运动，防止视网膜脱离。

（2）少食辛辣刺激性食物，忌烟酒，慎用血管扩张剂防止眼底黄斑部反复出血。

（3）应避免重体力劳动及用眼过度的工作。

（4）定期到医院进行眼科检查，出现视力下降、飞蚊症、闪光等现象时应立即去医院诊治。

7. 隐形眼镜的护理

（1）配戴前应去医院请眼科医师检查眼睛，检查合格者方可配戴隐形眼镜。重症沙眼、结膜炎、角膜炎等患者治愈后方可配戴，糖尿病、青光眼患者禁忌戴隐形眼镜。

（2）长期在强酸、强碱、粉尘大等污染环境中的工作人员，不宜配戴隐形眼镜。

（3）护理

①戴取镜片前，应剪短指甲，磨光甲缘，彻底洗净双手，并用清洁无絮毛巾擦干。

②护理、戴取镜片时，动作要轻柔，指甲或尖锐物品不能接触镜片，避免镜片破损。

③按配戴要求，戴镜后每日用全效能护理液清洁、消毒镜片；每周一次用蛋白清除酶片清除沉积于镜片上的蛋白质，以延长镜片使用寿命。切忌用自来水、开水、生理盐水、家用清洁剂等贮存镜片。

④化妆时，应先洗手戴镜后化妆；卸妆时，应先洗手取镜后卸妆。切忌将化妆品及发胶等化学物品接触镜片。

⑤不要使用过期的护理液，请注意护理液的有效日期。使用过的护理液，切勿回收重复使用。护理液瓶口切忌用手触摸或接触其它物品。

⑥戴镜时，镜片不滑动或眼干燥，可给眼内滴数滴全效能护理液。切忌在戴镜

家庭医生

时滴任何眼药水。

⑦若眼睛有明显异物感,畏光、流目、眼红应立即取下镜片,到医院诊治。

⑧不应直接戴隐形眼镜游泳,必要时加戴防水镜。骑车、郊游、风沙大时应戴太阳镜或平光镜,若有砂粒入眼切勿揉眼,应立即取下镜片,放入镜盒内冲洗干净,方可再戴。

⑨每3天至1周清洗、消毒镜盒及附件1次。

⑩若镜片脱落,拾到后检查镜片无破损,应彻底清洗消毒后,再次配戴。

⑪长期停戴时,镜片应用护理液浸泡贮存,若再次配戴应彻底清洗,消毒后再戴。

⑫应严格按照复查时间去验配中心或医院眼科复查。加强戴镜后的自我保健意识。

第十一节　远视眼

在无调节状态下,平行光线在视网膜后形成焦点的眼称为远视眼。护理常识:

轻度远视如果无明显症状,则不需矫正。如果有视疲劳和内斜视应尽早戴镜。中等度远视或中年以上的远视患者应戴镜矫正,以增进视力,消除视疲劳及防止内斜视的发生。除配戴眼镜外,还可用隐形眼镜矫正。

第十二节　散　光

进入眼球的平行光线各经线不能聚焦于一点则称为散光。护理常识:

1. 轻度散光,如无症状可不必矫正。

2. 有症状时应配戴眼镜矫正。

3. 不规则散光有时隐形眼镜可部分矫正。

第十三节　斜　视

斜视是指两跟视轴不能同时注视同一目标。只有一眼视轴注视目标,另一眼视轴偏离目标的现象。眼球向内偏斜称内斜视,俗称"对眼"或"斗鸡眼"。眼球向外偏斜称外斜视,俗称"斜白眼"。儿童时期易发生斜视。斜视可分为多种,其中共同性斜视最常见。护理常识:

1. 远视眼容易导致内斜视,近视眼容易发生外斜。斜视合并屈光不正的儿童都要散瞳验光,配镜治疗。

2. 斜视儿童配镜前应充分散瞳后再验光。通常用1%阿托品眼膏点眼3～5

天,每日涂3次,待瞳孔充分散大后才能验光。

3. 斜视儿童戴镜的主要目的是为了矫正眼位,其次才是提高视力。大多数斜视儿童戴远视眼镜,尤其是矫正内斜的眼镜,初戴时视力不仅不提高,反而视物更模糊,有的还引起头晕、眼花等,需要一个适应过程,许多儿童不愿意戴,为了达到治疗目的,家长应强迫并监督患儿坚持戴用。

4. 眼镜配好后,必须坚持戴用,不可间断,除了睡觉外不可摘下。一般要坚持戴用3个月至半年才能看出效果。

5. 因为眼睛的屈光状态随着年龄的增长而有所改变,所以要求戴镜儿童每年重新散瞳验光配镜一次。内斜视戴眼镜矫正的儿童,2~3岁者须半年验光1次。

6. 儿童好动爱玩容易摔破和丢失眼镜,可在镜腿上牵一根松紧带系于脑后固定。为了防止镜片摔破损伤眼睛,可配戴摔不破的树脂镜片,但树脂镜片不耐磨,需加以保护。

7. 斜视儿童戴镜后,要坚持定期到医院复查,一般1~2个月1次,以便医生随时了解治疗效果,制定下一步方案。

8. 手术前后护理

(1)术前每天滴抗生素眼药水4次,预防术后感染。

(2)家长或护士术前应和患儿进行交流,了解患儿的心理活动,消除其恐惧心理。

(3)若全麻下行手术时,应按全麻手术要求进行护理,术前应按要求禁饮食。

(4)术后需包扎眼睛数日,应注意患儿安全,防止碰伤或坠床。

(5)防止患儿揉碰手术眼,应戴眼罩保护手术眼。

(6)术后饮食应富有营养,活动基本不受限制。全麻者意识完全清醒后方可进饮食。

(7)术后5~6天拆线,点抗生素眼药水预防感染。

9. 内斜视合并远视者,许多患儿最终可以摘掉眼镜。高度远视和斜视合并近视者为了获得正常视力,多需终身戴镜。

第十四节　弱　视

眼球没有器质性病变,远视力低于0.9,而矫正视力达不到正常称弱视。弱视按程度分为轻度弱视(视力0.6~0.8)、中度弱视(视力0.2~0.5),重度视力低于或等于0.1。弱视多在1~2岁就开始。弱视发病愈早,其程度就越重。护理常识:

1. 弱视治疗过程较长,见效慢需要家长和孩子的积极配合,否则不仅事倍功半,而且可能半途而废。

2. 眼镜配好后一定要坚持戴用,不可间断。初戴治疗弱视眼镜时视力并不提高,有的视力甚至下降,这是正常现象,戴镜需要一段适应过程,家长要强求孩子坚持戴镜,只要坚持戴镜视力就会逐渐提高。

3. 按医嘱定期重新散瞳验光,调整度数。一般3岁以下儿童每半年重新散瞳验光 1 次。4 岁以上儿童每一年散瞳验光 1 次。

　　4.遮盖治疗要按医嘱坚持戴上眼罩,家长要教育儿童使其自觉戴上眼罩,防止小孩自行摘掉眼罩影响疗效。摘掉眼罩须在医生指导下进行。

　　5.戴镜、遮盖治疗的同时,要加强精细作业的训练如写小字,做手工、画画等,也可看电视。总之弱视眼越用,视力提高越快。

　　6.定期按医嘱带孩子到医院复诊,一般每月 1 次。视力恢复正常后逐步改为 3 个月、半年复诊 1 次,直到视力保持 3 年正常。

第二十八章　耳鼻喉科常见疾病家庭护理

耳鼻咽喉科学是研究耳鼻咽喉、气管、食管解剖、生理和疾病现象的一门科学。耳鼻咽喉诸器官位置多为深在和细小腔洞，借腔道通于体表并相互通连，其粘膜相互延续，生理功能相互依存，患病时可相互影响。具有听觉、平衡觉、嗅觉、呼吸、发声和吞咽等重要生理功能，且与免疫防御功能和味觉功能有着密切的关系，中耳炎、鼻炎及鼻窦炎、咽炎及扁桃体炎、喉炎和耳聋（四炎一聋）是本科的常见病与多发病，也是影响上述重要生理功能的常见因素。

第一节　鼻　疖

鼻疖是鼻前庭毛囊、皮脂腺或汗腺的局限性急性化脓性炎症，也可发生在鼻尖或鼻翼处。护理常识：

1. 注意休息，多饮水，保持大便通畅。全身应用抗生素，磺胺类药物及镇静剂。
2. 对于屡发病人，应排除糖尿病的可能，并加强营养和体育锻炼。
3. 注意鼻腔清洁，减少分泌物刺激。戒除挖鼻孔、拔鼻毛等不良习惯。
4. 改善劳动条件和环境卫生，避免有毒粉尘刺激。
5. 患本病后应避免撞击患部。
6. 如已合并海绵窦血栓性静脉炎，必须住院治疗，切不可忽视。

第二节　鼻出血

鼻出血又称鼻衄，是一种常见病和多发病，它不是独立的疾病，而是多种疾病所表现的一个特殊体征。由于鼻出血来势很急，因而常引起病人和家属的重视，一旦发生出血，立即采取相应措施或到医院诊治。护理常识：

1. 首先用凉水清洗病人面部血迹，然后安慰病人，清除其紧张、恐惧心理。必要时给予镇静剂。
2. 取坐位或半坐位，使病人安静休息，额部、颈部冷敷。给予高热量、易消化的流食、半流食，不吃辛辣、刺激性食物。
3. 注意观察鼻腔出血情况。嘱病人将口中血液尽量吐出，勿咽下，以免刺激胃粘膜而引起恶心、呕吐。
4. 保持口腔清洁，加强口腔护理，每日用朵贝尔氏液或淡盐水漱口数次。

5.多吃水果、蔬菜,保持大便通畅,必要时用缓泻剂。

6.对鼻腔已填塞者,口部盖以湿纱布,以减轻口咽部干燥及不适感。

7.如有条件,可每日按时测量血压、脉搏。如发现病人面色苍白、出冷汗、脉搏快、血压下降、烦躁不安、口干、胸闷等症状时,应让病人平卧,头偏向一侧,立即进行各项紧急抢救处理。

第三节　鼻腔异物

鼻腔异物可分内生性和外生性两类。内生性异物有死骨、凝血块、鼻石、痂皮等。外生性异物又可分为植物性、动物性和非生物性三种,其中以植物性多见,动物性异物则少见。护理常识:

1.经常教育儿童不要将小玩物塞入鼻腔内。

2.如发现小儿将异物塞入鼻腔时,家人不可慌张,要保持镇静,应轻轻的用上述方法取出异物,如太深、太大不易取出,可到医院取出。

3.加强医务人员责任心,取除鼻腔填塞物后,应仔细检查,及时清点填塞物以免遗留。

第四节　急性鼻炎

急性鼻炎为常见的鼻腔粘膜急性炎症。俗称"伤风"或"感冒",是一种具有传染性的疾病。护理常识:

1.增强机体抵抗力,坚持体育锻炼,增强体质,多做户外运动,提倡用冷水洗脸或冷水浴、日光浴。

2.注意劳逸结合,饮食调和。

3.注意隔离。在"感冒"流行期间应避免与病人密切接触,如必须接触时须戴口罩。尽量不出入公共场所,并注意保持居室通风良好。可用板蓝根等中药煎服,也可在居室内适当用食醋熏蒸,以达到预防的目的。

4.积极治疗上呼吸道病灶性疾病。

5.采用正确的擤鼻方法。即紧压一侧鼻翼,轻轻擤出对侧鼻腔的鼻涕,或将鼻涕吸入咽部后再吐出。勿捏紧两侧鼻孔用力擤鼻,以防分泌物侵入鼻窦或经咽鼓管进入中耳引起炎症。

6.采用正确的滴鼻方法

(1)仰卧法　轻轻擤出鼻腔内分泌物或洗鼻以后,仰卧于床上,肩下垫枕;或仰卧。头尽量向后仰并悬垂于床缘外,前鼻孔向上。

(2)坐位法　坐位,背靠椅背,头尽量后仰。

(3)侧卧法侧卧位,患侧向下,头下垂。(此法适用于单侧鼻窦炎或高血压病人）。

（4）体位取定后,经前鼻孔向鼻腔内滴药,每侧3～5滴,5分钟后即可坐起。

（5）注意滴药时滴瓶或滴管应置于前鼻孔上方,勿触及鼻孔,以免污染药液。

第五节　慢性咽炎

慢性咽炎为咽部粘膜、粘膜下及淋巴组织的弥漫性炎症,常为上呼吸道慢性炎症的一部分。护理常识:

1. 锻炼身体,增强体质,防止呼吸道感染,戒除烟酒刺激。

2. 清除各种致病因素。对在有害粉尘及气体环境下工作的人员要加强劳动保护,改善工作环境,积极治疗鼻及鼻咽部慢性炎症。

第六节　急性扁桃体炎

急性扁桃体炎是腭扁桃体的一种非特异性急性炎症,是一种常见病,多发于儿童及青壮年。季节更替,气温变化时容易发病。护理常识:

1. 注意锻炼身体,增强体质,提高机体的抵抗力。

2. 卧床休息,多饮水,进易消化富于营养的流质或半流质饮食。高热、头痛、咽痛较剧者,可服解热止痛剂,如复方阿司匹林等,大便秘结者给以服用缓泻剂。

3. 本病具有传染性,尽量避免和他人接触,外出时戴口罩。

第七节　扁桃体周围脓肿

扁桃体周围脓肿为腭扁桃体周围蜂窝组织内的化脓性炎症。护理常识:

1. 加强口腔护理,保持口腔清洁,每日用朵贝尔氏液、淡盐水、硼酸溶液漱口。

2. 卧床休息,多饮水,保持大便通畅,给易消化、高热量的流质或半流质饮食。

3. 早期可颈部冷敷。

4. 如脓肿切开后,应保持脓腔引流通畅。

5. 如反复发作,待炎症消退2周后,可到医院行扁桃体摘除术,以杜绝复发。

第八节　扁桃体摘除术

扁桃体摘除术是一种常见的门诊手术之一。术后可在观察室观察数小时后,若无出血症状者可回家休息,所以家庭护理非常重要。要注意观察病人伤口处、渗

血情况,并给予合理的饮食及休息,以防止并发症的发生。护理常识:

1. 术后卧床安静休息,注意保暖,少说话,不要用力咳嗽。

2. 家人应注意观察伤口有无出血现象,让病人将口内的唾液吐出,不要咽下,若唾液中混有少量血丝时,不必介意,如持续口吐鲜血,应立即送医院进行止血处理。

3. 术后颈部用冰袋或凉毛巾冷敷12小时。有一定的止痛和止血作用。

4. 术后4小时,无出血者可开始进温、凉流质饮食,如牛奶、冰淇淋等。以后根据病情逐渐改为半流质或软食,如烂面条、蛋羹等。一周内不宜吃硬食及油炸食物,以免刺破伤口。水果及果汁类因含果酸,可刺激伤口引起疼痛和影响伤口愈合,以少吃或不吃为宜。

5. 手术当日不要漱口,以免引起出血。次日可用多贝尔氏液漱口。

6. 术后4~6小时伤口开始生长白膜,24小时后覆满两侧扁桃体窝,10日内逐渐脱落。白膜色白,薄而光洁。如有凝血块,应予清除,伤口疼痛增剧或白膜很厚而污秽者,表示伤口可能感染,应服用抗菌素,并加强口腔含漱。

7. 疼痛时可用针刺止痛,如合谷、颊车、少商等穴,一般不用水杨酸类药物止痛,因可抑制凝血酶原的产生而引起伤口出血。

8. 术后次日开始鼓励病人张口、伸舌、讲话。以促进局部血液循环,减少瘢痕粘连,并开始下床活动,鼓励多进饮食,以增强体力。

9. 术后48小时内,病人可有低热(38℃左右)此为正常反应。如体温明显升高,须注意有无局部或全身并发症。

10. 术后两周内勿作重体力活动。

第九节　急性喉炎

急性喉炎是喉部粘膜的急性炎症,多为上呼吸道感染的一部分。以冬春季多见。护理常识:

1. 家人应关心病人,体贴病人,解除其紧张恐惧心理,嘱其避免过度用声。严重失音者,要注意密切观察病情,防止咽喉水肿引起窒息。

2. 小儿要密切观察呼吸,让其安静休息,勿大哭大闹,尤其是夜间,有条件者可给予低流量氧气吸入,并保持室内一定的温度(21℃左右)和湿度(60%~80%)。

3. 给予易消化富营养的流质、半流质饮食,以保证足够的摄入量。增强机体抗病能力。

4. 对于痰多者,应及时给予止咳祛痰药物,以减少刺激性咳嗽,易于排痰,减轻声门水肿,增加气体交换。

5. 禁用抑制呼吸的药物,如吗啡等,以免造成不良结果。

第十节　急性会厌炎

急性会厌炎是一种声门上区会厌为主的急性喉炎。成人及儿童均可发生。以早春、秋末发病者为多。

起病急骤,有畏寒、乏力或发热,喉痛剧烈。有明显的吞咽痛及进食困难,讲话含糊不清,如口中含物,但多无嘶哑。重者可发生呼吸困难,饮水呛咳,如不及时诊治短时间内因呼吸道梗阻而死亡。护理常识:

1. 安静卧床休息,不要紧张,保持环境清洁、安静。

2. 局部脓肿形成,需到医院切开排脓。

3. 应严密观察呼吸,如有明显喉阻塞症状,应及时送医院作气管切开术,以防止窒息。

4. 注意口腔卫生,每日用朵贝尔氏液漱口数次,防止继发感染,鼓励病人进流食或半流食,不能进食者给予静脉补液,以纠正电解质紊乱。

第十一节　呼吸道异物

呼吸道异物(通常指发生于声门裂以下的呼吸道异物),多发生于 5 岁以下幼儿。异物进入呼吸道可造成阻塞及肺部合并症,较大的异物会立即造成窒息。护理常识:

1. 注意观察小儿的呼吸情况,观察颜面及口唇色泽,如发现有呼吸急促、口唇及面色青紫、出冷汗等呼吸困难时,应立即将小儿抱起拍背,使异物下行或口对口吹气,将异物吹入气管,缓解呼吸困难。

2. 如发生剧烈呛咳时,应仔细观察异物是否咳出,如已咳出,应留标本。

3. 注意避免给 3~5 岁以下的小儿吃带壳、硬果等食物。

4. 进食时不要和幼儿玩耍、嬉笑、打骂。以免深吸气时误将异物吸入。

5. 加强宣传,教育儿童改正口中含物的不良习惯。如发现小儿口内含物时,应婉言劝说,使其吐出,不要用手指强行挖取,以免引起哭闹而吸入气道。

6. 对昏迷、全麻及重症病人,应除去义齿及活动牙齿,随时吸出口腔内分泌物,以防吸入下呼吸道。

第十二节　食道异物

食道异物可发生在任何年龄,但以老人和儿童多见。常由于疏忽或仓促进食,将未嚼碎的食物或夹于食物中的异物咽下而引起。护理常识:

1.安静卧床休息,怀疑食管穿孔者,应绝对卧床休息。

2.观察疼痛的部位、程度,注意有无并发症的发生。有食管穿孔可疑者,应定时测量生命体征。

3.异物取出后,应取平卧位,禁饮食4小时后食管无损伤者可酌情进流质饮食。切忌暴饮暴食,疑有食管穿孔者应禁食或用鼻饲饮食,输液并给大量广谱抗菌素。

4.如检查时异物被推入或自行滑进胃内,医护人员会向你及时说明,请不必紧张,消除思想顾虑。因为各种异物进胃后,大都可以自然随大便排出,如异物过大、多锐刺,则需注意以下几点:

(1)观察大便。将每次大便全部留便盆中用水冲洗,连续5日检查异物是否排出。

(2)对金属异物需每日进行X线腹部透视,以观察其位置移动情况。

(3)异物入胃肠道后,忌服泻剂,以免引起并发病。

第十三节 鼓膜外伤

鼓膜位于外耳道深部,为一菲薄的膜性结构,易受外伤而破裂。护理常识:

1.锻炼身体,增强体质,预防上呼吸道感染。切忌用力擤鼻,必要时可将鼻涕吸入咽部吐出,以防来自鼻咽的感染。

2.穿孔愈合前,禁止游泳或洗澡,洗头时勿使水液进入耳内。穿孔较小者,一般可于3~4周内自行愈合,较大经久不愈的穿孔,可去医院做进一步治疗。

第十四节 外耳道异物

外耳道异物多见于儿童,因小儿喜欢将小物体塞入耳内。护理常识:

1.根据异物性质,形状和位置的不同,采取不同的取出方法。

2.活昆虫入耳后,可向耳内滴入70%酒精或植物油(香油),将昆虫杀死,然后用钩子钩出或用注射器将其用水冲出。对入耳的飞虫,则可在暗室中以亮光贴近耳部可以诱出。

3.对圆形异物,如小珠子、小豆粒,绝不可用镊子夹取,以免使异物推向外耳道深部,只能用钩子钩出。

4.对泡胀的豆类异物堵塞外耳道,可先滴入95%酒精,使其脱水缩小,再行取出。

5.异物较大,较深,且嵌顿于外耳道者,须去医院手术取出。

6.外耳道有继发感染者,应先进行抗炎治疗,待炎症消退后再取出异物,或取出异物后积极治疗外耳道炎。

第十五节 耵聍栓塞

耵聍,俗称"耳屎"或"耳垢",为外耳道软骨部耵聍腺正常分泌的淡黄色粘稠液体,有保护外耳道皮肤及粘附灰尘、异物等作用。耵聍干后成为薄片,随咀嚼、张口等运动自然排出。如耵聍聚积过多,久之干结成块,阻塞外耳道,称耵聍栓塞。护理常识:

1. 取耵聍时应耐心、细心、适度,避免损伤外耳道及鼓膜。

2. 小的耵聍块可直接用镊子或钩子取出;大而坚硬者可用耵聍水或食用植物油等滴耳,使其软化后取出。

3. 如合并外耳道炎者。可用3%硼酸甘油或10%鱼石脂甘油滴入。以预防感染,必要时内服抗生素,3~4日后再取耵聍。

4. 如耵聍甚大,通过上述方法仍不能取出者,须去医院进行外耳道冲洗,分次冲洗干净。

5. 应戒除不良的挖耳习惯。

第十六节 急性化脓性中耳炎

急性化脓性中耳炎是中耳粘膜的急性化脓性炎症。主要致病菌为肺炎球菌、流感杆菌、溶血性链球菌、葡萄球菌等。好发于儿童。护理常识:

1. 注意休息,调节饮食,保持大便通畅。

2. 用1%麻黄素生理盐水滴鼻,以保持鼻腔通畅。

3. 急性炎症治愈后可行捏鼻鼓气法吹张咽鼓管及按压耳屏行鼓膜按摩术,以防发生鼓膜粘连。

4. 指导乳母正确的哺乳姿势,哺乳时不要平卧,小儿头部要高一些,以免奶水经咽鼓管进入中耳而发生中耳炎。

5. 在上呼吸道有急性炎症时,不要用力擤鼻,以防鼻咽部分泌物经咽鼓管进入中耳,最好是将分泌物吸入咽腔后再吐出。

6. 陈旧性鼓膜穿孔者应禁止游泳,洗澡、洗头时须防止水进入耳内。

第十七节 外耳道疖

外耳道疖为外耳道软骨部毛囊感染所致。致病菌常为葡萄球菌、链球菌。护理常识:

1. 戒除挖耳习惯。

2. 防止污水入耳。游泳前、后可在外耳道内涂布人造耵聍,如10%硼酸羊毛脂;在不洁的游泳池中游泳后,将外耳道拭干,用85%酒精滴满外耳道中,1分钟后倾出,再滴另耳。耳痒者可用4%硼酸酒精滴耳。

第二十九章 口腔科常见疾病家庭护理

口腔是呼吸系统和消化系统的起始部分,具有咀嚼、吞咽、语言、表情等重要的生理功能。长期以来,人们对口腔疾病并没有引起足够的重视。其实,口腔疾病不仅影响局部功能,还可能引起其他全身性的病证。严重的颜面部畸形及错颌畸形还可影响容貌美观,甚至导致患者心理及精神障碍。随着人民生活水平的提高,自我保健意识的增强,对口腔保健知识的需求也越来越多。下面我们就认识一下最常见的口腔疾病。

第一节 龋 病

龋病是在以细菌为主的多种因素的影响下,牙齿硬组织发生慢性进行性破坏的一种疾病。它是口腔的常见病和多发病,对人类的口腔健康有很大的危害。龋病多发生于牙齿的窝沟处、牙颈部及邻面。乳牙较恒牙发病率高。护理常识:

(一)控制牙菌斑

要保持良好的口腔卫生,养成早晚刷牙、饭后漱口的好习惯。每次刷牙时间为3~5分钟,睡前刷牙尤为重要。并限制蔗糖食物的摄入。教育儿童及青少年少吃零食和甜食,使他们充分认识到吃零食和甜食对牙齿的危害。

(二)增强牙齿的抗龋能力

氟化物可增强牙齿的抗龋能力。可使用含氟牙膏、局部涂氟化物、氟水漱口以及给低氟地区的饮水中加氟等。

(三)窝沟封闭

窝沟封闭是指不去除咬合面牙体组织,在其上涂布一层粘结性树脂,保护牙齿不受细菌及其代谢物侵蚀,达到预防龋病发生的一种方法。其适应证为:

1.深的窝沟,特别是可以插入或卡住探针的窝沟。

2.病人其他牙齿,特别是对侧同名牙患龋或有患龋倾向的。

牙齿萌出后达到殆平面即适宜做,一般认为乳磨牙3~4岁、第一恒磨牙6~7岁,第二恒磨牙11~13岁时为最适宜封闭的时间。

(四)定期检查,早期治疗

定期检查可及早发现龋齿。一般每半年到医院检查一次。早期治疗组织破坏少,痛苦小,可制止龋病的发展,使患者免于遭受牙髓病和根尖周炎的痛苦。在这里提醒各位家长:对于孩子乳牙的龋齿一定要重视,千万不要认为乳牙早晚要换

掉,不用治疗,这是非常错误的观点。因为龋病对儿童的危害非常大,主要有以下几方面:

1.影响咀嚼功能　由于牙齿龋坏,咀嚼食物时产生疼痛。使食物不能很好地嚼碎,影响患儿的消化吸收。

2.影响恒牙发育　乳牙龋坏发展到根尖炎症时,对下方的恒牙胚的发育造成影响,严重时还会破坏恒牙胚。

3.诱发全身其它感染性疾病　龋坏引起的急性牙髓炎,进一步可能发展成蜂窝织炎。不仅使患儿疼痛难忍、面部肿胀。而且会使体温升高,甚至引起败血症。

4.影响颜面发育　颌骨的发育与咀嚼功能的生理性刺激有关,当患儿因龋齿而偏侧咀嚼时,常造成面部发育不对称。同时,因乳牙早失,可造成邻牙移位,导致以后恒牙列的拥挤错乱。

5.影响美观和语言　龋齿造成的牙齿缺失,特别是前牙,会影响美观和发音,甚至影响孩子的心理状态。

综上所述:龋病对儿童的危害大于成人。它既影响局部也影响全身。因此,当孩子患了龋齿,一定要及时去医院治疗,以免给孩子造成不必要的损害。

(五)加强营养

孕妇应多吃富含蛋白质、维生素及钙质较多的食物,以保证胎儿发育的需要。婴幼儿应吃营养丰富和多样化的食物,并适当吃些较硬、粗糙的食物,以促进颌骨的发育。

第二节　牙髓炎

牙髓炎绝大多数是龋病的继发病,细菌及其毒素也可通过牙齿外伤、楔状缺损、过度磨耗进入牙髓。严重的牙周病时,细菌可通过根尖孔逆行进入牙髓而引起逆行性牙髓炎。此外,物理、化学刺激也可引起牙髓病变。护理常识:

(一)及早治疗可能引起牙髓炎的疾病

患龋病及牙齿外伤后应及时去医院治疗,避免发展成牙髓炎。

(二)常用的止痛方法

在患了牙髓炎后,因剧烈的疼痛常使患者烦躁不安,精神紧张。这时应使自己镇定下来,立即去医院诊治。不能及时去医院的患者,可在家里用一些简单的方法来止痛,待有条件时应立即去医院。止痛方法为:

1.服用止痛药　对缓解疼痛有一定的效果,但不能彻底解除病痛。

2.用手指按揉穴位来暂时止痛　方法为:无论是上颌牙还是下颌牙,均可指压双侧合谷穴或同侧平安穴(在对耳屏与口角连线的中点)。上下颌后牙还可配颊车穴(下颌角前上方约一横指,咬紧牙齿时肌肉隆起处)。

(三)安定情绪,配合治疗

到医院就诊时,情绪要安定。用牙钻钻牙时,会产生疼痛。一般都可忍受,患者完全不必恐惧。因为钻牙的目的就是要减轻牙髓腔的压力,将其中的炎性渗出物引流出来,从而减轻疼痛,同时放入一些药物进行治疗。若忍受不了钻牙时的疼痛,可在局麻下钻开牙齿。

(四)牙齿钻开后需注意的问题

在钻开牙髓腔,放入药物并暂时封住洞口后,患者应注意不能用患牙咬东西,以免咬掉暂封材料,使口腔中的唾液、食物残渣进入髓腔,重新引起感染和疼痛。

(五)严格遵照医嘱,按时复诊

在治疗过程中应按约定时间及时复诊,不可私自延长时间,尤其是封失活剂的患者,更应注意,以免时间过长引起根尖周组织病变。

第三节　根尖周炎

根尖周炎是指根尖周围组织的炎症。可分为急性根尖周炎和慢性根尖周炎。护理常识:

1. 及时治疗牙髓病和牙周病,避免拖延时间引起根尖周炎。

2. 患根尖周炎后应及时去医院治疗。对于化脓性根尖周炎出现剧痛、高热、烦躁、乏力时,除遵医嘱使用抗菌素外,还应注意休息、多饮水,吃一些软烂易消化的高蛋白、高维生素食物如牛奶、鸡蛋、面条及水果汁和蔬菜汁等,以补充身体的营养和水分,减少咬东西时的疼痛。同时患者应稳定情绪,可口服或注射止痛药以减轻疼痛。

3. 开髓引流后,患者应注意不要用患侧咀嚼,以免食物残渣堵塞髓腔,引流物不能排出而使炎症加重。同时,饭后要用温水漱口,以清除口腔内的食物残渣。

4. 脓肿切开后一般要放引流条。在此阶段吃饭一定要注意,不要使引流条脱落,更不能自行取下引流条。防止伤口闭合排脓不畅,再次引起肿胀疼痛。并按时复诊。

5. 慢性根尖周炎的患者,如果用药后炎症得到了控制,应及时去医院进行牙齿的治疗,以去除病因。不能因为炎症控制住了而掉以轻心,忽视牙齿的治疗,从而为以后的复发埋下祸根。

第四节　牙周病

牙周病是牙齿支持组织(牙龈、牙周膜、牙槽骨和牙骨质)发生的慢性损害性疾病。其发病率较高,仅次于龋病。病程发展缓慢,早期常无明显症状。护理常识:

因牙周病的后期治疗效果不理想,因而使许多患者丧失了牙齿。不仅影响身体健康,而且造成了精神上的负担。因此,预防牙周病就显得极其重要。下面介绍几种预防及护理牙周病的方法:

(一)控制牙菌斑

除建立良好的口腔卫生习惯、掌握正确的刷牙方法外,还可使用牙线来去除牙菌斑(牙线的使用及正确的刷牙方法见本章第十二节)。进食富含粗纤维的食物(蔬菜、水果)可提高牙齿的自洁能力。及时矫治拥挤错位的牙齿,避免牙菌斑及牙石的堆积。

(二)定期检查、早发现、早治疗

成人应每半年左右去医院检查一次牙齿。当发现有牙结石、牙龈炎或不明原因的牙齿松动、门牙前突并出现散在间隙时应及时去医院治疗。以后应定期复查,及时洁治牙齿上的结石。

(三)纠正口腔不良习惯

避免单侧咀嚼食物,以免废用侧的牙龈牙槽骨和牙周膜缺乏功能性刺激而发生退行性变。并且废用侧缺少咀嚼的自洁作用,易堆积菌斑牙石,从而引起牙周组织炎症。

(四)功能性刺激

经静叩齿。每天3~4次,可使牙齿坚固,使牙周组织保持健康。

(五)牙龈按摩

将双手洗净,用拇指和食指压在牙根上,从牙根方向向龈缘方向移动。每天早晚各一次,每次10分钟左右。按摩完毕后,以清水漱口并洗净双手。有牙周脓肿及牙龈手术后,不要按摩。

(六)提高身体的抵抗力

合理的营养对促进牙周组织的代谢和生理修复是十分必要的。因此,应经常补充富含蛋白质、维生素 A、D、C 及钙磷等营养物,增强牙周组织对致病因子的抵抗力和免疫力。一旦发现患有全身性疾病如内分泌紊乱、糖尿病、及其他慢性疾病.应及时到专科医院治疗。

下面介绍一些富含蛋白质、维生素 A、D、C 和钙的食物:

富含蛋白质的食物有蛋、肉类、鱼类、牛奶、乳酪、豆类、谷类和干果类。为了避免摄入的蛋白质作为能量来源被消耗掉,足够的碳水化合物和脂肪供给也是必需的。维生素 C 主要存在于新鲜水果和蔬菜中。只要经常吃足够的蔬菜和水果,一般不会缺乏。

维生素 D 对骨骼和牙齿的矿化极为重要。主要来源于动物肝脏、鱼肝油和禽蛋等。成人只要经常接触阳光,一般不会缺乏。但是婴幼儿、孕妇和乳母应注意食物营养,并补充适量的鱼肝油。

维生素 A 主要来源于动物肝脏、鱼肝油、鱼卵、全乳、乳油和禽蛋等。维生素 A 原(维生素 A 的前身,即胡萝卜素)主要来源于菠菜、苜蓿、豌豆苗、胡萝卜、青辣椒、杏和芒果等。

富含钙的食物有母乳、牛乳及乳制品、黄豆及其制品、黑豆、赤小豆、小白菜、油菜、虾皮、紫菜、海带及芝麻酱、核桃等。

第五节　拔　牙

拔牙是口腔颌面外科最常见的小手术之一。由于某些牙病已无法治疗或可能引起其他局部或全身的疾病，常需通过拔除牙齿来达到治疗目的。护理常识：

1. 注意保持口腔卫生以减少口腔疾病的发生。提高自我防护能力，预防外伤以避免不必要的拔牙。

2. 拔牙前应先了解拔牙的原因及目的，拔牙的不适及术后并发症，消除紧张情绪，并以最好的心理状态配合好手术。临床上最常用的拔牙方法是利用牙钳和牙挺的作用使牙齿先脱位，再在创伤最小的原则下拔除牙齿。

3. 拔牙后的注意事项

（1）咬住无菌纱卷，等30～60分钟后再吐掉。但也不能时间过长，以免纱卷腐臭，增加感染和出血的机会。

（2）拔牙当日尽量不漱口或只轻轻漱口，以免破坏血凝块从而影响伤口愈合。

（3）术后24小时内唾液中混有淡红色血水是正常现象。

（4）术后不能用舌头舔吸伤口或反复吐唾液以免因破坏血凝块而引起出血。

（5）拔牙后一两天伤口可能会有轻微疼痛及不适感。如果伤口有剧烈疼痛、明显肿胀或有大量鲜血流出，应及时来医院处理。切不可大意。

（6）术后一两天不要做重体力劳动或剧烈运动，少说话。吃温凉的流质或软食，避免吃太热、太硬的食物以免出血，并注意不要用患侧咀嚼食物。

（7）创伤大或身体条件差的患者应根据医嘱服用抗菌素以预防感染。

（8）伤口有缝线者一般应在术后五日左右来医院拆线。

（9）注意保持口腔卫生，保证伤口良好愈合。

第六节　智齿冠周炎

智齿是对第三磨牙的俗称。智齿冠周炎是智齿牙冠周围软组织的炎症，以下颌智齿冠周炎为最多见。本病常发生于18～25岁的青年。护理常识：

1. 锻炼身体，增强体质，提高抵抗力，减少诱发冠周炎的因素。

2. 炎期早期应及时处理及合理用药促使其局限好转。

3. 急性炎症期应多饮水，以稀释毒素促其排出。给予营养丰富的流质或半流质饮食，增强身体抵抗力，积极并配合治疗。

4. 特别注意保持口腔卫生。早晚刷牙，饭后漱口，并用1：5000的高锰酸钾等含漱。

5. 反复发生冠周炎的智齿，建议等炎症消退后根据情况拔除。

第七节　口腔颌面部的疖、痈

疖是单个毛囊及其所属皮脂腺的急性化脓性炎症。

痈是相邻多个毛囊及其所属皮脂腺或汗腺的化脓性炎症。痈可由单个疖扩展而成或多个疖融合而成。护理常识：

1. 增强身体抵抗力，保持皮肤清洁。

2. 早期积极控制炎症，保持局部清洁。禁忌热敷，避免炎症扩散。

3. 切忌挤、压、挑。因为颌面部的疖、痈容易经血行扩散引起严重的并发症，如败血症、脓毒血症。逆行感染还可引起海绵窦血栓性静脉炎等，后果十分严重，甚至危及生命。

4. 密切观察病情变化，尤其注意有无全身扩散的症状。做到发现问题及时作出相应处理。

5. 急性期应卧床休息，少说话，以减少局部刺激，积极配合治疗。特别注意口腔卫生。

6. 给予营养丰富的流质饮食并多饮水，也可静脉补充液体，一方面保证体液平衡，另一方面还可促进毒素排出。注意进食时不要污染伤口，保持局部清洁。

7. 配合治疗并按时用药争取早日康复。

第八节　口腔颌面部的损伤

各种外界因素（包括物理的、化学的）作用于口腔颌面部，使口腔颌面部的软组织或骨组织发生解剖形态上的改变或功能失调，常伴有局部或全身症状。护理常识：

1. 加强劳动防护，提高安全意识，减少或避免意外事故及外伤的发生。

2. 外伤发生后应立即去医院处理。

3. 经过急救处理，在全身情况良好的状态下争取早期清创缝合。

4. 术后半卧位，头偏向健侧。

5. 保持呼吸道通畅，及时清除分泌物及呕吐物，防止窒息。

6. 注意观察全身状况及伤口部位有无出血等情况，以便及时发现处理。

7. 根据病情给予流质或半流饮食以防用力咀嚼。进食时避免污染伤口。

8. 保持口腔清洁，可用棉球帮助患者擦拭口腔或帮助其漱口。

9. 遵医嘱用抗菌药及止痛药等。

10. 一般伤口1周左右即可拆线。

11. 由于颌面部的损伤往往会影响美观甚至出现不同程度的功能障碍，所以要解除思想负担，正确面对现实，以良好的心态积极配合好治疗，争取恢复到最佳状态。

第九节　唇、腭裂

唇、腭裂是口腔颌面部最常见的一种先天性畸形。可单独出现,也可同时发生。护理常识:

1. 加强孕期保健,保证合理的营养供给。增强体质,预防感冒等,生病时应在医生指导下服药。

2. 术前应训练患儿用汤匙进食,并注意口鼻部及颜面部的清洁卫生,预防感冒。

3. 术后注意保持安静,避免大声哭闹,以防伤口裂开,并保持伤口局部清洁干燥。预防感冒,防止因咳嗽影响伤口愈合。

4. 加强饮食护理及口腔清洁卫生。饮食应注意从流质到半流质,再到软食,根据幼儿年龄最后到普食的过渡,避免吃硬的食物,以免刺激伤口。对于较大幼儿每次进食后应漱口,特别小的患儿家长应帮其清洁口腔,如用棉球擦拭等。

5. 根据伤口愈合情况适时配合拆线。拆线后还应注意保护好伤口,避免碰伤,尤其对于唇裂患儿。

6. 腭裂术后应在医生指导下加强语言训练。即让患儿练习正常的发音,出院后定期到医院观察语音训练及恢复情况。

7. 唇裂术后,还有一些患儿由于达不到很好美观效果,可以进行二期修复术,以达到比较理想的效果。

8. 唇、腭裂患者往往还伴有牙齿的错𬌗畸形,在唇、腭裂修补后还可以做牙齿的矫正治疗,使其恢复到正常的功能状态。

第十节　口腔正畸与护理

错𬌗畸形是指儿童在生长发育过程中,由于遗传因素或后天的环境因素如疾病、口腔不良习惯、替牙异常等导致的牙齿、颌骨、颅面的畸形。如牙齿排列不齐、上下牙弓之间的𬌗关系异常、颌骨的大小、形态、位置异常等。护理常识:

(一)错𬌗畸形的矫治方法

1. 预防性矫治

在牙颌颅面的胚胎发育和后天发育过程中,各种先天后天环境因素均可影响其发育丽造成错𬌗畸形,而采用各种预防措施来防止各种错𬌗畸形的发生,是预防矫治的主要内容。

(1)妊娠期　应注意母体的营养及保健,防止疾病和外伤,以保证胎儿的正常生长发育。

（2）婴儿期　掌握合理的喂养方法和正确的喂养姿势。喂养姿势以半坐卧位最合适，即婴儿斜卧于母亲怀中吸吮乳汁。人工喂养时，应注意奶瓶不可压迫上下唇及颌骨。奶嘴的开口不可过大或过小，一般直径为 1~2mm 为宜。开口过小、婴儿需用力吸吮，长期下去可造成下颌前突。开口过大，则颌骨及颜面部肌肉缺少吸吮的刺激，易造成下颌后缩。

婴儿期还应注意睡眠姿势，不要经常偏向一侧睡。应经常更换卧位，防止一侧面部长期受压而产生颌面部发育不对称。

（3）幼儿及儿童期

①保证足够的营养并适当吃一些粗糙食物如蔬菜、水果及干果类，增强牙齿的咀嚼功能，促进颌面部的正常发育。

②定期（半年左右）到医院进行口腔检查，发现龋齿及时治疗。当家长发现孩子有吮指、吐舌、咬笔、咬唇、咬被角等不良习惯时，应及时去医院诊治，装戴破除这些不良习惯的矫治器，以免长期下去引起上颌前突、开𬌗、反𬌗等错𬌗畸形。

⑨乳牙期及替牙期常见的局部障碍及处理

乳牙早失　乳牙在正常替换前，因龋病、外伤或其他原因丧失称乳牙早失。乳牙过早缺失，缺隙可被邻牙移位而占据，以致恒牙错位萌出或阻生，形成牙列拥挤畸形。因此，乳牙早失后，应及时去医院检查，根据情况制作缺隙保持器，防止位置被邻牙占用。

乳牙滞留　个别乳牙逾期不脱落者称为乳牙滞留。乳牙滞留时，继替恒牙因萌出受阻可能埋伏阻生或错位萌出。临床上常见的双排牙就是乳牙未脱，恒牙自乳牙的唇（颊）侧或舌（腭）侧萌出，这时应及时去医院拔除乳牙。如乳牙迟迟未脱落，而恒牙又未见萌出，应到医院做 X 线检查，根据情况决定是否拔除。

恒牙早萌　恒牙在替换前过早萌出，此时恒牙尚无牙根形成或刚开始形成，容易因外伤或感染脱落，从而导致邻牙或对𬌗牙向缺隙移动，形成错𬌗。当发现有恒牙早萌时，应及时去医院检查，根据情况制作阻萌器。

恒牙迟萌或阻生　乳牙脱落或拔除后，恒牙根已基本形成而逾期不萌出者，称为恒牙迟萌。长期埋伏在牙槽骨内不可能萌出的牙称为阻生牙。恒牙迟萌往往导致邻牙向迟萌间隙倾倒，对𬌗牙伸长。阻生牙还可压迫邻近的牙，造成病理性牙根吸收或龋蚀。

因引起恒牙迟萌或阻生的原因较多，故发现恒牙迟迟未萌出时，应去医院检查，医生将针对原因决定处理的方法。

多生牙　乳牙列中极少见，多见于上颌恒中切牙之间或其腭侧。对于已萌出的多生牙应及时拔除。对于未萌出的多生牙根据其对其他牙齿的影响而决定是否立即拔除。

在替牙期，恒尖牙萌出前，上颌中切牙之间常出现间隙，称为"丑小鸭"期。一般间隙在恒尖牙萌出时自动关闭。若发现孩子刚换的上颌中切牙之间有较大的间隙或恒尖牙萌出后间隙仍未关闭，应去口腔医院诊治，以确定是否有多生牙。

2. 阻断性矫治

在错𬌗畸形发生的早期，通过简单的方法，进行早期矫治，阻断错𬌗畸形向严重发展,将颌面的发育导向正常。如早期发现牙列拥挤采用顺序拔牙治疗;早期牙源性前牙反𬌗用简单矫正器矫正治,防止向严重的骨骼畸形发展。

3.一般矫治

为正畸科常用的方法,包括

(1)活动矫治器　是由患者自行摘戴的矫治器。目前主要用于生长发育高峰期如上颌前突、下颌后缩、上颌发育不足及反𬌗等的矫治。

(2)固定矫治器　直接固定在牙齿上,患者不能自行摘戴的矫治器,是一种临床上最常用的矫治器。一般乳牙换完后的青少年及成人多采用此种矫治器。该矫治器矫治效率高,不受年龄限制,复诊间隔时间长,不影响工作和学习。

4.外科矫治

外科矫治是指对生长发育完成后的严重的骨源性错𬌗畸形需采用外科手术的方法来矫正其错𬌗,称为正颌外科或外科正畸。需由口腔颌面外科医师与口腔正畸科医师共同合作完成。

(二)配戴活动矫治器的护理及注意事项

1.学会自行取戴矫治器。

2.初戴矫治器会有不舒适不习惯的感觉。在最初的 2 ~ 3 天内,会有轻微的疼痛。如果疼痛严重,持续不消失,应立即取下矫治器,并到医院由医生处理,不可自行调整。

3.戴用后应注意保持口腔卫生,做到早晚刷牙。刷牙时将矫治器取下,用牙刷轻轻刷洗干净,不可用力过猛,并坚持饭后漱口。

4.戴后会出现发音不清、流涎等现象或口内异物感,一般 1 周后好转。平时多练习讲话、读书,直至症状改善。

5.坚持戴用。如果未戴够规定的时间,将影响疗效,延长疗程,有的甚至导致矫治失败。

6.妥善保存防止损坏丢失。不戴时应取下放入硬质盒内,防止挤压变形或损坏丢失。

(三)戴用固定矫治器的护理及注意事项

1.注意口腔卫生。在整个治疗过程中一定要保持良好的口腔卫生,防止发生龋齿及牙龈炎而影响治疗。最好选用正畸专用牙刷,掌握戴用矫治器后的刷牙方法,不可用力过猛,以防止附件损坏脱落。早晚及饭后应仔细刷牙。以清除矫治器上的食物残渣。

2.初戴后或每次加力后都会出现牙齿轻微疼痛或不舒适的感觉,以后会慢慢消失。

3.戴矫治器后应注意不能吃过硬、过粘的食物,不要做"啃"的动作,以免牙齿上的托槽脱落及弓丝断裂。吃水果时应将其切成片后再放入口内。带有硬壳的瓜子及干果类尽量不要吃,更不能吃泡泡糖。

4.按时复诊。一般 4 周左右复诊 1 次。如果出现严重的疼痛、托槽带环脱落及矫治器损坏时,一定要及时到医院处理。

第十一节 口腔修复与护理

口腔是消化系统的起始端。牙齿、牙列的健康关系到咀嚼食物的效率,直接影响消化系统的功能,进而影响全身健康。此外,口腔还与吞咽、呼吸、语言、表情、美观和心理状态有着、密切的关系。如前牙缺失主要影响美观和发音,后牙缺失主要影响咀嚼和消化功能。牙齿数目缺失较多时既影响美观又影响消化功能和发音。因此,在牙体、牙列缺损或缺失的早期即应及时修复治疗,以免造成殆关系紊乱、牙齿松动、移位甚至缺失,从而影响身体健康。

(一)做义齿(假牙)前对口腔条件的要求

1. 口腔卫生状况良好。牙龈无出血、肿胀,牙石及牙菌斑已洁治。

2. 拔牙后伤口愈合良好。一般拔牙后 3 个月左右即可做修复治疗(即镶牙)。前牙拔除前,可先取模型做好假牙,拔牙后第二天即可戴上。以免影响美观和发音。待 3 个月后伤口愈合时,再做合适的假牙或对原来的假牙进行修改。这种修复方法实际是一种拔牙创口未愈合者的过渡性修复。

3. 口腔粘膜无炎症、溃疡、增生物及肿瘤。其他影响修复的疾病已治愈如龋病、牙髓病及牙周病等。妨碍修复的因素已得到修整如骨尖、骨突的修整以及需做正畸治疗的牙齿已矫正好等。

4. 拆除不良修复体。对设计不当或已失去功能并刺激周围组织又无法改正的修复体应拆除。

5. 戴全口义齿前应先去医院检查,如果有残根、骨尖、瘘管及过突的下颌隆突和上颌结节时,应先到外科进行手术治疗后,待创面愈合后再行义齿修复(一般为术后 3 个月)。

(二)义齿的种类

1. 活动义齿 俗称"活牙",可分为局部义齿和全口义齿。

(1)局部义齿 是利用口内真牙和基托覆盖的粘膜、骨组织作为支持。靠义齿的固位体和基托固位,患者能自行取戴的一种修复体。

(2)全口义齿 为牙列缺失(无牙齿)患者制作的义齿称全口义齿。其制作方法较局部义齿复杂,程序也较多。

2. 固定义齿 俗称"死牙"。顾名思义,就是不能自行摘戴的义齿。这里简单介绍一下桩冠、固定桥和种植义齿。

(1)桩冠 是利用冠钉插入残根根管内以获得固位的一种冠修复体。这种治疗方法使大量严重缺损的患牙和残根得以保留和修复。

(2)固定桥 是利用缺牙间隙相邻两侧或一侧的天然牙作为支持,通过其上的固位体将义齿粘固于天然牙上,患者不能自行取戴的一种义齿。

(3)种植义齿 是由种植体和种植体支持的上部义齿组成的修复体。是近年来逐渐开展的一种修复方法。种植义齿与常规义齿的不同之处在于:种植义齿是将人工材料制成的种植体经手术植入失牙区颌骨内或骨膜下,在穿过牙槽嵴粘膜的种植基桩上完成义齿。对于戴常规义齿困难者,特别是牙槽嵴严重吸收或颌骨缺损的患者,具有明显的优越性。

（三）戴活动义齿（假牙）后的注意事项

1.戴后不要吃过硬、过粘的食物,以免义齿折断或脱落。

2.刚戴时往往有说话不清、口水多、恶心等不舒服感觉,可坚持戴用几天,就会逐渐适应。如长时间后不能适应,可到医院检查,处理。

3.戴后如有疼痛,应及时去医院检查修改,以免久放变形而不容易戴下去。

4.每次吃饭后应将假牙取下洗净,漱口后再戴上。睡前应将假牙用牙膏或肥皂刷洗干净后泡在冷水中,以免干放变形,同时使口腔软组织得到休息。

5.摘戴假牙时动作要轻柔,不可用力过猛,以免折断。刷洗时勿掉在地上,以免摔坏。

6.全口假牙刚戴时,吃饭易掉,经过一段时间适应后就不会再掉了。如戴后1个月仍易掉,应到医院检查,找出原因,进行修改。

7.戴局部假牙者,应注意清洁自己的真牙,防止发生龋齿。

第十二节　常用的口腔清洁方法

一、刷牙

日常生活中,人们虽然每天都刷牙,可是有相当一部分人不懂得刷牙的学问,所以学会正确刷牙对保持个人的口腔卫生极为重要。刷牙的主要方法有:竖刷法、颤动法和生理刷牙法。

二、牙线的使用

口腔中的牙菌斑大多堆积在牙齿的邻面及龈缘附近,刷牙难以清除这些部位的菌斑。需使用牙线等特殊的清洁器来清洁。下面介绍牙线的使用方法:

（1）取一段长约30~40厘米的牙线,将其两端各绕在左右手的中指上。

（2）清洁右上后牙时,用右手拇指及左手食指常面绷紧牙线,然后将牙线通过接触点,拇指在牙的颊侧协助将面颊牵开。

（3）清洁左上后牙时转为左手拇指及右手食指执线,方法同上。

（4）清洁所有下牙时,可由两手食指执线,将牙线轻轻通过接触点。

（5）牙线通过接触点,手指轻轻加力,使牙线到达接触点以下的牙面并进入龈沟底,以清洁龈沟区。应注意不要用力过大以免损伤牙周组织。如果接触点较紧不易通过,可牵动牙线在接触点以上作水平向拉锯式动作,逐渐通过接触点。

（6）将牙线贴紧牙面,上下牵动。刮除邻面菌斑及软垢。每一个牙面要上下剔刮,直至牙面清洁为止。然后再以同样的方法进行另一牙面的清洁。

三、洁治术

牙齿的洁治需到口腔医院由专业人员操作。目的是去除牙石菌斑,减轻其对牙龈的刺激,预防和治疗牙龈炎及牙周病,使牙齿组织恢复健康。一般成人应每半年到医院做一次口腔检查,有牙结石时及时洁治,避免其长期刺激牙龈。从而引起牙龈炎和牙周病。

第十三节　儿童口腔保健

其实,相当一部分的口腔疾病是可以预防的。所以儿童早期家长应教育。帮助孩子养成良好口腔卫生习惯,为保持终生的口腔健康打下牢固的基础。具体的有以下几个方面:

一、母亲怀孕期间的营养

首先,母亲在妊娠期间应注意营养的全面供给。除了进食丰富的蛋白质,脂肪、糖以外,还应注意钙、磷、铁及其他微量元素和维生素类的摄取。因为母体营养的缺乏,不仅影响胎儿的生长发育,还会使口腔组织发生一些改变。

二、正确的喂养及睡眠姿势

尤其是人工喂养时,一定要注意奶瓶的位置,不可压迫上下唇,并避免婴儿自抱奶瓶吸吮,以免下颌过度前伸。应经常更换孩子的睡眠姿势,以免一侧面部长期受压而导致颌面部发育的不对称。

三、帮助孩子清洁牙齿

在牙齿萌出前,最好由母亲手指缠上纱布于哺乳后或每天晚上放入婴儿口腔擦洗牙龈及腭部,注意动作应轻柔。牙齿萌出后可继续用这种方法清洁口腔。每次进食后给孩子喂温开水以达到自洁口腔的目的。

四、儿童的营养

婴幼儿及儿童的营养应全面合理。因为儿童生长发育快,所以对营养的要求高。为了促进儿童身体的发育及口腔的健康,还要养成良好的饮食习惯。婴儿最好的食物是母乳,但5个月以后建议添加半固体食物,一方面为了满足生长需要,另一方面是培养婴儿的咀嚼能力。

五、纠正不良口腔习惯

随着孩子的长大,应注意纠正孩子的不良口腔习惯,如含奶瓶睡觉等。喂水最好用杯子,一岁以后应停止使用奶瓶。

六、良好的口腔卫生习惯

注意培养孩子良好的口腔卫生习惯及正确刷牙。2 岁以后开始指导孩子刷牙，但由于小孩手的灵活性差及自控力不行，家长应在旁予以帮助及督促。家长可早晚与孩子一起刷牙以起到良好的示范作用并及时予以帮助。逐渐使孩子做到早晚进行彻底有效的刷牙并饭后漱口。注意根据年龄大小选择合格的儿童牙刷。

七、定期口腔保健

定期带孩子到医院做口腔保健检查，最好每半年一次，尤其是在换牙期间，做到发现问题及时处理。乳牙有问题应及时治疗，不要轻易拔除，因为乳牙对儿童的咀嚼、语言功能，促进颌骨的正常发育及面部的对称性，保证将来恒牙的正常萌出及功能均具有重要意义。

八、防止外伤

增强孩子自我防护能力，预防意外事故的发生，防止牙损伤及其他颌面部的损伤。

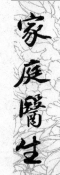

家庭健康宝

家庭醫生

家庭护理篇

第三十章　皮肤科常见疾病家庭护理

　　皮肤是人体最外层的一个器官,是机体的一个重要组成部分。它覆盖全身,保护机体免受外界机械的、物理的、化学的刺激和生物侵袭。皮肤是人体的一个极其重要的保护屏障。当外界温度和体温发生变化时,皮肤的感觉神经将温度变化的信息传到大脑的温度调节中枢,进而引起血管运动神经的活动,调节皮肤血管的舒张和收缩,影响皮肤表面通过辐射散失热量的增减,使体温不致过度升高或过度降低。皮肤还具有分泌、排泄、吸收、感觉、代谢和参与免疫的作用。皮肤的正常功能对整体的健康是很重要的,同时机体的异常情况也可以在皮肤上反映出来。当各种皮肤病的病因对皮肤的作用达到一定程度,就会使皮肤的正常生理功能产生障碍,引起皮肤病。

　　皮肤病有特殊的症状,一般可分为自觉症状和他觉症状。自觉症状是患者的主观感觉。自觉症状中最主要的是痒感,痒感可轻可重,可持续,可间断,也可阵发。此外还有疼痛、麻木感、烧灼感、蚁行感等。他觉症状是能看到或摸到的皮肤或粘膜损害。认清这些损害的特点,对于皮肤病的诊断和鉴别诊断有很大帮助。

　　皮肤病的基本损害可分为斑、丘疹、水疱、大疱、脓疱、结节、风团、囊肿、肿瘤、鳞屑、糜烂、溃疡、痂、皲裂、皮肤抓破、瘢痕、萎缩、苔藓化等。皮肤病的防治要有整体观念。有效的预防可以减少皮肤病的发生和流行,治疗应首先寻找病因并设法除去之,但往往要采用综合疗法,才能达到治愈的目的。皮肤病的护理很重要,掌握正确的护理原则、方法和技术,可使疾病较快的治愈。诊疗和护理是相互依赖、相互促进、相互影响的。只有高质量的诊疗,而没有高质量的护理,要达到治愈皮肤病的目的是不大可能的。

第一节　接触性皮炎

　　接触性皮炎是由于接触某种外界物质后,在接触部位的皮肤粘膜上所发生的一种急性皮炎。它包括刺激性皮炎和变态反应性皮炎两种,其病因是多种多样的。护理常识:

(一)去除病因

　　首先通过观察和回忆,了解可能的致病物质并用清水洗净皮肤上的接触物。对碱性物质引起者,用3%硼酸溶液或4%盐酸溶液清洗;对酸性物引起者,用5%碳酸氢钠溶液清洗。对红汞、龙胆紫或外用磺胺粉过敏者,可用生理盐水棉球轻轻擦洗局部,再用多次湿敷的方法除去之。染发或娟油引起者应反复多次洗头。密切观察局部皮损的变化及全身性反应,以便采取适当的治疗措施。若致病物质为致敏性物质,则应记住,以免再次接触。

(二)对症护理

发热,严重全身不适患者,要注意体温、脉搏、呼吸、血压变化,必要时给物理降温。

(三)预防复发

致病物若为致敏物时,应停用一切致敏及结构类似的药物,同时及时清除致敏物质,忌食海味,勿搔抓皮损处,积极配合医生的治疗,了解接触性皮炎可能的致病物,以免再次接触,避免复发。

第二节 湿疹

湿疹是由多种内、外因素引起的表皮及真皮浅层炎症。临床特征是剧烈的瘙痒、多种形态的皮损、有渗出倾向、急性与慢性发作反复出现和容易慢性化等。护理常识:

(一)病情观察

密切观察发病部位和皮损改变。常见于头、面、四肢暴露部位在红斑的基础上出现丘疹、水疱及脓疱,继而糜烂、渗出、结痂。如继发化脓感染可有发热及淋巴结肿大;注意自觉症状,一般在起疱期瘙痒最重。还要注意病情变化与情绪波动的关系。回忆发病前几天所摄入食物的种类、使用过的药物、是否穿过特殊的衣物以及发病前的诱因等,以协助医生诊断。

(二)对症护理

室内定时通风消毒,用0.1%的新洁尔灭喷雾每周两次,保持空气湿度、温度相对恒定;皮损重且伴高热时,采用冷湿敷降温效果较好,可用3%硼酸或0.1%醋酸铅等。保持皮肤清洁,避免继发感染,可用0.1%利凡诺溶液等湿敷。

(三)饮食护理

饮食要清淡,多食蔬菜、水果,保持大便通畅,特别应多食富含维生素D的蔬菜和水果,适当补充维生素D会促进湿疹的痊愈。忌食辛辣等刺激性强的食物及鱼虾类食品。

(四)预防

了解湿疹的发生原因、发展规律和防治方法;去除一切可疑的致病因素;避免各种外界刺激,如热水洗烫和用力搔抓,过多的使用肥皂,不适当的外用药等;避免过劳和精神紧张,禁穿毛丝制品。

347

第三节 婴儿湿疹

婴儿湿疹是发生于婴儿期的、原因比较复杂的皮肤炎症性疾患。本病包括一部分的婴儿期异位性皮炎。护理常识：

（一）病情观察

婴儿皮肤比较薄嫩，对外界刺激比较敏感，加之对各种疾病的抵抗力比较弱。病情变化较大，因而家长须密切观察和精心护理，观察皮损的类型。观察全身表现有无，以便及时适当处理。

（二）对症护理

婴儿湿疹的痂屑最好用植物油轻轻擦拭清除，不要用水和肥皂洗。患部可用布帽、纱布保护或戴手套以防搔抓。

（三）合理喂养

精心护理和合理喂养非常重要。避免不规律喂奶及过饱，注意有无食物过敏问题，特别是动物蛋白的致敏。将牛奶煮沸时间加长，可以减少它的抗原性，防止发生湿疹。母乳喂养时，应注意母亲的食物中有无引起患儿皮损加重的因素并避免食用可使患儿症状加重的食物。患儿衣被要清洁、柔软、宽大。内衣不要用毛、丝制品，不要过暖，暖时易加重痒感。注意患儿消化状态，纠正便秘及腹泻。

（四）预防

婴儿湿疹未愈不要种痘，也不要与新种痘的人和发生单纯疱疹的人接触，以免引起牛痘性湿疹或发生疱疹性湿疹。

第四节 荨麻疹

荨麻疹是一种常见的过敏性皮肤病，其本质是皮肤粘膜的暂时性血管通透性增加和水肿的反应。护理常识：

（一）病情观察

密切观察病情变化，特别是对急性荨麻疹有呼吸道、消化道症状的病例，出现急性喉头水肿、血压下降应及时报告医生处理，防止过敏性休克的发生。回忆病史以发现病因。

（二）对症护理

针对不同类型的荨麻疹，根据其临床特征采取适当的护理措施。局部皮损不能用力搔抓，否则会引起皮损增多、瘙痒加剧。重症病例应注意体温、脉博、呼吸、血压变化，必要时给氧气吸入。慢性荨麻疹患者应了解疾病的知识，解除思想负担,积极配合治疗,丘疹性荨麻疹应定期查大便常规,发现虫卵应及时驱虫。

(三)饮食护理

给病人以清淡饮食并禁食辛辣刺激食物及鱼虾。如发现对某种食物或药物过敏时,应立即停用,必要时服缓泻药物,以促进致敏物排泻。

第五节 药 疹

药疹即药物性皮炎,是药物通过不同途经进入人体在皮肤粘膜上引起的炎症反应,严重者可引起多个系统损害。护理常识:

(一)病情观察

密切观察病情变化,注意皮疹类型、皮损面积大小、全身症状轻重。对伴高热的患者应测量体温、脉搏、呼吸、血压,发现异常应及时处理。密切观察跟部症状,做好眼部清洁护理。

(二)对症护理

皮损严重者,应清洁皮损、换药,床铺宜柔软,平整、干燥。冬季注意保暖,夏季防止中暑;多饮水,保持大便通畅,若有头晕、恶心、面色苍白,出冷汗、血压下降时取平卧头侧位,并给氧气吸入;口腔粘膜有损害时每日用盐水棉球拭擦两次,朵贝尔氏液漱口四次,局部涂溃疡软膏,伴有严重气管、食道粘膜脱落影响呼吸时,立即进行抢救,以防窒息的发生。眼部有畏光、流泪时用0.25%氯霉素和红霉素眼膏。

(三)饮食护理

停用一切致敏及结构类似的药物。为加速致敏药物的排泄和解毒,及时输液,多饮水。进低盐、高蛋白、高热量、多维生素饮食,忌食海味。有口腔粘膜损害时酌情给半流质或流质饮食,必要时鼻饲饮食。

(四)预防

积极寻找并记住致敏药物的名称以免避再用此药。

第六节 疣

疣系乳多空病毒所致。临床上常见的有寻常疣、跖疣、扁平疣、尖锐湿疣,后者一般被归在性病类,传染性软疣病毒属于痘疮病毒组。护理常识:

(一)病情观察

观察各种疣皮损的特点,初发部位,演变情况,范围大小及皮疹数目多少。

(二)对症护理

刮除、推除或钳除疣体前应先将局部用碘酒消毒;将鸦胆子仁敷于寻常疣或跖

349

疣时应注意保护周围正常皮肤；扁平疣好发于面部、手背等暴露部位，在治疗护理中要注意避免使用腐蚀性方法。

采用激光或电灼法治疗寻常疣后，应避免患部接触水，以防感染。对跖疣护理时。为了减少压迫，可将与疣相对应处的鞋底衬垫挖一个较疣略大的圆洞。

(三)注意卫生，防止扩散

不要搔抓患处，洗澡时勿用尼龙搓澡巾用力擦皮肤，以免自身接种或扩散；集体生活中，注意消毒衣物；幼儿园应隔离；禁止使用公用浴巾；注意个人卫生，勤洗澡、换衣、被褥经常晾晒。

第七节　单纯疱疹

本病主要发生于口角、唇缘、鼻孔等皮肤粘膜交界处。表现为在红斑基础上发生集簇性小丘疹，迅速变为粟粒至绿豆大水疱，内容澄清。水疱一般不融合。护理常识：

(一)病情观察

观察疱疹的发生部位及其特点。若发生于口腔或口腔粘膜，可引起疱疹性龈口炎，多见于幼童，局部及全身症状都较重，应精心护理；若发于生殖器部位可引起外阴及阴道炎。

(二)对症护理

对生殖器疱疹有糜烂者，大小便后应用利凡诺液湿敷，局部涂抗菌素软膏以防感染，此外根据局部及全身症状进行相应护理。

(三)配合治疗

对疱疹性龈口炎应保持口腔清洁，用1：1000新洁尔灭等漱口；对外阴、阴道炎可用4克食盐溶于500毫升热水中坐浴；对疱疹性角膜炎用疱疹净眼药水滴眼。

(四)注意休息，防止复发

避免过度疲劳，注意休息，预防并发症。口唇疱疹应避免日光照射引起复发。对湿疹和皮肤有损伤者应避免与单纯疱疹病人接触，以免引起传播。

第八节　带状疱疹

带状疱疹是由水痘——带状疱疹病毒所引起的一种急性水疱性皮肤病。中医称"蛇丹"、"缠腰火丹"、"蛇串疱"。护理常识：

(一)病情观察

要密切注意病情发展变化，包括皮损的范围大小，有无破溃和全身症状的严重程度。皮损如为出血性、坏疽性或全身泛发，表明机体抵抗力低下，可能伴有潜在性恶性疾病，应及时到医院就诊；若出现头痛、恶心、呕吐、惊厥、感觉障碍、共济失调等神经症状，要注意有发生脑膜脑炎的可能。

（二）对症护理

因疼痛不能入眠者，应给予比较安静的休息环境并对症处理，重症者应入院治疗。对早期出现鼻尖、鼻侧小水疱的患者，要注意发生角膜受损，引起溃疡性角膜炎，导致失明，要按时涂眼药，注意眼部护理。老年患者病愈后常遗留神经痛数月或更久要耐心治疗和护理。

（三）疱疹的护理

不能搔抓疱疹且衣着应宽松柔软，避免摩擦或碰破水疱，防止继发感染；尽量保持情绪稳定，配合医生治疗以尽快恢复；与婴幼儿湿疹患者隔离，以免传染引起水痘及疱疹样湿疹。

第九节　脓疱疮

脓疱疮在中医上称为黄水疮，是一种常见的化脓性皮肤病，主要由葡萄球菌引起或与链球菌混合感染而发病。损害主要为浅在性脓疱及脓痂，有接触传染及自体接种特性。护理常识：

（一）病情观察

对寻常型脓疱疮主要观察其皮损的变化及其范围大小，对大疱型脓疱疮特别是新生儿脓疱疮，应密切观察病情发展，及时测量体温、脉搏、呼吸、血压，随时做好抢救的准备工作，同时注意其皮损面积的扩大。

（二）对症护理

脓疱未破前，先用碘酒消毒后，再用针头抽出疱内脓液，然后外涂2%龙胆紫。疱壁破后用0.1%利凡诺液冷湿敷。涂脓疱疮泥膏后，应多次外扑消毒滑石粉，以促其尽快干燥。对深脓疱疮，应先去掉痂皮，再外涂复方硝酸银软膏。

对新生儿脓疱疮要按重症对待，精心护理。室内用紫外线定期消毒，患儿尿布、衣服要进行消毒；严禁有化脓性疾病的人员进婴儿室。室内注意通风、散热，又要避免受凉，预防肺炎。

（三）注意个人卫生

患者应讲究卫生，勤洗澡，经常修剪指甲。保持皮肤清洁，避免搔抓。用过的衣物应及时清洗消毒。凡接触过患者的器具应及时消毒处理。

第十节　毛囊炎、疖及疖病

毛囊炎与疖均是由金黄色葡萄球菌侵犯毛囊引起的毛囊炎症和毛囊周围炎症。疖的炎症较强,反复发生多数疖肿称为疖病。护理常识:

(一)病情观察

注意皮损发生的部位,全身症状的有无,邻近淋巴结是否肿大。若全身症状明显,要防止败血症的发生。对慢性复发性疖病患者,要寻找病因,如发现体内有慢性病灶、贫血、糖尿病等,应作相应处理。

(二)配合治疗

换药前应先剪去头发、清洁局部;如已化脓软化应及时排脓,排脓时不要从中心挤压,应从周边轻轻向破溃处缓压使脓液排出;每次换药时将局部分泌物及痂皮除去。鼻翼两侧及上唇部皮损禁忌用力挤压,以防止发生颅内感染。忌饮酒及食辛辣刺激性食物。头颈部毛囊炎和疖肿患者,睡眠时应尽量减少压迫和摩擦。

(三)讲究卫生

注意个人卫生,勤洗澡、换衣服、剪指甲,保持皮肤清洁卫生。

第十一节　头　癣

头癣是发生于头皮的一种浅部真菌病,儿童多见,传染性强,可分为黄癣、白癣及黑点癣三型。护理常识:

(一)病情观察

注意头癣的类型。头皮及头发病损的范围及程度。有否继发化脓形成脓癣等,为尽早诊治提供帮助。

(二)对症护理

加强营养,进高蛋白、高维生素饮食以增强机体抵抗力;对服用灰黄霉素的患者,应注意其肝、肾功能及恶心、呕吐和药疹等副作用的发生并及时处理。在治疗期间,常用肥皂水洗头,戴布帽。布帽每日煮沸消毒。患者的脸盆,毛巾、梳子、枕巾、帽子、剃刀等要专用,用过的物品要定期消毒处理,病发、痂皮要焚毁。

(三)根治病人,防止传播

由于头癣传染性强,尤其是黄癣可严重地影响患者的身心健康,应大力迅速防治,彻底消灭此病;了解有关防治头癣的医学知识,力争做到早发现、早隔离和认真治疗。

家庭中的患儿不要和兄弟姐妹同床共卧,不共用枕头梳子、换戴帽子、共用毛巾脸盆,平时戴上可以煮沸消毒的布帽。幼儿园或小学校更应注意早发现、早隔离。对理发员进行预防头癣的知识教育并采取消毒措施。教育儿童不要玩弄和密切接触患癣的家畜,如病猫。

第十二节　体癣股癣手足癣及甲癣

体癣是发生于平滑皮肤上的浅部真菌病。中医称为"钱癣"或"圆癣"。

股癣是发生于股内侧、肛门附近的浅部真菌病,中医称为"阴癣"。

手足癣是很常见的霉菌病,中医称手癣为"鹅掌风";甲癣为"灰指甲";足癣为"脚气"、"脚湿气"。护理常识:

(一)病情观察

首先要注意皮损的部位、范围、手足癣的类型、甲癣病甲数目多少等;用外用药物治疗时要细心观察病情变化,如发现皮损有扩大或异常变化、有刺激性或过敏反应,应立即停止用药,到医院就诊。

(二)药物治疗的护理

服药治疗的患者应注意其肝、肾功能。必要时及时更换或停止药。水疱型足癣由于剧烈的瘙痒,搔抓可诱发下肢丹毒。此时常有全身不适、寒战、发热、恶心、呕吐等,应及时治疗和适当护理。对瘙痒严重、影响睡眠和情绪者,可酌情给予镇静安眠类或抗组织胺类药物。病人指(趾)甲要勤剪短,并用快刀将病甲削除净。再涂抗真菌药物。涂药时应先洗去皮损处的鳞屑痂皮,要自外向内涂搽,注意保持局部干燥清洁。对股癣患者,应避免刺激性药物.股根部撒粉剂保持干燥。

(三)预防

由于癣疾易患、易传染、难治愈,预防显得很重要。家庭成员应了解防治癣病的知识,一旦患病,要早治、彻底治好自己的癣疾。患者的脚盆、毛巾、拖鞋等要专用,用过的物品要定期消毒处理,切断一切可能传播给他人的途径。公共场所如澡堂、幼儿园、小学校等应普及防治癣病知识,认真管理,采取一切措施做好预防工作。

第十三节　疥　疮

疥疮是一种由疥虫引起的慢性接触性传染性皮肤病,多发于皮肤细嫩、皱褶处,奇痒难忍,传染性极强,蔓延迅速,常为集体流行。

(一)病情观察

注意皮损的部位,形态及变化,由于奇痒搔抓常可继发感染;注意外用药物的刺激反应,及时调整用药配方浓度;个别病人可遗留疥疮结节,应注意并继续治疗

353

至痊愈。

（二）对症护理

由于病人奇痒难忍,应给内服赛庚啶、安定等抗组胺、镇静、止痒药物;对于因搔抓引起皮肤感染的应及时处理。

（三）配合治疗

家人应协助病人擦药,一定要注意做到自颈部以下皮肤无一处遗漏地遍涂药物并稍用力揉擦以利于药物吸收,注意洗澡、涂药、第四天再洗澡、换衣物消毒、再涂药的治疗程序。

（四）预防

患者应住隔离病房或家庭内隔离。病人应注意卫生、衣、被勤洗晒,不要随意在别人床上躺卧。幼儿园、小学校、宾馆、部队营房等集体场所应普及有关防疫知识。一旦发现应早隔离、早治疗,被单等床上用品应常晾晒、定期消毒处理。

第十四节　神经性皮炎

神经性皮炎也称慢性单纯性苔藓,是一种慢性瘙痒性皮肤病。以剧痒和苔藓化为特征。护理常识:

（一）病情观察

注意皮损范围大小,家人应观察病人情绪及睡眠情况,做好耐心细致的解释工作,使其解除精神负担。减轻忧虑。

（二）积极配合治疗

对瘙痒明显、皮疹泛发者,用硫磺浴、淀粉浴等有缓解瘙痒、加快皮疹缓解的作用。若采用皮质类固醇激素软膏封包治疗时,要包敷妥当,尤须注意颈、肩、背等处常易松脱。注意外用药物的异常皮肤反应并及时处理。封闭治疗时注意无菌操作,放射治疗时注意保护周围正常皮肤。

（三）防止皮炎的加重与复发

嘱病人不要搔抓、摩擦,避免日晒、多汗、过劳,禁用热水、肥皂水烫洗患处,以防刺激加重病情。生活应有规律,保持情绪稳定,避免食用辛辣及刺激性食物,禁烟、酒、浓茶、咖啡等。

第十五节　瘙痒症

瘙痒症是一种较常见的只有皮肤瘙痒而无原发损害的皮肤病。临床上有全身性和局限性瘙痒症两种。护理常识:

家庭健康宝典

家庭医生

家庭护理篇

（一）病情观察

注意有无内脏疾病的表现，有无局部刺激因素。如蛲虫、湿疹、白带多等，发现异常应及时处理。注意皮肤卫生，外阴、肛门瘙痒及有粘膜糜烂者，可用1:5000呋喃西林溶液冲洗，保持局部干燥清洁。

（二）对症护理

有继发感染时，可发生脓疱疮、疖病和淋巴管炎等，应采取抗感染和针对性治疗护理；夜间瘙痒较甚者，应给安眠、镇静剂以保证病人休息；局部皮损应根据具体形态作适当护理。

（三）配合治疗

病人不要用过热的水、肥皂洗浴，避免摩擦、搔抓等刺激患处，防止瘙痒加重以及反复刺激引起苔藓样变和继发感染。外阴部禁止使用酊剂，使用皮质类固醇激素制剂的时间不宜长。以免引起副作用。

（四）注意日常卫生

病人生活宜有规律，饮食宜清淡、易消化而富含营养，以保持大便通畅，养成便后冲洗外阴的好习惯，尽量减少局部刺激。禁烟、酒及辛辣食物。保持被褥的柔软清洁，冷热适宜，冬季宜穿纯棉织品，少穿化纤、毛织品。

第十六节　银屑病

银屑病是一种易复发的具有特征性红斑鳞屑性慢性皮肤病。俗称"牛皮癣"。护理常识：

（一）病情观察

注意皮损部位，特征及银屑病类型，一般可分为寻常型、关节型、红皮病型和脓疱型。观察各种疗法的疗效、病情的变化，用药的副作用以及病人的精神状态与疾病发展变化的关系等。

（二）对症护理

对关节型银屑病患者，如关节肿痛明显、下蹲不便，排便时应配备椅式或凳式厕坐架；红皮病型银屑病严重时应及时送医院治疗护理；脓疱型银屑病应注意抗感染及对症处理。

（三）配合治疗

病人宜采用低脂、高热量、高蛋白、高维生素饮食，忌食辛辣、烟、酒等刺激性食物。进行紫外线照射时，应配戴紫外光防护眼镜，接受黑光治疗者在照射后应注意避光，穿长袖衣服，避免日光性皮炎。戴防护镜，以防发生白内障。在病情的进行期应劝说患者不要搔抓或用力擦洗以免皮损扩大。坚持淋浴或药浴后再局部用药以促进吸收。

（四）心理护理

家人要详细了解病情，帮助病人分析诱因及加重因素，耐心安慰病人，解除思想负担，增强战胜疾病的信心，使其安心配合治疗。协助患者调整自我身心环境，加强自我保健。

第十七节　黄褐斑及白癜风

黄褐斑可以由各种不同的原因引起，如痛经、慢性盆腔炎、长期口服避孕药、妊娠期、营养不良、内分泌障碍等，也有不少病人的病因不明。

白癜风的病因不明。可能与神经因素有关，也可能和遗传因素有关。护理常识：

（一）黄褐斑的护理

1.病情观察

注意色素沉着的深浅、范围大小及治疗期间病情的变化情况，观察其诱因及加重因素和病人精神因素对疾病发展变化的影响等。

2.对症护理

夏季注意保护面部皮肤，避免阳光直射刺激，常用清水清洗面部皮肤。

3.配合治疗

对于结核、肝炎等慢性病患者应积极治疗原发病；尽量减少外来刺激，不要过度使用化妆品和肥皂；多摄取含维生素 C 丰富的草莓、西瓜、桔子、番茄及绿色蔬菜等以清热利湿，平衡体液酸碱度。

4.预防

了解本病的防治知识，患者应争取早期治疗并坚持长期治疗；尽量少服避孕药；保持精神愉快，生活规律，充足的睡眠对本病的预防有一定作用。

（二）白癜风的护理

1.病情观察

观察皮损的部位和范围，观察治疗效果的大小及各种治法和药物的毒副作用，必要时及时处理。

2.心理护理

对病人作耐心细致的思想工作，了解其心理状态，解除其精神负担。

3.配合治疗

注意口服或外用皮质类固醇激素的副作用，如皮肤萎缩、毛细血管扩张等。在光化学疗法期间要经常戴眼镜以防白内障的发生。使用中药去白散治疗时，要严禁沾唇入眼以防中毒并注意眉目部粟粒样血疹的发生。

4.生活规律

病人应注意劳逸结合，心胸开阔，保持乐观的情绪，坚持长期治疗，避免曝晒，饮食多样化，不偏食，加强身体锻炼，提高机体免疫力。

第十八节　寻常性痤疮

寻常性痤疮是一种毛囊皮脂腺的慢性炎症性疾患。俗称"粉刺"、"青春疙瘩"。好发于颜面、上胸和肩、背等皮脂发达的部位,初为针头大小的位于毛囊口的炎症性丘疹,有的为黑头丘疹,可挤出乳白色粉质物,继续发展则可产生脓疱、结节、囊肿甚至疤痕。可散在分布,也可非常密集,病程缓慢。护理常识:

(一)病情观察

注意寻常性痤疮的发生部位、皮损形态及用药治疗后的发展变化。发现诱因及加重病情的因素并设法去除之。

(二)对症护理

保持头面部清洁,每天用温水洗脸1次,常用热水肥皂洗涤患部。面部使用痤疮面膜(含五倍子粉、石膏粉),每周2次,每6次为1疗程,可减轻症状。避免挤捏、搔抓等刺激,讲究卫生,保持心情舒畅。

(三)配合治疗

避免服用或注射溴、碘制剂、皮质类固醇激素等,尽量不用油脂类化妆品。由于病人皮肤属油性,既要节制易化热生湿的动物性蛋白和脂肪,又要摄取多量的含维生素丰富的水果、蔬菜以清热解毒,如柠檬、柚子、苹果、甜瓜、葡萄、芹菜、草莓等。

第十九节　酒渣鼻

酒渣鼻是一种多见于中年人,好发于面中部,以皮肤弥漫性潮红,伴发丘疹、脓疱及毛细血管扩张,经过缓慢为特征的皮肤病。护理常识:

酒渣鼻的护理同寻常性痤疮的护理

第二十节　斑　秃

斑秃是一种病因不明的局限性斑状脱发,骤然发病,经过徐缓。

头部突然出现圆形或椭圆形斑状脱发。患者无自觉症状,境界清楚,损害区内头发全部脱光,局部皮肤光滑发亮,无任何炎性改变。个别患者头发可全部脱落,称全秃,严重时眉毛、胡须、腋毛、阴毛、毳毛等均可脱落,称为酱秃。本病可自愈,但常复发。护理常识:

（一）病情观察

观察病情有无进展，周缘毛发是否松动易脱；属斑秃、全秃还是普秃，治疗反应怎样？有无毒副作用发生等。

（二）对症护理

用101毛发再生精至第1疗程结束时，极少数患者可出现用药部位奇痒，皮肤过敏红肿，耳后淋巴结肿大等症状，应暂停涂抹，口服2~3天抗过敏药，反应消退后继续涂药。

（三）配合治疗

改善局部血液循环，除外用药物治疗外，病人应作头皮运动、热敷、穴位按摩，使皮肤充血，促进毛发生长。

（四）心理护理

大多数圆形脱发在半年至1年内是可以自愈的，消除顾虑，解除精神负担。坚定治愈的信心；注意生活规律，有劳有逸，保持情绪稳定，加强锻炼，提高机体抵抗力。

第二十一节　痱　子

痱子也称汗疹，是汗泄不畅引起的粟粒性小丘疹或丘疱疹。

多见于炎夏或高温高湿环境下，发病突然，在皮肤汗孔上发生针尖大小密集的红色小粟疹，很快变为小水疱或小脓疱。周围有红晕，大小如粟米；好发于前额、项部、肘窝、躯干及妇女双乳下等处；自觉瘙痒刺痛。护理常识：

（一）病情观察

注意痱子面积大小，有无继发感染、体温升高等全身症状并及时治疗处理。

（二）对症护理

打开门窗，通风降温。衣着宜宽大舒适、吸水性好，便于汗液蒸发。

（三）配合治疗

保持皮肤干燥，特别是肥胖婴儿及产妇应勤洗浴，局部清洗后可撒布粉剂；忌食过热及辛辣刺激性食品，常饮清凉饮料或以绿豆汤代茶。

（四）预防

高温作业环境要采取一切措施降温，居室应通风除湿降温；增加休息时间补充高营养食品及清凉饮料；保持皮肤清洁卫生干燥；不要搔抓，防止继发感染。

第二十二节 冻疮

天气寒冷,潮湿及患者周围血液循环不良是发病的主要原因。缺乏适当运动,鞋袜过紧等是其诱因。

损害初起为局限性红斑或青紫色肿块,重者肿胀加剧,发生水疱或溃疡,伴有瘙痒、灼热或刺痛感。好发于手足背面、足跟及耳廓等处。

(一)病情观察

注意冻疮发生的部位、皮损的分期,治疗过程中病情的变化及有无继发感染。

(二)对症护理

易受冻部位,擦凡士林或其它油脂类,以保护皮肤;及时防治继发感染,及时处理患者在病期的自觉症状如痒、胀和灼热感及有溃疡时的疼痛感,防止搔抓。

(三)配合治疗

坚持户外身体锻炼,手足易冻部位可在每天入睡前用热水浸泡,清早用冷水洗手、洗脸,揩干按摩,以改善肢体血液循环。

(四)预防

寒冷季节注意保暖,对潮湿手套及鞋袜应及时更换或烤干,鞋袜不可过紧。积极治疗贫血及一些慢性病。

第二十三节 手足皲裂

本病主要由理化等因素引起。如寒冷季节在户外劳动。经常接触溶解脂肪或吸水性物质,过多使用碱性肥皂,机械性摩擦或牵引等都会引起本病发生。

手足皲裂是由多种原因引起的手足部皮肤干燥皲裂,为常见病、多发病,尤其冬季多见。皮损好发于手指、手掌、足跟、足蹠、足底外缘等皮肤角质层厚或经常摩擦的部位;皮肤干燥粗糙,裂纹深达真皮及皮下组织,伴有不同程度的疼痛、出血,以活动时为著。常见于成年人,好发于冬季。护理常识:

(一)病情观察

注意皲裂的严重程度,三度皲裂裂口增宽,深达真皮下部和皮下组织。常引起出血和剧烈疼痛,有时可继发感染。注意观察、了解和发现病因及诱因。

(二)对症护理

对三度皲裂患者,应先止血、止痛和抗感染;尽可能地去除病因和诱因,如因职业、劳动引起的皲裂,应加强保护措施,严格执行操作规程,尽量避免手足直接接触有害的物理或化学性刺激物。

(三)饮食护理

多食富含维生素 A 的蔬菜和水果,以避免皮肤干燥,如梨、橄榄、卷心菜、哈密瓜、柿子、香蕉等。

(四)预防

加强个人防护,每到冬季不要过多地使用碱性较强的肥皂,用后应将肥皂彻底洗净,并涂擦一些保护皮肤的油脂。如角层过厚,宜用热水浸泡,待角层变软,用刀片适当削薄,然后再涂擦药膏或润肤油脂。

第三十一章　性传播疾病家庭护理

　　性传播疾病简称性病,它是指通过性接触引起的传染性疾病。以往的性病只包括梅毒、淋病、软下疳、性病性淋巴肉芽肿和腹股沟肉芽肿 5 种。称为"经典性病"。目前,性病在世界范围内广为流行,患病人数逐年增多,病种不断扩大。传统的性病概念已扩展为:性传播疾病"的新概念,包括了各种性行为能够传播的疾病,约有 20 多种,令人谈虎色变的艾滋病也是其中的一种。得了性病,不仅会引起泌尿生殖系统的病变,还可以通过血液等使多种脏器受到损害,轻的带来病痛,重者可以致残甚至死亡。有的丧失生育能力,有的还会影响下一代的健康和生命。尽管性病的种类很多,但都主要是正常人的性器官直接与性病病人病变部位的病原体接触而感染的。因此,应特别强调预防为主的原则,提高人们对性病危害性的认识,洁身自好。

第一节　淋　病

　　淋病是由淋球菌引起的一种泌尿生殖系统的传染病,绝大多数借性交直接传染。淋球菌是淋病的病原。初发者常好发于尿道,即淋病性尿道炎。病情进一步扩散时,可损害生殖系统和全身其他器官。护理常识:

(一)病情观察

　　注意病人急性尿道炎及整个泌尿生殖系统受侵犯的症状、体征、全身症状的有无及严重程度;观察药物的治疗效果及可能引起的过敏反应。

(二)对症护理

　　鼓励患者多饮水,促进冲洗尿道脓液,对少数伴有发热、腹股沟淋巴结肿大的患者应测体温,必要时给输液或物理降温。对可能发生的药物过敏反应尽早预防处理。

(三)配合治疗

　　保持外阴清洁,可用0.1%的新洁尔灭或0.125‰的高锰酸钾溶液清洁会阴和尿道口。对母亲患淋病的新生儿立即用0.5%红霉素眼药水、1%硝酸银液滴眼,以防淋菌性眼炎引起角膜穿孔,导致失明。禁刺激性食物。

(四)家庭卫生注意事项

　　劝告患者的性伴侣同时检查治疗;注意隔离,暂时停止性生活。污染的衣服及用具应消毒,禁止与婴幼儿同床、同浴或衣物同洗。了解健康性行为的益处及不洁性行为的危害。

第二节 梅 毒

梅毒由苍白螺旋体引起,可侵犯皮肤、粘膜以及全身各组织器官,危害极大。主要通过性交传染,还可通过污染的衣物、手指、便盆等间接传染及孕期传染。护理常识:

(一)病情观察

严密观察病情发展变化,包括局部皮肤损害和内脏器官受累引起的相应症状和体征。部分患者在接受青霉素治疗和抗生素治疗后可引起发热、寒颤、头痛、胃肠及全身不适等反应,应密切观察并作相应护理。

(二)对症护理

急性期患者应卧床休息,全身症状明显者应给予相应的护理措施,必要时应加强生活护理。早期梅毒患者往往因社会因素产生心理障碍,表现为抑郁、恐惧、焦虑、自责,甚至出现自杀倾向。家属应真诚相待,避免采取歧视态度,并设法解除思想顾虑,使其树立信心。配合治疗。

(三)配合治疗

早期梅毒传染性强,应尽快治疗,隔离护理。治疗期间严禁性生活,并劝说其性伴侣同时接受检查治疗。病人与其他家庭成员分床、分居、分用生活用具。病人的血、痰、尿、粪标本应注明,污染的衣物、用具应及时消毒处理。

(四)预防

了解性病知识,增强自我保护意识;加强疫情报告,形成网络制度;对高危人群进行必要的体格检查及梅毒血清试验,早发现,早治疗。

第三节 软性下疳

软性下疳是一种由链索状(杜克雷)杆菌引起的性病。由性交传染,潜伏期3~5天,损害多发于外生殖器。护理常识:

(一)病情观察

注意局部皮损有无渗液和出血。疼通是否剧烈;治疗期间病情的变化以及有无并发症发生,如淋巴结炎、淋巴管炎、包皮炎和嵌顿包茎、尿道瘘等。

(二)对症护理

主要是清洁局部创面和全身症状的处理,对病人进行生活和心理上的护理。

（三）预防

性行为是感染的惟一途径，避免不洁性接触，可避免患病。

第四节　尖锐湿疣

尖锐湿疣是一种由人类乳头瘤病毒引起，与性接触传染密切相关的表皮肿瘤样增生。护理常识。

（一）对症护理

帮助病人做好外阴部护理，用0.1%新洁尔灭溶液或1：8000高锰酸钾溶液清洗外阴、阴道。密切观察治疗前后的病情变化。

（二）预防

改掉不良卫生习惯，应经常保持会阴部干燥清洁；男性应治疗包皮过长，女性应去除白带过多的原因；更重要的是避免不洁性交，做到洁身自好。

第五节　非淋菌性尿道炎

非淋菌性尿道炎是指通过性交传染的一种尿道炎。其病原主要是沙眼衣原体或分解尿素的支原体。护理常识：

（一）病情观察

注意病人的临床症状和体征，用药治疗期间病情的变化及可能出现的胃肠不适等副作用，必要时作相应处理。

（二）积极配合治疗，力争早日康复

治疗期间不宜性交，不要饮酒；其配偶或性伴侣应同时接受检查和治疗；避免不洁性交，避免劳累、精神紧张和会阴部受冻。

第六节　生殖器疱疹

生殖器疱疹是由单纯疱疹病毒Ⅰ型引起的一种性传播疾病。主要通过性接触传染，亦偶可通过污染物间接传染。护理常识：

（一）对症护理

保持外阴部清洁干燥，用1：8000高锰酸钾溶液或0.1%新洁尔灭溶液清洗局部。对局部皮肤损害及全身症状作相应处理。

(二)预防复发

由于本病易于复发,预防显得尤为重要,而防止性行为传播是最好的预防措施。其配偶应采取相应的防治措施。做好病人思想工作,解除精神负担,配合治疗。

第七节　性病性淋巴肉芽肿

性病性淋巴肉芽肿是通过性交传染的一种急性或慢性衣原体病。本病由沙眼衣原体 $L_1L_2L_3$ 血清型引起。护理常识:

(一)病情观察

观察病情发展及分期,注意治疗期间的病情变化及药物的过敏反应和副作用,必要时作相应处理。

(二)对症护理

根据局部皮损的形态,范围大小和严重程度作相应护理,皮肤损害面应给予适当清洁、消毒、防止继发感染。

(三)配合治疗

掌握正确的服药方法及每次用量,注意过敏反应的发生;熟悉淋巴结抽脓、直肠狭窄扩张术、包皮及阴囊橡皮肿切除术的施行方法以及必要的术前准备和术后处理工作;进高蛋白、高维生素、高热量饮食以增强机体抵抗力,早日康复。

(四)避免不洁性接触

本病对身体危害较大,更显预防之重要意义,因而避免不洁性接触势在必行。

第八节　艾滋病

艾滋病是获得性免疫缺陷综合征的简称。主要通过性交、静脉吸毒、输血与血制品及母婴垂直传播传染。本病的特点是:患者的细胞免疫功能严重缺陷,失去对外界感染的抵抗力,容易发生条件性感染和少见的恶性肿瘤,最终因无法治愈而死亡。护理常识:

(一)病情观察

注意病人的症状体征,发病时间长短,病情严重程度和分期,观察治疗效应及药物的副作用和病人的精神状态等。

(二)对症护理

对病人的皮肤损害及时处理,保持呼吸道通畅,观察病人生命体征,维护晚期患者血管功能,保护输血液通道。对病人的全身症状及时处理,减轻其痛苦。晚期患者应卧床休息,减少体力消耗,必要时协助做好生活护理,做好眼、口腔、鼻、外阴的护理、防止继发感染。

(三)配合治疗

进富含营养素、易消化的饮食,保持室内通风、有充足的光线、温度适宜。采取严密的隔离消毒措施,预防传染给他人。

第三十二章 精神疾病家庭护理

第一节 精神分裂症

精神分裂症是一组病因未明的精神病,人们常称为"疯子",多起于青壮年,有感知、思维、情感、行为等多方面的障碍和精神活动不协调,一般无意识障碍和智能障碍,病程多迁延。其激发因素,一般认为与生活事件和躯体疾病有关,最有关系的持续因素被认为是社会和家庭的影响,大量研究表明,遗传是精神分裂症最可能的一种素质因素。

对于精神分裂症病人的处理,急性期均需住院治疗,因为住院可以使病人得到全面的检查,可以为病人提供一个安全的环境,同时也可以让其亲人有一个"喘息"的机会,以便于对病人进行有效的治疗和护理。一般认为,慢性精神分裂症病人预后较差,这是由于多方面的因素造成的,因此,对于慢性精神分裂症病人除住院治疗外,社会安置及家庭康复是必须的,这就要求病人的家庭成员在医生的指导下,在病人出院后对病员进行家庭治疗和护理。所以家有精神分裂症的病员家属,一定要了解和掌握疾病的性质和特点,掌握与精神病人相处和护理的技巧,对病人实施家庭心理防护,使其达到躯体上、精神上的完全康复。

精神分裂症的病程分为三个阶段,即精神病前期、精神病期、恢复期,在这三个阶段中病人的症状会有不同的表现,因此家庭护理也不相同。

(一)病前期的家庭护理

精神分裂症前期病人的表现多为阳性症状。从最初病人的性格改变、情绪反常、敏感多疑到行为怪异、思维障碍的出现,病人的病情有可能已在家里耽误了两年左右的时间,这是由几个方面的原因所造成的,第一,家属缺乏精神卫生常识,不能尽快识别病人的病情;第二,病人已缺乏自知力,否认自己有病,更不愿也不会主动到医院求治;第三,家属一旦发现病人不正常,不是积极带病人去看精神科医生,而是因社会歧视与偏见,不愿承认病人患的是精神病,也不愿其到精神病院治疗,怕丢人,怕被邻居看不起而贻误了病情,使病人的病情恶化;第四,有的家属虽认可病人可能不正常,但只是通过熟人开些药在家服用,由于对药物的管理不善使病人发生意外,或因病人不能坚持服药而使病情反复,对病人的预后产生不利。因此,早期家属应认真观察病人的情绪、行为,发现不正常应及时与精神科医生联系。在精神科医生的指导下在家用药,在用药的同时要注意观察药物有无副作用;在病人服药期间需有专人照顾,防止患者否认患病而拒药或以为病情好转而不愿吃药。

另外,早期患者因受阳性症状的支配,产生妄想、幻觉等,家属应注意预防患者自伤、自杀、出走等行为。因为症状处于活跃期,某些行为有一定的危险性,突然冲动伤人,其攻击性较强,家人不能畏缩躲避或放任不管,应采取措施防护,不应留病人单独活动,家属应积极劝服、密切观察,在难以管理的情况下尽量送入医院治疗。

(二)病期的护理

精神病期的病人,其思维活动脱离现实,难以正确理解客观事物,不能适应社会,生活自理能力下降。懒散,主动性活动减少,否认有病,有的病人可能会因严重的幻听、幻视而发生意外事件,此时家属首先要掌握病人的病情,对于有迫害妄想的病人,尽量减少强制性行为,患者会认为这是有意迫害;对于兴奋伤人的病人,要避免直接正面接触,减少争执,以防伤人;对于病人的异常行为,不要指责,以免引起病人的猜疑,强化其妄想内容;对于家庭被怀疑的成员,应尽量减少与病人相处的机会,以免受其杀害;如病人怀疑饭里有毒而拒绝食用时,可让病人最亲近的或最信赖的人表演尝试,以让病人放心食用。如因幻觉内容而引起相应的情感和行为反应时,病人会因恐惧、紧张、愤怒而发生冲动伤人行为,因此对病人要加强个人安全的保护,或改变环境以分散其注意力;对抑郁状态的病人,防止心情抑郁而自杀。若病人情绪低落、活动减少、常有自卑、自罪的观念时,家属应用心交谈,开导病人,对其表示关切和爱护,而不可麻痹大意。夜间和清晨多观察病人,因此时为病人自杀常发生的时间。总之,作为精神病人的亲属,一定要了解病人的病情,做好相应的防护措施,坚持药物维持治疗,一定会使病人的病情得以改善。

(三)恢复期的家庭护理

精神分裂症病人经过药物维持治疗一段后,病情已趋于稳定,但心理问题仍得不到解决。面对亲人与社会,患者会因自责自罪心理而时刻谴责自己,认为自己有罪,对不起家人、害怕涉及以前的矛盾而内心不安,容易产生出走、自缢等行为;或因悲观失望而觉得自己得了精神病,被家人和社会看不起,对生活失去信心,对周围的人、事失去兴趣,整日闷闷不乐、内心极度悲观失望,而产生逃避,出走行为。因此,康复期病人亲人的陪护很重要,是帮助病人心理康复的关键,同时进行正确的心理疏导,对病人实施有效的心理护理,使病人早日回归社会。

1. 相互交流,正确进行心理疏导,可以帮助病人消除不良情绪

精神病人心理素质较差,敏感多疑,出院以后还要坚持药物治疗,服药期间可能会出现行动迟缓、睡眠增多、力不从心之感,这时亲人应陪护病人,对病人的病情表示同情和理解,多给一些关心和帮助,要尊重病人的人格,和病人多进行正确交谈,沟通思想,了解病人所需,及时纠正病人不良心态,正确进行心理疏导,使病人感受到亲人给予的温暖,遇事同病人商量,使其排除低人一等的不健康心理。同时动员亲朋好友支持病人,以提高病人自身应付社会压力的能力,帮助其渡过急性心理应激,疏导和解决困扰患者的心理因素,消除其消极情绪,为精神病人回归社会做好准备。

2. 培养兴趣,积极参加社交活动

精神病人出院后,面对社会会产生许多心理压力。最主要的是认为自己得病

后给家里人丢脸,因此不愿与他人交往,产生自卑心理,渐渐出现孤僻、独居等行为。这时,亲人在身边陪护,一方面可以消除病人孤独感,同时可以帮助病人恢复以往的社会情趣,如带病人到公园游玩,或参加一些同学聚会、娱乐活动;或参加单位举办的周末舞会,和同学、同事一起玩扑克、下棋等。这些活动可以增进友谊,活跃气氛,也可以缩小病人与同学、同事及社会之间的距离,消除陌生感、孤独感,进行健康的社会交往,对精神病人的身心健康可起到促进作用,让病人从自我封锁的孤独中解脱出来。

3. 加强生活技能和劳动技能训练,使病人恢复自信。

病人出院后因诸多因素而处于极为复杂的社会环境和人际关系中,如果没有社会适应能力,很容易丧失生活的信心。因此,亲人要了解病人这一时期的心态,帮助他们恢复对生活的信心,如让病人做一些力所能及的家务如洗衣、做饭、打扫卫生、整理用物等。同时可以培养他们的生活情趣如绘画、写作、作工艺等。做一些生活技能和劳动技能训练,帮助病人完成好自己的社会角色,才能还原他们希望承担社会责任的心愿。病人认为只有自食其力,才能真正体现自身价值。

4. 合理安排饮食和睡眠,是保证心身康复的一个重要因素。

精神病人一般都有睡眠障碍现象,不良刺激会引起病人入睡困难、失眠等。在保证病人规律饮食的同时,尽量保证规律睡眠。不要让病人暴饮暴食,不能喝酒,睡前禁喝浓茶,禁看兴奋、刺激的电视剧,应该给病人创造一个安静、舒适的休养环境,这就要求亲人多一些包涵,少一些自私,为病人多做一些牺牲。早上起床后可以同病人一起做一些锻炼,做一些力所能及的运动;晚饭后陪病人散步、交流,适宜的活动可以增加病人体力的恢复,对身体健康有利。

5. 亲人陪护期间情感不应过分介入

1979 年世界卫生组织对 9 个国家和地区的精神病人进行了追踪调查,发现精神分裂症病人的预后在发达国家没有在发展中国家好。解释是:发展中国家的居民对精神分裂症病人较能接受和容忍,较少孤立病人,绝大多数病人患病后仍照常过家庭生活。但家庭对精神分裂症的复发,可以起有利的作用,也可以起不利的作用。如布朗等(1962 年)提出:"高表情"的近亲对精神分裂症病人不利,容易复发。这是由于病人被接回家后,亲人恐惧其再次出现症状而焦虑、担心,甚至无所适从,因心理负担过重继而出现厌烦情绪,有的家属指责、敌视患者,使患者的情感出现波动而致病情复发,再次入院;有的亲人刚刚相反,对病人处处迁就,过分包容与袒护,增加了病人的疑虑,产生了反作用而造成病人的心理负担过重。出现逃避出走,甚至自杀行为。因此,亲人陪护期间不应过分情感干预,应根据病人的病情结合病人心态予以适当的陪护。同时还要加强安全管理,预防因社会心理因素对病人造成的不良压力如就业问题、经济问题、学业问题、婚姻问题等因素所引起病人发生意外。有效的防护不仅可以减少意外事件的发生,也保证了病人身心两方面的完整康复。

综上所述,精神病人的家庭护理很重要。家属作为精神病人的主要照顾者扮演了无法摆脱的特殊角色。家庭成员的社会干预、对病人的医疗和康复活动有利,不仅可以提高病人的社会适应能力、独立生活能力,而且有利于患者早日回归社会,对改善精神病人预后、防止复发有利。

第二节　神经症

神经症是一种精神障碍,主要表现为持久的心理冲突,病人觉察到或体验到这种冲突并因之而深感痛苦且妨碍心理功能或社会功能,但没有任何可证实的器质性病理基础。常见的主要表现有烦恼、紧张、焦虑、恐怖、强迫症状、疑病证状、心情抑郁、分裂症状及转换症状等。除癔病表现为短暂的发作外,病程大多是持续迁延的,病前多有一定的素质和人格基础,起病常与社会心理因素有关。

神经症一般包括以下几类:

(一)焦虑性神经症

焦虑性神经症(又名焦虑症),是在精神因素作用下以焦虑、烦躁为主要特征的神经症。其焦虑是没有明确客观对象和具体观念内容的提心吊胆和恐惧不安的心情,并有显著的植物神经症状和肌肉紧张以及运动性不安。

精神性焦虑是焦虑症的核心症状,包括担忧、紧张、不安全感、焦躁不安和害怕等不同程度的焦虑情绪表现。有些病人的焦虑呈期待性焦虑,如大难临头之感;有些病人出现"杞人忧天"式的忧虑;有些病人则出现植物神经系统症状如心慌、口干、胸闷、出汗等;也有些患者表现为运动性不安如来回走动,用手搓腿等动作。

临床上将焦虑症分为急性(惊恐发作)和慢性(广泛性焦虑)两种。急性焦虑症起病突然,病人感到有一种说不出来的内心紧张,恐惧或难以忍受的不适感。似乎预感到灾难将至,好象马上面临死亡和发疯似的。同时感到"心脏要跳出来",有"喉头堵塞或透不过气",马上就要窒息死亡之感,因此常会打开窗户或冲到户外去"呼吸新鲜空气"。在这种发作状态下,有时病人不敢动或惊叫,呼救,直到发作减轻或缓解后才开始活动,如果过度呼吸,可产生呼吸性碱中毒症状。出现手脚麻木,头晕,肌肉抽动或平衡失调,胃肠症状可表现为上腹不适、腹痛、腹泻、恶心、呕吐、大小便紧迫感,运动性不安与病人的焦虑症状是一致的,病人常不安地踱来踱去,两手做些无意义的小动作或握拳、搓手顿足、病人眉头紧锁、甚至惊恐叹息。

急性焦虑症状发作可持续几分钟或几个小时。发作常能自动终止,发作后病人会感到一切如常人,但多数病人会担心再犯,也有的病人会持续数天至数周,致使病人卧床不起,生活难以自理。

慢性焦虑症的焦虑发作持续时间较久,且焦虑的程度波动不定,有的慢性病人会伴有急性焦虑症状,预期性焦虑是慢性焦虑症的核心,病人常有恐惧性的预感,终日紧张、心烦意乱、坐卧不宁,预感到自己或他人的不幸。当病人处于焦虑状态时,注意力难以集中以致于工作、生活困难。例如有一男性病人退休后患膀胱癌又得风湿病而感到恐惧、担心,虽然手术后恢复较好,但患者认为自己快要死亡。社会对自己不公,自己很倒霉,一些错误的认识使患者失眠、易醒、早醒、焦虑不安,逐渐出现心烦意乱,坐卧不安,有时感到前途渺茫,有时感到死亡临近,整日不停地在房间走动,有时持续数小时甚至几天,病人欲哭无泪,不能控制,苦不堪言,当家属劝阻其不要再想,并告知他癌症已被切除,且恢复的较好的时候,病人仍预感到自己的病情非常严重,不可治愈,因而不停地用手搓腿,有时顿足,不思饮食,这就是典型的焦虑症病人。一般急性发作无须用药,单纯的心理支持治疗即可使之缓解;慢性的焦虑症可服用抗焦虑、抗抑郁剂如阿眯替林或多虑平,以减轻焦虑的精神症状和运动症状,便于心理治疗的开展。护理常识:

焦虑是一种情绪反应,是个体对当前或预感到的挫折的一种十分复杂的消极情绪反应,包括自尊心的损伤。信心的丧失,失败感和愧疚感等交织而成的紧张、不安、焦虑、忧虑和恐惧等状态。因此,焦虑症的护理要根据个体的具体情况而定,如怕考试不好,担心手术意外等,均属于因面对现实所遭遇的困难和挫折,这时家人可以建议病人多花点时间去准备考试,或请父母同学帮助病人学习功课,对于怕手术意外的病人,应让其多了解这方面的知识,减少多余的担心,以便理智地应付紧张,如果是与现实无直接关系而是根据自己内心的幻想或知觉所产生的焦虑。针对具体的内心幻想施治于病人。

(1)早期心理护理

焦虑源于精神创伤,精神性焦虑是焦虑症的核心症状,包括担忧、紧张、不安全感,焦虑不安和害怕等不同程度的焦虑情绪表现。因此,首次与病人接触时,尽量避免一些激惹因素,而应以和蔼的态度、亲切的语言取得患者信任,使其产生安全感。对于患者的心理冲突,尽量回避,以免增加其焦虑症状。在治疗早期,患者因焦虑、恐惧、注意力难以集中,不易进行心理交谈,因此,此期应以药物护理为主,督促患者按时按量服药到胃,使抗焦虑、抗抑郁剂发挥作用,减轻焦虑症状,便于开展心理护理。

(2)个别心理护理

急性焦虑症状期间宜使用抗焦虑剂来减轻症状,在药物治疗一周后,病人的情绪已基本稳定,焦虑症状减轻,于是寻找机会与病人接触,根据其个性心理特征,结合病情,对患者开展面对面的心理护理。

(3)参加工娱疗以调节情绪,消除焦虑

行动是焦虑的对抗剂。运动可以解除肌肉紧张,消除焦虑。每天上午家属可以带病人参加一些集体活动,如卡拉 OK、跳舞、讲故事、听音乐;下午可以带病人外出参加一些体育健康训练;晚饭后由家属陪同病人在外散步 30 分钟,以具体行动分散病人对焦虑的注意力,调节情绪,减轻病人思想压力,消除焦虑,促进心理康复。

(4)家庭成员的心理健康教育

健康教育的核心就是积极教育人们树立健康意识,养成良好的行为和生活习惯,以降低或消除影响健康的危险因素,家属应了解疾病常识。了解"家庭干预"对病人的影响,了解陪护对患者的过分迁就和包容会加重患者的错误认知,使治疗的依从性降低,达不到预期的目的;对患者的敌视和偏见会增加患者的心理负担,在焦虑症状未完全缓解之时出现因抑郁而自杀的行为。

(5)帮助病人认识疾病。消除人际关系障碍。

焦虑症是神经症的一种,与精神病有本质的区别。焦虑症只是一种精神症状,病人的人格没有破坏,对自己的疾病有所认识,只是幻想一些不现实的挫折和困难,使自己产生焦虑,有时也会认为焦虑症就是精神病而产生被人看不起,丢人的想法,因此家属一定要多关心病人。使其了解这方面的知识,消除其错误的认识,以减轻内心的不安,同时对病人多些帮助,消除其与家庭成员之间的隔阂,改善人际交往障碍,抛弃家庭矛盾,完善个性上的缺陷,最终达到躯体上和心理上的完全康复。

(二)强迫性神经症

强迫性神经症又称强迫症,是以反复的持久出现的强迫观念和强迫动作为主要症状,包括反复的思想、表象、企图。这些虽是出于病人自己内心的,但是这些观念或愿望不被体验为病人自己自愿产生,而是病人不愿意想的、纠缠不停地观念。虽然病人本身明知该观念或行为的出现是不需要、不符合现实或不该有的,但仍重复的发生,无法控制和去除,病人所患的强迫意念和冲动通常是属于可怕或恶性的。如此重复性地浮起自己家人发生意外的念头,或者被迫认为自己受到污染而不停地洗手,严重者可以洗涤数小时之久。

强迫症病人强迫症表现的特点是有意识的自我强迫和自我反强迫同时存在;二者的尖锐冲突使病人焦虑和痛苦,病人体验到观念或冲动来源于自我,但违反他的意愿,遂极力抵抗和排斥,但无法控制,病人认识到强迫症状是异常的,但无法摆脱。病程迁延的强迫可表现为以仪式化动作为主而精神痛苦显著减轻,但此时的社会功能已严重受损。

强迫症病人过于不接受自己,甚至苛求自己,这才导致自我强迫与自我反强迫的尖锐冲突,这也是病人精神痛苦的根本所在。

强迫观念是强迫症的核心症状,最为常见。如反复思考无实际意义的问题;反复核查门是否锁上等。另外临床上还有强迫表象、强迫恐惧、强迫意向、强迫性缓慢等表现。

氯丙咪嗪被认为效果优于其他的药物。心理治疗常用支持性心理治疗,一方面向病人解释此病不会演变成其他精神病,也不会失去自我控制;另一方面要鼓励病人用意志去克服强迫症状。行为治疗对强迫行为效果尚佳,如松弛法、模拟法、自控法等。护理常识:

根据病人的病理观念,对待强迫症的病人要协助其去处理内在的攻击性欲望或不安的幻想,以求得人格上"超我"、"自我"与"原我"间的和谐。要配合病人的性格与心理,以适当的能被病人接受的态度促使病人接受过去难以接受的冲动,让病人松懈对自己的严格要求,变通对一些事物的观念,不要过分拘泥于黑白、是非的具体界限内。

例如有一女性病人,因要突击考研究生,学习紧张,加之既带孩子又管理家务,精神处于高度紧张和疲劳状态。有一天听说有一名同学患有肝炎,逐减少与其来往,怕脏,怕被传染,因而反复洗手、冲手。以后发展到一看见此同学就认为被传染,洗手次数增加洗涤时间延长,最后发展到不与其他人接触,怕衣服也脏而反复洗衣服至深夜。后来病人学习时不敢靠近桌子，怕桌子上的灰尘粘在自己身上；看到苍蝇便认为它落到了自己的身上，即重复洗衣服；怕出门坐车弄脏自己的手，怕吃饭的筷子上脏东西粘在饭上……，病人遇到以上这些情况，都会不停地反复洗手洗衣，花费很长时间，同时病人为此而产生恐惧和行动。病人自觉自己过份，但又控制不了自己，因而十分痛苦，但愿接受治疗。

对于这类病人，治疗或心理护理时，多采取行为治疗。即强制病人在有强迫行动之前尽量控制自己的行为，如在手上套上皮筋，想洗手时用皮筋弹自己出现痛的感觉，来阻断自己想去洗手的意念。

另外要了解病人有无明显的诱因，病前人格代偿是否良好，找出心理冲突形成的焦点，帮助病人分析心理问题，说明疾病的性质，解释其症状产生的根源，消除病人对疾病及症状的种种顾虑，鼓励病人树立治愈的信心，并设法转移病人对症状的注意力，如让病人多参加一些娱乐活动，安排紧凑的有规律的体力劳动等这些均有利于改善病人的强迫症状。

（三）癔病

癔病又称歇斯底里，是常见的一种神经症，多因精神因素而急剧发病。症状表现具有强烈而鲜明的感情色彩，有人把癔病喻为"疾病模仿家"。此病多起于青年期，35岁后初发病较少见。

癔病常见有分离症状和转换症状两种。分离症状可出现迷游、精神恍惚、自我感觉丧失或多重人格等；转换是指病人将心理上的挫折不经由心理症状呈现，而转化成为随意神经系统所管制的运动与感觉系统的躯体症状。如出现男女感情问题时，认为是身体里的子宫为了找异性在身体里乱跑，即子宫脱位症。

癔病病人的性格特点可表现在：

①强烈的情感性和情感多变性。病人心理发展较幼稚，对心理挫折的接受性较低，情感不稳定且善变，富于感情，多带有自我中心的倾向，喜欢讨别人欢心，在异性关系里多被牵入到三角恋爱的冲突中。

②具有高度的暗示和自我暗示性。病人很容易接受周围人的言语、行动和态度等影响，其暗示也取决于病人的情感倾向。

③高度的自我显示性。病人以自我为中心，多夸耀自己聪明无比，能干，有才能，许多人都喜欢她，但事实并非如此。

④丰富的幻想性。病人富于幻想且内容生动，易于把幻想与现实混淆，使人们认为其经常说谎，有时病人也难以对此做出分辩。

癔病性躯体症状最常见的为癔病大发作，病人看似突然跌倒，手足乱动，伴有屏气或过度换气，但却无意识障碍。护理常识：

一般情况下，癔病不需要药物治疗，为了适应病人的心理需要，可短期应用安定、氯丙嗪进行药物的心理作用——药物暗示。

对于癔病病人多采用心理暗示疗法；对于遭遇重大创伤的病人，可运用脱敏治疗；若因被自己的幻想或内在冲动所困扰，可采用心理分析疗法分析其内在精神的问题；性格上的问题，还得依赖于长期的心理治疗来纠正其人格上的不成熟。

（四）恐怖性神经症

恐怖性神经症又称恐怖症,是以恐怖症状为主要表现的神经症,病人所害怕的客体或处境是外在的(病人身体以外的),尽管当时并无危险。恐怖发作时往往伴有显著的植物神经症状。病人极力回避所害怕的客体或处境,病人也知道他的害怕是过分的、不应该的或不合理的,但这种认知并不能阻止恐怖发作。恐怖症常伴有抑郁。护理常识:

对恐怖性神经症病人进行护理时应注意:

（1）要针对每个病人恐怖症的类型和具体的恐惧对象来进行护理;

（2）监督病人按时服药,如抗焦虑药物利眠宁、安定等;

（3）配合医生进行心理治疗;

（4）多鼓励病人,增强病人战胜疾病的信心;

（5）陪同病人多接触所恐惧的对象,如出入社交场合,与生人交谈等活动。

社交恐怖症的自我防治方法对病人较有利。因为社交恐怖症主要是由一种"怕"的心理引起,因此防治时需要在长期的生活、工作、学习中逐步养成对外界环境的适应能力,有意识的多接触周围的人和事,从最初的紧张会渐渐地变得交往自如,从而减轻恐惧的心理。

防治社交恐惧症要从心理上取掉社交的自卑感,要树立一种自强、自立、自信的自我精神。只有这样在心理上战胜消极情绪,在接人待物中才会变得主动,显得落落大方。另外,还要取掉"怕"字。平时怎样说,怎样做,时间一久,就自然习惯了。防治社交恐怖症,还要注意社交的形式,如社交前可带有明确的社交内容参加社交,心理上有了具体内容,就不致紧张,初次社交可在亲朋好友的陪伴下进行,通过锻炼以提高自己的社交能力,从而防止社交中的尴尬发生,减轻对社交的恐惧。

（五）疑病性神经病

又名疑病证:是病人遇到心理困难后,会把精神上的注意点放在自己的身体上,对躯体反应比较敏感,会向医生,家人和朋友申诉各种各样的躯体不适,以引起他人的关心。

病人担心或相信自己患有一种或多种严重躯体疾病,反复就医。各种医学检查阴性和医生的解释均不能消除病人的疑虑,常伴有焦虑或抑郁。

疑病性神经症的病因不明,多与病态性格如疑虑性格,强迫性格,癔病性格有关。护理常识:

对于疑病证病人多采用心理治疗与护理,帮助病人以别的方法来应付面对的困难,放弃以疑病、诉病的方式应付问题。技巧上多注意处理"阻抗现象",开门见山地告知病人疑病或虑病行为是为了逃避问题。求人关心的求助行为会引起病人的阻抗,拒绝认为自己是为了逃避问题和不敢面对现实。因此对病人要多关心,多照顾,协助他们以健康的方式维系与家人的关系,使其放弃以病态的方式取得他人的同情,以依赖医生来解决自己内心的空虚,从而改正病人的错误认知,使其在关心和"照顾"下摆脱疑虑心理,改变其生活态度,树立坚强的意志,满足其心理需求,慢慢地达到心理适应和心理平衡。

373

（六）抑郁性神经症

也称神经症性抑郁。是以情绪抑郁,完全或几乎完全丧失兴趣,或不能从通常的活动和娱乐得到兴趣,但其严重程度和病程不符合重性抑郁发作的诊断标准,是一种慢性情绪不良障碍,仍能工作与学习,其症状的主要表现为心境恶劣,常有自我怜悯等。一般不需住院治疗,且罕有自杀行为和自杀企图。

由于抑郁症状常在精神疾病中出现,因此应与反应性抑郁症、重性抑郁症、精神分裂症性抑郁、药源性抑郁作鉴别。护理常识:

神经症性抑郁病人的护理要考虑病人忧郁的程度。假如病人所患的抑郁较严重,有自杀企图,应马上考虑住院治疗。

中度的抑郁一般施行心理护理.供给病人基本的安全感。弥补其创伤的自尊心、自信心,培植其生活的动机和信心,帮助病人自我能力的恢复,以便能在精神上有精力去面对困难。

对于工作上的挫折所引起的抑郁,可帮助病人转移注意力,或者帮助病人排除工作上的困难,协助病人能善于适用各种应对技巧来增加自信,改善环境,从而减轻抑郁。

认知治疗可用在那些对自我的能力评价不高,且有错误看法的病人,这些病人往往过低估价自己的潜力,认为自己什么都不如人,以至于消沉,自暴自弃,认知治疗可以纠正病人的这些看法,使其产生战胜疾病的信心,同时在情感上给予支持,就能使病人感受到温暖。看到希望而恢复健康。

待病人的忧郁减轻心情稳定后,可以进一步采用心理分析,帮病人分析和了解自己的心态,包括促成心情抑郁的可能心理因素,譬如帮助病人了解现实境界中自我与"理想化中的自我"之间的差距,寻求协调因素,消除自卑。

在与抑郁症病人接触和交谈时,注意要能以积极性的态度面对病人,不能处于被动角色之中,同时营造病人希望的气氛,使病人产生依靠你的信心来恢复病情。

（七）神经衰弱

神经衰弱主要的临床表现为:

①与精神易兴奋相联系的精神易疲劳。即患者往往因一件小事就可引起强烈的情感反应,易激惹,易伤感,情绪紧张易精神兴奋,且杂乱地回忆或联想使自己陷入痛苦而无力解脱。由于紧张兴奋又常使患者容易疲劳,体乏无力,精神萎靡不振,加之睡眠浅、多梦和易惊醒。因此患者的注意减退,对学习工作影响较大。虽如此,但其欲望和动机不减退,因而强烈的想要到达目标而又无效率的痛苦使患者痛苦不堪,精神压力较重。

②情绪症状:神经衰弱患者由于对疾病缺乏认识。因此会因紧张、失眠而顾虑、恐惧及焦虑不安,而这些症状同时可加强病人的焦虑情绪和疑病观念从而形成恶性循环。护理常识:

神经衰弱患者治疗可采用心理调适法,不但让病人认识疾病,同时还要打破其恶性循环,使病人将关注点分散从而减轻其痛苦症状,对于此类病人,家属尽量不要让其整日卧床,而应安排具体的活动如散步、听音乐、与朋友或亲人聊天、做手工等,这是分散病人注意力的最好方法,从而阻断其对痛苦的联想。

以上是神经症的分类及各类神经症的治疗和护理。

由于神经症症状极为常见,因此一定要作好此类病人的治疗和护理工作。若不能住院治疗,家庭护理就很重要。适当的心理疏导不但可以消除病人的症状,对预后也好。因此家属一定要掌握家庭护理的技巧,以帮助病人改善人际不良、性格缺陷,提高解决生活问题的能力。

第三节　情感性精神障碍

情感性精神障碍,是以显著而持久的情绪障碍为主要症状的一种精神病。临床特征为持久的情绪过度高涨(躁狂心境)或低落(抑郁心境),并伴有相应的思维、行为和自主神经系统方面的多种症状。前者以情绪高涨、夸大、易激惹为主,伴有精神运动性兴奋,自我评价过高。严重者可出现与心境协调或不协调的妄想、幻觉等。该病不是继发于任何躯体、脑器质性疾患,也不是由于精神或环境因素引起,具有缓解和复发倾向,间歇期精神活动可以完全正常,一般预后较好。护理常识:

由于情感性精神障碍患者的临床表现以躁狂兴奋状态和抑郁状态为明显,因此在临床上分兴奋状态病人的护理及抑郁状态病人的护理,通常在严重情况下均住院治疗,大部分康复生活在家庭,因此要根据病人的状态有针对性地做好工作,对病人的病情改善及康复有利。

(一)对兴奋躁动病人的护理

这类病人兴奋性过高,精神运动活跃,行为过激,不满足其要求易激惹、愤怒、易冲动伤人毁物,有的外跑几天不归,乱花钱、乱买衣服等,会对周围产生不良的影响,因此尽量做到隔离在家,不让外出,以免遭到别人围观、挑逗,引起伤人或自伤等意外事件;和病人减少交往,因病人受语言刺激会自夸自大,滔滔不绝,而加重兴奋;对病人住房的陈设要简单、安静,以免患者随手乱掷乱捧,造成经济损失;协助病人确认自己真正的感觉与看法,充分说服争取病人合作,对过度兴奋不合作者可用宽布带将病人四肢约束起来,或束缚在床上,松紧适宜,以防过紧而影响血液循环或损伤压迫神经,当病人安静后及时解除,保持床褥干燥,防褥疮发生;持续兴奋躁动的病人,生活往往不能自理,体力消耗较大,容易虚脱,因此家人要照顾病人饮食,督促或协助进食;适宜时可带病人外出活动,或做些简单的文体活动或体力劳动,以分散病人的注意力,使其趋于稳定,但要防止外跑。

(二)对抑郁症病人的护理

Lehman曾指出,抑郁病人的症状可分为三类,即心理性症状:抑郁、绝望或失助感、自责。机能症状:兴致缺乏,兴趣减少和动作减少,躯体症状:食欲下降、性欲下降、消瘦、早醒。根据这三类,我们可以根据其症状进行如下的护理:

1. 预防自杀

抑郁症病人大多数有自杀意念并随时可能付诸行为,常因绝望感(有时达绝望妄想程度)、被害妄想、罪恶妄想、持续的焦虑或躯体症状难以耐受而自杀。但其自杀前兆通常有以下几个方面的内容:

(1)伪装病情已改善,突然变得情绪活跃,心情开阔,但其体重并没有因心情变好而增加,进食不佳等仍然存在;

(2)出现严重的睡眠障碍,如入睡困难,特别是早醒;

(3)有时向家人安排将来的有关事宜;

(4)流露悲观情绪,说不想活了、想死,对治疗无信心等;

(5)有可能留有遗书并藏起来;

(6)常有妄想观念;

(7)有收藏绳索或利器等行为。有储积药物之行为;

(8)喜欢向僻静处观察以窥觅合适的自杀环境。

以上表现都是抑郁症病人自杀的前兆。家属应了解抑郁症病人的心态及情绪变化,了解引起其自杀的因素并尽量排除,以关心的口吻与病人交谈,讨论轻生问题,并进行正确的心理疏泄。使其将痛苦、焦虑排泄出来,暂缓自杀行为的发生。因患者入睡困难,自杀时间常发生在午夜、清晨家人熟睡之机,因此一定要了解这一情况,加以防范。另外,对家里的伤人工具及安眠药品妥善保管,最好有专人陪护,一边做好疏导工作,一边防范意外的发生,必要时可住院治疗。

2.安排一些使病人快乐和建立自信的活动

抑郁症病人由于情绪低落、心情不佳容易对周围活动丧失兴趣,家人应多陪病人散步,或带病人外出游玩,参加一些集体性的娱乐活动,以减轻病人的孤独感和封闭感。同时多与病人进行心理沟通,可采用暗示、支持疗法来改变病人错误想法,提高病人的自我控制力。同时改变病人的生活目标,以增强病人生活的勇气。使病人逐步认识自己,评价自己,抛弃自卑心理。立足现实,通过沟通使患者摆脱心理负担。建立自信。以便积极参加各类社会活动,走出自我封闭的心理误区。例如某病人,女性,27岁,研究生,因与男友吵架而发生矛盾,遂向男方提出分手。后又难以割舍向男友承认错误要求继续恋爱关系遭拒绝,而出现哭泣、少语、发呆、继之闷闷不乐,食欲减退,体重减轻,以至于生活不能自理而到精神病院住院治疗。病人因对男友的思念之情而出现焦虑和抑郁,怕男友抛弃自己,又觉感情被男友所控制以至于无法摆脱。整日回味与男友在一起的情景,难以入睡。临床上除药物治疗外采用心理治疗。分析患者产生上述变态心理的原因是从量变到质变,因感情纯真而使恋爱受挫折陷入无穷无尽的痛苦中无法解脱。摆脱不了对男友的追忆而导致心理失衡,这种负性的情绪长久地刺激着患者使其心理受到严重的伤害。我们根据患者的这一心理对共进行心理认知治疗,告诉患者爱情是建立在双方情爱的基础之上,恋爱受挫折是生活中的常见现象,问题是如何正确的看待,同时引导患者树立正确的态度,做到自尊、自重、自爱、振作精神,确立正确的恋爱观。并告诉患者不关心自己的男友对自己本身就是一种伤害,无须留恋,也不配去爱,应找一位知心知底、关心体贴且诚实可靠的男友作为自己的终生伴侣,会使自己终生幸福。另外患者学历又高,在社会上也可以独当一面,不需依靠,更不必气馁,这样做些心理开导,患者的情绪渐渐稳定,食欲增加,心情舒畅,两个月后即出院。现已结婚生子,有了一个幸福之家。

3. 加强饮食、睡眠的护理

患者心情不佳时食欲极差,整日沉迷于自己的苦恼之中,作为家属要体谅患者,作一些可口的食物促其进食,以保证体重,同时要注意让患者有规律的睡眠,减少噪音,创造舒适的休息环境,晚上禁看刺激性强的或情感丰富的电视或小说。以免刺激病人回顾自己的创伤。病人的心情会因饮食增加、体重上升、睡眠改善而恢复,同样睡眠改善、体重增加可使病人的心情变得愉快。因此家属应努力帮助病人,多一些宽容,少一些指责,使病人从挫折中或从悲伤中解脱出来。

4. 改善环境,减少精神刺激

生活事件、恋爱挫折、社会心理因素等往往会形成严重的精神压力而造成心理危机、导致患者自杀。因而家属应尽量减少家庭冲突,对于家庭问题尽量避免患者参与,以免因心理冲突对患者造成新的焦虑内容。抑郁症患者通常以精神折磨方式表达自己的痛苦,其精神上的痛苦远比直接对其人身安全威胁为深,所以亲人要了解抑郁症患者的刺激事件,避免或减少精神打击,或更换休养环境,达到环境治疗的目的。把病人从原有的痛苦环境中"拉"出来,使其随着环境的改变而减少痛苦和压力,让时间冲淡一切。

第四节　反应性精神障碍

反应性精神障碍在临床上可分为急性应激反应和精神创伤后应激障碍及心因性妄想症三种类型,其临床表现各不相同。

1. 急性应激反应:在遭遇强烈精神刺激之后数分钟至数小时内起病,个体易感性,适应能力较差或附加躯体过度疲劳消耗及脑器质性因素(如老年)则发病机率增加。典型表现为精神恍惚状态,有意识障碍,累及精神活动各方面:

(1)意识恍惚或朦胧,注意力不集中。定向困难,对周围事物理解困难;

(2)感知觉迟钝;

(3)情感淡漠、麻木。或抑郁、惊恐、焦虑;

(4)活动减少、呆滞,社会性退缩,或坐立不安,无目的徘徊,步态不稳。肌张力增加

(5)植物神经系统症状出现如多汗,心跳,面颊潮红等;

(6)假性痴呆症状如返童的幼稚行为。

2. 精神创伤后应激障碍:强烈的、灾难性的精神刺激为发病的主要原因,事件发生后数周或半年内起病,临床表现为:

(1)精神创伤性情景在病人的思维和记忆中反复地、不由自主地涌现;

(2)对周围环境普遍刺激反应迟钝,情感麻木,社会性退缩,对以往爱好失去兴趣;疏远周围人物,尽量避免接触与创伤情境有关的人和事;对前途失望、渺茫,抑郁心境占优势;

（3）持续表现警觉性与激惹性增高，易激动，爱发脾气，注意力不集中，睡眠障碍；

（4）病情可持续一月以上，可长姿数月或数年，症状严重程度有波动性，多年之后仍可触景生情，出现应激性体验。

3.心因性妄想症：有急性妄想与迁延性心因妄想症两种。妄想内容多具体且现实，多属关系、忌妒、被害性质的妄想。一般生活行为与社会接触保持良好。护理常识：

反应性精神病的发病多由明显而强烈的精神创伤所引起，因此心理护理尤为重要，其目的在于通过与病人接触，了解其内心冲突，先向病人分析并指出如何对待应激事件，然后给病人以心理支持和鼓励，解除顾虑。以调动病人的主观能动性，树立战胜疾病的信心，促使病情向有利的方向转化。

反应性精神障碍患者的心理反应特征常与病人对应激事件采取的不合理认知，或者对于应激事件的耐受力差，或者由于刺激事件的持续作用和应激事件的重叠发生而加重了刺激程度所引起。正常对精神刺激所引起的应激反应有一定的应付技巧和抵抗能力，假若不能应付而导致精神症状时，精神刺激就成为"心理致病"事件。

另外，反应性精神障碍病人对环境较敏感，常因原环境的刺激而回想以前的往事，对发生的事件反复思想，不能忘却，且为此痛苦不堪。因此要注意环境的改变，使病人转移环境进行调理，达到环境治疗的目的。

第三，多参加一些集体性的娱乐活动，使病人达到自我调节的目的。

反应性精神障碍患者对自己内心体验特别在意且注意力非常集中，虽痛苦但无力摆脱。因此家属要帮助病人参加一些活动和个体劳动，以分散患者的注意力，并通过娱乐活动如卡拉OK、跳舞、唱歌、绘画、写作等使自己原有的特长得以发挥，从而提高患者的自信心，调节其主观能动性，树立战胜疾病的信心。最初护理时且不可乱加评论，对病人错误的认知可不予纠正，待病人情绪稳定后，再寻找适当的机会，使其认识自己的不良认知，并与其达成共识，逐步地由浅到深，由轻到重地予以纠正，使病人从痛苦的内心冲突中解脱出来，慢慢地面对现实，消除偏见，达到心理调整的目的。

第五节　儿童期精神疾病

儿童期的精神疾病种类繁多。按分类可分为：发育障碍（一般的、全面的和特定的发育障碍），情绪的、行为的和品行的障碍，进食和排泄的障碍，性别身份障碍、活动障碍和其它障碍（不包括既发生于成年期，又发生于儿童期的精神疾病）。

儿童精神疾病的病因常是生物学因素和心理社会因素共同作用的结果。因此不应单纯依赖于药物治疗，而应重视心理治疗、家庭训练和教育、家庭环境治疗等。应突出地体现儿童精神医生、护士、心理学家、社会工作人员、教师、儿童保健人员的相互配合，家长在其中发挥着积极而重要的作用。

一、儿童精神发育迟滞

儿童精神发育迟滞又称精神发育不全,智力低下和弱智,系指精神发育受阻或不完善,以其智力发育落后于正常水平为特征的一种临床状态,它不是独立的疾病单元,而是包含着许多不同的先天或后天的、生物学的或有害环境因素所造成大脑发育受损的后果。它既可为器质改善的单一作用,又可为缺乏足够的文化教育条件所致,亦可两者兼之。

精神发育迟滞根据《中国精神疾病分类方案与诊断标准》(CCMD—2—R)以症状为表现分类,可分轻度精神发育迟滞、中度精神发育迟滞、重度精神发育迟滞、极重度精神发育迟滞、边缘智力、甚至精神发育迟滞及未特定的精神发育迟滞七种。

临床上根据其智力低下的严重程度分为白痴(Cidiot)、痴愚(imbeile)、愚鲁三级。

白痴是精神发育迟滞最严重的一种.智能极低。病人不会说话或仅能说个别的日常生活用词,不少病人往往吐词不清或不理解别人言语的意义。不能正确认识周围的事物,经常重复单调的无目的动作如爬行、点头等。有的乱抓东西吃,大小便不能自理,情绪反应原始,受刺激后乱叫或嬉笑不止,一般缺乏自控和防御能力,因此生活常需要照料。

痴愚:这类病人虽有语言表达,但词汇贫乏,尤其缺乏抽象概念的词汇。对数的概念十分模糊,不会简单的计算、难与一般的正常儿童共同学习。此类病人的情感活动较白痴好,对亲人有依恋之情。在他人的指导下,病人可进行一些简单的工作。大部分可以在农业劳动中自食其力。

愚鲁:总体特征为智能低下,但个体差异大。日常生活可以自理,欠灵活;记忆力尚好,可以背诵诗词和整段的文章,但理解能力较差,不能正确运用。其意志活动缺乏主动性和积极性,遇事处理困难,易紧张,甚至产生精神反应状态。

由于精神发育迟缓的病因复杂,因此治疗有相当大的困难,临床上采用综合治疗措施。护理常识:

加强精神发育迟滞患者的早期教育和训练。家属首先要为其创造条件,按照其残缺和智力的程度制定特殊的教育和训练计划,在社会支持下,坚持不懈,病人会有改善。长久的语言刺激和交往,让患者掌握自我照顾的技能,可以减少攻击和刻板的行为。在教育中要有目的性,以便成人后能独立生活。必要时可住院进行职业训练及躯体康复训练、行为矫正治疗,达到三级预防的目的。

患儿因智力低下而出现生活不能自理时,家属应给予生活照顾及饮食上的照料,减少对幼儿身体发育受阻的食物的摄入,避免诱发因素以减轻症状。早期合理的饮食治疗,可使婴儿的生长发育较正常,并可使已有的病理变化消失。因此,家属在高龄孕育幼儿时一定要避免有害物质的刺激,要早期发现,才能达到早期治疗,以减少此类疾病的发生。

二、儿童孤独症

儿童孤独症是起源于婴幼儿期特殊的、严重的广泛性发育障碍。以极度孤独、对别人缺乏情感反应，言语障碍、运动刻板和对环境反应奇特为特征的一类疾病。本症最早由 Kanner 报道，起病年龄大多在幼儿期，命名为幼儿孤独症障碍。

本症多见于男孩，目前病因不明，与遗传、代谢、围产期损伤或神经心理学障碍等有关。临床表现有以下特点：

(一)社会交往障碍

主要表现为极度孤独，难与周围人交流感情，对环境缺乏兴趣。父母离开时也无所谓，抱他、亲他无高兴的表示。对人面无表情，眼不对视；而对某些无生命的物质表示出特殊的依恋(抱着砖头睡觉等)。

(二)言语交流障碍

约半数患儿有言语缺陷，完全缄默或不能用手势表示交往。部分患儿可有模仿言语，代词颠倒，文法结构混乱，言语缺乏意义等。

(三)兴趣范围狭窄，行为刻板重复

对儿童喜欢的玩具不感兴趣. 对锅盖、瓶盖等物品着迷。常有弹手指、拍手、摇摆身体，脚尖走路或其它奇特姿势。有时多动、易怒、抓破皮肤，咬手和睡眠障碍。

(四)感觉异常

对外界刺激近似视而不见和听而不闻，周围亲人叫他常无反应，甚至像个聋子。对疼痛反应不敏感，有时肢体碰伤也不哭叫。也有时对别人碰他反应过于敏感，发怒攻击他人。

(五)渴望维持原样不变

生活中固定刻板地坚持同一模式，如坐的位置、东西放的地方、日常生活内容的顺序都必须保持原样不变，否则就哭闹或违抗。

(六)智能障碍

孤独症外貌无明显呆滞，但基本适应行为能力明显落后，自身防卫功能差，日常生活不能自理。智力以中、重度低下占多数。极少数显示特殊能力，特别是对音乐、计算和机械记忆方面能力超常，即所谓的白痴学者。

(七)治疗

此病目前在我国有增多趋势，慢性病程，预后不佳。因此，积极采取正确的防治措施是非常必要的。

预防的重点是积极进行优生优育，注意围产期卫生保健。

治疗以教育训练为主，如基本生活习惯、自助能力、言语训练、运动技能学习。利用奖惩方式和情感交流等手段，改善和提高患儿的社交和适应能力。同时父母应掌握照管和训练的方法。药物治疗以促进脑功能为主，如脑复康、脑活素、r－氨酪酸等，近年有人使用纳屈酮治疗. 取得一定疗效。其他药物有中枢兴奋剂、氟苯丙胺，及小量抗精神病药如氟哌啶醇、氯丙嗪、舒必利等。药物的使用要在医生的指导下进行。

三、儿童精神分裂症

儿童精神分裂症（childhoodschizophremia）是指一种病因未明，发生于青春期前，临床以基本个性改变，特征性思维障碍，感知觉异常，情感与环境不协调，孤独性表现为主要特征的精神障碍。儿童精神分裂，早期症状不易发现，临床表现也相差甚远，因此，用成人精神分裂症的特点去诊断儿童精神分裂症极易误诊，儿童精神分型症有自己的特征。护理常识：

儿童精神分裂症有很明显的复发倾向，而且复发后的病情往往比第一次严重，因此，儿童精神分裂症的康复和预防非常重要。

1. 针对病因防复发　保证生活规律；减少精神刺激；创造良好的家庭和社会环境，培养儿童积极向上的精神；保持轻松愉快的情绪。

2. 合理用药防复发　抗精神病药物在防复发上的重要作用，应积极配合医生进行系统的维持治疗是至关重要的。有些家长知道儿童精神分裂症是需要长期治疗的，但怕副作用对孩子的影响。因此，总想少给孩子吃药，常自行给孩子减药或停药，这样也易使病情复发。作为患儿家长应配合医生治疗，严格按医生的要求给患儿用药，只有按医生的要求合理用药才能使副作用最小，收到较佳的治疗效果。

3. 加强精神康复治疗防复发　孩子处于生长发育阶段，此期得了精神病会给儿童精神发育造成严重影响，精神状态不能处于正常情况，即使处于药物维持治疗阶段也难免病情恶化或复发，因此在药物治疗的基础上积极开展精神康复工作是十分必要的，如避免精神刺激，增加交谈和音乐欣赏，创造与同学交往和活动的环境，避免孤独，尽量创造条件恢复学业也是防复发的好办法。但是父母应选好时机，避免学习压力过重而起反作用。

4. 每月定期复查一次　一年以后可以3个月复查一次，定期复查可以及时发现问题，及时处理，避免病情复发加重造成治疗困难。

四、儿童情感性精神病

儿童情感性精神病是一种以明显而严重的情感障碍为主要临床表现的精神病，表现为躁狂发作和抑郁发作或躁狂和抑郁反复发作或交替发作，可伴有与情感协调的思维和知觉异常，在发作间隙期精神状态正常。该病在儿童期较少见，故有学者把儿童躁抑症和儿童精神分裂症同称为发病于儿童期的成年型精神病。护理常识：

1. 环境护理

首先应告诉父母患儿患病的性质。要求父母给予患儿温暖、照顾和关心，创造一个良好的家庭治疗环境。若患儿年纪小，又有明显的自杀观念，家庭不能对儿童提供持续的监护，应当住院治疗。对激惹症状明显和有破坏行为及自杀行为者，住院则可能预防发生意外，特别是第一次患病，住院治疗可使病情迅速缓解。

2. 心理护理

包括支持性心理治疗和行为治疗，治疗的目的在于解除儿童的心理负担，改变患儿的价值观念。增强自信，调整与周围小朋友的关系。

3.药物护理

（1）抑郁症治疗　三环抗抑郁药为目前首选的抗抑郁药,疗效在75％以上。由小剂量开始逐渐增加至有效剂量,临床上常用丙咪嗪治疗。

（2）躁狂症治疗　锂盐对儿童躁狂症与成人一样有效,一般用量从小剂量开始,出现疗效后则不再增加剂量,如已达到成人治疗剂量持续2周仍无效,或治疗过程中出现严重毒性反应,则应停药改换其他治疗。各种抗精神病药物可作对症治疗,可用氯丙嗪,氟哌啶醇,急性发作时可肌肉注射。

五、儿童焦虑症

焦虑症(anxiety disorder)是一组以恐惧与不安为主的情绪体验。这种恐惧无具体的指向性,但总感到有不祥的事要发生,有如大祸临头一般而惶惶不可终日。焦虑是情绪障碍的主要症状之一,常与恐怖、强迫等症状同时出现,其单独的患病率不确切。护理常识:

1.药物护理:以抗焦虑药为主,苯并二氮杂草类药物疗效较为理想,硝基安定、氯硝安定、安定类等,其副反应较少,较易为患儿和家长所接受,但对需长期服药者,在服某种安定剂一段时间后最好更替另一种安定剂。丁螺环酮也有一定的疗效。

2.松弛疗法及生物反馈:是行为疗法的一种,在年长少儿患者中可进行,年幼患儿对松弛及生物反馈疗法的理解及自我调节有困难,不易进行。但可建议家长带领患儿多作户外活动,适当的体育锻炼及游戏活动,对疾病的恢复无疑是有益的。

3.心理疗法及家庭护理:主要采用支持性心理疗法。如耐心地听他们的诉说,对他们的痛苦适当地表示同情,消除他们的顾虑,以帮助控制他们感到不安全和失败的心情;也要帮助消除各种不利因素,如适应环境困难或适应较慢的儿童,要让它们有足够的时间去适应,并且要防止太多的环境的变迁。对有焦虑倾向的父母,要帮助他们认识本身的个性弱点可能对患儿产生的不良影响。

六、儿童恐怖症

儿童恐怖症(phobia neurosis)是指儿童对某种事物或特殊情境产生特别强烈的恐怖。客观事实上这些事物并不具有或虽有一定危险性,但其所表现的恐惧大大超过了客观存在的危险程序,这种恐怖状态属情绪障碍。当这种情绪持续一定时候并由此产生的回避、退缩行为严重影响儿童正常生活、学习、社交等活动,且任何劝慰解释均不能消除时,则称为恐怖症。

不同年龄阶段的正常儿童对某些事物也会发生恐惧反应。如:害怕动物、死人、怕出血、怕黑暗、怕雷雨闪电、怕动物、昆虫、噪音、怕见人、怕凶恶的面孔和怪人、怕外出、怕发言、怕学校等。但这些恐惧反应都是一过性的。随年龄增长很快消失,属于发育中的正常现象,不应诊断为恐怖症。

儿童恐怖症的发生原因有多种解释。包括社会学理论、精神分析理论、发育理论和相互影响理论。较多的临床学者主张恐怖症形成是基于经验、学习的基础上获得;有的是通过直接经验学习得来;也可通过观察别人的行为而学习获得,与心理因素有一定关系。如:父母故意用恐吓或威胁性的语言刺激孩子;父母经常吵架造成家庭不和;或儿童目睹某些悲惨场所;或观看恐怖内容的影视节目;或因教育方法不当,过分的刺激助长儿童过分依赖、过分胆小或过分敏感等。儿童不良的性格倾向和遗传素质也有一定的关系。

儿童恐怖症病情多数较轻常可不治自愈。对较严重者可在父母的协助下采用心理治疗,包括行为治疗。如:系统的脱敏疗法。即对患儿所恐怖的事物有意识地使其逐步进行升级地接触。并在此过程中给予热情的鼓励和保证,使恐惧情绪逐渐减轻直至面临真实样事物或处境也不再恐惧。也可应用实践脱敏法、示范法、操作法、阳性强化法、冲击疗法、以及肌肉松弛训练等。对一些严重病例可同时应用抗焦虑或三环类抗抑郁剂,如:氯丙咪嗪。亦可服用小剂量舒乐安定、佳静安定、安定等。

七、儿童强迫症

儿童强迫症是指儿童重复进行某种活动或动作,明知不妥但无法自控。强迫症包括:强迫观念和强迫行为。两者可单独出现也可同时出现。强迫观念是一种持久的思想、表象和冲动强加于意识中,持续出现包括词、数字、观念、思路、想象、情感和冲动,这种观念并非自愿产生,患儿企图摆脱又无法摆脱。强迫动作是指按某种规则或刻板程序做重复的动作或活动,这种行为活动是强迫观念的一种反应。一般来说,强迫动作是用来抵消或减轻焦虑不适的心情,本人意识到这种行为是多余的,无意义的,给自己造成痛苦,浪费时间,严重妨碍正常生活和学习,有时也干扰他人,患儿明知不对却不能放弃。

在儿童正常发育的不同年龄阶段也可能出现类似的强迫动作,走路数格子、折叠自己的小手绢、衣服的角对角反复几次对的很整齐,睡觉前一定要把鞋子反复摆成什么样子或一定要把毛巾反复铺平等,还有些儿童出现强迫动作有一定的"规则"和患儿赋予特殊含义就叫做仪式动作或行为,如果患儿要触碰事物一定要碰几下,碰对了感到"心理舒服"或吉利。但以上行为出现一段时间自然消失,不造成儿童强烈的情绪反应,不影响他们正常生活和学习,不应视为病态。

强迫症的患儿以出现意向动作和行为强迫为特征:

(一) 强迫观念

是不由自主地反复出现的观念、思想表象或冲动。

1. 强迫怀疑　对自己刚做过的事产生怀疑,如刚锁好门怀疑自己没锁好,刚关了煤气怀疑自己没关,做完作业题又怕没做对,写过的字又怕没写好,怀疑发出的信未贴邮票与强迫怀疑伴随强迫检查。为了证实自己的行为,反复检查门锁是否关好以至上学迟到,为了反复检查作业而速度减慢,怕未贴邮票而反复核对查找,还有的患儿怀疑自己说错话自己可重复一遍又一遍,而要求对方重说一遍又一遍。儿童中常见的强迫怀疑,是与不洁患病有关内容,患儿怀疑自己沾上脏东西,沾上细菌了,认为别人说话的唾沫、鼻涕、痰飞溅到了自己身上或吃进嘴里而不放心,反复检查,回避他人,双手不敢碰别人的东西,也不许人碰自己的东西,两者常同时存在,常不停洗手、洗脸、刷牙、洗衣、抖衣、刷鞋、吐唾沫等。

2.强迫回忆　患者对经历过的事件,听过的音乐,看过的场面或别人说过的反复回想.有时表现发呆,怕人打扰回想,表现烦躁,躲闪等退缩表现。

3.强迫对立观点　患者脑子里经常出现与现实相对立的观点,这种观念常是不好的、违反通常道德准则的内容,为此患者感到非常紧张、害怕不安,但又偏偏不能排除,有时甚至有脱口而出的冲动,如骂粗话,喊反动口号等。

4.强迫性穷思竭虑　患儿的思维经常纠缠在一些缺乏实际意义的问题上不能摆脱。如患儿想"为什么把桌子叫桌子而不叫椅子"、"为什么把椅子叫椅子而不叫桌子"等。

(二)强迫意向及动作

1.强迫洗涤:是强迫症中最常见的症状之一,患者因怕自己传染上什么病而反复洗手,有的患儿以致把手都洗破了还认为"没有洗干净"。有的患儿每天要花费许多时间洗涤,以致于只吃一顿饭,只睡几小时,而整天不停地洗涤。

2.强迫意向:患儿出现一种克制不住的与意愿相反的意向冲动,如走到高处往下跳的冲动,患儿十分紧张,万一那一次控制不住就会发生意外。这种意向往往是与自己的意愿相反的。如一位患儿见到母亲就要骂粗话的冲动,而十分痛苦和紧张,虽然极力控制自己,但又生怕控制不住,要骂出来而又不敢见母亲。

3.强迫仪式动作:患儿行为上有一套先后次序的动作,重复做这一系列动作或重复的次数常与自己或家人的"好""坏"联系在一起。在进行这套动作中认为没做好或中间被打断后又要重新开始,直到患儿认为"合适了""对劲了"才停止。

儿童强迫症不单保持自己的强迫症状,而且摆布他们的父母也参与到他们的动作中来,若要父母回答同样的问题或做同样强迫动作时,父母不同意,则患儿变得十分焦虑不安、烦躁、气愤,甚至冲动伤人来迫使父母这样做。

强迫症患儿智力水平正常或一般比较好,平时较安静好思考,家庭要严厉管束,较多的儿童可能在某些突然事件下急性发病,有的在长期过分紧张疲劳下缓慢起病,病程相对较长,症状时轻时重。

(三)治疗与预后

儿童强迫症若及时治疗,预后大多良好,病前性别倾向少,起病年龄较大,症状较单纯者预后较好。

药物治疗:可用氯丙咪嗪,丙咪嗪,儿童服用时应密切观察毒副反应。安定一类抗焦虑药亦可应用,对改善情绪减轻焦虑有较好效果,但对强迫症状无多大效果。在强迫严重影响患儿正常社会功能,日常生活时,可采用氯丙嗪和异丙嗪混合肌肉注射,进行一段时间的人工冬眠治疗,对某些病例能得到较好的改善。

行为治疗:主要采用冲击治疗与暴露疗法,同时也可配合使用操作性处理法,要向家长和老师讲明症状性质,以求对疾病本质的理解和对治疗的配合给予患儿心理上的大力支持、安慰和鼓励,促其积极参加集体活动和锻炼。

生物反馈和松弛训练对减轻焦虑和植物神经功能紊乱,改善睡眠有一定的好处。

八、儿童癔症

儿童癔症在儿童神经症中较多见。多发生在少年期,学龄前儿童少见,而在青春期无明显性别差异,青春期后则女性较男性显著增多。

癔症患儿往往因家庭不和、教育方法不当、父母对孩子过分溺爱,形成任性自私、自我中心、好显示自己和暗示性强的性格,当患儿受到某些精神刺激或要求得不到满足便发病。临床发病形式分为两大类,临床表现因年龄有所不同,学龄前儿童癔症的症状比较简单,多表现为原始情绪反应或明显的植物神经功能失调。随年龄增长,症状渐近似成人癔症之表现,症状多样且多变,常发病急剧,消失迅速。按其表现可分为二型:转换型和分离型。

(一)转换型反应

以躯体功能障碍为主要特征。多见于神经系统症状和运动功能障碍。常见有以下几种。

1. 痉挛发作:其发作无一定形式,或四肢挺直、或角弓反张,发作过程中有时伴有肢体的各种动作或挣扎状或捶胸抓人。这一发作形式与癫痫大发作不同,发作中无咬破舌,或摔伤,一般无大小便失禁,无缺氧现象,面色正常,瞳孔对光反应存在。

2. 瘫痪:以双下肢同时瘫痪较多见,也可见到下肢单瘫。发生突然,好转也突然,不伴有上下运动神经元受损时的体征,肌肉张力正常或时高时低,肢体活动多有抵抗。

3. 失明、失聪、失音或其他形式的语言障碍:如口吃、耳语、声嘶等。症状可互相转化,如原为双下肢瘫痪,可能下次发作转成昏厥,也可能几种临床症状表现在同一患者身上。

(二)分离型症状

表现为发作性意识朦胧,兴奋嬉戏行为、幼稚或戏剧性行为、梦行或遗忘。

1. 情感爆发:表现为嚎啕大哭、喊叫并时常伴有肢体乱动及冲动行为,或哭诉不愉快的体验。有的表现为狂笑不止,情绪变化迅速、激烈,有时伴有戏剧样夸张动作和表情。

2. 意识改变:常见的形式是"晕倒"。一般主诉开始感到头晕,后来便不知道了,发作大多与精神因素有关。但久病患者有时因为很小的事件也会引起发作。晕倒表现为缓慢地倒地,常发生在没有危险性的地方,有时是在情感暴发如哭或大哭后晕倒。有时又与痉挛发作同时存在,发作持续时间长短不等,有的一两分钟,有的数十分钟,有的可回忆晕倒后周围的情况。这一症状可与不典型的癫痫大发作及低血糖等疾病进行鉴别。另一意识障碍的表现为嗜睡或昏睡,亦应排除其他器质性疾病。

癔症表现多种多样,但共同具有以下特点:

(1)症状无器质性基础。其症状不能用神经解剖、生理学、医学等知识解释。

（2）症状变化的迅速性，反复性亦不符合一般器质性疾病的规律。如患者双下肢突然瘫痪，不到半小时即痊愈，若遇精神因素又可重新发作。

（3）自我为中心性。一般常在引人注目的时间或地点发作，围观时症状加重，症状表现夸大性、表演性。

（4）暗示性。容易受周围环境的暗示发病、加重或好转，有的还在自我暗示情况下发病。因此，有时客观的发病原因消除，但症状发作并不能消失。在症状发作时，对患者处理不当，如周围人的语言、行为、紧张、焦虑的气氛、过分的照顾、不必要的医疗检查措施等可能引起强化或加重发作。

在癔症诊断时应具备下列特征：

（1）心理社会因素与症状存在的病因学关系。

（2）表现为各式各样躯体功能的改变，意识状态改变，遗忘症、梦游症、多重人格、Canser's 综合征等分离症状。

（3）暗示和自我暗示在症状发生和消退中起不可忽视的作用。

（4）并非器质性躯体疾病所致。

（三）治疗

儿童癔症应及时治疗。尽量想办法消除有关致病因素。而心理治疗是治疗癔症的主要方法，鼓励患儿把心中的问题谈出来，同时施以适宜的心理治疗。只要医生没有排除癔症的诊断，就始终要保持镇定和自信的态度。首先要安慰和安置好家长与周围环境，在报告病史和检查时，父母与患儿应分开。只需作必要的身体或化验检查，以避免患儿紧张、恐慌和暗示而加重症状。治疗之前要取得患儿的充分信任和合作，同时要向患儿家长说明疾病本质，促使其配合治疗，必要时需进行家庭治疗以保证患儿早日康复。平时注意劳逸结合，保证充足的睡眠，对教育方法不当的家长指出其问题所在，预防反复发作。暗示治疗时，除言语暗示以外，针灸治疗、穴位注射、各种电针、电刺激治疗以及静脉注射 10% 葡萄糖酸钙（缓慢注射），血液治疗，不但可起到暗示治疗作用，也有一定的改善头疼、头晕、心悸、肌肉酸痛、焦虑、失眠等症状的作用。

药物治疗：对于情感爆发，某些痉挛性发作的患儿一般不宜用暗示疗法，可给予安定 5～10mg 或奋乃静 5mg 肌肉注射。必要时也可以给予小剂量安定或利眠宁短期应用。但应注意，儿童癔症不宜长期使用药物治疗，以免增强暗示作用，使其病情巩固。

总之。儿童癔病，长期疗效的巩固在于心理因素的解除及帮助患儿培养健全的人格。

九、厌食症

厌食症又叫神经性厌食，指患者主动节食以至拒食，担心发胖以致体重下降，常伴体象障碍以及营养不良、代谢及内分泌功能紊乱，可有间歇性发作的暴饮暴食，女性多于男性。常在 13～14 岁起病。

（一）病因

1. 社会心理因素　许多研究者认为该病的发病率有逐渐增加的趋势，原因是社会文化的影响。特别是近年来女性追求苗条美，担心发胖，对体重及体形极为关心有密切的关系，这是最主要的一个社会心理因素，其它因素还包括精神创伤，学习紧张、亲人突丧、家庭不和睦、父母离异或经常吵架，父母对子女关心不够或过严等，部分青少年女性因崇拜某些影视片中的身材纤细，苗条的女演员而刻意模仿也是一种心理社会因素。

2. 遗传因素　研究者认为神经性厌食症患者的亲属中患该病的比例高于其它人群，具体原因尚不清楚。

3. 下丘脑功能障碍　人的进食中枢位于下丘脑，如果该部位出了问题常引起进食障碍，厌食或贪食。厌食症的其它症状如闭经、乳房不发育或发育缓慢，少女到了月经来潮年龄而月经来潮推迟等也与下丘脑功能障碍有关。

（二）临床表现

1. 起病隐袭　一般家人不易发现，初患者仅是偶尔几次的不进食，未引起家人的足够重视，随着病情的发展出现规律性的节食，以致出现进食后引吐，参加剧烈运动、吃减肥药、喝减肥茶，参加各种与减肥有关的活动如学习班等，交流减肥经验、心得、体会，最后发展成条件反射，一听到要吃饭就恶心、呕吐，总说自己不饥，体重明显减轻，营养缺乏，学习成绩下降，头晕、头昏、眼花低血糖反应，稍活动就出汗。

2. 体象障碍　患厌食症者多有体象方面的障碍，本来体重已经明显低于正常但还是认为自己胖，继续节食，拒食以致骨瘦如柴，皮包骨头，出现重度营养不良甚至并发其它躯体疾病如感染，严重者有死亡的危险。

3. 内分泌功能障碍　由于营养不良以及内分泌功能障碍，少年女性常因月经初潮迟迟不来，出现闭经，乳房不发育，或停止发育或发育迟缓，男性少年儿童第二性征不明显，生长停滞。

4. 其它　部分厌食症患者还伴有贪食发作，以及贪食发作后的引吐现象。

（三）诊断标准

1. 故意控制饮食等，同时采取过度运动、引吐、导泻等方法以减轻体重。

2. 体重显著下降，比正常平均体重减轻25%以上，这里可根据体重指数来判断，当体重指数为17.5或更低时，都可视为符合诊断的体重减轻，体重指数——体重公斤数/（身高米数）^{2}。

3. 担心发胖，甚至明显消瘦仍认为自己太胖，医生的解释忠告无效。

4. 女性闭经，男性性功能减退，青春期前的病人性器官呈幼稚型。

5. 不是任何一种躯体疾病所致的体重减轻，节食也不是任何一种精神障碍的继发症状。

本病常发展为慢性，病情可时好时坏，部分可自发性或经治疗而痊愈。

研究资料显示半数以上可完全恢复正常，25%病情明显改善，20%发展为慢性，死亡率约为5%，且多以自杀为主要手段，还有并发感染而死亡等。研究资料还显示本症患者常伴有其它心理障碍,如80%伴抑郁,21%伴自杀企图,55%伴焦虑,66%伴强迫症状,20%伴有冲动行为,这些伴发症状对预后有重要影响,治疗时必须予以足够的重视。

治疗:包括躯体治疗和心理治疗。

躯体治疗:对于病情较轻的患儿,首先在取得患儿合作的情况下,制定合理的进食计划,对每餐热量的摄入制定严格的标准,鼓励患儿努力做到;说明营养缺乏的危害,如影响大脑及身体的发育,影响学习成绩,在患儿做到后要给予适当的奖励,以强化患儿坚持进食计划。对于病情严重的一定要强迫住院治疗,以免病情恶化,特别已有严重营养不良,内分泌功能紊乱的患者一定要住院系统治疗,首先要补充营养,可通过静脉补液,输白蛋白,输血,不合作的鼻饲,在躯体情况好转并配合治疗的情况下可试用胰岛素低血糖治疗,但用药剂量要逐渐递增以免出现严重的低血糖,胰岛素低血糖治疗有利于改善躯体营养,增加患者的食欲,强壮身体。

对于有严重内分泌功能紊乱者要予以内分泌治疗,如对月经不调、闭经的患者,可少量使用激素,但要在医师指导下用药,部分可试用抗抑郁药。

2.心理治疗 首先要改善患者的认知,多数患者片面追求以瘦为美,家长应使其认识到这些都是外在东西,虽然重要但不是不可少的东西。内在的文化素质修养、心灵美、爱心才是重要的。不要舍本逐末,刻意追求,违反生理规律的结果是对自己造成损害,并且美不是节食就可以达到的,通过节食达到的是一种病态的美,是不健康的,埋着多种隐患的,而通过体育锻炼,合理膳食,健身所达到的美才是健康的。

其次是支持性心理治疗,鼓励患者参加体育锻炼。进行科学的健身运动去达到美。而不是通过节食达到美。

第三,对于合作的患者还可进行系统脱敏治疗,对于主要由于社会心理因素造成的,要消除那些不良刺激。

十、贪食症

贪食症是指短时间内摄入大量食物,具有发作性,不能自控性的特点,似乎是饿极了,见到食物狼吞虎咽,吃了很多仍觉得没吃够,还要继续寻找食物,直至吃得腹痛,过一段时间会再重复上述表现,间隔时间长短因人而异。

本症在少年儿童中比较多见,女性多于男性,但能引起养育者重视的不多,可能是因为没把这种贪食现象当作一种疾病看待的缘故。

本病的发病原因尚不清楚,部分研究结果显示患者脑电图可有轻度异常,但亦有人认为这种异常是一种正常的变异,没有多大意义,该病的病因尚有待进一步研究。

日本有一种体育运动项目叫相扑,相扑运动员的进食量很大,贪食症患者的进食量虽没那么大,但可以作一个不恰当的类比,与正常人相比,贪食症患者贪食发作一次的进食量就有点象相扑运动员。贪食症具有发作性的特点,发作期间进食快,不细嚼慢咽,多是囫囵吞枣,并且患者发作时具有心情紧张,发作后心情紧张缓解,并伴胃肠道不适,自责,心情抑郁,发作贪食时多偷偷吃食物,避免在大庭广众下进食,有些患者发作后由于胃肠不适出现催吐、导泻以缓解胃肠道症状,但过一段时间会再次发作,本病的发作尚有强迫性、冲动性的特点,发作时不能控制,越控制心情越紧张。紧张到控制不住时便暴发一次贪食发作,部分患者能意识到此种行为异于常人,可能会就医,但大部分患者意识不到这是一种病,因而使病情耽误,由于多次大量贪食发作以及催吐、心情抑郁、内疚,这些在治疗时必须予以足够的重视。

本病经治疗,基本上都能缓解,但亦有部分病例反复发作,治疗效果不佳。

本病的治疗主要是行为治疗,药物治疗常用苯妥英钠、丙咪嗪,二者都能减少贪食发作次数,后者尚能改善患者的抑郁情绪。研究报导单胺氧化酶抑制剂对本病有一定疗效. 目前有一种新型药物氟西汀,商品名叫成忧解,是一种五羟色胺吸收抑制剂,研究报导对强迫及神经性贪食症效果显著,建议治疗强迫症时每天服用 20~60 毫克,治疗神经性贪食症时每天服 60 毫克,但必须注意在医师的指导下用药,注意该药的禁忌症,另外该药价格相对偏高。

行为治疗应该是首选,首先要提高认识,让患者知道这是一种病,并且是可以治疗的,说服患者密切配合,解除患者的心理负担。第二要消除可能引起暴食的因素如周围环境中的不良刺激,指导患者父母或养育者为患儿提供家庭和社会支持,第三制订详细的治疗计划,如果用系统脱敏治疗,要一步一步,一点一点减食,不能急于求成,要持之以恒,坚持到底,第四对于取得的进步患者自己或养育者、治疗医师都要及时予以肯定、鼓励以及精神或物质上的奖励,以强化患者的治疗效果。增强治愈的信心,第五对患者因病而出现的抑郁情绪等要认真对待,必要时可予以抗抑郁剂治疗,但药量要小,情绪好转后要及时停药。

药物治疗与行为治疗相结合,再辅以其它物理治疗如生物反馈等,进行综合治疗也许是一最好的办法。

第六节 精神病患者心理康复及措施

随着医学科学从单纯生物学模式向生物—心理—社会三维医学模式的转变,心理社会因素在精神疾病、神经症及心身疾病的发病过程中起着很重要的作用,为了使精神病人得以心理康复,就应采取一定的治疗手段和康复措施来完成对精神病人的精神活动和心理行为的调整。达到医疗康复的目的。这就要求人们去了解什么是心理康复,其具体的心理康复措施有哪些方面的内容。

心理康复又称精神康复,就是尽量使用各种条件和措施使精神活动及心理行为得到最大限度的调整和恢复,即帮助患者消除心理负担及不良情绪,并训练精神病患者适应周围环境,恢复社会功能(恢复个人生活能力,家庭职能,工作效能和社会活动能力这四个方面)。

在对精神病患者实施具体的康复措施之前,我们首先要了解患者在经过药物及身体治疗时所存在的心理问题,这样才可能通过心理治疗来消除其心理问题,达到心理健康的目的。

对家庭中的精神病患者来说,初次患病者否认有病,不愿去医院住院治疗,而对于住院病人,出院问题则是急待解决的问题;同时,社会偏见问题、婚姻问题、经济问题、监护人问题、遵医服药问题等都是精神病最常遇到的问题。而对于神经症病人来说,其心理问题与精神病有很大的区别,神经症病人常见的心理问题有:对健康的忧虑,对前途的担忧,对家庭、婚姻的顾虑等。因此,在实施心理康复措施时应区别对待。

由于心理治疗是有别于生物治疗、化学治疗和物理治疗的一整套治疗方法。因此操作时一定要遵循心理学的基本原则和技巧,尽量通过言语、表情、态度、姿势、行为以及周围环境和生活条件来达到改善患者感受、认识、情感及行为,使其改善自己的心理状态、行为方式,从而减轻躯体症状。从狭义上讲,心理治疗专指医生和心理治疗专家对病人实施的心理方法和技术,但有时家人的行为也可能起到同样的作用。这就要求家属尽量了解这方面的知识,以帮助病人恢复健康,回归社会。

一、心理治疗

临床上,常见的心理治疗形式有:支持性的心理治疗,即适用保证、教育、安慰、疏泄、指导、暗示、和催眠等技术;分析性的心理治疗多指经典的弗洛伊德的"精神分析";训练性心理治疗有行为疗法。

当然认知领悟治疗、森田疗法近年来常在临床上被应用。

1. 个别心理治疗

个别心理治疗是各种心理治疗的基础,来源于弗洛伊德的精神分析法,是治疗者与患者进行面对面的交谈的一种方法。个别心理治疗通常可以采取:疏泄和劝慰;保证;劝告和任务安排;暗示等方式。

(1)疏泄和劝慰:主要是以同情的态度耐心接受病人痛苦的诉说,以了解病因、病理、病后的思想状况以及周围环境和人际关系,并仔细观察病人的目的、动机,通过心理分析完成对病人错误的纠正,解决其心理矛盾,让病人将痛苦疏泄出来,达到心理平衡。如生活中常常会碰到不愉快的事情,对丈夫、朋友诉说后心理就会感到轻松,若经过心理医生的指点,可能会起到积极的作用。

(2)保证:在接受、支持患者的基础上,运用医学知识和技能,用肯定的语言对病人进行疏导,让病人相信通过合理的治疗,疾病一定能够恢复以坚定患者战胜疾病的信心。

(3)当患者疏泄过自己的痛苦之后,医务人员会对患者作些劝告,同时制订一个计划,让病人实施。每次面谈时让病人提出一个问题,并给予解答。逐一完成患者心理的疑问,并布置一些作业让病人完成.从而达到自我调节的目的。

(4)暗示这是医生利用自己的权威,借助诺言和周围环境,使患者直观接受医生给他的观念来消除症状。

个别心理治疗虽然采取的方式不同,但要求的共同因素是治疗者必须有耐心听讲,然后抓住主要矛盾来解决,在解决矛盾时要强调语言的交流技巧,取得患者配合,以同样的目标进行交流,最终以提高病人的自知力达到改善病人行为的目的。

2. 集体性心理治疗

集体性心理治疗最早是由阿德勒开始的,随着医学心理学的发展,集体心理治疗的类型也多种多样,如领悟性集体,支持性团体,活动性团体,教育和社会团体等。从心理治疗的特点来看,主要是发挥病人的主观能动性,让病人认识疾病发生、发展的规律,消除对疾病的消极情绪,掌握自我治疗的具体方法,并改造自己原来的行为活动方式,建立符合每个人特点的、有节奏的活动方式。

二、认知治疗

认知治疗是以人的情绪行为受认识过程影响为理论依据,认为人的不良情绪和行为与不良的认知或错误的思维方式有关,其治疗的目的就是运用正确的方法对病人的这些错误认知和思维加以纠正,使其接近于现实和实际,改善不良的情绪,使其行为恢复正常,心理障碍逐渐好转。

认知治疗多适应于神经症、情感性精神障碍、心因性精神障碍、心身疾病的治疗,也可用于提高健康人群的认知水平。

认知治疗是早期行为矫正疗法的发展。不管是艾利斯的理性情绪疗法还是贝克的认知转变疗法,都是把治疗的重点放在纠正病人"错误"的"不合理"的认知和情绪上,它与目前的认知领悟疗法不是同一概念,认知领悟疗法着重在于让病人深刻认识到其病态情绪和行为的幼稚性,同时领悟到这些情绪和行为是一种幼年儿童的心理和行为模式,从而"放弃"这种模式,以成人的行为来代替,使其心理成熟起来。

虽然认知治疗发展的历史较短,但进展较快,也越来越多地被人们接受,被社会重视,随着"精神疾病时代"——即 21 世纪的到来,认知治疗和认知领悟治疗将会被越来越多的精神病专家、社会心理学家所掌握,同时也将会普及,使家属和病人相信科学,出现适应于认知治疗的心理障碍后,尽量去心理咨询中心,以解决病人的心理冲突,纠正其错误思维,使其恢复健康。

三、行为治疗

行治疗为是从 50 年代兴起的一种心理治疗方法,目前已为多数临床心理学家和精神病学家所采用,其理论基础是行为主义理论中的学习学说、巴甫洛夫的经典条件反射和斯金纳的操作反射强化学说。是把人的各种心理病态和各种躯体症状都看成是一种适应不良或异常的行为,这些不良行为都是患者过去的生活经历,经过条件反射,即"学习"过程而固定下来。一般要采用专门的心理学技术、药物和器械,根据病人行为的改变情况分别以强化或"惩罚",以消除或矫正病人异常的行为或不良适应性行为,其治疗的方法种类繁多,常见的有系统脱敏疗法、厌恶疗法、还有放松训练疗法、冲击疗法、生物反馈治疗及书法运作行为治疗等。主要的适应证包括恐怖症、焦虑症、强迫症患者,习惯性不良行为、自我控制不良行为、性功能障碍与性变态以及慢性精神分裂症等。

(一)系统脱敏疗法

主要是诱导患者缓慢地暴露其导致神经症焦虑的情绪,并通过心理的放松状态来对抗这种焦虑情绪,从而达到消除神经症焦虑习惯的目的。系统脱敏疗法是由美国心理学家沃尔帕首创,多适合于恐怖症和神经症症状。

系统脱敏治疗技术一般包括三个程序:一是要深入了解患者的焦虑和恐惧是因什么样的刺激情境引起的,找出各种条件和相应的焦虑反应由弱到强按次序排列成"焦虑层级";二是训练患者学会一种与焦虑对抗的松弛反应;三是把松弛反应逐步地有系统地和那些不同焦虑层次的反应由弱到强地配对呈现,形成交互抑制情境。如此循序渐进,最终把焦虑状态消除,让患者重新建立一种习惯接触有害刺激而不再敏感的正常行为。

(二)厌恶疗法(aversiohtherapy)

它是把某种附加的不愉快的或惩罚性的刺激与需要进行矫正或消除的目标行为(即症状)结合起来,使患者在出现不适性行为(即目标行为)时,同时产生令人厌恶的心理或生理反应。主要适应于药物瘾癖、性变态、酗酒等。例如一个酗酒者在酗酒时,可采用电击或致吐剂使其产生对酒的厌恶而逐渐自动地终止酗酒。

四、森田心理疗法

森田心理疗法是日本学者森田正马教授于1920年创立的一种对神经症治疗效果较好的心理疗法。森田认为,神经症患者的所有不适都是一种自我感受而不是真正的病,是由"神经质"发展而来的,是因患者的内向性、强烈的自我意识以及追求尽善尽美和过度地渴望完满生活的愿望,当所有这些遭受精神创伤时,病人就会将注意力集中于自我而产生自卑感;从而引起焦虑,但是患者又力图使自己逃避这种焦虑。然而越是逃避,就越敏感,因此更加焦虑,形成恶性循环。森田将这一过程称为情感交互作用。其治疗原理就是破坏这种情感交互原理。森田认为,神经症患者对所有这些不适感和情绪变化均应采取"保持原状,顺其自然"的态度,只有这样不将其当回事,不为所有症状所困扰,各种症状和不适就会自然消失,通常森田疗法可分为门诊治疗和住院治疗两种形式。最适合于神经质症的患者,但不适合于治疗癔症。

五、精神分析疗法

精神分析疗法,又称心理分析疗法,是奥地利心理学家、精神病学家弗洛伊德(S·Freid)于19世纪下半叶所创立的一种心理治疗理论和技术,他认为心理障碍产生的根源在于幼年期性心理发育中未能解决的心理矛盾冲突,这种具有强烈情感色彩的欲望或动机被压抑在人的无意识领域中,虽不能觉察,但并未消失。成年后会对机体产生一些心理上、意识上的影响,最后通过心理转换机制以神经症状、器官、梦或失误等形式表现出来,精神分析疗法就是运用心理治疗手段将所有这些被潜抑的矛盾冲突挖掘出来,使其上升到意识上,并使病人有所领悟,从而加以纠正,逐渐使心理障碍消除,病情治愈,常用的方法有:①自由联想;②梦的分析;③移情分析;④钟氏领悟性疗法等。

精神分析疗法的原理是人的无意识理论和人格结构理论。

选择作精神分析治疗的患者都应受过适当的教育,且治疗的环境要求安静舒适,为了挖掘患者压抑在"潜意识"中的那些创伤体验,医生要求患者躺在床上完全放松后采取自由联想将涌上心头的想法毫无保留地讲出来,将其潜意识里的心理过程转变为意识,然后将暴露出来的内容加以分析,解释疏导,使患者从分析中认识自身,并改造自己人格中的不足,改变不良的行为模式,以实现治疗的目的。

精神分析疗法需要治疗的时间较长,少则半年,多则 1 年甚至更长,每周 3 ~ 5 次,每次 50 分钟。此法较适用于癔症,强迫症,恐怖症,性变态及性功能障碍等。

家庭醫生

第三十三章　老年性疾病家庭护理

第一节　老年慢性支气管炎

老年慢性支气管炎是由于感染或非感染因素引起气管、支气管粘膜的炎性变化。以咳嗽、咳痰及反复发作的慢性经过为特点。护理常识：

（一）一般护理

1.保持室内清洁,最好采用湿式清扫;清除一切动物皮毛、有气味化学品及刺激物;禁止在室内吸烟;每天要定时开窗通风,保持一定的湿度(以正常人鼻咽部不感到干燥为宜)。

2.在饮食上以清淡为主,避免吃得太咸,不应吃辛辣及海产品,宜多食一些健脾补肺的食物,如蜂蜜、核桃等。

3.症状明显时要注意休息,缓解后要适度进行体育锻炼。

（二）症状护理

1.痰液较多时,要鼓励病人进行有效咳嗽。介绍两种咳嗽方法

(1)患者取坐位,深吸气后憋住,然后突然用力咳嗽。

(2)吹气法咳嗽　病人坐在椅上或床边,两腿下垂或踩于小凳上,两肩稍内收,放一小枕在上腹部,用双手夹住,练习深的腹式呼吸。这种深的腹式呼吸先以鼻深吸气,然后将口唇收拢作吹口哨样将气吹出,吹时须迅速,吹气时同时身体稍向前弯,将胃部小枕下压。吹气后用鼻吸气,身体亦恢复原来位置。掌握了这种呼吸方法后就可以开始吹气法咳嗽,先做 4~5 次上述的深呼吸,然后上身稍向前弯。张口伸舌进行咳嗽,咳嗽至少 2 次,第一次咳嗽时松动痰液,第二次咳嗽咯出痰液,痰吐出后可放松体力,略事休息片刻,再进行深呼吸练习,练习后再咳嗽,尽量排出痰液。

2.痰液粘稠可行雾化吸入以稀释痰液(可加入化痰药物)。如使用超声雾化器应注意:使用前要先检查各部零件是否连接良好,水槽和雾化罐中要加冷水,切忌加温水或热水;每次使用时间为 15~20 分钟,雾量要适宜,不可过大或过小。吸入完毕,要先关雾化开关,再关电源。如果使用手压橡皮球雾化器则将药液倒入玻璃的雾化瓶内,一次 2 毫升,然后以手压吸入。注意在吸气时挤压橡皮球吸入药物,呼气时不要挤压。也可将配好的雾化液加温后倒入大水杯中,病人口鼻对着水杯,周围用毛巾围住,然后做深呼吸动作。

3.自觉周身酸痛乏力或伴上呼吸道感染时,应立即服药,注意休息,多饮水。

若咳嗽加剧,咯大量脓痰或气急不能平卧伴发热等应立即到医院就诊。

(三)积极预防呼吸道感染

1. 吸烟者要坚决戒烟。

2. 起居规律 养成良好的生活习惯,按时休息,按时起床,保证充足睡眠。坚持睡前热水泡脚,并可按摩涌泉穴。起床后进行适度的体育活动。定时开窗通风,保证室内空气流通、清洁。

3. 预防着凉加强自我保护 要注意气候变化,平日留心听天气预报。做到防寒保暖。特别是季节更换时增减衣服要十分小心。寒冬季节,早、晚应尽量减少室外活动,注意加衣保暖;睡眠时要避开风道口,尽量少去人多的场所;避免与患感冒的人接触,经常晒被褥、枕头,流感流行时可对室内空气进行消毒。方法:食醋熏蒸法:按每立方米空间用5~10毫升食醋加等量水加热熏蒸或用苍术艾叶消毒香点燃置于房间内。

4. 合理饮食 食用富含蛋白质、维生素且易消化吸收的食物。

5. 锻炼呼吸功能 在此介绍两种方法

(1)腹式呼吸 取立位(体弱者可取坐位或仰卧位),一手放于腹部,一手放于胸前,吸气时尽力挺腹,胸部不动;呼气时腹部内陷,尽量将气呼出。呼吸需按节律进行,吸与呼时间比为1:2或1:3。用鼻吸气,用口呼气,呼气时口唇收拢作吹口哨状,胸向前倾,要求深吸缓呼。不可用力。每分钟呼吸7~8次,每日锻炼2次.每次10~20分钟。

(2)呼吸操

①第一节 压腹呼吸 直立、挺胸,两手叉腰,尽量吸气,然后呼气,呼气时两手慢慢自腰部移向上腹,并加压、收胸。

②第二节 按腹呼吸 直立、挺胸,吸气时两手自下向上做扩胸运动,呼气时两手捧腹、收胸。

③第三节 蹲站呼吸 吸气时同按腹呼吸,呼气时两手放在膝上,缓缓屈膝下蹲。

呼吸功能锻炼要持之以恒,坚持进行,就能逐步改善肺功能。

6. 御寒锻炼 可从夏季开始用冷水洗脸,经过秋季直到冬季。

7. 自我保健按摩 可行面部迎香穴按摩。即:两手食指先在两侧鼻翼上下摩擦40次,然后在迎香穴(在鼻翼外缘中点旁开鼻唇沟中)上由外向里旋转按揉20次。按压此穴,可起到疏经活血,清火散风,健鼻通窍的功效。亦可晚间足三里穴艾熏。

8. 应用药物预防 适当服用一些补药,如黄芪、党参、当归、白芍、补骨脂等,可提高机体免疫力,减少感冒发生的次数及症状。

第二节 老年肺气肿

老年肺气肿大多数是由慢性支气管炎发展而来。系肺脏充气过度,终末细支气管远端部分包括呼吸细支气管、肺泡管、肺泡囊和肺泡过度膨胀破裂,肺组织弹力减退,肺容积增大和肺功能减退。严重者常发生通气不足,导致呼吸衰竭。护理常识:

(一)一般护理

1. 环境 居室内要保持清洁,空气新鲜,温湿度适宜,去除一切动物皮毛、有味化学品及刺激物,禁止室内吸烟。

2. 饮食 以清淡为主,避免吃得太咸,注意饮食营养,不应吃辛辣及海产品,合并感染痰多、咳脓痰时要多饮水,吸烟者要戒烟。

3. 休息 注意休息,避免疲劳。气短时可取半坐卧位(病人仰卧,上半身垫高30°～60°,下肢曲膝,用床单裹住枕芯放两膝下,床单两端固定在两侧床缘上,头部置一软枕,两臂可任意放置,足底也垫枕以保持与腿的直角)。如呼吸困难,床上可置小桌,桌上置一枕头,让病人倾身伏桌休息。

(二)症状护理

1. 气短时可给鼻导管或鼻塞法低流量吸氧,氧流量1～2升/分。

2. 痰液粘稠不易咳出或有脓性痰时,可给化痰药、抗菌素雾化吸入(具体方法参见本章第一节相关内容)。

3. 鼓励病人多做有效咳嗽,排除痰液(具体方法参见本章第一节相关内容)。

4. 注意观察病情变化,若病人气急不能平卧、痰量增多、出现紫绀,提示可能发生呼吸衰竭,必须立即送医院抢救。

(三)预防

1. 吸烟者坚决戒烟。

2. 预防感冒(参见本章第一节相关内容)。

3. 积极治疗呼吸道感染 一旦出现周身酸痛、鼻塞、发热等应遵医嘱服药治疗。

4. 坚持呼吸功能锻炼(参见本章第一节相关内容)。

5. 运动锻炼 可进行气功、太极拳、登台阶等适度体育锻炼。

6. 扶正固本 可选用中药进行益肺健脾补肾治疗。

第三节 慢性肺原性心脏病

慢性肺原性心脏病简称肺心病,是由于各种疾病引起肺脏的结构和功能异常,导致肺循环阻力增高,右心肥大甚至衰竭。肺心病为我国中老年人的常见病和多发病。寒冷地区、高原、工矿地区及农村等患病率较高,病程长、进行性加重,死亡率很高。护理常识:

(一)一般护理

1. 环境 要保持居室内清洁,采用湿式清扫,禁止在室内吸烟,室温最好保持在 22℃ 左右,湿度 50% ~60%(正常人不感到鼻咽部发干为宜)。为保持室内空气湿润,可将沸水倒入面盆中让热蒸汽在室内蒸发,无热气时再更换;冬季可在暖气、火炉上放水槽或地上洒水。每日应定时开窗换气。保证室内空气流通、新鲜。

2. 饮食　一般可进食高蛋白、高热量、维生素丰富易消化的少盐饮食。有水肿者应食低盐饮食(每日食盐摄入量不超过 5 克,相当于酱油 15 毫升以下),并不宜多饮水。服利尿剂者,应多吃含钾高的食物,如香蕉、柑桔类水果等。

3. 休息　要注意休息,根据气短情况考虑活动。气短Ⅰ级:指在平地与同年龄同体型健康者一同行走不气急,但登山上楼有气短,应适当休息;气短Ⅱ级:指步行一公里不气短,但赶不上正常人,要限制体力活动,注意休息;气短Ⅲ级:指步行百米或平地上走几分钟就气短,要卧床休息,但可以活动;气短Ⅳ级:指说话穿衣等日常生活动作时均气短,必须绝对卧床休息。

4. 口腔及皮肤　肺心病患者往往反复呼吸道感染,所以要特别重视口腔护理。要坚持每日早、晚刷牙、每次餐后漱口,并要注意观察口腔有无感染,发现口腔粘膜出现白斑时,应到医院进行涂片检查及真菌培养,此时可用淡盐水漱口。下肢或全身浮肿患者要注意皮肤护理,经常用温水泡脚,擦浴,保持皮肤清洁并要防止擦破皮肤。内衣应柔软,最好用棉织品,做到勤更换。

(二)心理护理

肺心病病程长,病人饱受久病折磨,悲观失望,对治疗丧失信心。家属应尽可能在生活及精神上多关心、开导病人,多与其沟通,及时解决存在问题,耐心护理。帮助病人树立战胜疾病的信心。

(三)保持呼吸道通畅,改善通气功能

1. 患者要学会进行有效咳嗽将痰液排出(方法参见本章第一节相关内容)。

2. 经常变换体位再结合叩击与震动法引流痰液。

叩击　是用手掌拍击病人胸背部。叩击时手掌呈杯形,即手背隆起中空,叩击者应将肩、肘、腕放松,在手掌与病人胸部之间扣住空气,每次叩击有一空洞响声。病人不会感觉到疼痛,如手掌直接与病人叩击部皮肤接触,则皮肤会发红并有疼痛,也就说明没有扣住足够的空气。叩击要有节奏地、轻轻地、依次拍击病人的胸部与背部。根据病人的耐受程度可叩击 3 ~ 5 分钟。叩击可自上而下、自下而上,目的是使痰液在气管中松动。

震动　是用双手放在病人胸部,嘱病人深吸气,然后再慢慢呼气,呼气时利用肩及手臂一紧一松地快速震动病人,这对协助虚弱的老人排痰特别合适。也可在叩击后再使用震动法。

一般叩击、震动宜在早晨及临睡前各做一次。如分泌物极多时,可每 2 小时做一次,但饭后 1 小时内不宜进行,操作时不需脱衣,以免受凉。

3. 痰液粘稠者可配合蒸汽或雾化吸入,使呼吸道湿润、痰液稀释以利排出(方法参见本章第一节相关内容)。

4. 呼吸困难时可给持续低流量吸氧,每分钟流量 1 ~ 2 升,每天约吸 16 小时左右。

(四)注意观察药物不良反应

要慎用镇静剂(如安定),长期应用抗菌素要注意观察有无双重感染(如口腔霉菌感染)。若注射氨茶碱则速度应缓慢。

(五)肺心病病人的自我保健

1. 积极防治呼吸道急慢性疾病。

2. 戒烟,预防呼吸道感染(参见本章第一节)。

3. 加强营养,提高机体抵抗力　应尽量多食高蛋白易消化食物,多食蔬菜、水果;少食脂肪食物。食物尽量做到色、香、味俱全,尽可能地照顾病人饮食习惯,食欲不佳者可服一些健脾开胃助消化的药物,如山楂丸、酵母片等。

4. 冬季注意脚的保暖　晚上临睡前要用热水泡洗并按摩双脚。

5. 进行适度体育锻炼及耐寒锻炼　病情平稳时可进行登台阶、气功、太极拳等体育锻炼,以不出现明显气短为度。夏季开始冷水洗脸,手捧冷水冲洗鼻,经过秋季直到冬季。冬春季用手摩擦头面部及上下肢的暴露部分,每日4~5次,每次数分钟到皮肤微红为止。

第四节　脑动脉硬化

脑动脉硬化是中老年人的常见疾病,与高血脂、高血压、糖尿病及吸烟等关系密切,是脑中风、老年性痴呆的发病基础。护理常识:

1. 合理起居,避免过度劳累,生活要规律,早睡早起,坚持晨练(慢跑、打太极拳、做广播操等)。

2. 饮食宜清淡易消化,以素食为主,晚餐宜少,以吃七八成饱为宜,多食植物油及豆制品,限制动物油及高胆固醇食物(蛋黄、鱼籽、心、肝等),多吃蔬菜、水果及海产品(海带、海蜇、海参等),每日坚持吃几瓣大蒜,做菜时可加入适量的醋,不仅味美,还可清除血管壁内的胆固醇,降低血压。

3. 保持大便通畅,养成定时排便的习惯,多食芹菜、韭菜、红薯、香蕉等含粗纤维素较高的食物,也可常饮蜂蜜水,避免用力排便发生脑出血。

4. 保持情绪稳定,因剧烈的情绪改变可诱发脑出血。应鼓励其经常参加集体娱乐活动,培养广泛的兴趣和爱好,如书法、绘画、摄影、打球、钓鱼等,遇到不快之事可散步、昕音乐来转移情绪。

5. 戒烟酒。

6. 如病情允许可在医生指导下长期口服小剂量的肠溶阿司匹林,以防发生脑中风。

第五节　短暂性脑缺血发作

短暂性脑缺血发作是指伴有局部症状的、短暂的脑血液循环障碍。表现为突然发病的、不超过24小时的局灶性神经功能缺失，一般持续几分钟至几十分钟，常反复发作，以50岁以上多发，男性多于女性。护理常识：

短暂性脑缺血的病因主要是脑动脉硬化，易反复发作。约1/3的病人日后可能发生完全性脑梗塞，故应积极预防，减少复发。

1. 注意保持生活规律、劳逸结合，避免过度劳累。

2. 饮食宜清淡易消化，多吃豆制品、植物油、蔬菜、水果、海产品、大蒜及食醋，少食蛋黄、鱼籽、心、肝等高胆固醇食物。晚餐宜少，以吃七八成饱为宜，避免暴饮暴食。

3. 保持情绪稳定。遇事不激不怒。多参加娱乐活动，多听音乐，培养广泛的兴趣和爱好。

4. 保持大便通畅，避免用力解便，多食绿菜、香蕉，多喝蜂蜜水，养成定时排便的习惯。

5. 无消化性溃疡及过敏史者可在医师指导下长期服用小剂量阿司匹林，以防发生脑梗塞。

6. 一旦发生短暂性脑缺血，患者宜立即卧床休息，有条件者可送医院进行治疗。

第六节　脑中风

脑中风也称急性脑血管病，包括脑出血和脑梗塞。该病病程长，恢复慢，且多数遗留偏瘫、失语等后遗症，是老年家庭护理的常见疾病，男性发病率高于女性。护理常识：

(一) 急性期护理

中风病人急性期一般在医院诊治，到恢复期后回家休养。如因故不能到医院就诊者应做好如下工作：

1. 脑出血病人应就地治疗，让病人平卧头低位，减少头部搬动。

2. 保持呼吸道通畅。头偏向一侧，有利于呕吐物或痰液排出，以免误吸入气管，翻身拍背促进痰液咳出。

3. 对意识不清和肢体瘫痪者应每2小时翻身一次，并用手掌按摩受压部位皮肤以防发生褥疮。

4. 对尿失禁的男性病人可行假导尿（方法见本章第十七节）。对尿潴留（不能自行排尿）和女性尿失禁病人可由医务人员进行导尿，以保持床铺清洁干燥。

5. 注意观察体温、脉搏、呼吸、血压、尿量、意识状态并做好记录,有变化者尽快找医生处理。

6. 卧床休息至少2周。

(二)稳定期和恢复期护理

1. 一般护理

(1)保持居室清洁,夏季要通风、冬季要保暖,使室温保持在20℃左右。冬季每日开窗通风2次,每次30分钟。

(2)饮食宜清淡易消化,少吃大油,多食植物油、豆制品及绿色蔬菜、水果等,晚餐量宜少,避免暴饮暴食。

2. 保持肢体功能位

(1)上肢 手心握一纱布卷,腕关节向背屈30°,肘部可伸直或屈曲90°放于胸部。

(2)下肢 膝关节下放一小枕,大腿外侧放一沙袋或枕头防止腿外旋,足下放一硬盒(小木盒或纸盒)使脚尖朝上。防止足下垂。

3. 心理支持

大多数中风病人都遗留有偏瘫、失语等后遗症,故心理问题较多,家属应安慰鼓励病人,积极给予生活协助,尊敬体贴他们,理解其痛苦,鼓励其乐观对待疾病,积极配合治疗、护理和康复锻炼。

4. 预防并发症

(1)保持大小便通畅养成良好的排便习惯,能行走者定时搀扶入厕解便,卧床者定时给予便盆。脑出血病人切忌用力排便,便秘者可给予番泻叶泡茶饮或外用开塞露,多吃韭菜、芹菜、红薯等食物,多吃香蕉,每日饮蜂蜜水一杯。排尿困难者可在腹部自上而下轻压膀胱排尿。也可让病人听流水声或叩击耻骨联合诱导排尿。

(2)预防褥疮 保持床铺清洁干燥无渣屑,能活动者应鼓励病人自行更换卧位,翻身困难者每2小时更换卧位一次,并用手掌按摩受压部位特别是骶尾部、肩胛部、髋部、足跟、内外踝等骨突部位皮肤。如局部出现红肿硬结时应避免再受压;出现水泡破溃者除避免再受压外创面反复多次涂以2%络合碘;如有深层组织坏死者应每天换药一次。

(3)预防意外损伤 患者床铺应靠墙,必要时加床栏保护,以防坠床。开始下床锻炼时应去除居室内的障碍物,且有家属陪护,以防发生跌伤。瘫痪肢体的感知觉减退,故冬季使用热水袋时水温不超过50℃,并用软布或毛巾包裹,不宜直接接触皮肤,以免烫伤。

5. 康复锻炼

锻炼宜越早越好,即使急性期只要病情允许就可进行床上被动功能锻炼。原则是主动与被动相结合;床上与离床相结合;全身与局部锻炼相结合;以健肢带患肢;以下肢促上肢。

(1)被动运动 目的是防止关节强直、肌肉萎缩和挛缩畸形。活动幅度由小到大,一天 2~4 次,每次同一动作可做 5~6 遍。健侧上下肢与患侧一样做相同动作,这种交叉训练有利于通过健侧神经扩散影响患侧肌群而有利于恢复。

下肢的被动活动包括踝关节、膝关节、髋关节的屈伸、旋转等各个方向的活动和按摩,可做转足运动、伸腿运动、绕膝运动(一手托膝窝,另一手捏脚心,由外向内,再由内向外绕膝活动)、压腿运动(一手扶膝,一手扶小腿前下部,保持屈膝姿势,将小腿压向大腿,大腿压向胸部)和转髋运动(使双腿屈膝、两手同时捏住双膝由右向左,再由左向右作关节转动)。最后伸平双腿,由上向下做提捏按摩 10~20 分钟。

如病人的瘫痪肢体出现微弱的随意运动,常提示瘫痪肢体可能恢复;如抬高下肢,膝关节在悬空情况下能随意做屈曲运动,提示有可能恢复独立行走;如膝关节伸直后不能上抬,但能屈伸,则有可能扶杖行走。

上肢被动活动包括肩关节、肘关节、腕关节及指关节的旋转、屈伸活动和按摩运动(伸平上肢,由上向下按摩)。

(2)自我活动锻炼

①瘫痪上肢锻炼　上肢瘫痪者因手指活动恢复较差,故应不断锻炼。可训练病人用筷、用匙、握笔、梳头、扣钮扣等活动,也可旋转健身球。

②日常生活训练　一侧瘫痪者可训练用对侧健手洗脸、刷牙、进餐、梳头等。

③穿衣训练　病员衣服宜简单、宽松、穿脱方便,不宜穿套头衣服。穿时先穿患侧,后穿健侧,脱时先脱健则,后脱患侧。

④训练床上移动和翻身　患者可用健足蹬床,先用力向上或向左、右移动骨盆和肩部,再用健足和手放置好患侧肢体。向健侧翻身时先将健足伸入患足下方并抬起,屈曲健侧膝关节,同时扭转身体上半部转身。

⑤起坐训练　家属放好靠垫,病人以健肢支撑缓慢起坐,上下午各一次。每次5 分钟,可逐日延长起坐时间。也可给床尾绑一粗布条,患者以健手拉布条起坐后家属放好靠垫。

⑥步行训练　家属面对病人,病人两手放在家属肩上,家属以双手托住病人腰部,开始原地踏步,逐渐缓慢行走。在此基础上可使用拐杖,再持手杖到独立行走,先裸足行走,再训练穿鞋行走,逐渐增加行走距离。再训练抬腿、弓箭步等动作

6.语言障碍的康复

对失语的患者首先要关怀病人。善于从手势和表情中理解病人的需要。中风六个月内语言中枢恢复较快,以后则恢复缓慢,所以中风第二周开始即要抓紧语言的康复训练。

开始先练习发音,一字一字练。先从发唇音开始,训练病人咳嗽或吹火柴诱导发音,然后用喉部发"啊……"音。能发音时让病人对镜发音,先让病人随家属发单音、数数目、常用字、词汇、短句、生活用语等,以后让病人自己发音和说词汇,逐渐训练复述短句、长句,随时纠正错漏,巩固和提高。也可用反复刺激法促进失语症康复,可用听语指图或指字训练,即家属说出字,病人在图片或卡片中找出相应的字、画。当错误率在 30% 以下时可增加新内容。

第七节　失眠症

失眠是最常见的一种睡眠障碍,指病人感到睡眠不足,包括睡眠时间、深度或恢复体力不足,可分为入睡困难、续睡困难和早醒。由于睡眠不足引起明显功能障碍时被视为失眠症,而不管每夜实际睡多少小时。多见于老年人。护理常识:

1. 为病人营造一个安静、舒适的休息环境,居室光线宜暗、色彩柔和,减少刺激性的贴画、装饰等。

2. 劝告病人从事愉快的活动,下午或傍晚进行中等量体育锻炼,可帮助病人减轻焦虑。有利入睡。

3. 养成良好的睡眠习惯,每晚定时上床,按时熄灯。

4. 睡前避免看刺激性的电影、电视、小说等,避免谈论有争议的话题。

5. 每晚用热水泡脚,睡前可饮热牛奶或热饮料一杯以促进睡眠,午后禁饮浓茶、咖啡。

6. 晚餐量宜少,吃七八成饱为宜,要戒烟酒。

7. 如果用催眠药应避免长期单一用药,以免产生耐药性,必须在医生指导下调换。

第八节　老年性痴呆综合症

痴呆综合症是慢性、全面性的精神功能紊乱,以缓慢出现的智能减退为主要临床症状,包括记忆、思维、理解、判断、计算等功能减退和不同程度的人格改变而无意识障碍,多见于起病缓慢、病程较长的脑器质性疾病,随年龄增长发病率上升。80岁以下发病男性多于女性,80岁以上女性多于男性。护理常识:

1. 家庭成员应关爱病人,对病人所出现的异常表现和行为予以理解,合理安排其生活,保证充足的睡眠。

2. 疾病早期应鼓励病人坚持脑力劳动、户外活动和体育锻炼,督导其料理个人卫生,设法使病人参加力所能及的体力劳动,培养广泛的兴趣和爱好,如书法、绘画、下棋、钓鱼、旅游等,保持情绪乐观。

3. 饮食宜富营养、易消化,多食大豆及其制品、鱼脑、蛋黄、猪肝、芝麻、山药、蘑菇、花生等富含卵磷脂的食物(卵磷脂是合成脑神经递质乙酰胆碱的主要原料),为大脑提供有益的营养,改善脑供血,提高智力,延缓痴呆症。鼓励病人多饮水、多吃蔬菜,防止暴饮暴食,所给食物宜去骨去刺,冷热适宜。

4. 对已发生记忆、判断受损者外出时家属应陪伴,以防走失。

5. 对生活不能自理的患者家属应料理好其饮食、起居、大小便及肢体活动。大小便失禁时应保持会阴部及床铺清洁干燥,每2小时翻身一次并按摩受压部位皮肤,以防发生褥疮。对长期卧床病人应被动活动四肢,防止发生肢体挛缩和关节强直。

第九节 震颤麻痹

震颤麻痹又称帕金森氏病,是发生于中年以上的脑组织中的脑黑质和黑质纹状体通路变性疾病,临床主要特征为进行性运动徐缓、肌强直、震颤及不能完成正常的协调动作。原发性震颤麻痹好发于 50~60 岁,男性多于女性。护理常识:

(一)一般护理

1. 给予富营养、易消化的食物,多吃豆类及豆制品、绿色蔬菜、水果等。病人如出现流口水常表示吞咽困难,此时进食宜慢,每口食物不能过多,勿吃过硬、过干的食物,勿吃干点,以免食物呛入气管,病人不宜卧床进食。

2. 衣着要宽松,便于穿脱。坐椅应有把手以减轻震颤,为防止脊柱侧弯应睡硬板床。

3. 保持情绪稳定,避免大喜大怒,家属要关爱病人,鼓励其正确对待疾病,积极配合治疗。

4. 当病人生活不能自理时家属应协助其穿衣、进餐、扣钮扣、书写、入厕、翻身、洗漱等,不能独自起立和步行时,要有人陪伴。

5. 使用左旋多巴治疗时禁服维生素 B_6,因其可降低疗效增加其副作用。左旋多巴的副作用可有恶心、呕吐、食欲减退、体位性低血压(直立时血压下降)、高血压、心率失常、转氨酶增高等,长期应用可出现多动症和精神症状,如出现上述症状应及时就诊。

(二)康复锻炼

1. 关节功能锻炼 使躯干及四肢各关节尽可能保持正常活动范围,矫正病态姿势。具体方法是疾病早期应教病人主动运动,如前臂屈伸运动有助于肘关节活动;下蹲运动是膝和髋部的屈伸运动;括胸展臂动作则有助于保持躯干的正确姿势。

2. 呼吸功能锻炼 目的是锻炼呼吸肌,方法是让病人反复深吸气和深呼气。

3. 基本活动训练

(1)起床训练 先将身体转向床边一侧,垂下双足,以一臂支撑住床,使上身撑起并转向床缘,然后再以另一臂的肘部支撑身体至正位。

(2)坐下、起立训练 要坐下时,先将小腿贴椅边,然后弯腰将两手支撑于椅上慢慢坐下,坐下后再将臀部向椅子内移动。起立时先用两手支撑于椅,将臀部移向椅边,在两手支撑下起立,以上训练有困难时,家属应予以扶持。

(3)步行训练 嘱病人抬头挺胸,两眼前看,足尖尽量抬高,跨步要慢,步距不能过大,转方向时应分步进行,动作宜慢。

(4)言语训练 震颤麻痹病人可表现为口吃及发音低沉,可让病人对镜反复发

（喔、衣）音,并以舌反复舔唇以训练舌唇动作,并在深吸气后大声数数,如 1、2、3 等。

第十节　高脂血症

血脂的主要成分包括脂质(胆固醇、甘油三酯、磷脂)和脂蛋白(高密度脂蛋白、低密度脂蛋白、极低密度脂蛋白等)。其中胆固醇、甘油三酯、低密度脂蛋白和极低密度脂蛋白被称为致动脉粥样硬化脂质,其含量增高与冠心病和动脉粥样硬化密切相关,而高密度脂蛋白是一种抗动脉粥样硬化脂蛋白,是冠心病的保护因子。当血浆脂质中的一种或多种成分的含量超过正常高限时称高脂血症。发病率随年龄增加而增高,女性略高于男性。护理常识:

(一)一般护理

1.保持心胸开阔、乐观愉快,解除思想包袱。

2.积极参加体育锻炼和文娱活动,也可练习气功、太极拳、广播操等。特别是肥胖者应在病情无限制的情况下逐步增加活动量,减轻体重。

(二)饮食管理

1.热量摄入标准:以维持正常体重为宜,如有超重,应减少主食摄入量。以身高厘米数减去 105 为体重上限。

2.多食豆类、谷类、蔬菜、水果、脱脂奶、鸡蛋蛋白、鱼、鸡、野禽等食物,限制牛羊肉、火腿、蛋黄、小虾、贝壳等,禁食肥肉、肉馅、动物肝、肾、脑、鱼卵、巧克力、奶油等食物。

3.对高胆固醇血症者饮食中脂肪占热量应小于 16%,禁食蛋黄、鱼籽。

4.高甘油三酯症者应减轻体重,少吃甜食、肥肉、油煎炸食物和酒类,严格限制零食特别是甜点心、冰淇淋、糖果、蜜饯、蜂蜜等。

5.植物油特别是豆油、菜油、茶油、香油、花生油能抑制胆固醇吸收,增加微血管弹性,抑制血栓形成,故可多食用。

6.维生素 E、C 能降低血脂可多食,而维生素 D 能使血中胆固醇升高故不宜使用。茶叶、咖啡等饮料可饮用。

7.降血脂食物:姜能阻止胆固醇吸收;牛奶能抑制胆固醇合成;大豆能促其从肠道排泄;大蒜、大葱、洋葱、鱼类(特别是甲鱼)、海藻、茶叶、玉米油、鲜豆类可降低血脂;淡菜、扇贝、对虾、韭菜、猪心能阻止血中胆固醇升高;胡萝卜、葡萄、江米、红小豆能阻止肝中胆固醇升高;含镁较高的苋菜、芹菜、紫菜、洋桃、桂元、芝麻酱及含维生素 C 较高的山楂、刺梨、鲜枣、番茄和许多蔬菜都能降低血脂。

第十一节　老年性肥胖症

肥胖可增加心血管的负担,又可诱发高血脂、高血压、动脉硬化、冠心病、糖尿病、胆石症、痛风、骨质疏松等疾病。生活水平的日益提高使中老年性肥胖症的发病率呈上升趋势,由此而引发的威胁老年人健康的疾病越来越多,故预防和控制肥胖将有助于提高中老年人的生活质量。护理常识:

治疗肥胖症以饮食控制、增加体力活动为主,不能依靠药物,因长期服药会发生副作用且未必能持久见效。

1. 对于进食量大、喜食油腻的肥胖者应减少主食量,少食大油,增加蔬菜及豆制品的摄入量。

2. 限制零食、糕点和啤酒。

3. 戒酒,饮食宜低盐、低脂肪,按时进餐,要细嚼慢咽,每餐不宜过饱。

4. 因多数老年肥胖症者常伴有冠心病、高血压等疾病,故活动量应在医师指导下进行,最好参加集体锻练并备好急救药品。运动以感到发热、微出汗、运动后轻松舒畅、睡眠增加为度,如出现心悸、头晕、胸闷、明显疲劳等表示活动过度。运动宜循序渐进,由慢到快,逐渐增加。

5. 每月称体重一次,以每月减少1千克、不感到饥饿为最佳减肥尺度。

6. 经控制饮食、增加活动量仍不能使体重下降者可通过针灸、中药汤剂等进行治疗。

第十二节　前列腺增生

前列腺是最大的男性副性器官,其主要功能是供应精液中的某些成分,对生育非常重要。自出生后至青春期前列腺生长较慢,青春期后生长速度加快,30～45岁间体积保持稳定,以后则出现两种趋向,一部分人趋向萎缩,腺体缩小,一部分人趋向于增生,腺体增大。

前列腺增生亦称良性肥大,是中老年男子的常见疾病,好发于40岁以上男子,随年龄增长发病率上升。护理常识:

(一)一般护理

1. 饮食宜清淡易消化,多吃蔬菜水果,避免辛辣等刺激性食物,戒烟酒,生活要规律。

2. 保持心情舒畅,避免情绪波动,适度参加体育锻炼,忌过度劳累。

3. 夏秋之交症状容易加重,因而患者要注意气候变化,合理安排生活。

4. 坐凳宜软,不宜久坐,少骑自行车,骑车和久坐能使会阴部充血,病情加重。

5. 切忌长时间憋尿,午后宜少用饮料,早期患者有尿意时即应排空膀胱。

6. 性生活要适度，梗阻症状轻且未发生过尿潴者可保持每月 2～3 次性生活，如曾发生过尿潴留或排尿困难明显、身体状况不佳时应禁止性生活。

7. 每晚睡前可按摩会阴、涌泉、关元、中极等穴位，反复作提肛动作。

（二）急性尿潴留的处理

多因感冒、劳累、饮酒、憋尿、房事或吃辛辣食物而诱发，病人小腹胀满、不能排尿，非常痛苦。

1. 热敷　行耻骨上膀胱区及会阴部热敷，也可行热水盆浴，水浴过程中如有尿意即在水中试排，若出浴盆后排尿则可能失败。

2. 按摩　顺脐至耻骨联合中点处轻轻按摩并逐渐加压，有时可排尿。也可用拇指按压关元穴约 1 分钟，并以手自膀胱上向下轻压以助排尿。切忌用力过猛，以免造成膀胱破裂。

3. 针刺治疗　可针刺中极、关元、三阴交、气海等穴位。

4. 敷脐疗法　用食盐半斤炒热，布包后熨脐腹，冷后再炒热敷脐。

5. 经以上处理仍不能缓解者可在耻骨联合上缘二指正中线处消毒皮肤后用 100ml 的一次性注射器穿刺抽尿，以缓解梗阻症状。每次抽尿不得超过 1000 毫升以免引起膀胱出血。

（三）留置导尿管和膀胱造瘘管的护理

1. 居室应清洁、通风，温湿度适宜，温度为 20℃～22℃，湿度为 50%～70%。

2. 多饮水，多排尿，每日尿量应大于 1500 毫升，以达到自行冲洗尿道的作用。

3. 按医嘱服用抗生素以预防泌尿系感染。

4. 每日用 2% 络合碘棉球消毒尿道口及造瘘口周围皮肤 2 次，每周更换尿管 1 次，每日更换积尿袋或引流瓶 1 次。

5. 积尿袋或引流瓶应低于床缘，以免尿液倒流引起感染。

6. 用夹子夹住导尿管或造瘘管，定时（约 3～4 小时）放尿 1 次，以保持膀胱功能。

7. 注意观察尿液的色、量并记录，如发现尿液混浊或有血丝，或导管梗阻时应及时到医院就诊。

第十三节　老年性泌尿系感染

泌尿系感染是老年人的一种常见病，包括肾盂肾炎、膀胱炎、尿道炎。

典型的可有尿痛、尿频、尿急等膀胱刺激症状，伴有发热、腰痛、纳差甚至血尿、小便混浊，部分老年人可因机体反应性降低而无明显症状，查体可有肾区（肋脊角）叩击痛，尿常规检查有脓球，尿细菌培养有细菌生长。护理常识：

1. 保持居室清洁和空气流通。冬季每日开窗通风 2 次，每次 30 分钟。

2. 根据病情给予清淡、易消化饮食，多食豆类及豆制品、鱼、蛋、奶等，在不影响心肾功能的情况下嘱多饮水，每日应保持饮水量在 2500 毫升以上，以稀释尿液。

减轻刺激症状,无糖尿病者可多吃西瓜。

3.对有尿失禁、留置尿管者应按本章第十四节中尿失禁及留置导尿管的护理进行操作以预防泌尿系感染。

4.对于尿潴留的病人条件允许时以间歇导尿法代替挣续留置导尿,保证无菌操作,不需做膀胱冲洗。方法是每4小时导尿一次,尿毕即拨管,可促进膀胱功能恢复、预防感染及膀胱—输尿管返流。

5.对尿失禁和留置尿管的病人可同时服用氯化铵、维生素C等,以预防泌尿系结石和感染。

6.保持性生活卫生,每次性交前清洗外阴及龟头。对反复发生的老年女性性生活后感染者应于性生活后即排尿一次,并内服复方新诺明2片加以预防。

7.急性发作期应按医嘱及时、准确使用抗菌药物,以防形成慢性感染。

第十四节 老年性尿失禁

尿失禁是指尿液不自主经尿道口流出的现象,多见于老年人。

老年性尿失禁常继发于脑中风、痴呆、脊髓压迫、椎间盘脱出、前列腺增生术后、糖尿病、酒精中毒、慢性膀胱炎、膀胱肿瘤等疾病。老年妇女也可因膀胱括约肌和尿道口松弛而出现遗尿现象。护理常识:

尿失禁病人的护理要点是排尿管理、预防并发症和尿控制训练。

(一)排尿管理

1.神志清醒的男性病人可直接用尿壶接尿,为保护病人的阴囊、阴茎和大腿内侧皮肤不受刺激,可在尿壶开口处置一块有孔毛巾(即缝一条5×7.5cm的有孔毛巾带附在尿壶口上,再缝一条5×10cm的毛巾长带绕在尿壶口的宽毛巾带上),壶底放平,防止倾斜倒翻。每日可用热肥皂水清洗外阴及肛门,夏季可敞开被单使外阴部潮气蒸发。女病人可用尿布兜裹,臀下垫一次性或橡胶布(橡胶布上要铺一层棉布),更换尿布前清洗会阴及大腿内侧皮肤并扑爽身粉以防发生皮炎。注意观察并掌握病人的排尿规律,以便按时给予尿壶或便盆。

2.神志不清的男性病人可采用假导尿方法,即取避孕套一个,其前端剪一小口用丝线连接导管或一次性积尿袋后套于阴茎上,用胶布交叉固定。此法简便易行,不易引起泌尿系感染,优于留置导尿术,但不能用于尿潴留病人。使用时切记胶布固定要松紧适度,过松易脱落,过紧易引起阴茎水肿。使用过程中要随时注意保持引流管通畅,以防尿液积聚浸泡龟头引起糜烂和尿液倒流于床上。翻身时防止导管脱落。阴茎套每日取下一次,洗净,晾干,清洗会阴,两小时后套上。女病人可先清洗会阴,再用经煮沸消毒后的奶嘴连接好导管或一次性积尿袋(连接方法同假导尿),对准大阴唇周围用胶布固定。

(二)尿控制训练

1.每隔2小时给病人饮水200毫升,10分钟后给予尿壶或便盆,从早7时至晚

9时共8次,训练6周,可减少尿失禁次数。此方法适用于清醒病人。

2. 留置导尿的病人可用夹子夹住导管,每2小时放开一次。夹管时间可逐渐延长至4小时,以促进膀胱功能恢复。

3. 对于前列腺术后尿失禁的老年病人可采用弹性加压垫控制尿失禁。工具制做:用长、短橡皮管各一根,短管一端缝于长管中央成一T型,将绷带缠于T型管上缠至拇指粗,T管的三个游离端都有钩子或扣环,使用时将T型管连接点置于会阴,两侧管从阴囊后方经腹股沟及髂前上棘上方,到后腰部互相连接,下方的短橡皮管经骶部至后腰部再扣住横在腰部的橡皮管,最后可在会阴部的橡皮管连接点上置一块棉垫。

(三)预防并发症

1. 保持居室清洁干净,空气流通。冬季每日开窗通风2次,每次30分钟。

2. 饮食宜清淡、易消化,多食瘦肉、蛋、奶及豆制品、蔬菜、水果等,按摩腹部,避免因长期卧床导致便秘。

3. 保持床铺清洁干燥,如有潮湿及时更换(可使用尿布自动报湿器)。每日用热肥皂水擦洗外阴及大腿内侧皮肤并扑爽身粉。

4. 注意观察会阴部及大腿内侧皮肤有无湿疹、溃烂等,如有发生可行留置导尿。

5. 对活动受限,意识不清者除应保持床铺清洁干燥、平整外还应每2小时翻身一次并按摩受压部位皮肤,以防发生褥疮。

第十五节　老年性便秘

便秘是指由于粪便在肠内停留过久,以致大便次数减少、大便干结、排出困难或不尽。老年人很容易产生便秘,其主要为习惯性便秘(是指长期的慢性功能性便秘)。便秘可引起腹胀,并因直肠充气使膈肌上升,反射性影响心率及冠状动脉血流量,而且用力排便动作过猛在老年病人可导致严重心律失常、阵发性呼吸困难、脑溢血、甚至突然死亡。护理常识:

1. 养成每天定时排便的好习惯　不论是否有便意,最好在固定的时间里蹲便器一次,这个时间适宜在早晨起床或自己认为合适的时间。在蹲便器时要把注意力完全集中到排便上来,不可再做其它无关的事,如看书、听广播、想问题,以免分散注意力。另外,有便意时即应蹲便器,不可拖延大便时间。

2. 合理饮食　平日饮食老年人应适当地增加流质及含纤维素较多的食物,如水果、芹菜、菠菜、白菜等。多饮水,尤其是早晨喝一杯白开水,可有效地预防便秘。另外,还应食用一些具有润肠通便作用的食物,如黑芝麻、核桃、蜂蜜等。

3. 多活动　老年人平时要适当地参加一些体育锻炼或体力劳动,加强腹肌锻炼,以增强胃肠蠕动能力、减少粪便在肠腔内停留的时间,防止便秘的发生。

4. 积极治疗一些可引起便秘的原发疾病。

5. 酌情应用缓泻剂　如果老年人已有大便干燥,除要注意以上所述几方面外,还可以酌情服用缓泻剂。

6. 学会自我引发便意

①早上起床后喝 1～2 杯冷开水,可以消除便秘。因为冷开水进入胃部之后能引起胃——大肠反射。刺激大肠蠕动,而且又补充了大便所不足的水份。

②腹部按摩　先用双手食、中、无名指重叠,在腹部依结肠走行方向,由右下腹,向脐上方,再向左下腹做环形按摩。可做 10～20 次。其次,用手指指腹按压腹壁。一边移动一边反复按压,顺序同上。最后按压左下腹用强压法,使结肠受刺激之后产生便意。

第十六节　老年性骨质疏松症

老年性骨质疏松症亦称绝经期后骨质疏松,基本特征是骨组织体积减少,也就是骨小梁的数量减少,而骨的矿物质与有机质的比例仍然正常。据研究,人类的骨组织在成年后随着年龄的增加而逐渐减少,大量的骨质丧失在女性多发生于 40 岁以后,男性则较晚。护理常识:

1. 加强营养　平日饮食要注意营养,多食含蛋白质及钙丰富的食物,如牛奶、豆类、海产品、瘦肉、骨头汤等,多做户外活动。

2. 注意安全　老年人骨质疏松、骨质较脆,容易发生骨折,平时生活中要注意安全,不穿硬底鞋、走路慢一些,避免碰撞、摔跤。

3. 服用药物　平日可服用一些含钙制剂和促进钙吸收的药物,如含钙口服液、多维钙片、维生素 AD 胶丸等。

第十七节　骨关节炎

骨关节炎又称退行性关节病,系由老年或其它原因引起的关节软骨的非炎症性退行性病变,并在关节边缘有骨赘(俗称骨刺)形成,女性多于男性且病变更为突出。受累关节一般为负重关节和活动频繁的关节,是影响老年人活动最常见的原因。护理常识:

1. 居室应向阳、通风、湿度宜小、温度适宜,避免住地下室、地窖、花室等潮湿处,坐椅高矮适宜,以直背椅代替斜靠背椅,硬床代替软床,农村病人可睡火炕,热天不宜直接睡在不烧火的炕上,避免受凉加重关节疼痛。

2. 饮食合理,避免营养过剩造成肥胖而加重关节负担,不吃猪、牛、羊、鸡、鸭、鹅肉及动物内脏等含嘌呤量高的食物,以免促成痛风性关节炎。要戒酒、多饮水,保证每日尿量在 2000 毫升以上。肥胖者要减肥。

3. 任何情况下都应鼓励病人在力所能及的范围内保持生活自理,以保留关节功能。切不可因疼痛拒绝活动而形成废用性肌肉萎缩和关节强直。关节严重发炎或剧烈疼痛时需卧床休息，但不宜长期卧床，可能时尽量鼓励其下床活动或在床上活动，确属活动困难者家属可为其进行被动活动，若感疼痛剧烈则不能勉强进行。病情稳定时可练气功、太极拳、香功等，活动时保护好关节。

4. 阿司匹林、消炎痛、布洛芬等消炎止痛药物对胃肠道有刺激，宜饭后服用，有消化道溃疡及过敏史者禁用。为减轻病人清晨症状，可在老人醒后起床前一小时服药(先进食一些点心)，服药必须定时，勿随意加服或停用。

5. 患者和家属应对该病有一个正确的认识，要乐观对待、积极治疗、减轻症状。

第十八节　老年性痛风

痛风是一组嘌呤代谢紊乱及(或)尿酸排泄减少所致的疾病。其临床特点为高尿酸血症伴痛风性急性关节炎反复发作、痛风石(是痛风的特征性病变，是尿酸盐沉积为细小针尖状结晶后形成的异物结节，常发生于软骨面、耳轮、滑囊周围、腱鞘表面、皮下组织和肾脏间质等处引起相应症状)沉积、痛风石性慢性关节炎和关节畸形。多见于中老年男性。其发作与饮食卫生及生活方式密切相关，少数有家族史，病程长、不累及肾脏，预后良好，不影响寿命。护理常识：

(一)急性期护理

1. 卧床休息，抬高患肢，一般应休息至关节疼痛缓解 72 小时后可恢复活动。

2. 禁食含嘌呤的食物，包括动物内脏(心脑、肝、肾、胰)、肉汤、肉馅、鱼类、小虾、鹅等，可用不含嘌呤或含嘌呤极少的食物，如米饭、面包、饼干、馒头、面条、各种奶制品(牛奶、麦乳精、奶酪、酸牛奶)、蛋类及各类水果(干果、糖果及饮料)，茶及咖啡可饮用，禁酒。

3. 鼓励病人要积极配合治疗，协助料理其日常生活，保证按时服药，多饮水以利尿酸排泄。

(二)间歇期及慢性期护理

1. 肥胖是痛风的诱因，故肥胖者应减少摄入量，增加活动量，根据具体情况，循序渐进，减轻体重。

2. 可少量食用含嘌呤量中等的食物，如瘦肉、牛羊肉及菠菜、蘑菇、扁豆、芦笋等，牛奶、鸡蛋、馒头、米饭、蔬菜等含嘌呤微量的食物可不必限制，禁食凤尾鱼、动物内脏等含嘌呤量极高的食物。

3. 高盐饮食可增加心血管负担影响尿酸排泄；酒精易导致痛风发作，故每日食盐量应小于 12 克，戒酒。

4. 增加蔬菜及水果的摄入，以补充维生素 B、C，有利于尿酸排泄。

5. 适当运动可预防痛风发作，减少内脏脂肪。

6. 保持精神愉快、生活规律，合理安排生活，劳逸结合，保证睡眠，避免过劳和伤神。

第十九节　更年期综合症

更年期综合症系指妇女在自然绝经(一般在 45～55 岁)前后或手术摘除卵巢、放射治疗等原因导致卵巢功能衰退而出现的一组证候群。

有统计结果显示,在我国,目前妇女的生理性绝经年龄有后延的趋势。由于生活水平和妇女保健水平的提高。更年期妇女约有 1/3 能通过神经内分泌的调节和自我调节达到新的平衡而无自觉症状。

绝经是更年期的一个重要标志,因此有些学者又将更年期称作固绝经期。绝经是一个过程,包括绝经前期、绝经期和绝经后期。我国城市妇女的平均绝经年龄为 49.5 岁,农村妇女为 47.5 岁。更年期的时期也存在个体差异,但一般都在 39～58 岁。护理常识:

1. 向患者说明更年期属生理性过程,症状可逐渐减轻或消失,以解除思想顾虑。鼓励其积极参加体育锻炼和文娱活动,培养广泛的兴趣、爱好,如书法、绘画、摄影、旅游等。

2. 保证充足的睡眠,避免情绪激动,保持身体健康。

3. 饮食宜多样化富含营养,多吃瘦肉、豆制品及绿色蔬菜,少吃动物脂肪(大油)。

4. 家属、亲友、同事要善待、理解体贴病人,建立和谐、轻松的家庭和工作环境,善于听取病人的倾诉,理解其感受。

5. 每月自查乳房一次并注意观察阴道分泌物,如发现乳房肿块、绝经后阴道出血或性交后有血性分泌,或有多量白带或血性白带者应及时去医院就诊。

6. 每半年到一年做一次妇查或相关普查,以排除恶性肿瘤。

第二十节　老年性皮肤瘙痒症

瘙痒症是指临床上没有原发性的皮肤损害,以瘙痒为主的皮肤病。其可以分为全身性和局限性两种。老年性皮肤瘙痒症主要为全身性瘙痒。护理常识:

1. 保持心情舒畅,情绪稳定。

2. 饮食清淡、戒烟酒;不饮浓茶、咖啡;不吃辛辣刺激性食物,如辣椒、大蒜和海产品。

3. 学会克制和忍耐,尽量避免搔抓、摩擦。

4. 不用碱性肥皂洗浴,最好用护肤香皂,皂沫应冲洗干净。水温不宜过热,冬季洗澡不宜勤。

5. 内衣应柔软宽松,以棉织品为好。不宜穿毛织品,并做到勤换、勤洗、勤晒。

6. 适当补充钙剂,如葡萄糖酸钙等也可止痒。

7. 若由于机体存在某些疾病,如糖尿病、尿毒症、黄疸等所引起的皮肤瘙痒,应针对原发疾病进行积极治疗。

第二十一节 老年期的心理问题

一、老年人易出现的心理问题

人作为一个生物体,有着不可抗拒的自然规律,因而衰老不可避免。但老人往往不能正视这一客观事实,总是因社会心理因素的影响而产生不健康心态,诸如退休、离休引起的综合症;丧偶、离异后的孤独、寂寞感;无经济来源引起的慌恐;子女离异下岗带来的烦恼;社会对老人的偏见引发的无价值感以及衰老所致的心身疾病和躯体疾病引发的苦痛。都对老年人带来很大的伤害,以致于出现焦虑、抑郁、失眠、易怒、不安等心理的表现,并对他们的心身健康带来不利的影响,使衰老加快。常见的心理问题有以下几种:

(一)离退休综合症

"长江后浪推前浪,一代新人换旧人",这是人类历史发展的客观规律,老人到了该让贤的时候,感觉似乎失去了些什么,好象生活失去了它原本的意义,心理空落落的,有无所适从之感。因从工作岗位上下来,首先要进行角色转换,紧接着就是适应环境,人际交往圈的缩小,人际关系的改变,往往会使他们出现情绪消沉和偏离常态的行为,有的甚至引发疾病,对健康非常不利。失落感是最常见且严重的表现之一,其次他们产生怀旧心理,忘不了工作时的愉快和被尊重之感,因而心情抑郁、孤独。若整日赋闲在家,无所事事,就会产生无用感和自卑感。甚至觉得度日如年,前途茫茫,消极悲观。性情的变化会引起急躁、发脾气,对做任何事情都不能感到满意,有时会因儿女的一句话,一个表情而产生猜疑和偏见,产生家庭矛盾。一般而言,事业心强、好胜而善争辩,严谨而偏激者发病率较高。

(二)心理老化

虽然年龄是衡量寿命的标尺,但增岁与增龄并不完全是一回事,这就是为什么有些人才过 60 岁就老态龙钟,而有些人 70…80 岁还精神抖擞,精力充沛,这完全是心态问题,人老了,如果心里发生老化,就会感到气力衰弱,记忆力不如从前,注意力难以集中,特别是当年轻人叫自己"老师傅"、称自己"老前辈"的时候,极易产生迟暮之感,衰老感一旦形成,就意味着其精神老化,就不愿与人交往,对周围事物毫无兴趣,同时也感到紧张不安,情绪消沉。意志衰退,从而加速了生理上的衰退,这样恶性循环,导致新的老年病发生。

(三)老年睡眠障碍

古代养生家认为"少眠乃老年人之大患"。老年人随着年龄的增加,生理机能的退化,睡眠越来越少,且睡眠浅,易惊醒,其睡眠的质与量均较年轻时下降,也有些老人受心理影响,怕环境的改变,加之躯体疾病的影响,使他们入睡困难或早醒。据有关资料显示:65 岁以上的老人约半数以上有不同程度的睡眠障碍。(如睡眠时间减少至 6 小时),也有的浅睡多梦。在所有的睡眠障碍老人中,心理因素影响睡眠是主要原因,也是加重睡眠障碍的主要因素,常见的心理因素有丧偶、家庭矛盾、经济拮据、子女不养等。家人不能理解和体谅老人,使老人倍感孤独与寂寞,产生焦虑情绪,打破睡眠规律,使其白天嗜睡,夜晚难眠。

(四)老年疲劳综合症

老年人由于机体的抵抗力和免疫功能下降,生活中常常会有疲劳感,通常表现为头痛、眩晕、眼花、失眠、早醒、情绪急躁、记忆减退、食欲不振、腰痛、身体倦困等,既找不出原因,用药也无效,使老年人感到苦恼,这就是通常所说的老人疲劳综合症。

(五)丧偶心理障碍

许多老年夫妻患难与共几十年,情感笃深,顿失老伴,会出现痛不欲生之感,不少老人因此而陷入痛苦的深渊难以自拔。茫然、彷徨、孤独、失落、悲痛等情绪错综复杂地交织在一起,会使老人产生无依靠之感,有的老人会因老伴去世而积劳成疾,也有的会随之产生自伤行为,以便追寻而去。

(六)老人再婚心理障碍

老人的再婚心理障碍可分为丧偶和离婚两大类。

丧偶的老人,好不容易从丧偶悲痛的心情中解脱出来,但却无法改变生活的孤单,无人照顾甚至感到连个说话的人都没有,深感寂寞,于是为晚年快乐希望找个伴相互照应,但又疑虑重重,易陷入矛盾之中。常见心理冲突原因有:

1. 怕别人议论,有失尊严,有损孩子的面子;
2. 怕婚后不和,引起他人说笑,自己烦恼;
3. 怕对原配偶不忠,旧情难忘;
4. 怕处理不好与子女的关系,引起家庭不和;
5. 怕子女不满意,失去亲情;
6. 怕引起经济纠纷,影响安宁的生活;
7. 怕生活习惯不同,难以相处;
8. 怕干扰妨碍自己的事业;
9. 怕再次遭受丧偶的打击,增加悲伤。

离婚的老人,常对异性存有厌恶心理,虽然生活孤单,无人照顾,生活缺乏情趣,但却怕再婚后会出现与原来妻子一样的矛盾,不仅没有使自己低落的情绪得以改善,反而会增添新的烦恼,因此会出现忧心忡忡,彷徨不安和焦虑、抑郁情绪。

(七)老人的性心理障碍

据国外的性生活医学专家证实,绝大部分的老年人的性生活可以持续到 70 岁以上,其中一部分人可保持到 80 岁左右,个别的到 90 岁高龄仍有性的要求。而美国科学家费弗发现,事实上大约有 70% 的男性在 68 岁时仍有规律地进行性生活,甚至在 78 岁时，还有 25% 的人继续保持活跃的性生活，这说明老年人还有相当程度的性要求、性功能，绝对不是没有性交能力，更不会完全丧失性欲。

然而，有些老人却陷入性误区，认为人老了就没有性的要求了，有性要求的老人会被认为是可笑的或不正常的病态反应；或会认为性生活对老年人的身体有害；还有的因此而歪曲老年人的形象，子女也不会对思想开放的老人产生信任感等，从而使老人因禁欲而影响了夫妻性生活，影响了夫妻感情，产生家庭矛盾；或被对方认为有外遇，而相互猜疑；同时还会因禁欲而影响功能，如果禁欲超过 60 天，往往会丧失性能力。

另外，还有一些自身因素的影响如对性知识的缺乏了解，把一些生活中或衰老过程中出现的正常生理现象误认为是性功能的丧失或障碍而产生不必要的精神负担，变成了精神上的抑制因素而对性生活失去兴趣和信心；有的因身心疾病如糖尿病等对性功能的影响而出现性欲低下，早泄或阳痿等，对老人产生不良的心理影响。

（八）回归心理

回归心理是一种不良的心理，它常使老人陷入一种消极的不健康的心理状态，通常是指老人怀念迷恋往事的现象，就是把个人的精神生活从现实推回到过去的心理上的"反刍"，称为"回归心理"。

回归心理也是一种负性心理。老人若终日怀恋过去的生活，势必会增加老年人抑郁心理，产生消极态度对待生活，感觉自己不如当年，感到岁月如流，往事如烟，今不如昔，因而出现自卑的情绪，以致对老年生活失去兴趣和信心，没有了生活的勇气。身心疾病就会乘虚而入，产生了高血压、冠心病、糖尿病、癌症，有的甚至出现老年性痴呆或老年性抑郁症，对老人的健康及其不利。老年人虽常以"长者"的姿态教育后代，或极力炫耀自己过去的光荣历史以求得心理上的满足和平衡，但过分的表现则会适得其反，会使自己心理越来越空虚。因此老年人应在缅怀过去的同时正视现实，从事一些有益于社会、家庭及个人的社交活动和集体生活，陶冶情操。安享晚年，不要因迷恋过去而丧失生活情趣，陷入"回归"的心理误区。

（九）病危及惧死

老年人细胞、器官、组织的结构及功能随着年龄的增长逐年老化，因而适应力减退，抵抗力下降，发病率增加，通常会伴有多种疾病，如可以同时患有高血压、高脂血症、冠心病和脑血管疾病；也可以同时患有喘息性支气管炎、肺心病、冠心病和糖尿病，癌症的患病率也较高。老人若因疾病而住院，常常会因此而精神崩溃，以为自己的生命走到了尽头而出现惧死心理。

对于病危的老年人，家属和亲友的焦虑和慌张会加重病人的心理负担，因此家属尽量不要当着病人的面哭泣，不要在病室内喧哗，在积极配合医生治疗的同时.要做好精神和物质两方面的准备，做好家庭生活的安排，对于患者尽量保密，以稳定其情绪。在老年人因疾病或因家庭生活的内容而产生不安全感时，就会产生惧死心理，这与老年人对生与死、老与疾的认识不足有关。当老年人意识到死亡降临的时候，会产生一些情绪反应。

1.对死感到恐惧。社会地位、人际关系较好,家庭生活条件优裕的老年人,害怕过早地离开人世。死亡,会意味着一切的结束,是十分可怕的事。

2.把死看作"解脱"。这些老人多因社会地位低下,家庭矛盾复杂,生活条件无保障,长期受病魔的折磨,会希望自己早一点找到"归宿"。以解脱痛苦。因此他们面对死亡的威胁心理负担较轻一些。

3.对死亡表现出矛盾情感的老人,总希望自己能够长寿,因而他们多会采取积极的态度来抗拒死亡。如早晨起来锻炼,若感不适,主动就医等。但另一方面,他们又希望自己不会有任何痛苦地死亡,因而一旦生病就卧床不起。希望有尊严地无灾无痛苦地死去。

面对老人的这些情绪反应,都不是成熟者应有的表现。对于逃避死亡或采取否定态度的老人来说面对死亡都是很痛苦的事情,无奈何地接受和强迫自己面对都会使老人的心理受到创伤,对机体产生不良的影响,会加快死亡的进程。因此,平静地面对死亡,除了要有坚强的个性外,还要有良好的社会适应能力、坚强的意志力和稳定的心理素质,这些对于一个人的整个生命过程都至关重要。

二、老年心理保健

直面人生永远是明智的选择。以倡导新文化运动闻名的胡适,曾为其乡友90岁的程某赠寿联:"五百里内,人尊长老;九十岁了,心犹少年"。说明了长寿的人虽老了但其心仍然要年轻。

老年人应以平静的心态正视现实,以乐观的情绪面对未来,经常保持健康的心态,使自己余热生辉,才会安享晚年。

(一)离退休老人的心理保健

春去春来,流年逝水,人们随着年龄的增长,要面临离、退休这一重要的生活事件的发生。随着工作岗位的转变,老人的社会角色也发生了很大的转变,即日常的生活、社会地位、经济状况均会发生改变,要适应这个社会角色的改变,对大多数老人来说是很困难的,他们不肯放弃原来的社会角色,对退休后的生活没有精神准备,一旦退、离休下来就会深感精神空虚、无所事事,从而出现烦恼惆怅、心情抑制、躯体不适之感,加速了心理老化。因此,离、退休老人应正视社会现实,面对自然规律,要做好足够的心理准备,寻找个人的支撑点,以保持心理平衡,并做一些对社会主义建设有益的工作,使自己在有生之年以健康的心态来完成社会赋予的使命,安全、满足地安度晚年生活。

1.老人面对离、退休要有充分的心理准备

离、退休对老年人来说虽然是生活中很重要的一个生活事件,但是只要有充分的思想准备,就会顺理成章从情感上、行为上安全地过渡。这就要求老人在离、退休后要淡化职业意识,减少职业活动,转移个人的生活重心,增添新的生活内容,并以新的生活方式来适应新的角色,从繁重的工作和复杂的社会活动中退出,把精力用到力所能及的活动中来,继续为家庭和社会做出自己奉献,这样就不会因为失去原来的社会角色而忧伤和焦虑。

2. 发挥自己的兴趣和爱好，多参与一些社会集体活动

老人离、退休后不能把自己禁锢在家庭这样一个小圈子里，否则，时间一久就会出现许多不适，如无用感，被家人照顾后的自卑感和无聊感，会有一种外出寻找工作的冲动。这时，老人要调整自己的生活坐标，以自己的实际能力做一些技术性指导工作，或积极参加社会集体活动和公益服务活动，参加治安管理、交通安全、街道居委会、市场管理等社会服务工作，也可以培养社会情趣，参加老年舞蹈班、气功锻炼、书法绘画培训班、写写回忆录、或到茶馆、图书馆、娱乐室消遣，还可以培养自己的兴趣爱好，发挥自己的专长，以有益的行为为社会公益事业服务。这样不仅可以陶冶情操，而且对老年人身心健康有益。

3. 克服急躁情绪，保持良好的气质风貌

老年人随生理机能的衰退，心理环境会发生变化，情绪易急躁，办事缺乏耐心，容易与同事和家人发生矛盾，与子女不和。为此，老人应加强自身的道德修养，遇事尽力克制自己的不良情绪，对子女多包容，对邻居及同事多宽容，多微笑，使大事化小，小事化了。并多看看书，以平静的心态面对家人，学会沉着处事，保持良好的气质，风貌。

4. 合理用脑，防止大脑老化

医学界认为，人的脑细胞不管用不用，每天都有一定数量的脑细胞死亡。而死亡的又正是不用的脑细胞，那些常用的脑细胞，反而生命力极强，代谢极旺盛。现代医学也证明了强化思维，锻炼脑体协调功能，会使大脑皮层兴奋，促进脑血流的增加，使大脑细胞产生活力，从而减缓智力下降，防止和延缓脑衰老。因此，老年人可多看看书、多学习，以提高大脑认识反应能力，延迟脑细胞的衰退。

5. 争取家庭和睦，重新认识和调整夫妻生活

家庭是老年人生活的主要活动场所，家庭气氛是否和睦对老年人的身心健康有很大影响。老人刚一退休，会有短暂的"蜜月阶段"，两人可以抛去工作压力，在家完全自由地支配时间，但随着时间的延长，这种单调的生活会使老人去改变，不仅从心理上，而且会从行为上发生变化，虽如此，夫妻俩应共同协商，在重新审视夫妻关系的同时，调整好自己的情绪，搞好夫妻及老伴与子女间的关系，以保持一个良好的家庭状态，使自己在满足的心理下享受晚年生活。

6. 知足常乐，随遇而安

岁月不饶人，生老病死是人生的必然规律，老年人在正视这一社会现象的同时，要知足常乐，懂得随遇而安，面对退休，不要将自己的不满或怨气强压于亲人，而应随环境的改变来适应环境，保持满腔的生活热情，珍惜眼前的时光，排斥不必要的烦恼，以完成社会赋予的使命，为美好的生活做出应有的贡献。

7. 避免回归心理

老年人的回归心理，多以自己不在原来的工作岗位上而认为自己已经失去了原有的尊贵。总是对过去产生回忆。并沉浸于过去而难以自拔的不良心理。老人的这种心理会使老人产生老而无用之感，总觉得自己体力已大不如以前。在对过去美好的回忆下老人会产生留恋过去的心理。而沉浸于原有的自我中，从而对心身造成不良的影响。

8. 消除一些影响心身健康的不良因素,保持良好的健康状态

老年人退休后,有的表现乐观,而有的就会出现一些不良心理,这除了与遗传因素有关外,还与社会心理因素有关。最常见的三大原因为文化程度、家庭状况、文体活动。

文化程度方面:文化程度较低的老年人在离、退休后的情绪反应及衰老速度均明显超过文化程度高者,原因可能与其自我调节能力差,患病时不能及时医治有关。有文化的老年人能合理、综合分析自己,评价自己,使自己处在一个能良好适应社会的位置上,并以良好的心态应对现实,因而心理冲突少,同时,又易于与子女、亲朋好友沟通,以渲泄自己心中的苦闷,使自己得以解脱。因此,文化程度低者在离、退休后要加强学习以提高自己的文化修养,正确面对人生,以保持心理健康。

家庭状况方面:一个完美的家庭有利于离、退休老人的健康长寿,相反则有损于其身心健康。研究表明,离、退休人员独居者早衰的相对危险度为 6.56,由此可见,老人独居不利于健康。因此,老年夫妻应珍惜几十年来建立的夫妻感情。老人除对子女有扶养权,也有享受被赡养的权利,子女尽孝,让老人在一个和睦的家庭中安享晚年,晚辈对老人的充分体贴和照顾也是老人能否安度晚年和健康长寿的关键。

文体活动方面:生活规律,并经常参加各种有益的集体文化活动和体育锻炼,可增加离、退休老人对生活的乐趣和信心,有效防止体力与智力的过早衰退,有利于恢复体力,消除不良的心理刺激,若离、退休后的老人在家不愿参与家庭娱乐活动,不操持家务,就会有孤独和无聊之感产生,从而影响到身心健康。

所以,老年人离、退休后尽量避免和减少社会不良刺激对自己的影响,应以乐观的情绪面对现实,适时进行自我调节,修心养性,安享晚年。

(二)走出丧偶、再婚的情感误区

一对恩爱夫妻,几十年患难与共,有一日,一方去了,另一方就会痛不欲生,甚至因过于伤感而卧床不起,更有甚者,会随之而结束自己的生命。心理学家对丧偶后人的心理活动的规律进行了研究,发现丧偶者有以下几个方面的具体表现:

1. 在老伴去世后丧偶者所有心理活动都会集中于一点,即老伴去世了,他们会因此而痛不欲生,终日以泪洗面,人似呆或疯癫,还有的愿共赴黄泉;

2. 丧偶者会因老伴的去世而对他人怀有敌意,对自己怀有自责,会认为周围的人不理解、体谅他,或者会抛弃他,会怨恨自己没能好好地照顾老伴,因而有愧疚之意;

3. 当丧偶者已意识到老伴真的已经去世了,不再会回到自己身边的时候,就会对过去产生回忆,对未来产生绝望、悲观,会感觉度日如年;

4. 随着老伴去世时间的延长,在朋友或亲人的规劝下,丧偶者会慢慢从绝望中复苏,开始重新安排生活。虽然表面已经恢复常态,但内心深处仍会隐隐作痛,只不过能自我抑制,以其它的方式排解这一痛苦罢了。因此,对待丧偶者,首先要做好自我心理调适,避免自责心理和怀旧心理,以积极的生活方式寻求精神寄托,不应陷入丧偶的心理误区,更不应拒绝再婚,否则,是一种不健康的心理反映。

417

1. 做好自我心理调适,避免自责心理的发生。

夫妻情深。失去伴侣对个人来说是一件痛苦不堪的事件,但是面对现实,应理智地告诫自己这是自然规律,任何人都无法阻挡得了,自己应该坚强地面对,在安排完后事之后应及时加以心理调整,尽快恢复心态平衡,不应自责自己,把老伴的去世认为是自己铸成的难以弥补的错误。从此产生严重的心理负担,时刻责备自己,使自己的心身受到摧残。

2. 消除怀旧心理,积极追求新的生活方式。

俗话说"见物如见人",每次看到配偶的遗物,就会回忆起与配偶在一起的美好生活,从而强化了配偶在自己心目中的地位,产生痛苦的思念之情。同时,这种思念会束缚丧偶者的思想和行为,使其消沉而不能坚强地面对人生甘味,失去了对生活的热情,从而放弃了他对人生的美好追求。面对丧偶者的心理,亲人应帮助丧偶者摆脱这种怀旧心理,使其多参与社会集体活动,多与社会人接触,以改变其内心的孤独感和空虚感,使其以积极的态度面对生活,从中寻找新的生活寄托。

3. 消除再婚的心理障碍

一些医学家指出,人到老年,最怕寂寞孤独。虽然儿女的体贴和关心会使老人感到暂时的满足,但却难以解决老人心理上的依赖感,只有和美的夫妻关系才会使老人的心理平衡,促使其心理良好健康的发展。因此,丧偶的老年人若排除不了再婚的心理误区,就会使正常的情感难以宣泄,久而久之,产生心理疾病,出现老年抑郁症等。

但是,老年人丧偶再婚又面临许多难题。一是再婚后怕夫妻之间发生矛盾,二旦怕与子女产生不和,三是怕财产分享不平,四是怕受骗而带来伤害。面对这许多的再婚阻力,老人的孤苦心理无法解脱。这时,家人就应帮助老人摆脱这些困难,首先,要使老人明白,再婚可以使老人找到相互依托,在得到对方关心体贴的同时,更能得到生活上的照顾。"少年夫妻老来伴"的俗语会使老人保持心态平衡,也没有了儿女照料的不适感,同时也减轻了儿女的心理负担。

另外,告知老人,再婚是受到法律保护的,是每一个单身所享有的权利,而不应顾忌他人说什么。但就双方的结合,当然存在着性格上、经济上、责任上的不和现象;也有的初婚者与再婚者存有"再婚贬值"、"追前嫉妒"等不良心理,同时双方也会出现性心理障碍,面对这些不良心理,夫妻双方应避重就轻,从爱的角度出发,以感情为重。看淡个人利益,相互扶持、相互爱护,幸福地走完自己的老年历程。

再有,全社会的成员人人都应是老年再婚的宣传员、服务员、保障员,有了这三位一体的社会力量的支持,老年人再婚的困难就有望克服,婚姻的质量也有一定的保障。

(三)老年身心疾病的防护

当今世界,由于社会的巨大变化给人们不仅带来了富有和文明,同时在医疗卫生领域中,疾病的结构也发生了很大的改变。过去危害人们健康最严重的传染病、营养不良等,已得到较好的控制,伴随工业化社会而迅速增加的心身疾病,如原发性高血压、冠状动脉硬化性心脏病、恶性肿瘤等,已成为危害人们健康最严重的疾病。有关调查表明,占死因前三位的是冠心病导致心肌梗塞、因动脉硬化引起的中风和恶性肿瘤。年过 60 岁的老人离开人世,绝大部分是由于上述三种疾病。因此,心身疾病对老年人有很大的威胁。预防和治疗心身疾病应是卫生部门的头等重要任务,作为老人更应重视心身疾病的防护。

心身疾病是以心理社会因素为主要因素而导致的疾病。Weiner(1997)指示心身疾病出现时,老年人常会表现:由于失去工作或由于出现创伤失去活动功能,或由于失去占有权表现被威胁的心理改变。由于与子女分离,亲人或朋友死亡,也可能出现同样的心理改变,导致失望及忧郁。过分的悲伤可导致癌症、冠心病、糖尿病、结核病等,促使心身疾病的发生。

1. 冠心病的防护

冠心病在医学上称为"冠状动脉粥样硬化性心脏病",是由于冠状动脉粥样硬化,使血管腔狭窄、阻塞,导致心肌缺血甚至坏死而引起的心脏病。是老年人常见的心身疾病之一,作好冠心病的预防和护理,可以减少死亡率,对老人的健康长寿有益。

患有冠心病的老人应注意自我保健。

(1)晨起要谨慎 晨起前应在床上活动活动手脚,用手在心前区和胸部做 5~10 分钟自我按摩,待感觉比较好时再起床,生物节律研究表明,一天 24 小时当中,早上 6 点至 11 点是急性心肌梗塞、脑卒中、猝死的高峰时间,医学上称之为"魔鬼时间"。若起床过猛,有可能出现交感神经兴奋、心率加快、血压升高、心肌耗氧多、血小板聚集性增高等,因此老人一定要注意。

(2)保持情绪稳定,切忌过度激动或伤悲

急躁或情绪激动,会使血中儿茶酚胺增加、血压增高、心率加快,经常如此,会诱发高血压和冠心病。争胜好强者,冠心病的发病率明显高于性格温和娴静者。老人若遇不顺心的事,应多与朋友谈心,倾吐心事,忘却烦恼,减少忧郁悲伤。要理智行事,切莫急躁和激动。

(3)注意饮食 冠心病的老人应以清淡、低胆固醇、低热、低脂肪、富含维生素的饮食为好。碳水化合物、蛋白质、脂肪等各种营养成分搭配适当,不要多吃油腻、太甜、太咸的食物如蛋黄、脑、肝、肾、鱼籽、奶油等,也不宜过饱,应少食多餐。

(4)禁烟少酒 吸烟可使心肌及全身的氧供应减少,且促使冠状动脉痉挛,加重病情易导致心肌梗塞的发生。大量饮酒可使血脂增高,促进动脉粥样硬化,加重冠心病的病情,同时经常饮酒会损害肝脏并产生脂代谢紊乱。

(5)饮水要充足 摄足水分,降低血粘度,特别是晨起后和晚睡前,饮一杯白开水或蜂蜜水为宜,这样,可以保持体内充足的血容量,减少冠状脉供血不足的症状。每日摄水量在 2500 毫升为宜。

(6)经常锻炼身体,坚持运动

适当的体力活动,可以促进机体的新陈代谢。增强人体各器官的功能,又可以帮助消耗过剩的脂肪。运动锻炼因人制宜,应避免过度劳累,以免增加心脏的负担,激发或加重冠心病。

(7)注意睡眠充足,睡眠姿势正确

冠心病人在日常生活中要讲究科学睡眠以预防心绞痛、心肌梗塞的发生。头高脚低右侧卧位,可以使全身肌内松弛,呼吸道畅,心脏不宜受压迫,且能确保全身在睡眠状态下所需的氧气供给,有利于大脑的充分休息,减少冠心病、心绞痛的发生,同时冠心病人应坚持每天中午睡眠30分钟,这可以使冠心病人的发病率减少30%。

(8)及时治疗与冠心病密切相关的疾病,并备好急救药品

通常与冠心病相关的疾病有高血压、糖尿病、高血脂症、肥胖病等,若患有以上疾病,应配合医生积极治疗。治疗中要注意药物的副作用,脉搏低于60次/分以下应停服药物,若有不适及时与医生联系。除按医嘱服药外,还应将硝酸甘油、心痛定等药物放置于随手可得的地方,一旦发生心绞痛,可及时自用急救药品。同时应随身备有记录自己姓名、家庭地址、联系人、联系电话号码的病情小卡片。

(9)冠心病猝死的预防

冠心病猝死在日常生活及临床上较常见,但却很难发现其先兆症状。因此,患有冠心病的老年人应以积极的态度治疗冠心病性心律失常及严重的传导阻滞,要定期复查心电图,发现异常及时住院治疗,做到早防早治。另外,老年人要防止剧烈的运动和强烈刺激。近年来,大多数老年人退休后都能养成良好的锻炼习惯,这对健康很有益,但因其年龄较大,承受能力有限,且常伴有多种疾病,剧烈的运动和强烈的刺激会使老人心率过快,加重心脏负担,易引起意外事件的发生。同时,老年人要特别注意自身的感觉,如有不适、胸闷、心悸气促、头晕、大汗等,应马上就地仰卧,及时给氧,请医生诊治,以防有猝死的危险。

在冬季,老年人居室的温度不宜过低,在室外尽量戴口罩,因为冷空气会刺激患者引起胸闷、心悸、气短等不适,这多是由于冷刺激可引起末梢血管收缩、外周阻力增加、平均动脉压升高、心肌耗氧量相应增加所致。

(10)冠心病人房事应谨慎

患有冠心病的老人不但要注意自我心脏监护,同时行房要谨慎。因为行房可引起心跳加快,出现气短等现象。因此要经常监护心脏功能,行房时频率勿过度,保持每月1—2次即可。饱餐或饮酒之后尽量少行房事,以免增加心脏负担,引起意外。在性交过程中出现胸痛、憋气、恶心、头晕时,应立即终止房事,注意休息,必要时立即就医。

(11)心理因素与冠心病

冠心病是老年心身疾病之一,其发病与心理因素的影响有很大关系。如社会流动、经济收入低微、文化背景、工作环境及工作压力、家庭和社会的人际关系紧张等,都可能使老人心理紧张,长久则会引发冠心病。

冠心病的发生与个性也有很大的关系,而性格又是一种复杂的心理因素。美国学者最早提出冠心病与心理因素有关,他把性格分为A型和B型。A型性格表现易激惹冲动,急躁而缺乏耐心,强烈的时间紧迫感,争强好胜等;B型性格为从容不迫,耐心容忍,会合理安排作息。A型性格易患冠心病,且是B型性格3倍甚至还高。因此,在日常生活中。尽量控制自己的情绪,避免愤怒、焦虑、烦躁、抑郁、紧张、惊恐、憎恨、过分激动等以防诱发冠心病、心绞痛的发作,使心肌缺血、梗死、甚

至猝死。因此，老年冠心病患者尽量保持心情舒畅，以乐观的态度对待人生，修心养性，安度晚年。

总之，患有冠心病的病人应以预防为主，积极配合医生治疗，减少诱发因素的刺激。应按医生的要求进行自我防护做到及时复查，及时治疗，减少冠心病猝死的发生，由于冠心病引发死亡率较高，老年人应重视冠心病的防护。

2. 老年糖尿病患者的防护

糖尿病为老年人常见的代谢、内分泌性疾病，60 岁以上发病率为 40 岁以下发病率的 8 倍。

近年来，糖尿病已上升为当前严重威胁人类健康的一大疾病，与冠心病、肿瘤并称人类生命的三大杀手。

老年人糖尿病多为糖耐量异常所致，且与心理功能发生变化后出现心理冲突有关。约半数以上的老人在患了糖尿病后就会出现情绪和行为方面的变化，随着病情的发展可出现易怒和疲劳、爱动感情、语言增多、多诉病痛等，甚至爱发脾气，随意增加饮食，使病情加重。

那么，糖尿病应如何作好预防呢？

糖尿病的预防应构成三道"防线"，医学上称为三级预防。一级预防是指最大限度地减少糖尿病的发生率，这就要求平时要注意饮食的配合及摄入，适当的低糖、低盐、低脂、高纤维、充足的维生素的摄入可减少糖尿病的发生，同时要保持体重不会明显增加，并要进行定期监测；改掉生活中的不良习惯如抽烟，而大量饮酒都会对糖尿病有促发作用。二级预防就是早期发现糖尿病人并积极进行治疗。应将血糖测定列入老年人常规的体检项目；凡有皮肤异样感觉、性功能减退、视力不佳、多尿、白内障等，均要仔细鉴别，做到确诊，以积极的态度配合医生治疗，且要定期测定血糖、血脂、血压及心电图等。三级预防的目的是延缓糖尿病慢性合并症的发生和发展，以减少致残和死亡率。

目前糖尿病被认为是一种终生性疾病，尚无法根治。但若能加强自我防护，合理饮食调理，保持情绪乐观，是可以减缓糖尿病的病情的。

（1）糖尿病病人的饮食控制是糖尿病病人治疗的基石

目前糖尿病的饮食标准是在轻度劳动的状态下，每日所需的热量为每公斤体重 30 卡左右，这样病人就不会有饥饿感，其中碳水化合物含量应占 55%。老年糖尿病病人尽量不要吃各种含糖的甜食品，多食一些粗纤维的食物如蔬菜、豆类等，食物宜清淡勿咸，也尽量避免食用牛肉干、内脏之类。更应注意按医生的要求配食、进食，按规定的分量定时食用，忌随意增加饮食量，而使病情加重。

（2）早期预防糖尿病的发生，做到早发现早治疗

首先，老年人要了解一些糖尿病的表现，早期若有以下情况，应怀疑是否患了糖尿病，必要时到医院确诊：

a. "三多一少"症状即吃的多、喝的多、尿的多，但体重下降。

b. 有高血压、冠心病、脑血管疾病。

c. 反复出现尿路、胆道、肺部感染。

d. 顽固性便秘或腹泻。

e.局部出汗较多者。

f.父母或上一代有糖尿病史者。

对于早期发现的糖尿病,老年人应及时诊治,因其年龄增大,体质较差,同时可合并其它的身心疾病,若不及时诊治,就会使病情迁延,后果严重,甚至致残、致死。

（3）防止糖尿病患者低血糖的发生

老年糖尿病患者多数为40岁以后发病,即多属非胰岛素依赖型。由于老年人患糖尿病后其"三多"症状不明显,在合并有肾病、脂肪肝、心脏病的情况下,因其机体功能状况减退,体内升高血糖因素下降,刺激后不能及时产生应激反应而诱发低血糖。为此,老年人应注意要有效地防止低血糖的发生,同时要注意定期到医院复查血糖尿糖,并遵从医嘱调整用药剂量。在用药时,要用一些较温和的药物,不致引发低血糖的发生,而且要注意药物的副作用对肝、肾功能的损害要小,伴发有心脏病者,除病情十分需要时,尽量减少心得安的用量。在治疗糖尿病的同时,要积极采取措施治疗其它合并症,以减少、减轻并发症的发生、发展。

（4）有预见地防止感染的发生

老年人体质弱,患糖尿病后易引起末梢血管病变,发生皮肤破溃而引起皮肤感染,因此,老人一定要注意防止跌伤,摔伤,同时要勤换内衣裤,勤洗澡,并尽量穿柔软的全棉内衣。

（5）亲人要做好糖尿病人的心理护理工作

糖尿病者易发生情绪变化,易怒、激惹,亲人一定要多顺着病人的脾性,对其表示同情、理解,适当给予安慰、指导,鼓励患者多参加集体活动,树立战胜疾病的信心,同时要求病人做好自我保健,特别是做好饮食和用药的指导,让患者在轻松的心境下接受治疗,以促进心身健康。

3.老年高血压的防护

高血压是一种以动脉压升高为特征,可伴心脏、脑、肾等器官功能性或器质性改变的全身性疾病。近年来,高血压的患病率在不断地增长,目前,我国已有近9000万人患有高血压。

高血压诊断较容易,国际卫生组织的标准采用新计量标准（kPa 千帕）。凡收缩压 > = 21.3kPa（160mmHg）舒张压 > = 12.6kPa（95mmHg）,则认为是高血压,若收缩压在 18.6 ~ 21.3kPa（140 ~ 160mmHg）,舒张压为 12 ~ 12.6kPa（90 ~ 95mmHg）,则可诊断为临界高血压。正常为收缩压 < = 21.3kPa（140mmHg）,舒张压 < = 12.6kPa（90mmHg）。

老年人患了高血压,因药物代谢消除率低,用药易出现副作用,因此,要高度重视非药物治疗,特别是饮食上要低盐、低脂饮食,钠盐每日限制在 5 克以下,并限制碳水化合物的摄入。注意补钾、补钙,适当增加蛋白质,尤其增加牛奶、豆类、海鱼、海藻类食品及纤维素食品的摄入,提倡必要的活动和适当的体育锻炼,限制饮酒,提倡戒烟,并对并发症进行早期治疗。

另外,老年人由于肾功能减退,用药量要小,以防药物积蓄引起毒副反应,伴有全身动脉硬化。切忌血压骤降或血压波动较大,避免因血压降的过低导致心、脑、肾等重要脏器的供血不足。

老年高血压者,要注意社会心理因素对其心身的影响,如亲人丧生、社会地位、个人经济收入的改变都会给老人的思维和行为带来影响。因此,老人面对社会问题,要保持情绪相对稳定,防止大起大落,要不断地变换角度去看待发生在自己身上、子女身上及家庭里的问题,加强自我调节,以"不以物喜,不以己悲"来调节自己的情绪。同时要妥善处理家庭矛盾,善于人际交往,以平和的心态积极参加社会活动,分散对疾病的注意力,可以减轻老年患者的心理压力。

当然,防治高血压,除了注意饮食、社会因素外,老人应学会自我保健。睡眠对高血压患者尤为重要,睡眠不足或失眠,都会使病情恶化。但是,老人在失眠时,要避免应用催眠药,因催眠药对神经系统和肝脏有影响。在减少或尽量不用催眠药的情况下,要学会自我按摩以保健,使头脑清醒,消减胀痛眩晕,使头脑轻松舒适,血压会随之下降。每次按摩时间 5 ~ 10 分钟,按摩头部对失眠也有较好的疗效。

老年高血压患者运动的方法也有多种。每个人应根据自己的年龄,病情及体质进行适宜的运动锻炼。如跑步、太极拳、保健操、气功等。或者进行日光浴、森林浴、泉水浴等。长期坚持体育运动,对治疗后巩固血压稳定有明显的效果。

对于高血压患者,要减少恶性刺激,忌过度的情绪激动,因为一切的忧虑,悲伤、烦恼都会使患者精神紧张和疲劳,使交感神经兴奋致血液中儿茶酚胺等血管活动性物质增加,引起全身血管收缩、心跳加快、血压升高,甚至引起脑溢血而危及生命安全。

暴饮暴食对高血压也不利。过饱可以使膈肌上移,影响心肺功能;过饮会使血压升高,发生意外。

因此,高血压病人一定要养成良好的生活习惯。注意饮食规律,保证充足睡眠。在用降压药时,要适量,用药过程中进行自我保健和情绪的调节,要自备血压计,以便经常检查血压,及时调整用药剂量,使血压维持在最适宜的水平。在药物治疗过程中,宜服用作用缓和的降压药。目前,普遍认为老年高血压病宜服用钙拮抗剂,对增加心、脑等重要器官的血流量和改善心、脑、肾的功能有益。

4. 老年癌症患者的防护

任何年龄的人都会得癌,而以老年人发生癌症的机率为高。因为衰老和慢性炎症是老年人易患癌症的基本原因。老年人因 T 淋巴细胞、自然杀伤细胞和巨噬细胞功能衰退,不能及时消灭初发的肿瘤细胞,易导致肿瘤细胞的增殖,加之老年人随年龄增长,能致瘤物质的时限较长,最终成为癌症的发病者。

老年人发现自己患有癌以后,要争取早期治疗,因为首次治疗对癌症患者的愈后常起决定性作用。癌症的特点是复杂多变,如果不及时准确地治疗,其治愈率就越来越低。当癌细胞扩散,转移至肝、肺等脏器上,任何医疗手段都难以挽回人的生命。所以老年人应正确对待患癌的事实,配合家属、医生作好诊疗和防治,制定科学合理、有计划的综合治疗方案,并做好自我心理防护。以便于提高老年癌症病人的远期疗效和生存期。

癌症可以发生于老年人的任何脏器,常见于胃癌、肝癌、肺癌,女性多见有乳腺癌、宫颈癌,男性多见有前列腺癌等。对于老年癌症患者,最严重的心理反应是患者会因"癌症就是绝症"的旧观念而产生情绪低落、绝望、如果不及时加以引导和纠正,患者会因情绪低落难以摆脱其心理压力,最终精神崩溃而抑郁致死。因此,癌症患者心理护理非常重要。

心理护理是指在护理过程中,通过行为或相互关系的影响,从而改变病人的心理状态和行为,使病人康复的方法。其目的在于解除病人对疾病的紧张、悲欢、抑郁的情绪。调动病人的主观能动性,树立战胜疾病的信心。癌症病人一般都具有强烈而复杂的心理反应,有异常的情绪和行为变化,心理护理时要因人而异。

(1)注意患者的情绪变化

癌症病人知道自己患有癌症后,会因惧死而产生焦虑、紧张、抑郁情绪。这时,家属应以安慰性语言认可病情。并劝慰病人将心中的不良情绪渲泄出来,并密切观察病人的情绪,了解其真实的思想状态,待其心平气和时给予有效疏导,帮助其分析病情使病人做好心理准备,配合医生积极治疗。

(2)尽量满足病人的心理需求,提供娱乐场所引导其活动

癌症患者通常会有不安全感,会因病情影响产生猜疑,或对家人的依赖,多愿卧床而不愿活动,此时家属要以暗示性的语言疏导病人,尽量满足其心理需求,将有关癌症的知识及其患病的情况告知患者,让其放心,并劝慰病人多参加一些娱乐活动,可到附近的癌症俱乐部或活动中心接受治疗,适当地娱乐对癌症患者的情绪有改善,可以提高其社会适应能力。消除其悲观情绪。用一些成功的事例说服教育患者。改变患者对癌症的不良看法,鼓励其增强战胜疾病的信心,延缓生命。

(3)注意饮食规律,多食一些防癌抗癌的食物

医疗界现在有种新的说法,认为注意饮食是对付癌症的主要方式。因为有些食物有抗癌效能,而有些食物可以防癌发生。老年人随着年龄的增长,饮食习惯不良,且因牙齿脱落、容易偏食,因此,一定要注意饮食调节,多食一些能防癌、抗癌的食品,如番茄,可降低患癌的机会;绿色蔬菜,能预防多种癌症;大蒜、洋葱和青葱等含有大量可以抑制癌特性的化学物质;大豆至少含有5种能抑制癌肿的化合物;柑桔类水果对减低患乳腺癌的危险又特别有效。

(4)康复期癌症患者要重视心理健康

癌症患者通过手术或放疗、化疗之后身体恢复正常,一定要保持乐观的情绪,学会各种自我心理调节的方法,以保证心理健康,不要总是想着自己是一个癌症病人,和正常人不一样,会很快死亡,而应参加一些力所能及的活动,读书、看报、听广播、看录像、种花、养鸟、钓鱼等,以陶冶自己情绪,恢复自信,并为社会及家庭作些力所能及的奉献。

癌症病人在康复期也可有适当的性生活,因为性生活可以满足病人的生理需要及心理需求,但不要纵欲过度,以防伤身。

当然,所有的心理护理只有通过病人正确认识,才能发挥其有效作用,但癌症病人通常对治疗、对护理都会有很严重的心理误区,常见有认识上的误区。目前临床上对恶性肿瘤在治疗上有四种模式,即手术治疗、放射治疗、化学治疗及生物治疗。随着医学科学的发展,癌症的治愈率越来越高,但由于人们固有的旧观念难以改变,认识上的偏差往往使不少病人延误了诊断,丧失了治疗和护理的机会而造成终生遗憾。

还有些癌症病人会产生思维上的误区,他们对医生的话言听计从,从不怀疑,

这就给那些不懂装懂的医生或那些利用秘方、偏方治癌者一个可乘之机,从而促成一些医源性的延误诊断和错误处理的发生。因此,看病时一定看专科,让专科医生来处理专科疾病,让病人得到早期的诊断和最佳的治疗,以保存生命。

(四)融洽夫妻感情,相伴安度晚年

所谓"夫妻恩爱利长寿""少年夫妻老来伴",都说明了一个道理,就是夫妻要相互敬重,又要相互关怀。良好的夫妻关系利于老年人的身心健康,相互依存又能使二人长寿。

老年夫妻,在几十年的共同夫妻生活中,经历了风风雨雨,产生过痛苦欢乐,承受过挫折失败,拥有过幸福美好,曾以相爱的誓言,信誓旦旦地愿相互追随;曾以真诚的爱心,拥有和关心对方;曾相知相爱,愿白头偕老;曾如痴如醉,愿赴汤蹈火。虽然在漫长的人生岁月中,在繁重的家务压力下,产生过矛盾,产生过冲突,有过不快和伤感,但是家庭仍会把两人的心紧紧地捆绑在一起,使其共同把困难踩于脚下,把希望托在头上,相互携手,共同走完这美好的人生旅途。因此,老年人一定要珍惜这来之不易的夫妻感情及家庭生活,应相互努力,继续发展夫妻关系,相伴相随,共享晚年。

然而,近年来,随着人们观念的改变,老年离婚案件也越来越多。据统计,老年离婚已占总离婚率8%~10%。因此,重视老年夫妻关系的调适,对老年婚姻的稳定有很大的保障作用。

记得有一位精神病患者因父母情感不融,整日在家打打杀杀,对患者心理上造成很大影响,久而久之,父母因难以维持家庭生活而离婚。患者不堪承受打击患了精神病,不良的夫妻关系导致家破子女患病,对社会带来不良影响,对家庭成员造成心理伤害,追其原因,患者的父亲在退休后被聘用在外开始工作,经济上较富裕,而其母仍闲置在家,时间一久,就出现了"角色差异",其母因其父在外时间较长而猜疑、发怒;其父因对其母的挑剔、看不惯而大打出手,久而久之,矛盾、积怨越来越深,难以沟通,最终导致离婚。子女从中受到虐待和推让,心理不平衡,患者在愤怒之时暴打了父亲,被派出所拘留,后精神崩溃而患精神分裂症。其父母离异后,母亲未再婚,其父雇一名小保姆并与其生活在一起,使一个本应美好幸福的家庭解体。虽然这是一段生活事件,但离婚对于老年人来说实在是弊大于利。

通常影响夫妻关系的因素有以下几种;一是二者中一方有外遇,造成夫妻反目成仇而离婚;二是夫妻双方退休在家,子女多长大成人,各奔东西,夫妻长久地面对面无言以对,感觉没有了情趣,容易因空虚和无聊而发生矛盾,加之生活圈的缩小,各自心烦而相互影响,常会因出言不逊而造成矛盾,逐而升级为暴力,导致家庭解体;三是进入老年期后,性生活的改变会出现性不协调,导致双方相互抱怨,情绪冲突而产生矛盾,有些人会因此在外寻找刺激,对家庭作出不负责任的行为,影响了夫妻感情,导致家庭矛盾。这些都是生活中较为常见的因素,也有部分经济实力雄厚的男性会因对妻子的嫌弃而抛妻新娶,把金钱和权利作为抛弃妻子的资本,这些都是不可取的。

在现实生活中,夫妻生活千奇百怪,但要家庭融洽,夫妻恩爱,双方都必须做出一些让步,相互包容,相互理解,以诚相待,摈弃妒忌,在情感上多些沟通,追忆往

425

事,回忆共同经历,并憧憬未来,增进了解,只有相互共同为家庭幸福牺牲自己的利益,才会相互拥有家庭幸福。

(1)夫妻二人要相互体贴

老年人为生计奔波大半辈子,退休后在家夫妻应互相恩爱、体贴,以家庭生活为主,可以做一些可口的饭菜,一方面增加营养,一方面改变伙食,使身体健康,同时对过去曾发生在夫妻之间的"小事"不要耿耿于怀,而应互学互爱、互信互勉、互帮互让、互谅互慰。作为老伴,更要相互体贴,特别是在一方有病时,另一方要以关怀为主,负起情感上的责任,做好老伴应做的事,尽量陪伴在对方身旁,使其产生安全感和依偎感。

(2)尊重对方的劳动成果,尽量包容对方的不良情绪

夫妻关系始终应遵循平等的原则,对对方的劳动成果要抱以赞誉或赏识并有珍视之心意,这样就会令对方感动。对于妻子或丈夫的唠叨,要能相容。夫妻朝夕相处,虽都有了很深的了解。但各人的个性、脾气、气质、情感各不相同,容易产生冲突,这时一方包容就会使另一方感到不好意思,从而化干戈为玉帛。相容,不仅能加深夫妻感情。而且对维护心身健康有利。

(3)夫妻二人都是对方的保健医生

在生活中,往往首先发现患者有病的不是患者本人,而是关心自己的另一方,因此,老夫妻要常做对方的监护工作,发现异常及时去医院检查,这样就会减少疾病的发生率,有益于夫妻的健康长寿。

(4)夫妻之间交流要讲究方式方法

老年人因常患有心身疾病。使他们讲话的语气比较直接,不合心意时易发怒,或用很重的语气伤人,这时,对方不应计较在心,而应待其情绪稳定时指出来,以便下次改正,或用含蓄的语言让对方意识到自己的不礼貌,而不是以责怪的方式还击对方,或以牙还牙。在一方情绪不稳定的时候,另一方尽量保持沉默,当双方都无法容忍而发生争吵后,要注意及时调解,打破僵局,恢复心理交流。有错误或无道理的一方应向另一方承认错误,或道歉,以释前嫌;有道理的一方且不可得理不让人,造成再一次争吵,而使双方受伤害。

一般来说,男子应采取主动,让妻子感受大丈夫的气度,而女性虽往往因小心眼而固执己见、任性,但在男方主动的情况下会因动情而放弃自己的错误。女性特别要禁忌夸大事实,当众指责老伴,更不能侮辱老伴,使老伴在众人面前难堪,这样会伤害男性的自尊心,使其产生厌烦之感。

总之,夫妻恩爱会相伴到老。老伴的存在不仅能消除对方的孤独感、寂寞感,即使有时吵吵闹闹,也会使对方的不良情绪得以渲泄,如果不是恶意的中伤,对老年人的心理健康是有利的,老伴的存在也能使对方产生依存感,长久的相守在心理上对老年人有种支撑作用,使他们在相互扶持中度过自己人生的最后历程,使晚年在生理上、精神上的需求得到满足,从而达到人生的完美状态,保持了健康,延长了寿命。

做好老年人的心理保健,使老年人在其有生之年得到社会的关心,家庭的温暖,同时伴随着幸福的微笑走完自己有限的人生旅程,是社会及家庭成员应尽的责任和义务。

第三十四章　中医常用疗法及家庭护理

中医护理是中国医药学的重要部分组成,在疾病治疗的过程中发挥着重要作用。中医历来都十分重视护理在医疗工作中的作用,强调在医疗中要遵循"三分药,七分养"的原则,而调养主要靠精心护理来实现。在护理过程中,家庭护理是非常重要的,本章主要介绍几种常用中医疗法及内外妇儿科病的中医家庭护理原则,以供广大家庭成员参考。

第一节　针刺

针灸疗法是中医的重要组成部分之一,利用针刺或艾灸的方法,根据辩证施治的原则,运用不同的手法,在人体一定的穴位或部位进行治疗,从而达到防治疾病的目的。这种疗法效果好,方法简便,经济实惠,易掌握,广泛应用于临床,更适于一般家庭及缺医少药的地区。

一、针刺时异常情况及处理

1.晕针:针刺过程中病人出现头晕目眩,胸闷心慌,面白肢冷,甚至晕厥时,称为晕针。其原因常由于病人体质虚弱、精神紧张、或疲劳、饥饿或体位不当及操作时手法过重所致。此时应立即停止针刺,将针全部拨出;使病人平卧,注意保暖;给饮温开水或糖水;轻者休息片刻很快恢复正常,重者可刺人中、内关、足三里等穴。

2.弯针:操作者指力不均,猛力进针,或针后病人移动体位,而致捻转不便可发生针柄歪斜的弯针现象。

处理时应顺倾斜方向退出。若因体位改变引起弯针者,使病人慢慢恢复体位,待局部肌肉松弛后再将针缓慢起出。

3.滞针:针刺后不能提插或捻转的现象称为滞针。多因病人惧针紧张,或患处剧痛,或因针有锈蚀,肌纤维缠绕而致。

处理时如果是由于惧针而滞针,就应先与病人交谈,以分散注意力后出针;如因针锈者,仍应捻针,将缠绕的肌纤维回解后出针。

4.断针:在针刺过程中,针身突然折断,一端留存体内,称断针。其原因主要是针具质量欠佳、针身或针根有损伤剥蚀、弯针或滞针处理不当引起。

处理断针现象时,针刺者首先要保持冷静,嘱病人切勿变动体位,以防针身继续下陷。如断端尚有部分外露,应立即用镊子取出;如断端与皮肤相平,可挤压针孔两旁,使断端暴露于体外,再用镊子取出;如针身完全陷入皮肤或肌肉深层,应急诊在医院 X 线定位下,手术取出。

5. 取针后出血:是由于刺破小血管或针尖毛钩碰伤血管引起。以头面部穴位常见。处理时若呈点状出血,可用干棉球压迫止血;如出血多,呈青紫块或血肿,可先冷敷止血。再做热敷,促进瘀血吸收。

二、针刺的护理

(一)环境及精神护理

针刺房间要求整洁,空气流通,光线充足,室温最好保持在20℃左右。对初次接受针刺治疗的患者,选择舒适的体位,做好解释工作,以解除患者对针刺治疗的恐惧心理。

(二)做好针刺前的检查工作

对有硬弯、锈蚀、带钩、断裂的针应挑出不用。在行针、留针期间,不宜将针身全部刺入皮肤。

(三)清洁消毒

严格皮肤消毒及针具消毒,皮肤用75%酒精消毒,针具用75%酒精浸泡或者高压蒸汽消毒,或用一次性针具。

(四)严密观察

针刺过程中,注意观察病人有无面色苍白、出汗等虚脱现象。另外,冬季要注意保暖,勿使患者受凉;夏季注意通风,勿使患者出汗过多。

(五)针刺完后,嘱患者勿马上洗澡,以防针眼感染。

三、注意事项

1. 病人在饥饿、疲劳、精神紧张时,不宜针刺,体弱者不宜强刺。
2. 皮肤有感染、溃疡、瘢痕、肿瘤、出血倾向及高度水肿者,局部不宜针刺。
3. 病人的胸、背部不宜直刺或深刺。
4. 妇女怀孕 3 个月内,不宜针刺小腹的腧穴;若怀孕 3 个月以上,腹部、骶尾部的腧穴均不宜针刺。
5. 小儿囟门未闭合者,头部不宜针刺。
6. 对尿潴留病人针刺小腹腧穴时,应掌握针刺方向、角度,以免损伤膀胱。

第二节　灸法

灸法是用艾绒加药末做成艾柱或艾条,在腧穴或患处进行熏烤或烧灼,给人体以温热性刺激,通过经络腧穴的作用,以治疗疾病。

一、灸法家庭护理

1. 施灸前应给病人安排好舒适的体位，使其放松，不要过于紧张。

2. 防止燃烧皮肤和衣物，用过的艾条应及时熄灭，以防复燃引起火灾。

3. 对感觉迟钝的病员，家属应严密守护观察，以防烧伤患者。如有烧伤，要外敷黄连膏或烧伤油。如起小水疱者，注意不要擦破，可自行吸收。较大的水疱，可消毒后用针刺破，排出渗液，用消毒纱布覆盖，防止感染。

二、注意事项

有大血管的部位及颜面五官，一般不宜施灸，孕妇腰部及骶尾部禁灸。

第三节　拔罐

拔罐疗法是用罐状器具，借热力排除其中的空气，使罐内产生负压，将罐吸附在人体一定部位的体表上，使局部充血，以达到治疗疾病的目的。

护理常识：

1. 拔罐前做好患者的解释工作，嘱患者不要紧张。以取得合作。

2. 为病人选择适当舒适的体位，冬季要注意保暖，局部皮肤汗毛过多，应剃掉。

3. 操作者要技术熟练，拔罐动作迅速，敏捷，要求拔紧皮肤，吸附有力，这样才有疗效。

4. 留罐过程中注意观察火罐情况及皮肤颜色情况。如有烫伤，立即将罐起下，小水疱不加处理，大水疱应急诊去医院处理。

第四节　刮痧

刮痧是用边缘钝滑的器具如铜钱、瓷匙等物，在患者身体一定部位进行反复刮抓，使皮肤出现红色与紫色相间的瘀血斑，从而达到治疗疾病的一种方法。可使人体脏腑秽浊之气经肤腠而出，起到畅通周身气血的作用，民间广泛应用。适用于感冒、头痛、中暑、呕吐、腹痛、腹泻等病证。

护理常识：

1. 室内空气要流通，但避免对流风。

2. 注意休息：刮痧后皮肤腠理开张，易受风寒，应卧床休息，稍加盖被。

3. 注意饮食：禁食生冷油腻之品，食清淡富维生素之品，如汤面条、稀粥、新鲜蔬菜、水果等。

4. 刮痧时用力要均匀，用具边缘要光滑，以防划破皮肤。

5. 刮痧过程中，要注意观察病人，如有冷汗不止或吐泻，应立即停刮，重者应急诊处理。

第五节　推拿疗法

推拿又称"按摩"，是一种物理治疗方法。它是通过手法作用于人体体表的特定部位。从而改变疾病的病理过程，使症状得以缓解或消除。具有通经络、利关节、壮筋骨、散寒止痛及健脾和胃的作用。

一、一般推拿

(一)适用范围

推拿疗法适用范围广，常用于治疗各种疾病，如骨伤科的软组织损伤、腰椎间盘脱出症、颈椎病等；内科的胃脘痛、失眠、头痛等；妇科的闭经、痛经等；儿科的婴儿腹泻、呕吐、遗尿、脱肛、支气管哮喘、小儿斜颈等，均可收到满意的效果。

(二)基本手法

1.推法：用指、掌根或肘部着力于一定的部位上，进行单方向直线推动。此法多用于治疗肌肉扭伤、颈椎病、肩周炎等。

2.拿法：用大拇指与其它手指提拿一定部位的肌肉，进行一紧一松的提捏。操作时根据病变部位决定用指多少，用三指者称三指拿；用四指者称四指拿；用五指者称五指拿。动作要缓和，不可突然用力，力量由轻到重，有连贯性。多用于治疗颈椎病、落枕、肩周炎等。

3.滚法：用手指尺侧部分或小指、无名指、中指的掌指关节部分，附着于一定的部位上，通过腕关节屈伸和前臂的外旋动作所产生的力，持续地作用于治疗部位上。适用于肩、背、腰、臀及四肢等肌肉丰厚的部位，治疗风湿酸痛、麻木等。

4.按法：用单手掌或双手掌按压一定部位，持续用力，使病人有一定的压迫感。多用于腰背部与胸腹部，如腰背肌酸痛、胃脘痛等。

5.摩法：用手掌掌面贴于患处，以腕关节连同前臂作有规律的环形移动。缓急适宜，以病人感到舒适为度。多用于治疗胃脘痛、久泄等。

6.揉法：用手掌的大小鱼际肌，掌根部或指端罗纹面部分，附着于一定的部位上，作轻柔和缓的回旋揉动。手法轻重适宜，多用于治疗胃脘痛、慢性腹泻、面瘫等。

7.搓法：用两手掌夹住患处，以腕关节作动力，来回上下快速搓动。手法由轻到重，再由重到轻；由慢到快，再由快到慢。主要用于四肢，常作为治疗结束时的舒筋手法。

8.摇法：用一手握住关节近端的肢体，另一手握住远端的肢体，作和缓回旋的转动。用于颈部、腰部、四肢关节等处疾病。

9.捏法：用拇、食二指或拇、食、中三指顺肌肉或经穴走行部位，将病人皮肤作连续不断向前提捏推行的动作。多用于脊部，治疗小儿消化不良、腹胀、腹泻等。

10. 击法：五指握空拳，手腕放松，一起一落地在局部或穴位上作捶击动作。适用于腰背痛、肩周炎等。

11. 抹法：用单手或双手拇指罗纹面紧贴患处皮肤，以一定的压力由内向外，从上到下推移。用力要均匀。适用于头颈疾患。

（三）手法的基本要求

1. 柔和：操作时力量不可粗暴，要轻柔和缓，用力轻而不浮，重而不滞，变换手法时动作要自然。

2. 有力：手法要具有一定的力量，必须要达到治疗所要求的力量。

3. 深透：操作时力量要深达病变所在部位，而表皮又不受损伤。

4. 均匀：手法动作要有节奏性。不要时快时慢，时轻时重。

5. 持久：手法能按要求持续运用一定的时间。

（四）注意事项及护理

1. 操作前，让病员肌肉放松，将病员放于舒适而又便于操作的体位。

2. 操作者要勤修剪指甲。以防刺破病人皮肤，并要保持双手柔和温暖。

3. 根据病人年龄、病情、部位，选择合适的手法和刺激强度。

4. 治疗过程中注意保暖，防止病人受凉。随时观察病人的全身情况，如出现面色苍白、冷汗、应停止治疗。

5. 为减少阻力和预防擦伤皮肤，操作者手上可蘸水、滑石粉、石蜡油、酒精等以润滑皮肤。禁用暴力和相反力。

6. 腹部进行按摩时，应先让病人排尿。

7. 推拿一般每日 1 次，每次 10～15 分钟，10 次为 1 疗程。

8. 以下情况禁推拿：严重心脏病、结核病、出血性疾病、急性炎症、传染病、癌症、老年体弱或久病所致骨质疏松者及皮肤破损部位禁止推拿；孕妇及妇女月经期禁按腹部及腰骶部；饭后半小时内及剧烈活动后禁推拿。

二、自我推拿及医疗保健体操

医疗体操是一种医疗性的体育锻炼，在我国古代称之为"导引"，目前将其与按摩联系在一起，称之为"医疗导引"。两者都是用运动的形式来治疗某些疾病，推拿属被动的运动方法，导引属主动的运动方法，两者有机地结合，能达到舒筋活络、促进气血流通、增强脏腑功能、提高机体抗病能力的目的。

（一）头、颈部保健推拿及医疗体操

1. 抹额：以两手食指屈成弓形，第二指节的桡侧面紧贴印堂（两眉头的中点），由眉间向前额两侧抹约 40 次左右。

2. 抹颞：以两手拇指罗纹面，紧按两侧鬓发处，由前向后，往返用力抹约 30 次左右，以出现酸胀感为宜。

3. 按摩脑后：以双手中指罗纹面，紧按风池穴，作旋转按揉动作。

4. 振耳：两手四指放到枕后部，掌心紧按两耳，然后作快速有节律的鼓动，约20～30 次。

5. 拍击头顶:坐正,目视前方,牙齿咬紧,用手掌心在囟门处作有节律的拍击动作,约 10 次左右。

(二)防治腰部劳损的自我推拿及医疗体操

1. 擦腰:站位或坐位,两手握拳,拳眼紧按两侧腰眼,由下而上,用力提擦,反复作 50~200 次,擦到腰部发热为度。

2. 伸腰:与伸懒腰的动作相似。站位,双脚横跨一步与肩同宽,两手上举,吸气挺腰,尽力伸展一下,同时全身肌肉也紧张一下。然后两手放下,呼气还原,全身放松。重复 5~10 次。

3. 下腰:站位,两脚分开与肩同宽,足尖向内弹动,向前弯腰,尽量使手触地,然后还原,反复 5~10 次,渐渐可加大幅度,但要注意循序渐进。

4. 腰部旋转动作:站位.两脚分开与肩同宽,两上臂侧平举,上身与腰部尽量做水平旋转运动。必须用全力,使转动到最大限度。可先左,后向右,各做 20~30 次。

(三)胃部保健推拿及医疗体操

1. 揉中脘:用手掌大鱼际紧贴中脘穴(脐上四寸),柔和地用力顺时针方向旋转揉动约 2~5 分钟。

2. 揉腹:掌心贴于脐部,按顺时针方向揉 50~100 次,再按逆时针方向揉 50~100 次,动作稍快,用力要柔和。

3. 擦少腹:以两手小鱼际紧贴天枢穴(脐旁开二寸)作上下往返擦动,以发热为度。

(四)防治气管炎、胸痛、胸闷的自我推拿及医疗体操

1. 按揉胸部:用双手中指罗纹面,沿锁骨下肋骨间隙,依次向下,自身体中线向外,适当用力按揉之,以出现酸胀感为度。

2. 拍胸:一手五指稍张开,拍击胸部,约 10 次左右。

3. 擦胸:用手掌大鱼际,紧贴胸部体表,往返用力擦,以发热为度,防止皮肤擦破。

特别提示:

　　本书在编写过程中,参阅和使用了一些报刊、著述和图片。由于联系上的困难,和部分作品的作者(或译者)未能取得联系,对此谨致深深的歉意。敬请原作者(或译者)见到本书后,及时与本书编者联系,以便我们按照国家有关规定支付稿酬并赠送样书。

　　联系电话:010 - 80776121　　联系人:马老师

家庭健康宝典

家庭医生

家庭护理篇